现代心脏病学进展 2019

PROGRESS IN MODERN CARDIOLOGY

主　编　葛均波　方唯一

科　学　出　版　社

北　京

内 容 简 介

本书是2019年在上海召开的“东方国际心脏病会议”用书，由近百位心血管病专家学者结合心脏病临床基础与临床研究的最新进展和相关研究资料编写。着重介绍了心血管疾病领域的最新研究进展、心脏病相关指南及专家共识解读、心脏病介入治疗及治疗方案的选择，以及冠心病、高血压、心律失常、心肌病、心力衰竭、瓣膜病等常见病的诊治研究和最新进展。其内容充分体现了OCC的宗旨，紧跟时代的步伐，尤其指南解读和最新进展的介绍为读者提供了最新资讯。本书适于心血管病专科医师、内科医师、研究生和高等医学院校师生及相关医务人员学习参考。

图书在版编目（CIP）数据

现代心脏病学进展2019/葛均波，方唯一主编. —北京：科学出版社，2019.6

ISBN 978-7-03-061140-6

Ⅰ.①现… Ⅱ.①葛… ②方… Ⅲ.①心脏病学—文集 Ⅳ.①R541-53

中国版本图书馆CIP数据核字（2019）第083610号

策划编辑：路 弘/责任校对：郭瑞芝

责任印制：肖 兴/封面设计：龙 岩

科学出版社 出版

北京东黄城根北街16号

邮政编码：100717

http://www.sciencep.com

江苏句容市排印厂 印刷

科学出版社发行 各地新华书店经销

*

2019年6月第 一 版 开本：889×1194 1/16

2019年6月第 一 次印刷 印张：18 3/4

字数：600 000

定价：98.00元

（如有印装质量问题，我社负责调换）

编著者名单

主　　编　葛均波　方唯一

副 主 编　曲新凯　刘学波

编　　者（以姓氏笔画为序）

丁风华　丁荣晶　卜　军　干　倩　马　翔　马元吉　马长生　马玉良
马依彤　马根山　王　华　王永涛　王伟民　王建安　王继光　牛文豪
牛冠男　方唯一　尹桂芝　孔冉冉　孔令秋　叶　梓　付真彦　白　元
丛广志　汉　辉　曲新凯　吕海辰　朱　海　伏　蕊　向定成　庄　琦
刘　斌　刘少稳　刘丽文　刘学波　刘宗军　刘晔弘　许建忠　杨杰孚
李　双　李若谷　李建平　李毅刚　吴永健　何　奔　沈　迎　沈卫峰
沈节艳　沈成兴　宋浩明　张　奇　张　勇　张　敏　张　源　张大东
张志鹏　张树龙　张俊杰　张瑞岩　张澎湃　张魏巍　陆　浩　陆国平
陈　茂　陈金东　陈治松　陈绍良　陈桢玥　陈韵岱　范慧敏　金　贤
周达新　周明成　周京敏　赵　亮　赵仙先　赵汉军　施海明　施鸿毓
洪　怡　袁祖贻　贾绍斌　夏云龙　钱菊英　徐亚伟　徐亚妹　徐昕晔
高　炜　高　磊　高平进　高晓飞　郭　宁　唐　恺　曹云山　梁　春
梁义秀　宿燕岗　葛　恒　葛　雷　葛均波　韩文正　智　宏　程艾邦
程蕾蕾　舒先红　窦克非　颜红兵　潘文志　潘静薇　霍　勇　魏　盟

学术秘书　关韶峰

前　言

转眼间，在上海市召开的东方国际心脏病学会议（OCC）已经12周岁了。12年来在各级领导的支持下、各界同仁的积极带动下和上海各医院同事们共同努力下，OCC取得了长足的发展，已经成为享誉国内外心血管领域的知名品牌。OCC秉承开放、合作和创新的准则，放眼未来，紧跟国际心血管发展最新前沿并与之保持着长期的合作，同时密切配合国家医改政策方针指出的方向，把促进基层医院的发展、基层医师的培训及提升基层医院的整体水平当作己任。

我们将每年一版的《现代心脏病学进展》当作OCC的会刊，其内容充分体现了OCC的宗旨，紧跟时代发展的步伐。知名专家对本年度指南解读、对最新技术的介绍一直是本书的重要内容和看点。

多年来本书一直受到广大读者的欢迎，拥有大量“粉丝”，这要归功于本书的各位参编者。在此，我们要对各位编者和读者一并表示衷心的感谢！只有编者与读者的积极参与，才能营造出OCC和本书的优良生态环境。

葛均波　方唯一

2019年4月24日于上海

目 录

1. 2018 年介入心脏病学进展 …… 葛均波 孔令秋 (1)
2. 心房颤动：目前的认识和治疗建议 …… 马长生 (6)
3. 第四版心肌梗死全球定义点评 …… 施鸿毓 干 倩 方唯一 (9)
4. 高龄急性冠状动脉综合征的处理 …… 沈 迎 丁风华 张瑞岩 沈卫峰 (11)
5. 2018 中国心力衰竭诊断和治疗指南解读 …… 王 华 杨杰孚 (17)
6. 肺动脉去神经治疗肺动脉高压的最新研究 …… 陈绍良 (23)
7. 中国心脏康复与二级预防指南 2018 精要 …… 洪 怡 周明成 (31)
8. 中国扩张型心肌病诊断和治疗指南解读 …… 徐亚妹 周京敏 (32)
9. 2018 欧洲心肌血运重建指南解读 …… 赵汉军 颜红兵 (34)
10. 欧美自发冠状动脉夹层专家共识解读 …… 张瑞岩 汉 辉 (42)
11. 晕厥的诊断与评估 …… 智 宏 马根山 (49)
12. 右侧心力衰竭的评估和管理 …… 潘静薇 魏 盟 (53)
13. 2018 AHA/ACC 血胆固醇管理指南解读 …… 陈桢玥 陆国平 (57)
14. 心肺复苏和心脏急救进展 …… 宋浩明 陈治松 (63)
15. ODYSSEEY 研究的启示 …… 马玉良 王伟民 (66)
16. PCSK9 抑制剂的最新临床研究：基于 FOURIER 试验的启示 …… 金 贤 沈成兴 (69)
17. STEMI 溶栓后的双抗策略选择（TREAT 研究） …… 刘 斌 (72)
18. 阿司匹林在一级预防中的争议 …… 刘晔弘 张 奇 (74)
19. 心肌生物学标志物的临床应用价值 …… 孔冉冉 向定成 (79)
20. 无聚合物涂层支架的最新研究（LEADERS FREE II 研究） …… 马依彤 付真彦 王永涛 (83)
21. 腔内功能学的最新临床进展 …… 张 勇 郭 宁 袁祖贻 (86)
22. 慢性完全闭塞病变 PCI 治疗策略的选择 …… 葛 雷 (93)
23. 稳定性冠心病治疗策略新进展 …… 贾绍斌 丛广志 (100)
24. NSTEMI 的最佳血运重建时机 …… 伏 蕊 窦克非 (104)
25. ULTIMATE 研究：为 IVUS 优化 PCI 再添新证据 …… 张俊杰 高晓飞 陈绍良 (107)
26. 中国 ST 段抬高型心肌梗死救治的现状及对策思考 …… 何 奔 (109)
27. 立足证据确定稳定性冠心病的获益人群 …… 魏 盟 (112)
28. 心肌梗死后心脏重塑：病理机制和多模态影像学的临床探查 …… 葛 恒 卜 军 (113)
29. STEMI 伴多支血管病变治疗指南变迁 …… 尹桂芝 张大东 (119)
30. 心血管健康饮食：PURE 研究的启示 …… 丁荣晶 (122)
31. 美国冠心病患者心脏康复现状 …… 朱 海 曹云山 范慧敏 (126)
32. 冠状动脉微血管疾病研究的最新进展 …… 徐昕晔 高 炜 (131)
33. 低密度脂蛋白越低越好吗 …… 梁 春 牛文豪 (136)
34. 中国稳定性冠心病诊断与治疗指南解读 …… 钱菊英 陆 浩 (138)
35. 抗肿瘤治疗相关心脏毒性的药物保护研究进展 …… 马元吉 程蕾蕾 (142)
36. 急性心力衰竭的药物优化治疗进展 …… 施海明 (150)

37. 重度心力衰竭合并利尿剂抵抗 …… 张　敏（153）
38. 2018 中国高血压防治指南更新要点 …… 许建忠　高平进（158）
39. 肾动脉去神经治疗在顽固性高血压治疗中的进展 …… 韩文正　曲新凯（162）
40. VEST 研究点评：可穿戴式除颤器减少 MI 后猝死 …… 李若谷　张魏巍（166）
41. QLV 间期指导的靶向左室电极置入方法在非左束支阻滞患者中的应用——ENHANCE CRT 研究的启示 …… 李　双　唐　恺　徐亚伟（169）
42. 抗心律失常药物分类和应用进展 …… 张树龙　张志鹏（173）
43. 室性心动过速的消融治疗进展 …… 刘少稳（184）
44. 房室结消融结合心脏再同步化治疗对老年心力衰竭合并房颤患者的价值 …… 赵　亮　陈金东（195）
45. 非维生素 K 拮抗剂口服抗凝药在心血管领域新进展 …… 刘宗军（199）
46. 心房颤动治疗，导管消融还是药物治疗 …… 张澎湃　李毅刚（205）
47. 从 MITRA-FR 和 COAPT 两大临床试验看功能性二尖瓣反流的介入治疗前景 …… 赵仙先　白　元（210）
48. 肺动脉支架研究进展 …… 潘文志　周达新（214）
49. 淀粉样心肌病的治疗革新（ATTR-ACT 试验） …… 马　翔（219）
50. 主动脉瓣狭窄合并冠心病的优化处理策略和抗栓药物治疗方案 …… 王　华　陈　茂（222）
51. 二尖瓣反流介入治疗的超声心动图评价中国专家共识解读 …… 舒先红（227）
52. 三尖瓣反流介入治疗进展 …… 张　源　周达新（230）
53. 发展中的肿瘤心脏病学 …… 夏云龙　吕海辰（235）
54. ST 段抬高型急性心肌梗死院前溶栓中国专家共识要点 …… 霍　勇　向定成（239）
55. 药物洗脱球囊在冠心病介入治疗中的临床研究进展 …… 陈韵岱　高　磊（245）
56. 肥厚型心肌病 Liwen 术式解读 …… 刘丽文（252）
57. PCI 围术期负荷他汀的认识 …… 李建平（257）
58. 经导管主动脉瓣置换术的最新适应证 …… 王建安（262）
59. 特殊类型的经导管主动脉瓣置换术（TAVR）的最新进展 …… 吴永健　牛冠男（267）
60. 急性冠脉综合征双抗时程研究新进展 …… 叶　梓　刘学波（270）
61. 如何看待 2017 美国高血压指南新定义的 1 级高血压 -（收缩压 / 舒张压 130 ～ 139/80 ～ 89mmHg） …… 程艾邦　王继光（273）
62. 心室多点起搏及其现状 …… 宿燕岗　梁义秀（276）
63. 房室结消融结合心脏再同步化治疗对老年心力衰竭合并房颤患者的价值 …… 赵　亮　陈金东（282）
64. 2018 中国肺高血压诊断和治疗指南解读 …… 沈节艳　庄　琦（286）

1. 2018 年介入心脏病学进展

无论是冠状动脉疾病、心律失常还是结构性心脏病，2018 年心脏介入领域都是百花齐放，涌现了一些挑战指南或改写指南的重磅研究。本文总结了介入心脏病学领域最重要的研究及其相关数据，介绍相关进展及研究局限性，以期为国内同行临床诊疗提供参考。

一、冠状动脉介入治疗进展

总体来说，2018 年冠状动脉介入治疗在理念上有了较大的变化。ESC 年会上公布的全球心肌梗死（MI）第 4 版定义，主张从概念上区分 MI 和心肌损伤，强调了心脏磁共振（CMR）成像对心肌损伤确认的价值，并回顾了与心肌损伤和梗死相关的临床背景。ARC-2 共识文件提供了关于 PCI 研究标准化的终点定义，鼓励在临床试验中使用面向器械和患者的复合终点等，药物及腔内影像学也有了较大进展。

（一）慢性冠状动脉综合征（CCS）的血运重建

这类患者最优治疗一直存在争议。与指南推荐的最佳药物治疗（OMT）相比，大多数 CCS 患者血运重建的目的在于减少症状。ORBITA 研究显示，在优化药物疗法 6 周后，200 例轻度 - 中度症状的患者随机分配到 PCI（105 例患者）或安慰剂组（95 名患者）。在随机化后 6 周后，两组之间运动时间改善没有显著的组间差异（P=0.20），但 PCI 比 OMT 组能更减少诱发性缺血，更多患者在 PCI 后没有心绞痛。ORBITA 研究强调安慰剂效应在 PCI 研究中的重要性方面很有价值。

与 ORBITA 相反，FAME 2 研究纳入了 888 例研究对象，入选标准为至少有一处血流动力学显著冠状动脉狭窄病变（FFR $\leqslant$ 0.80）。与 OMT 相比，5 年的 MACE 明显降低（13.9% vs 27.0%；$P<0.001$），其中自发性心肌梗死减少（8.1% vs 12.0%，OR：0.66；P=0.049）。另有一项纳入了三项大型研究的 Meta 分析显示，经 35 个月随访，比较 FFR 指导的 PCI 组与 OMT 组心源性死亡与 MI 的复合终点，更倾向于 PCI 组的（OR：0.72，$P<0.05$）。两组之间的差异是由于 MI 风险降低所致（18 位患者，5 年可阻止 1 次事件）。

（二）多支病变（MVD）和左主干病变（LMD）患者最佳治疗策略

一项目纳入了 11 518 例 MVD 或 LMD 患者 Meta 分析显示，在 MVD 患者中，PCI 后 5 年死亡率高于 CABG 患者（15.5% vs 10.0%；P=0.0004），而非糖尿病患者两者接近（8.7% vs 8.0%；P= 0.49）。SYNTAX 评分高的 MVD 患者，CABG 预后更佳。但无论是否合并糖尿病以及 SYNTAX 评分高低，LMD 患者 PCI 和 CABG 的 5 年全因死亡率相似（10.7% vs 10.5%；P=0.52）。

来自 EXCEL 研究的亚组分析证明，PCI 与 CABG 在 LMD 中各有利弊：PCI 可减少围术期不良事件，包括大面积 MI，急性肾衰竭和新发房颤。但 CABG 可减少晚期 MI 和再次血运重建。尽管 PCI 的早期益处更大，但随访 3 年后，两组的生活质量趋于一致。

（三）IVUS 和 OCT 在介入辅助中的地位提升

EAPCI 的共识文件强烈鼓励在复杂的 PCI 手术中使用 IVUS 或 OCT，二者不仅可优化策略选择，并有助选择合适的支架型号。ESC 心肌血运重建指南，也建议在特定的患者中应考虑使用 IVUS 或 OCT 在 PCI 期间优化支架置入（Ⅱa 类，B 级推荐）。多中心的 ULTIMATE 研究比较了 IVUS 指导与血管造影指导的 DES 置入，显著改善 1 年的临床结果。

与 IVUS 类似，使用 OCT 可优化冠状动脉支架置入（Ⅱa 类，B 级推荐）。来自 Pan-London PCI 队列研究数据表明，OCT 指导与冠状动脉造影指导 PCI 进行比较，显著改善生存率及长期预后。

（四）血流储备分数进展

iFR GRADIENT 注册研究评估了 iwFR 预测 PCI 术后生理结果的准确性，研究证实该技术在冠状动脉弥漫性病变中尤其有用。与单纯的冠状动脉造影相比，iwFR 改变了近 1/3 患者的血运重建计划。指南更新也支持使用 iwFR 来评估中度狭窄的血流动力学相关性（Ⅰ级，A 级推荐）。

一项有 1842 例冠状动脉纳入 13 项研究进行的大型荟萃分析显示，冠状动脉造影衍生的 FFR 检测对血流动力学显著病变的准确性与压力导丝测量的 FFR 相当。FAST-FFR 试验中，301 例患者的 319 处病变使用 Cathworks 软件计算出的 QFR 与有创测量的 FFR 一样可靠。因此，有必要进行冠状动脉造影衍生 FFR 与侵入性 FFR 或 iwFR 比较的临床预后研究。

ADVANCE 登记研究，5083 例有症状的 CAD 患者，FFR CT 修正了 2/3 基于单凭 CTA 检查结果给出的治疗建议，进行血管造影的阴性率更少。来自 SYNTAX Ⅱ研究的亚组分析证明，与标准侵入的压力导丝评估进行比较，FFR CT 在 3 支病变的 CAD 患者中检测有功能意义的显著病变的潜在作用，并实现“功能性”SYNTAX 评分的计算。在 SYNTAX Ⅲ REVOLUTION 研究中，对于左主干或三支血管 CAD 病变，心脏团队基于 FFR CT 的 PCI 与 CABG 的选择与传统冠状动脉造影所达成的决策高度一致。

（五）冠状动脉慢性完全闭塞病变（CTO）进展

PROGRESS CTO 登记研究表明，当前 CTO 开通技术高效，技术和手术成功率分别为 87% 和 85%，且住院并发症的风险相对较低（3%）。为了实现这些成功率，常需要各种策略与技术的灵活转换（逆向技术或 ADR）。

尽管 CTO 技术成功率很高，但仍然缺乏证明 PCI 与 OMT 对 CTO 临床价值的确切数据。EuroCTO 研究发现 CTO 患者 PCI 后比 OMT 的患者生活质量提高，心绞痛发作次数减少。小样本的 IMPACTOR-CTO 随机设计的研究中，右冠 CTO PCI 后腺苷诱导的心肌缺血负荷（CMR）与 OMT 相比显著降低。接受 PCI 治疗的患者生活质量得到改善。相反，在 REVASC 研究中 CTO PCI 后节段的室壁增厚没有改善。随机试验相互矛盾的结果，需要进一步的研究以证明哪些 CTO 患者可以从 PCI 受益。

虽然逆向技术大大提高了经皮冠状动脉介入治疗 CTO 的成功率，但在某些病例逆向导丝体外化仍然很耗时并具有挑战性。近期，来自中国冠状动脉慢性闭塞病变俱乐部 (CTOCC) 数据库中的“主动迎接技术 (AGT)”已经发表。AGT 指的是由子母导管深插管 (Guidezilla 延长导管，4 或 5 Fr 内导管) 结合反向 CART 技术，提高导丝体外化的技术。

该研究回顾性分析 111 位患者 112 例 CTO 病变的临床资料。90.2% 采用反向 CART 技术，9.8% 采用逆向导丝通过技术。Guidezilla 延长导管、4 Fr 和 5 Fr 内导管的利用率分别为 94.6%、3.6% 和 1.8%。逆向导丝体外化均获成功。无 AGT 相关手术并发症，与 AGT 无关的并发症包括 2 个靶血管穿孔和 2 个侧支穿孔，院内未发现重大不良心脏事件。这一技术在国内逐渐普及，是一种可行、安全、有利于逆向导丝体外化的手段。

（六）生物可吸收支架（BRS）

随机试验和大型观察性研究表明，在生物材料完全吸收之前，第一代 Absorb BRS 30 天和 3 年内支架血栓形成和 TLF 的发生率增加。BRS 较高的不良后果比率可能与其结构厚（157μm）、机械特性和置入技术不佳有关，尤其是在非常小的血管中使用。

与之对应，作为国人自行研发的 BRS，XINSORB 生物可吸收支架也完成了 3 年临床随访。结果显示其 TLF 为 4%，PoCE 为 8.5%，MACE 为 4%，ID-TLR 为 3.5%，TVMI 为 1.0%，全因死亡为 2.5%，支架血栓发生率为 1.0%，与对照组相比均无统计学差异。值得关注的是 XINSORB 研究中，所有患者在术后 2 年和 3 年的 DAPT 率明显较高。其 3 年 DAPT 率在 50% 以上，显著高于 ABSORB Ⅱ研究和 ABSORB China 研究两项研究，这可能是 XINSORB RCT 远期效果较好的原因之一。

（七）PCI 相关药物学进展

尽管目前国内外现有指南，针对急性冠状动脉综合征（ACS）患者，不论采用何种治疗手段，均推荐若无严重出血风险，DAPT 时程为至少 12 个月。SMART-DATE 研究对上述推荐进行了挑战，该研究共入选 2712 例接受 DES 治疗的 ACS 患者，随机分配至接受阿司匹林＋氯吡格雷治疗的 6 个月 DAPT 组（n=1357）或 12 个月及以上 DAPT 组（n=1355），之后单独服用阿司匹林。随访 18 个月结果显示，6 个月 DAPT 组 MACCE 发生率为 4.7%，12 个月 DAPT 组有 MACCE 发生率为 4.2%，两组无明显差异（HR：1.13，95% CI：0.79 ～ 1.62，P=0.51）。

尽管 SMART-DATE 研究显示，6 个月 DAPT 组并不增加全因死亡、心肌梗死或脑卒中的联合风险，但是接受 6 个月 DAPT 治疗的患者的心肌梗死风险显著升高。同时，我们应该看到与既往 DAPT 的临床研究比较，该研究开放标签，其随访事件相对较短，且病例数相对不足，这也是该研究的不足之处。因此，仅凭该试验结果不能认为 ACS 患者接受药物洗脱支架治疗后，短期 DAPT 是安全的，单纯依据 SMART-DATE 研究仍然难以撼动目前指南推荐。

2018 ACC 公布的 ODYSSEY Outcomes 研究是，共入选包括中国在内 57 个国家 1315 中心的 18 924 名患者。所有患者于入组前 1 ～ 12 个月发生了 ACS，并接受 2 ～ 16 周最大耐受剂量的阿托伐他汀（40 ～ 80mg/d）或瑞舒伐他汀（20 ～ 40mg/d），但 LDL-C 水平均≥ 70mg/dl。然后按 1：1 的比例随机分入皮下注射 Evolocumab 组（140mg 每 2 周 1 次或 420mg 每月 1 次）和安慰剂组。

随访 48 个月时，Alirocumab 组较安慰剂组 LDL-C 水平进一步降低 54.7%，MACE 风险减少 15%（P=0.0003），总死亡率降低 15%（P=0.026）；对于基线 LDL-C ≥ 100mg/dl 者，MACE 风险降低 24%，总死亡率降低 31%。这是大型随机对照临床研究中第一次显示 PCSK9 抑制剂可以减低总死亡率。在主要终点事件中，Alirocumab 组的非致死性心肌梗死（HR：0.86，95%CI：0.77 ～ 0.96）、缺血性脑卒中（HR：0.73，95%CI：0.57 ～ 0.93）、不稳定型心绞痛（HR：0.61，95%CI：0.41 ～ 0.92）、冠状动脉血运重建（HR：0.88，95%CI：0.79 ～ 0.97）风险均降低，但冠心病死亡未能观察到显著下降（HR：0.92，95%CI，0.76 ～ 1.11）。

继 FOURIER 研究之后，ODYSSEY Outcomes 研究再次证实在他汀治疗基础上应用 PCSK9 抑制剂治疗可以显著降低 MACE 事件发生率，并且两种药物对 LDL-C 的降低幅度及对终点事件的降低幅度均很相似。这一研究结果不仅证实 PCSK9 抑制剂具有良好的类效应，更是再次夯实了胆固醇理论的地位。

二、心律失常介入进展盘点

（一）心房颤动的导管消融进展

2018 年 HRS 公布了 CABANA 的结果，2204 例房颤患者随机分为导管消融组和药物治疗组，主要复合终点为全因死亡、致残性脑卒中、严重出血和心脏骤停，平均随访时间达 48 个月。结果显示两组主要终点无显著差异（消融组 vs 药物 HR：0.86，95% CI：0.65 ～ 1.15，P=0.303）。这一结果引发了业内的广泛讨论。

虽然 CABANA 未能带来惊喜，但另一项关于心力衰竭合并房颤患者的 CASTLE-AF 却带来了新的希望。CASTLE-AF 研究入选了房颤伴充血性心力衰竭（左室射血分数≤ 35%）、已置入 ICD/CRT-D 的患者 363 例，随机将其分为导管消融组和标准治疗组。研究的主要终点是包括全因死亡或心力衰竭再住院的复合终点。结果显示与传统药物组相比，导管消融组患者的主要复合终点事件率下降 38%（HR：0.62，95% CI：0.43 ～ 0.87，P=0.007），此外消融组全因死亡、心力衰竭再住院较传统药物组也显著降低。CASTLE-AF 研究提示导管消融可改善心力衰竭合并房颤患者的预后，为该类患者接受导管消融治疗提供了重要的循证证据。

（二）心脏置入式电子设备进展

希氏束起搏是否是最佳起搏选择有待进一步研究检验。2018 年发表的一些单中心、非随机对照研究显示希氏束起搏保持了患者相对正常的心室电激动顺序和心室收缩同步性，可能是理想的心室起搏方式。我们必须谨慎看待和解读这些非随机对照研究的结果，目前有几项相关的随机对照研究正在进行，希望它们能回答这一问题。

2018 年 EHRA 会议发布的随机对照研究 MORE-CRT MPP（多点起搏心脏再同步治疗）纳入了 1 921 名左心室收缩末期容积（LVESV）下降＜ 15% 的患者，将其随机分配至多位点起搏（MPP）组或传统双心室起搏组，随访 6 个月。结果显示，虽然两组从无应答到应答状态的转换率没有明显差异（31.8% vs 33.8%，P=0.65），但程控为优化 MPP 的患者应答率更高。MPP 在降低无应答率方面的有效性还需要进一步研究证明。

APAF-CRT 研究显示，对于老年房颤患者房室结消融联合 CRT 或许是优选治疗策略。研究纳入了 109 例有症状的、QRS 波≤ 110ms 且在前一年中因心力衰竭住院至少一次的永久性房颤患者。对 50 例房室结消融的患者和 52 例药物治疗的患者进行意向治疗分析显示，房室结消融联合 CRT 治疗组的主要终点事件（心力衰竭死亡，住院或心力衰竭加重）发生率较药物治疗组减少 62%（P ＜ 0.01），在 LVEF ≤ 35% 的患者中差异更明显（主要终点事件发生率减少 82%，P ＜ 0.005）。

三、结构性心脏病介入进展盘点

（一）二尖瓣反流（MR）介入治疗进展

2018 年 ESC 公布的 MITRA-FR 研究共入选

2013 年 12 月～ 2017 年 5 月在法国 37 个中心诊治的 304 例继发性重度 MR 患者，1∶1 随机分配至介入治疗组（MitraClip+ 药物治疗）和药物治疗组，主要终点为 12 个月内死亡或者非计划心力衰竭住院率。两组在平均年龄、缺血性心肌病比例、心肌梗死史比例、LVEF 等方面均无差异。

MITRA-FR 研究作为第一个探索功能性 MR 介入治疗的 RCT 研究，硬终点未能得到改善，可能与如下原因有关。入选的患者均是病情较重的患者，LVEF 较低，心肌活性较差，两组患者死亡率均显著高于其他经典心力衰竭研究；样本随访资料不完整，心超随访资料缺失严重；样本量偏少、随访时间偏短、术者缺乏经验等；另外，继发性 MR 不同患者之间特性差别很大，导致治疗效果可能差异很大。

2018 TCT 公布的 COAPT 研究是一项开放标签、平行对照的多中心随机研究，共纳入 614 例心力衰竭合并有二尖瓣中－重度（3+）和重度（4+）反流、在应用最大耐受剂量的优化药物治疗（GDMT）后仍有心力衰竭症状的患者；按照 1∶1 随机分组，312 例患者给予最大耐受剂量的优化药物治疗，302 例在优化药物治疗的基础上联合使用 MitraClip。随访 24 个月，主要有效性终点为 2 年内心力衰竭再入院率，主要安全性终点为 12 个月内器械相关并发症。结果显示，与优化药物治疗组相比，优化药物治疗联合 MitraClip 组的心力衰竭再入院率相对下降 47%（35.8% vs 67.9%，HR：0.53，95%CI：0.40 ～ 0.70，$P < 0.001$），全因死亡风险相对下降 38%（29.1% vs 46.1%，HR：0.62，95% CI：0.46 ～ 0.82，$P < 0.001$）。MitraClip 治疗患者的无器械相关并发症的 12 个月生存率为 96.6%。

MITRA-FR 研究与 COAPT 研究结果差异明显，可能原因包括：入选标准不同，COAPT 研究入选标准更为严格，纳入的患者左室舒张末径更小，而反流程度更重；COAPT 研究入组患者更多，随访时间更长；两者使用的药物存在差异，对于心力衰竭合并 MR 患者，在 MitraClip 治疗后，应该更加注重药物治疗，减轻心脏负荷。COAPT 研究中使用最大耐受剂量的优化药物治疗方案，而 MITRA-FR 研究并没有十分注重药物的调整；此外，COAPT 研究中器械相关并发症的发生率更低。COAPT 研究首次证实了 MitraClip 治疗继发于左侧心力衰竭的二尖瓣严重反流的安全性和有效性，MitraClip 能使这类患者的死亡率降低 38%。同时 MitraClip 也成为首个被证实可以改善继发于左心功能衰竭的二尖瓣严重反流患者预后的治疗措施。该研究具有里程碑意义，是二尖瓣及心力衰竭治疗领域的革命性研究，并可能改变现有的临床实践。

（二）三尖瓣反流介入治疗进展

2018 年 5 月，Edwards 公司的三尖瓣重建系统（cardioband）获得欧洲批准，成为世界上第一个经导管三尖瓣修复装置。这种装置依然是基于瓣环成形术的理念，通过缩小瓣环面积，来减少三尖瓣反流。

Cardioband 三尖瓣修复系统获得了欧洲批准，主要是基于 TRI-REPAIR 研究的结果。TRI-REPAIR 研究中评估了该装置的可行性和安全性。在 TCT2017 中，研究者报道显示 30 例患者均成功接受了手术，术后 30 天患者三尖瓣反流的射流紧缩口面积（PISA EROA）下降了 50%，反流口直径（vena contracta）则下降了 31%，右心室每搏输出量较术前得到了 7% 的提升。而且 TVT2018 中，Georg Nickenig 汇报了 TRI-REPAIR 的后续结果，患者平均随访 6 个月，三尖瓣环前 - 侧径减少了 16%，环缩效果显著。

另一个在 2018 年 TVT 广泛讨论的三尖瓣成形术设备是来自 TriAlign 系统。主要研究者 Hahn 在 TCT2017 上介绍了该装置的可行性的研究结果（SCOUT I 研究）。数据显示，患者纽约心功能评分和明尼苏达州心力衰竭评分 (MLWHF) 在一年内持续改善。此外患者 6min 步行测试提高 21%；与基线相比，PISA EROA 减少了 21.6%；左心室每搏输出量较基线改善 17.1%。

虽然瓣环成形术系统为治疗三尖瓣反流提供了一种富有前景的尝试，但研究者并未放弃对瓣叶本身进行修复的尝试。雅培公司于 2017 年 8 月启动了 TRILUMINATE 试验，并于 2018 年 9 月开始招募患者。

TRILUMINATE 研究是一项前瞻性的、单臂的、多中心的研究，旨在评估 Mitral Clips 对于无症状三尖瓣反流患者的临床疗效。主要终点是术后 30 天超声心动图三尖瓣反流减少超过或等于 1 级，并在 6 个月内评估主要不良事件。该研究计划于美国和欧洲 25 个中心开展。

实际上，在 TCT2018 中公布了一项更大样本量的 TRIVALVE 研究。与 TRILUMINATE 研究相似，这也是一项使用 MitraClip 进行治疗三尖瓣关闭不全的国际、多中心注册研究。

该研究共入选 249 例患者，65.1% 的患者 Clips 置入在前叶 - 间隔叶，20.9% 置入在前叶 - 后叶。即刻手术成功率（TR 降到 2 级以下）为 77%。住院期间死亡率 2.8%，6.0% 患者发生严重出血，0.4% 患者中转外科手术。经过（292±195）d 随访，手术失败者死亡 + 再住院发生率明显高于手术成功者。虽然本研究为注册研究，但是代表真实世界的临床实践，在目前三尖瓣关闭不全介入治疗仍处方兴未艾之际，本研究仍具有重大意义：从实践角度证实瓣叶修复在三尖瓣反流方面的有效性和安全性。

（葛均波　孔令秋）

2. 心房颤动：目前的认识和治疗建议

心房颤动（房颤）是临床上最常见的心律失常之一，其发病率随着年龄的增长而升高。截至2010年，全球心房颤动患者人数估测有3350万例，其中男性约2090万例，女性约1260万例。校正年龄后的房颤患病率为男性0.60%、女性0.37%，校正年龄后年发病率为男性0.78‰、女性0.60‰。房颤不仅影响患者的生活质量，还会导致多种并发症影响患者的预后。随着人口的老龄化趋势日益明显，房颤的疾病负担将日趋严重。

一、抗凝治疗是房颤治疗的基石

华法林从20世纪50年代开始应用于临床，在房颤脑卒中预防中发挥了重要作用。然而，我国华法林的临床应用严重不足。RELY房颤登记研究显示，CHADS2评分≥2分患者华法林应用的全球平均水平为34.4%，而我国仅为13.5%；国际标准化比值（INR）在治疗范围内的比例（TTR）我国为36%，全球平均为50.3%。非瓣膜房颤患者全球抗凝注册(GARFIELD)研究中国亚组的初步分析显示，接受抗凝治疗的比例为28.7%（华法林22.2%）。然而，其中68.3%的CHADS2评分≥2分和71.7%的CHA2DS2-VASc评分≥2分患者未接受抗凝治疗，提示仍有大量脑卒中高危患者仍未接受抗凝治疗。而在美国和欧洲，房颤患者华法林的使用率为60%～70%；如果考虑新型口服抗凝药，抗凝治疗率可达到80%以上。我国房颤患者华法林的应用率和应用规范化程度与发达国家差距巨大。

华法林应用不足主要是因为其药理特性的复杂性和对出血风险的担心。事实上，只要合理监测、加强抗凝管理，华法林长期应用的严重出血并发症发生率并不高。一项研究对1992～2007年15年间美国接受华法林治疗的房颤患者的脑卒中发生趋势进行评估，结果显示随着华法林应用率的不断提高（从26.7%到63.1%），缺血性脑卒中的发生率降低了65%，而出血性脑卒中的发生率基本不变（维持在2‰人·年左右）。国内医生由于担心华法林的出血并发症，多给患者处方阿司匹林。而阿司匹林不仅对房颤脑卒中预防无效，严重出血发生率也并不低于华法林。

新型口服抗凝药（NOAC）可固定剂量使用，无须监测抗凝活性，与药物、食物相互作用少，具有良好的耐受性和安全性，为房颤患者血栓栓塞并发症的预防提供了新的选择。已经完成的RELY、ROCKET-AF、ARISTOTLE和ENGAGE AF-TIMI 48等研究证实，NOAC预防脑卒中和栓塞事件的有效性不劣于或优于华法林。更为重要的是，NOAC与华法林相比出血事件发生率显著降低，尤其是颅内出血事件。NOAC由于其良好的药理特性给房颤脑卒中预防带来了新的选择，这些新型抗凝药物的应用为目前房颤抗栓治疗带来了革命性的改变。

随着心血管介入治疗和器械研发的进展，经皮左心耳封堵预防脑卒中越来越受到关注。多项临床研究表明，左心耳封堵预防房颤患者血栓栓塞并发症效果不劣于华法林，初步的长期随访结果也令人满意。随着术者经验的不断积累，操作的围术期并发症明显降低，左心耳封堵术的临床获益逐步凸显。未来，左心耳封堵可作为药物治疗预防房颤栓塞事件的重要补充。尤其对于服用抗凝药物有禁忌证以及高龄、高出血风险及合并重度肾功能不全的患者。

二、导管消融是房颤节律控制的重要手段

近年来，随着手术经验的积累和新技术、新器械的应用，房颤导管消融成功率呈增加趋势，多项随机对照研究也证明了导管消融对阵发性房颤、持续性房颤、合并器质性心脏病房颤患者的有效性和安全性优于抗心律失常药物。基于此，房颤导管消融在国内外指南中的地位得到突出提高。欧美房颤指南将导管消融作为抗心律失常药物治疗无效的阵发性房颤治疗列为Ⅰ类推荐，将持续性房颤导管消融列为Ⅱa类推荐。指南同时指出，导管消融可作为阵发性房颤的一线治疗选择，即不经抗心律失常

药物治疗直接接受导管消融（Ⅱa，B）。

导管消融不仅可以控制房颤发作，缓解临床症状，更为重要的是可以改善患者预后。瑞典房颤导管消融注册数据应用倾向性积分匹配了 2836 例导管消融和 2836 例未消融人群，平均随访 4 年余，结果显示，导管消融可使脑卒中率和死亡率降低 50% 以上。AATAC-AF 研究随机入选了 102 例导管消融和 101 例药物治疗，提示对于持续性房颤合并心衰，导管消融较胺碘酮可显著降低患者住院率和死亡率。

近期发表的 CABANA 研究是一项多中心随机试验，共纳入 2204 例阵发性房颤或持续性房颤患者，按 1：1 随机分组，接受导管消融或室率控制、节律控制药物治疗。研究旨在明确对于有脑卒中危险因素的症状性房颤患者，导管消融治疗与药物治疗相比，能否有效减少终点事件。研究平均随访 48 个月，主要终点为全因死亡、致残性脑卒中、严重出血或心搏骤停构成的复合终点，次要终点包括全因病死率、死亡或心血病住院率、房颤无复发、生命质量等多个方面。研究的初步结果显示，根据意向性分析原则，两组患者的主要终点差异无统计学意义，主要终点的各个组成部分差异也无统计学意义。但在次要终点方面，导管消融组的全因病死率或心血管住院率明显低于药物组，房颤复发率也显著降低。该研究中两组患者组间交叉率较高，这在相当大的程度上影响了试验结果。随机到导管消融治疗组的患者有 9.2% 未接受消融治疗，而药物治疗组的患者中有 27.5% 最终接受了消融治疗。基于此，研究者根据患者实际接受治疗的情况，采用符合方案分析对终点事件进行了比较。结果显示，导管消融治疗（n=1307）优势显著，与药物治疗（n=897）相比，其主要终点、全因病死率、全因病死率或心血管病住院率均明显降低。虽然符合方案分析的统计效力低于意向性分析，但提示导管消融在改善房颤预后方面的可能优势。

2009 年全球调查入选了 1995 ～ 2006 年间 162 家中心 32 569 例房颤导管消融，围术期死亡 32 例（0.1%），主要死亡原因为心脏压塞、脑卒中、左房 - 食管瘘等。最近发布的欧洲房颤导管消融注册数据（2012 ～ 2015 年），入选了 27 个国家 104 家中心的 3593 例患者的院内死亡仅有 1 例（0.028%）。日本房颤导管消融全国注册（J-CARAF）数据包含 2011 ～ 2012 年间 3373 例房颤导管消融患者，没有院内死亡事件发生。美国 2000 ～ 2010 年房颤导管消融住院数据分析显示，93 801 例导管消融患者中死亡率为 0.46%，死亡率与医院年度手术例数、术者经验水平相关。以上数据表明，与各种临床技术操作的规律一样，房颤导管消融的安全性高度依赖医疗单位和术者的经验水平，而随着技术水平的提高和导管设备的快速改进，最近 5 年的并发症显著减少。

中国生物医学工程学会心律分会首次提出了“房颤导管消融安全倍增计划”，并将“心随律动 安全倍增”作为 2017 年中国心律学年会的大会主题。该项计划的目标是用五年时间，将我国房颤导管消融的严重并发症，包括死亡、需要穿刺引流或外科处理的心脏压塞、脑卒中、左房 - 食管瘘及需要外科处理的其他并发症减少一半以上。

实现“安全倍增”目标是一项系统性的工程：首先，理念先行，采取一切可能的措施强化教育，将安全的理念融入到导管消融临床处理与技术操作的每一个环节；第二，建立完备与详尽的技术操作规范，促进高水准技术操作快速普及；第三，建立新型高效的互联网培训支持平台，实现：内容丰富的培训教程，包括指南与技术操作的详解、上千个教学病例；大型中心的每日实况手术演示观摩和大型中心与普通中心之间 24 小时实时双向手术视频指导和会诊；第四，建立包括心内科、心外科、麻醉科、体外循环等专业医师在内的并发症救治团队，建立流动开胸工作站，保证 1 小时内能够完成急诊开胸抢救；第五，建立房颤导管消融安全性质量评估体系，鼓励尽量多的医院和医生参加，每个月测评各中心和术者安全等级及其与全国同行的比较并及时反馈。

三、房颤综合管理

房颤的管理不应只关注房颤本身，还应该对患者的生活方式和相关的危险因素进行强化管理。房颤的综合管理不仅体现在治疗策略的选择上，同时应该着眼于优化的房颤管理体系。房颤综合管理的基本要素包括：①患者参与：告知并参与治疗决策，增强自我管理能力，自觉控制危险因素，改善依从性；②医护管理团队：社区、心内科、神经内科、外科之间共同形成多学科医护管理团队；③增加患者获得长期管理中最佳治疗的机会和途径：例如分级医疗，专科医师和社区医师联合，进行上游治疗和危险因素干预，结合抗凝、心室率控制、抗心律失常药物的应用、导管消融、左心耳封堵、外科手术等多种治疗策略制定个体化的最佳方案。

目前我国房颤规范化诊疗技术的推广还存在很多困难和挑战，例如房颤的抗凝治疗率低、医生及患者对房颤危害的认识不足、治疗技术存在壁垒、部分地区医保的报销存在差异、医生和患者培训教育的规范化程度存在不足等。只有充分认识到目前房颤管理方面存在的不足，才能促使我们积极努力寻找对策，不断提升临床工作质量，从而为全面降低房颤患者总体心血管事件风险、减轻房颤人群的整体医疗负担。

2018 年 1 月，在国家卫生健康委员会能力建设和继续教育中心发起的心血管病学能力提升工程的框架下，启动了心房颤动综合管理专项能力培训项目（简称房颤专项）。专项将建设一批房颤培训基地、示范基地和示范单位，建立起有效的推广模式，推动成熟、先进诊疗技术和诊疗规范的普及与推广。专项将系统提高我国房颤的整体诊疗水平，在三个方面实现突破：一是房颤患者血压、血脂、心力衰竭和康复的综合管理；二是大幅度提高抗凝治疗率；三是使导管消融的并发症减少 50% 以上。通过开展房颤相关技术培训和适宜技术推广，加强实时远程会诊和临床指导等网络服务，提升各级医疗机构心血管专科医生的房颤诊疗能力。专项的探索和实施，将为心血管病领域的培训与医疗质量提高带来新的模式。

（马长生）

3. 第四版心肌梗死全球定义点评

心肌梗死是世界范围内致残和致死的主要疾病之一。2000 年欧洲心脏病学会（ESC）和美国心脏病学会（ACC）对急性心肌梗死做了全球统一定义。在此基础上，ESC、ACC、美国心脏协会（AHA）和世界心脏联盟（WHF）组织多学科专家组成心肌梗死再定义工作组，于 2007 年和 2012 年对心肌梗死统一定义进行了第二次和第三次更新。2018ESC 上，第四版心肌梗死通用定义发布，较第三版版共识提出了 5 个新概念，更新了 14 个概念，增加了 6 个临床相关内容。

一、心肌损伤

新定义首先区分了心肌损伤与心肌梗死的概念。心肌损伤是指心脏肌钙蛋白升高超过正常值，如果肌钙蛋白值存在升高和（或）下降过程，是急性心肌损伤。如果肌钙蛋白持续升高，就是慢性心肌损伤。而心肌梗死的诊断仍然沿用了上一版“1+1”诊断策略，除需要有心肌损伤标志物 cTn 的升高外，还需要存在心肌缺血的证据，即以往定义提出的心肌缺血的症状、新发缺血性心电图改变、新出现的病理性 Q 波、影像学提示与缺血一致的新出现存活心肌的缺失或节段性室壁运动异常及冠状动脉造影或尸检证实的冠状动脉血栓。发现心肌损伤，有缺血证据者，为心肌梗死。明确有动脉粥样硬化血栓形成的，为 1 型心肌梗死，否则为 2 型心肌梗死，比如严重高血压，持续性室性心动过速。没有缺血证据，但存在肌钙蛋白升降变化的，为急性心肌损伤。没有肌钙蛋白升降变化的，为慢性心肌损伤。非缺血性心肌损伤可以继发于心脏疾病，如心肌炎、心力衰竭等，也可继发于多种非心脏疾病，如贫血、低血压休克、慢性肾脏疾病、肺栓塞等。指南中新推荐应用心血管磁共振（CMRI）明确心脏损伤的病因；并提出对于可疑心肌梗死的患者可以进行冠状动脉 CT 造影检查。

再比如心房颤动、快速心室率或阵发性室速等快速性心律失常患者，可在无冠心病的情况下出现 ST 段压低或 T 波倒置。这可能是因为心脏记忆现象，因此，在新发心房颤动的患者，不可仅仅因基线 cTn 升高和新发 ST 段压低诊断为 2 型心肌梗死。这种情况下，显著的临床缺血症状、缺血症状和房颤发作顺序、cTn 的动态变化和影像学和（或）血管造影检查结果，都可为心肌梗死提供诊断线索。但是，如果没有明确的临床缺血症状，cTn 升高的原因仍需归类于心肌损伤。

二、心肌梗死的类型

1. 1 型心肌梗死　斑块破裂或斑块侵蚀引起的急性动脉粥样硬化血栓形成，为 1 型心肌梗死标准。

2. 2 型心肌梗死　是需氧和供氧失衡，与急性冠状动脉粥样硬化血栓形成无关；动脉粥样硬化性狭窄导致的心肌供氧和需求失衡、冠状动脉痉挛或微血管功能异常、非动脉粥样硬化型冠状动脉夹层都属于 2 型心肌梗死。

3. 2 型心肌梗死　有或无冠状动脉疾病的关联，区分心肌损伤与 2 型心肌梗死。

4. 3 型心肌梗死　强调 3 型心肌梗死与心源性猝死不同；有心肌缺血症状，且有新出现的心电图缺血性改变或室颤但尚未得到 cTn 检测结果前患者已死亡，是猝死性心肌梗死。

5. 4 型和 5 型心肌梗死　4a 型为 PCI 术后再梗死，要求 cTn 值升高＞ 5 倍；4b 型由支架内血栓导致；4c 型为再狭窄所致；5 型心肌梗死为冠状动脉手术相关心肌梗死，要求 cTn 值升高＞ 10 倍。

三、心脏生化标志物

新的定义强调 cTn 的重要性，应用心脏肌钙蛋白的变化来检测或排除急性心肌损伤，急性心肌梗死的 cTn 常有明显的动态演变，而慢性心肌损伤的动态改变不明显，动态变化趋势（结合临床评估）有助于做出更精确的诊断。

四、心电图

新定义提出两种与前降支闭塞相关的心电图改变：①前壁导联 J 点上斜型压低＞ 1mm 伴 T 波对称

高尖，多伴有 aVR 导联 ST 段抬高大于 1mm；②前壁导联 T 波对称、深倒，多超过 2mm。新定义强调了 aVR 导联的意义，认为其 ST 段抬高＞ 1mm 可能与前壁或下壁 ST 段抬高型心肌梗死有关，且与心肌梗死 30 d 病死率增加相关。

五、新增章节：心碎综合征、MINOCA 和无症状或未识别心肌梗死

总之，第四版心肌梗死全球统一定义将心肌梗死与心肌损伤进行明确区分，对心肌梗死的诊断提出了更为具体的诊断标准，并对很多概念进行了更新，在临床工作中需要对不同因素所致的心肌损伤或心肌梗死进行分析和判断，从而让患者得到更有效的治疗。

（施鸿毓　干　倩　方唯一）

4. 高龄急性冠状动脉综合征的处理

《高龄老年（≥75岁）急性冠状动脉综合征患者规范化诊疗中国专家共识》解读

最近40年来，随着改革开放、经济飞速发展和人民生活水平日益提高，我国的大多数地区（尤其像上海、北京、广州等大城市）已进入老龄化社会，且高龄人群（≥75岁）逐年增大。显然，高龄患者的临床合并症、心血管疾病（特别是冠心病、心力衰竭等）及其死亡率均明显高于普通人群。尽管冠状动脉（粥样硬化性血栓形成（atherothrombosis）是所有急性冠状动脉综合征(Acute coronary syndrome，ACS)[包括ST段抬高型心肌梗死（ST-elevation myocardial infarction，STEMI）、非ST段抬高ACS(non-ST-elevation ACS，NSTE-ACS]的主要发病机制，通常由于斑块破裂、血小板激活，促发凝血过程引起，但高龄ACS患者的临床诊断和治疗具有一定的特殊性。不幸的是，以往许多临床随机对照研究通常将高龄患者剔除，故使现有的欧美和中国的STEMI和NSTE-ACS诊治指南的推广应用具有一定的局限性。为此，中国老年医学学会心血管病分会组织专家制定了"高龄老年（≥75岁）ACS患者规范化诊疗中国专家共识"，为临床医生对这一特殊人群的规范化诊治提供有用的指导。

一、老年心血管结构和功能变化

心血管系统老化作为衰老的一部分，从最初表现为解剖、代谢变化，发展至生理功能的减退。这些变化也是老年人容易发生各种心血管疾病的基础。以往的研究表明，年龄是各种心血管疾病（包括ACS）患者的重要预后决定因素。

（一）心血管结构变化

1. *心肌*　心脏老化的典型变化是脂褐质在心肌纤维中聚积而造成褐色萎缩。心肌细胞核内出现染色质凝集块、色泽加深、碎裂溶解，有的核内包涵体增多、核膜凹陷、高尔基复合体破碎、溶酶体膜破坏、线粒体减少，从而使组成心肌胶原纤维的肌节老化。这些超微结构的变化使细胞能量代谢、物质合成与利用、异物清除功能受到不同程度的损害，并可能产生自溶性损伤。心脏的重量随年龄增长而增大，主要表现为心肌细胞体积增大（心肌细胞数量并不增加），引起心室壁增厚、心腔变小，导致心脏向心性肥厚（concentric hypertrophy）。左心房增大。心包下脂肪沉积增多。此外，老年心脏存在一定程度的淀粉样变性（90岁以上发生率为100%），后者引起和加重心脏顺应性、心肌收缩力、起搏及传导功能减退。

2. *瓣膜*　瓣叶、瓣环、心内膜等由于受血流动力学及应力（shear stress）的影响，可出现增厚、胶原和弹性纤维增生、瓣膜变硬、钙化（尤其是主动脉瓣和二尖瓣）。

3. *传导系统*　衰老使窦房结起搏细胞（P细胞）和心脏传导系统细胞的数量减少。同时，房室结、左右束支及其远端（直至浦肯野纤维）发生胶原组织增生或脂肪浸润。

4. *血管*　随年龄增长，主动脉和大动脉壁增厚变硬、弹性下降。主动脉扩张、纡曲伸长，血管阻力和血压增高（以收缩压增高更为显著）。冠状动脉内膜和（或）中层钙化（老年退行性冠状动脉Monckberg中层钙化）。

（二）心血管功能变化

随年龄增长，心排血量（各脏器供血）和储备功能减低。与20～30岁年轻人比较，60～70岁老年人心排血量下降30%～40%，71～80岁每年约下降1%。左心室舒张顺应性减低、舒张末期压和左心房压增高。在多数人群中，收缩压和舒张压均随年龄增加而增高，60岁以上舒张压趋于降低，但收缩压继续增高，导致脉压增大。老年人单纯收缩期高血压增多（70岁以上人群中发生率可达10%～30%）。另外，老年人血管硬化、弹性减低，对压力反应降低，容易发生直立性低血压。窦房结和传导系统的老化改变可使其功能随年龄增长而不断减退，表现为休息时窦性心动过缓，活动时最大心率增加（储备功能）也随年龄增长而减低，同时可发生窦性静止、窦房阻滞或室性心律失常等。老年人心房颤动和房室或室内传导阻滞也很常见。而且，老年人因心脏和其他脏器的老化，对心律失常的耐受性或适应性均较差。随年龄增长，冠状动脉狭窄、血流减少的发生率也增加，引起心肌缺血、心肌梗死和猝死等。80 岁以上老年人中，20% 存在症状性冠心病；老年患者多支冠状动脉病变的发生率增高；冠心病也是老年患者的主要死因（44% 以上）和反复住院的原因。

二、高龄 ACS 诊断的注意点

临床研究指出，仅 50% 以下的高龄 ACS 患者有典型心绞痛症状，20% ～ 30% 老年心肌梗死患者症状不典型，例如有些患者表现为牙痛、咽喉部不适、腹背部疼痛；另有一些患者仅为全身虚脱、冷汗、恶心、呕吐、晕厥、气急等。由于高龄 ACS 患者症状不典型，因此容易漏诊或误诊。由于早期及时诊断和救治是有效降低住院病死率的关键，因此，临床医生需特别注意。尤其在急诊时，当遇到烦躁不安、面色苍白、低血压，以及急性心力衰竭、心律失常和神经系统症状高龄老年患者，应首先怀疑并考虑 ACS、主动脉夹层和肺栓塞等心血管急诊。及时记录 18 导联心电图，并密切观察其动态变化，以期尽早发现心肌缺血及特殊改变。心肌损伤标志物（高敏肌钙蛋白）测定有助于最终确诊或排除心肌梗死，也应注意鉴别其他引起心肌损伤的疾病（例如，急性心肌心包炎）。应该指出，＞ 75 岁但无心肌梗死的高龄患者肌钙蛋白可以高于“正常”，因此，各实验室应建立自身的肌钙蛋白正常值，同时，对所有怀疑 ACS 的高龄老年患者，均应密切观察病情和肌钙蛋白的变化，以早期、正确诊断。

尽管高龄 ACS 患者属于极高危人群，但也须依据临床表现、心功能和循环状态、冠状动脉病变情况及血清心肌损伤标志物和肾功能等测定，进行综合风险评估，并指导治疗。对所有高龄 ACS 患者，均应计算 GRACE 评分进行缺血风险评估，并用 CRUSADE 评估出血风险，以帮助临床医生选择有效的救治策略和评估预后。高龄 ACS 患者常常存在多个冠心病危险因素和临床合并症，20% ～ 70% 老年急性心肌梗死患者有心力衰竭、心律失常、低血压、心源性休克。高龄老年心肌梗死患者的死亡率明显高于一般成人，80 岁以上急性心肌梗死患者的死亡率为 80 岁以下者的 2 倍。

三、高龄 ACS 内科管理的特殊性

（一）一般处理措施

DETO2X-AMI 研究表明，ACS 伴氧饱和度（SaO_2）＞ 90% 患者，吸氧与不吸氧的一年死亡率相似。AVIOD 研究指出，血氧饱和度＞ 94% 的急性心肌梗死患者，吸氧 8L/min 显著增高住院期再梗死和严重心律失常发生率。因此，对于 SaO_2 ＞ 90% 的患者不推荐常规吸氧。当患者合并低氧血症，且满足 SaO_2 ＜ 90% 或 PaO_2 ＜ 60mmHg 时应吸氧。高龄心绞痛患者镇痛药（特别是吗啡、利多卡因）的应用需谨慎，对剧烈胸痛患者，应迅速给予有效镇痛剂，如静脉注射吗啡 3mg。但吗啡有呕吐、低血压和呼吸抑制的副作用，总用量不应＞ 10mg。此外，吗啡可降低 $P2Y_{12}$ 受体拮抗剂（如氯吡格雷、替格瑞洛）的抗血小板作用，实际应用中需注意此问题。同样，在应用利多卡因抗室性心律失常时，一般最初剂量为 50mg，如无效则重复应用。一次注射大剂量利多卡因可导致老年患者呼吸抑制。对所有高龄 ACS 患者，如无禁忌证，可选择硝酸酯类和 β 受体阻滞剂抗心肌缺血药物治疗。对 β 受体阻滞剂禁忌或不能耐受或有冠状动脉痉挛患者，可应用非二氢吡啶类钙拮抗剂，以控制缺血症状和预防缺血复发，但需监测血压和心率变化。高龄 ACS 伴有心功能减低（左室射血分数＜ 40%）、心力衰竭（特别是前壁心肌梗死）患者，如无禁忌证，均应给予血管紧张素转换酶抑制剂或血管紧张素受体阻滞剂以及醛固酮拮抗剂，以防治心室重构，降低病死率。用药过程中需监测血压、血钾和肾功能变化。目前，指南和专家共识均推荐高龄 ACS 患者给予中、小剂量他汀类药物（无禁忌证），大剂量他汀和再次负荷（reload）他汀治疗的作用尚有争议。

（二）抗栓治疗

1. *常规抗栓的必要性*　抗栓是所有 ACS 患者的重要药物治疗基础。为了减轻缺血性事件的风险，高龄 ACS 患者需双联抗血小板治疗（DAPT），即阿司匹林联合 $P2Y_{12}$ 抑制剂（例如，氯吡格雷、替格瑞洛）。急诊冠状动脉介入治疗（PCI）患者均给予负荷剂量；当冠状动脉内血栓病变负荷重要时，加用血小板糖蛋白Ⅱb/ Ⅲa 受体拮抗剂。术中首选普通肝素，检测活化凝血时间（ACT 300 ～ 350s）。PCI 后常不需继续应用肝素。使用依诺肝素时，应根据年龄及肾功能调整剂量。为了预防支架内血栓，对急诊 PCI 成功置入药物洗脱支架的高龄 ACS 者，术后 DAPT 持续至少 1 年。期间需给予质子泵抑制剂，预防消化道出血。

2. *强化抗栓时应关注的问题*　某些高龄 ACS 患

者（例如合并心房颤动、静脉血栓栓塞性疾病或接受瓣膜置换）须三联抗栓治疗 [阿司匹林和氯吡格雷基础上加一种口服抗凝剂，例如华法林、新型口服抗凝药或血小板表面蛋白酶激活受体 1（PAR-1）拮抗剂]。此时，如何达到抗缺血与防出血之间的平衡十分重要，以往进行了大量的研究。

（1）以往临床试验的局限性：多个临床研究指出，三联抗栓仅轻度减低 ACS 患者缺血终点事件，但明显增加出血并发症。然而，在以往报告的临床试验中，有关出血事件的定义常常不一致，BARC 出血标准尚未广应用，且缺乏直接的三联抗栓联合应用的头对头比较，因此，我们不能比较不同药物治疗策略的出血风险。同样，不同临床试验的主要（一级）终点的定义也不同，例如，某些研究仅包括了主要不良心血管事件“硬”临床终点，但其他研究包括更多“软”终点（例如再次血运重建、再入院）。总的来说，风险 / 疗效比提示，对出血风险低、缺血风险高的 ACS 患者应用利伐沙班作为三联抗栓治疗是合理的，而 Vorapaxar 可用于以往心肌梗死史但非 ACS 急性或亚急性期。利伐沙班和 Vorapaxar 仅能与氯吡格雷联合应用，但即使如此，也可能明显增加出血。WOEST 试验结果显示，华法林加氯吡格雷不仅减少缺血终点事件，而且降低出血风险。

（2）选择合适的患者：以往的三联抗栓临床试验包括了新近发生 ACS 且有 1 个或以上危险因素的患者。尽管现有的 GRACE、PURSUIT 和 TIMI 积分系统可评估 ACS 患者发生缺血事件的风险，但它们均不用于确定真正的高危 ACS 患者。血小板功能测定可能有助于确定正在应用氯吡格雷的患者发生心肌梗死、支架血栓形成和心血管死亡高风险，但是，根据血小板功能测定结果而改变药物治疗，并不能降低接受 PCI 患者（包括 ACS）的缺血事件的发生。而且，最近的指南并不推荐血小板功能测定。显然，接受复杂 PCI 的患者（3 个以上支架、至少治疗 3 处病变、分叉病变双支架术、支架长度＞ 60mm、慢性阻塞病变）或以往支架血栓形成的患者，存在血栓形成的高风险。尽管对这些患者考虑较长时程 DAPT，但是否可以选择三联抗栓治疗，尚缺乏研究。应用强效抗栓药物时，最担心的是出血并发症增加。仔细的出血风险评估十分重要，某些出血分层积分系统被用于确定高危出血患者。PRECISE-DAPT 或 PARIS 积分对接受冠状动脉支架术和 DAPT 患者的出血具有一定的预测作用，但这些方法并未经前瞻性随机、对照研究验证。其他的出血分层系统可能也有一定的帮助，例如 HAS-BLED（最初主要用于接受华法林治疗的房颤患者）或 CRUSADE 和 ACUITY（接受冠状动脉造影的 ACS 患者）。显然，将来我们需要探索反映血小板、炎症、凝血和内皮功能的循环生物标志物，以确定高危出血和缺血的患者。并将这些标志物整合到将来的临床试验中，以期前瞻性验证这些标志物。由于胃肠道是主要的出血来源，因此应用质子泵抑制剂以保护胃黏膜应作为常规。此外，以往有胃肠道出血或颅内出血的患者应尽量避免使用较强的抗血小板治疗，这些患者在以往大多数临床试验中常被剔除。

（3）正确的药物联合：在以往比较三联抗栓的研究中，对照组通常包括阿司匹林加氯吡格雷治疗的患者。然而，最近的指南指出，ACS 时替格瑞洛优于氯吡格雷。因此，一切新的联合治疗方案应与“新近最佳疗法”比较，例如非维生素 K 抗凝药联合更强的 P2Y12 抑制剂（例如替格瑞洛），可能增加出血风险（与氯吡格雷 DAPT 比较）。而且，阿司匹林加替格瑞洛 DAPT 与三联抗栓治疗的安全性和疗效比较尚不清楚。至今，所有关于三联抗栓（DAPT+口服抗凝剂）与 DAPT 比较的研究均显示较小的缺血事件终点降低，但这些益处被出血并发症增加所抵消。在当前抗凝和抗血小板联合治疗的时代，是否仍然需要阿司匹林常规治疗或其能被更先进的联合疗法所替代，还不清楚。最近有二项临床试验显示，新近脑卒中和外周血管病变患者，替格瑞洛单药治疗优于阿司匹林 + 氯吡格雷联合疗法，但未达到统计学差异。尽管 PLATO 研究显示 ACS 患者替格瑞洛优于氯吡格雷，但新近的 CHANGE-DAPT 研究重新提出，在当今新一代药物洗脱支架减低支架血栓形成的年代，优先采用哪一种抗血小板治疗，还存在争议。

（4）抗栓时程：在对合适的患者选择正确的抗栓方案后，抗栓时程是另一个重要的问题。如 PEGASUS TIMI-54 研究所示，延长 DAPT 时程可降低缺血终点事件，但增加出血并发症。2017 年 ESC 指南指出，对高危缺血（例如接受复杂 PCI 或置入生物可降解支架）和耐受 DAPT 且无出血并发症患者，可考虑延长 DAPT 时程。GLOBAL-LEADERS 试验测定了所有药物洗脱支架患者（all-comer）术后 1 个月 DAPT 后改用替格瑞洛单药治疗 2 年，对预防心脏事件的作用。发现采用阿司匹林联合替格瑞洛 1 个月后改为替格瑞洛单药治疗，并不优于传统的 DAPT 序贯单纯阿司匹林抗血小板治疗。此外，新型 Xa 抑制剂依度沙班（endoxaban）与阿司匹林和氯吡格雷联合应用在 ACS 中的作用正在研究中。

总之，高龄老年 ACS 患者须三联抗栓治疗时，应做全面的出血风险分层，减少华法林用量，调低国际标准化比值（INR）目标值；缩短三联抗栓治疗时间；尽早改用华法林联合一种抗血小板药物（通常为氯吡格雷）。对出血高危者，如无禁忌证，可参照最新国际临床研究选择新型口服抗凝药联合双联抗栓治疗方案。

四、高龄 ACS 的冠状动脉血运重建策略

大量的证据表明，冠状动脉血运重建 [PCI 或冠状动脉旁路移植术 (CABG)] 改善不同年龄 ACS 患者的临床预后。由于 PCI 较 CABG 创伤更小、实施更加方便，因此更加适用于绝大多数高龄 ACS 患者。在中国，90% 以上的冠状动脉血运重建术为 PCI。

（一）PCI 策略和技术

1. *不同年龄 ACS 患者 PCI 的共同点* 理论上，PCI 无年龄限制。经桡动脉路径可明显降低出血并发症，对改善临床预后有益，应优先采用。同时，由于近年来冠状动脉介入器材的发展和操作技术的改进，高龄 ACS 患者 PCI 的手术成功率与年轻患者相似，但临床成功率略减低。

对所有 ACS 患者（不管其年龄如何）均应遵循指南进行冠状动脉血运重建。对急性 STEMI 患者，应首选尽早直接 PCI 进行再灌注治疗。中国“急性 STEMI 诊治指南”将≥ 75 岁患者列为溶栓相对禁忌证；“高龄老年冠心病诊治中国专家共识”不建议≥ 80 岁患者溶栓治疗。中国心肌梗死注册研究发现，对无严重出血禁忌证的高龄老年 STEMI 患者，即使无急诊 PCI 条件时，溶栓治疗仍应慎重。建议首选重组人组织型纤溶酶原激活剂（rt-PA）半量的 TUCC 方案或 TNK-tPA 方案，也可使用其他溶栓剂的改良方案。对极高危 NSTE-ACS 患者应给予急诊（＜ 2h）PCI，但需积极应对极高的风险，可在 IABP 等循环支持保驾下实施，以确保患者安全。对高、中、低危患者，可在强化药物治疗基础上，根据医疗条件和患者病情及风险评估的实际情况，给予早期（＜ 24h）、常规（≤ 72h）或延迟（＞ 72h 至出院前）PCI。住院期间一旦心肌缺血复发，可随时行急诊 PCI。仅对极高危和高危高龄 NSTE-ACS 患者考虑行急诊 PCI。且急诊 PCI 时，通常仅处理罪犯血管。对中、低危患者，根据 Syntax 积分，再决定择期血运重建策略。

最近，Gary 等系统复习和荟萃分析 1887 例年龄＞ 75 岁 ACS 患者，发现常规侵入治疗（使用新一代药物洗脱支架）较选择性策略降低一级终点 35%、心肌梗死 49%、靶血管再次血运重建 69%、全因死亡 13%、心血管死亡 16%，且不明显增加并发症。与年轻冠心病患者一样，高龄 ACS 患者的冠状动脉血运重建仍需坚持“以病人为中心”的准则，推荐对复杂高危冠状动脉病变且存在临床合并症患者由心脏团队和多学科团队做出治疗决策。

2. *高龄 ACS 患者 PCI 注意点* 对高龄 ACS 伴多支血管病变患者，尽管完全血运重建有利于获得最大的临床益处，但个体化处理十分重要。最近的研究指出，对急性 STEMI 患者直接 PCI 时仅处理梗死相关动脉，然后在出院前其他冠状动脉病变择期介入治疗，对降低死亡率和严重并发症有益。同样，许多高龄 ACS 伴多支血管病变患者也需“分期手术”(staged procedure) 或不完全 (incomplete) 血运重建，以减少并发症，达到最佳疗效 - 风险比。对经药物治疗后稳定的高危 ACS 患者，以冠状动脉病变直径狭窄程度作为是否干预的决策依据。病变血管较粗大且直径狭窄程度较重时，可直接干预；对临界病变，建议仅对有缺血证据或血流储备分数（FFR）≤ 0.8 的病变进行干预。FAME 系列研究证明，与单纯根据冠状动脉造影相比，FFR 指导冠状动脉多支病变血运重建策略，其远期复合终点（包括死亡、心肌梗死或再次血运重建）显著降低。以往接受过 CABG 患者如发生静脉桥血管病变（阻塞），为了控制心绞痛症状，应尽量对自身（de novo）冠状动脉病变行 PCI。在过去的 10 多年中，由于操作技术和介入器材（尤其是导引钢丝）的发展，慢性完全阻塞病变 PCI 成功率有了很大的提高。尽管目前尚缺乏随机对照研究的证据，但对药物治疗后仍然存在心绞痛症状（伴或不伴无创性测定显示高危表现）的慢性完全阻塞病变患者，应考虑介入治疗。PCI 能改善慢性完全阻塞患者的左心功能、生活质量和生存率，尤其当存在较佳侧支循环供血时。

高龄 ACS 患者常存在 X 线透视下清晰可见的冠状动脉钙化影，多为老年退行性冠状动脉 Monckberg 中层钙化。但是，真正增加 PCI 操作和支架置入难度的主要是严重冠状动脉内膜（斑块）钙化（尤其是当钙化累及范围＞ 270° 或整个血管

圆周时），冠状动脉造影对此很难识别。血管内超声显像（IVUS）和光学相干断层扫描（OCT）是评估冠状动脉内膜钙化严重性的最精确方法。我们发现，当 PCI 导引钢丝通过可疑钙化病变时较“涩”且不能将狭窄节段“拉直”、预扩张时球囊呈“香肠样”充盈或局限性扩张不良，提示严重冠状动脉内膜严重钙化可能。当前，冠状动脉钙化病变 PCI 时通常需要置入药物洗脱支架。但在将支架推送至钙化病变处时，常常遇到较大的困难（尤其当合并血管扭曲时）。同时，严重钙化病变可造成支架扩张不充分或贴壁不良，使支架血栓形成和支架内再狭窄发生风险增高，影响患者的临床预后。因此，为了优化严重钙化病变支架术治疗，必须注意选择强支撑指引导管；对狭窄病变充分预扩张（必要时可采用非顺应性球囊）；旋磨作钙化斑块修饰。应该指出，规范和仔细的操作是减少严重钙化病变 PCI 时并发症的关键。ORBIT Ⅰ和Ⅱ研究表明，轨道式斑块去除术（orbital atherectomy）治疗严重冠状动脉钙化病变并发症减低，成功率高达 98% 以上，且临床 5 年随访疗效更佳。

以往的研究指出，年龄＞ 75 岁 ACS 患者 PCI 后对比剂肾病的发生率高达 16%，术前应用他汀类药物（例如，瑞舒伐他汀）使急性肾损伤的发生率降低 38%（尤其是 C 反应蛋白升高者）。目前，介入操作技术进步、术前充分准备使许多慢性肾病患者可以安全行 PCI。

（二）CABG 适应证

高龄老年 STEMI 患者存在机械并发症时，建议在辅助循环 (IABP、ECMO、Impella) 支持下，行外科手术修补和 CABG，以获得生存的机会。NSTE-ACS 患者，如行急诊 PCI 风险极大或有禁忌证时，也可行 CABG。

（三）杂交手术

高危左主干病变、左前降支明显扭曲、慢性完全阻塞不宜 PCI、糖尿病多支血管病变患者，尤其在适合左内乳动脉行前降支搭桥时，冠状动脉杂交手术无疑是一种较理想的选择。冠状动脉杂交手术包括小切口将内乳动脉与左前降支“搭桥”，回旋支或右冠状动脉病变行支架术。冠状动脉杂交手术可能有助于提高疗效 - 风险比。

五、高龄 ACS 的并发症及处理

高龄 ACS 患者并发心力衰竭和（或）心源性休克的发生率高，及时诊断和规范救治是挽救其生命的关键。除常规处理和药物治疗外，在辅助循环（常用主动脉内反搏）支持下尽早给予冠状动脉血运重建十分关键。存在机械并发症的心源性休克患者，应及时行手术修补和 CABG 或介入封堵治疗。合并快速房颤高龄 ACS 患者应首先控制心室率，同时治疗心肌缺血和心力衰竭等基础疾病。应用 CHA2DS2-VASc 评分和 HAS-BLED 评分测定其脑卒中和出血风险，并调整抗栓方案。当 CHA2DS2-VASc 评分≥ 3 分、需加用长期口服抗凝剂时，为避免严重出血，通常须减低抗凝剂量和强度，并严密监测或缩短 DAPT 的时间。当脑卒中和出血评分均≥ 3 分时，可行房颤射频消融或左心耳封堵，预防脑卒中，但需评估操作的风险和成功率。高龄 ACS 患者行急诊 PCI 时，须充分考虑到需长期抗凝的因素，选择合适的药物洗脱支架。合并高血压的高龄 ACS 患者降压不可过速，血压不宜降得太低（尤其是合并冠状动脉慢性完全阻塞和侧支供血者）。所有高龄老年 ACS 患者均应接受他汀类药物；合并糖尿病时，酌情放宽血糖控制目标，避免低血糖；合并慢性肾病时，需采取有效的肾脏保护措施（术前水化和他汀治疗、术中减少对比剂用量等）。

六、小结

高龄患者的 STEMI 和 NSTE-ACS 发生率逐年增高。这一极高危人群中存在的明显心血管解剖和功能衰老变化给临床医生在对本病的早期正确诊断和实施有效治疗时提出了挑战。《高龄老年(≥ 75 岁)急性冠状动脉综合征患者规范化诊疗中国专家共识》为临床医生的日常工作提供有用的指导。但是，就某一个体患者而言，内科药物治疗（尤其是抗血小板和抗凝）和冠状动脉血运重建策略的选择还需基于对患者具体临床风险评估、冠状动脉解剖和功能学测定，综合多学科的作用，同时还应考虑介入或外科医生的技能和患者的意愿等，这些对优化高龄 ACS 患者的治疗、改善临床预后尤为重要。

（沈 迎　丁风华　张瑞岩　沈卫峰）

参 考 文 献

[1] 陈伟伟，高润霖，刘力生，等 .《中国心血管病报告 2017》纪要 . 中国循环杂志 , 2018, 33（1）: 1-8.

[2] 中国老年医学学会心血管病分会《高龄老年（≥ 75 岁）急性冠状动脉综合征患者规范化诊疗中国专家

共识》. 中国循环杂志 , 2018, 33（8）: 732-750.

[3] Valgimigli M, Bueno H, Byrne RA, et al.2017 ESC focused update on dual antiplatelet therapy in coronary artery disease developed in collaboration with EACTS: the Task Force for dual antiplatelet therapy in coronary artery disease of the European Society of Cardiology (ESC) and of the European Association for Cardio-Thoracic Surgery (EACTS). Eur Heart J, 2018, 39:213-260.

[4] 沈迎，张瑞岩，沈卫峰 . 冠心病患者双联抗血小板治疗策略进展 - ACC/AHA 冠心病患者双联抗血小板治疗指南更新解读 . 心脑血管病防治 , 2016, 16（3）: 169-170.

[5] Spinthakis N, Farag M, Rocca B, et al. More, more, more: Reducing thrombosis in acute coronary syndromes beyond dual antiplatelet therapy—Current data and future directions. J Am Heart Assoc, 2018, 7:e007754 DOI: 10.1161/JAHA.117.007754.

[6] Effron MB, Gibson CM. Dual (anticoagulant plus single antiplatelet) vs triple (anticoagulant plus dual antiplatelet) antithrombotic therapy - "Real world" experience. Prog Cardiovasc Dis, 2018, 60(4-5): 531-536.

[7] Golwala HB, Cannon CP, Steg G, et al. Safety and efficacy of dual vs. triple antithrombotic therapy in patients with atrial fibrillation following percutaneous coronary intervention: a systematic review and meta-analysis of randomized clinical trials. Eur Heart J, 2018, 39(19): 1726-1735.

[8] Mehta, Shamir R. After PCI with stents for AF, adding rivaroxaban vs warfarin to antiplatelet drugs reduced bleeding. Ann Intern Med, 2017, 166(6): JC29.

[9] Vranckx P, Lewalter T, Valgimigli M, et al. Evaluation of the safety and efficacy of an edoxaban-based antithrombotic regimen in patients with atrial fibrillation following successful percutaneous coronary intervention (PCI) with stent placement: Rationale and design of the ENTRUST-AF PCI trial. Am Heart J, 2018, 196:105-112.

[10] Lopes RD, Vora AN, Liaw D, et al. An open-Label, 2 × 2 factorial, randomized controlled trial to evaluate the safety of apixaban vs. vitamin K antagonist and aspirin vs. placebo in patients with atrial fibrillation and acute coronary syndrome and/or percutaneous coronary intervention: Rationale and design of the AUGUSTUS trial. Am Heart J, 2018, 200 : 17-23.

[11] Neumann FJ, Sousa-Uva M, Ahlesson A, et al. 2018 ESC/EACTS Guidelines on myocardial revascularization. Eur Heart J, 2018, DOI:10.1093/ eurheart/ehy397.

[12] 中华医学会心血管病分会介入心脏病学组、中国医师协会心血管内科医师分会、血栓防治专业委员会和中华心血管病杂志编辑委员会 . 中国经皮冠状动脉介入治疗指南（2016）. 中华心血管病杂志 2016；44(5): 382-400.

[13] Kim C, Hong SJ, Ahn CM, et al. Patient-centered decision-making of revascularization strategy for left main or multivessel coronary artery disease. Am J Cardiol, 2018, 122(12):2005-2013.

[14] Zhao GQ, Zhou MG, Ma CS, et al. In-hospital outcomes of dual loading antiplatelet therapy in patients 75 years and older with acute coronary syndrome undergoing percutaneous coronary intervention: Findings from the CCC-ACS (Improving care for cardiovascular disease in China-acute coronary syndrome) Project. J Am Heart Assoc, 2018, 7: e008100. DOI: 10.1161/JAHA.117.008100.

5. 2018 中国心力衰竭诊断和治疗指南解读

经过 30 多年发展，心力衰竭已成为可预防和治疗的疾病，多个国家和学会先后针对心力衰竭制定了诊疗指南并几经更新，帮助医务人员基于最好的循证医学证据进行心力衰竭诊治决策。《中国心力衰竭诊断和治疗指南 2018》（简称新指南）对心力衰竭的分类、预防、治疗和综合管理等均作了全新阐述和推荐。

一、心力衰竭的分类

根据左心室射血分数（left ventricular ejection fraction，LVEF）将心力衰竭分为射血分数降低的心力衰竭（heart failure with reduced ejection fraction，HFrEF）、射血分数保留的心力衰竭（heart failure with preserved ejection fraction，HFpEF）和射血分数中间值的心力衰竭（heart failure with mid-range ejection fraction，HFmrEF），其诊断标准见表 1。近期研究显示 HFmrEF 占心力衰竭患者的 10% ～ 20%，在病因学、临床特点、影像学表现、合并症、治疗与预后等方面介于 HFrEF 与 HFpEF 之间，ACEI/ ARB、β 受体阻滞剂和醛固酮受体拮抗剂可能改善 HFmrEF 患者的预后。

表 1　心力衰竭的分类和诊断标准

诊断标准	HFrEF	HFmrEF	HFpEF
1	症状和（或）体征	症状和（或）体征	症状和（或）体征
2	＜ 40%	40% ～ 49%	≥ 50%
3		利钠肽升高；并符合以下至少 1 条：①左心室肥厚和（或）左心房扩大；②心脏舒张功能异常	利钠肽升高；并符合以下至少 1 条：①左心室肥厚和（或）左心房扩大；②心脏舒张功能异常
备注	随机临床试验主要纳入此类患者，有效的治疗已得到证实	此组患者临床特征、病理生理、治疗和预后尚不清楚，单列此组有利于对其开展相关研究	需要排除患者的症状是由非心脏疾病引起的，有效的治疗尚未明确

注：利钠肽升高为 BNP ＞ 35ng/L 和（或）NT-proBNP ＞ 125ng/L

二、心力衰竭的诊断和评估

慢性心力衰竭的诊断流程（图 1）：首先，根据病史、体格检查、心电图、胸片判断有无心力衰竭的可能性。然后，通过利钠肽检测和超声心动图明确是否存在心力衰竭，接下来进一步确定心力衰竭的病因和诱因。最后，还需评估病情的严重程度及预后，以及是否存在并发症及合并症。需谨记，全面准确的诊断是心力衰竭患者有效治疗的前提和基础。利钠肽检测是诊断和评估心力衰竭的常规检查之一，推荐用于心力衰竭筛查、诊断和鉴别诊断、病情严重程度及预后评估。对新发心力衰竭患者应积极寻找病因，根据需要选择心脏核磁共振、冠状动脉造影、核素心室造影及核素心肌灌注和（或）代谢显像、心肺运动试验、心肌活检等特殊检查，新指南对以上特殊检查均给出了推荐意见及级别，有利于临床医生合理选择辅助检查。

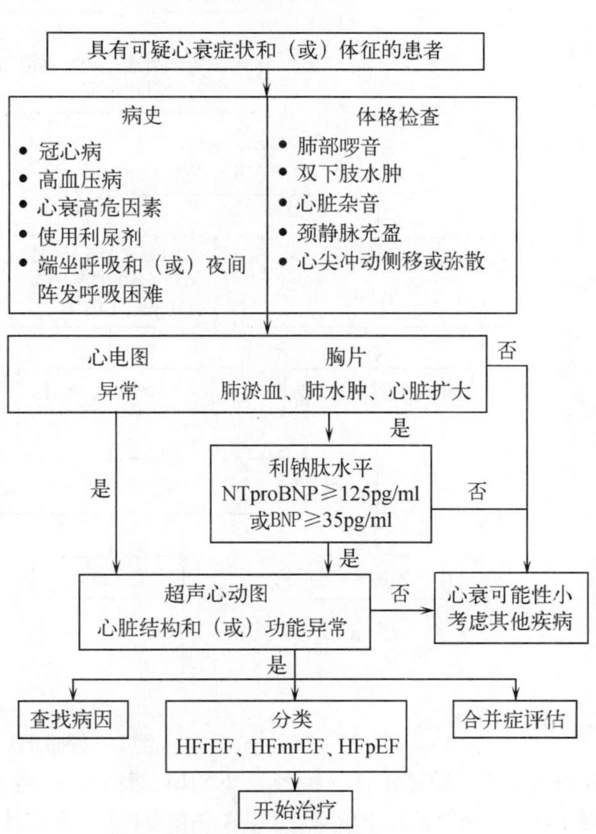

图 1　慢性心力衰竭的诊断流程

三、慢性 HFrEF 的药物治疗

慢性 HFrEF 的药物治疗推荐见表 2。新指南推荐在 HFrEF 患者应用 ACEI（Ⅰ，A）或 ARB（Ⅰ，A）或血管紧张素受体脑啡肽酶抑制剂（angiotensin receptor neprilysin inhibitor，ARNI）（Ⅰ，B）抑制肾素 - 血管紧张素系统联合应用 β 受体阻滞剂和在特定患者中应用醛固酮受体拮抗剂的治疗策略，以降低心力衰竭的发病率和死亡率。ARNI 有 ARB 和脑啡肽酶抑制剂的双重作用。脑啡肽酶是一种中性内肽酶，降解几种内源性血管活性肽，包括利钠肽、缓激肽和肾上腺髓质素；ARNI 抑制脑啡肽酶可升高这些物质的水平，对抗神经内分泌过度激活导致的血管收缩、钠潴留和心肌重构。PARADIGM-HF 试验显示，与依那普利相比，沙库巴曲缬沙坦钠使主要复合终点（心血管死亡和心力衰竭住院）风险降低 20%，包括心脏性猝死减少 20%。新指南推荐对于 NYHA 分级Ⅱ～Ⅲ级、有症状的 HFrEF 患者，若能够耐受 ACEI/ARB，推荐以 ARNI 替代 ACEI/ARB，以进一步减少心力衰竭的发病率及死亡率（Ⅰ，B）。患者由服用 ACEI/ARB 转为 ARNI 前血压需稳定，并停用 ACEI 36h，因脑啡肽酶抑制剂和 ACEI 联用会增加血管性水肿的风险。在未使用 ACEI 或 ARB 的有症状 HFrEF 患者中，如血压能够耐受，首选 ARNI 也有效，但临床应用需审慎。

地高辛适用于应用利尿剂、ACEI/ARB/ARNI、β 受体阻滞剂和醛固酮受体拮抗剂，仍持续有症状的 HFrEF 患者（Ⅱa，B）。ARISTOTLE 研究显示无论是否伴心力衰竭，房颤患者服用地高辛后，死亡风险与血清地高辛浓度独立相关，浓度≥ 1.2μg/L 的患者死亡风险最高。2016 年欧洲心脏病学会心力衰竭指南中洋地黄类药物降为Ⅱb 类推荐。经指南撰写组专家反复讨论，考虑到我国不同地区医疗资源的显著差异和使用地高辛的现状，仍按照我国 2014 年心力衰竭指南，对地高辛维持Ⅱa 类推荐。但需注意老年、肾功能受损者和低体重患者适当减量，可 0.125mg，1 次 / 日或隔天 1 次，同时应监测地高辛血药浓度，建议维持在 0.5 ～ 0.9μg/L。

对于初诊 HFrEF 患者的治疗流程见图 2。①对所有新诊断的 HFrEF 患者应尽早使用 ACEI/ARB 和 β 受

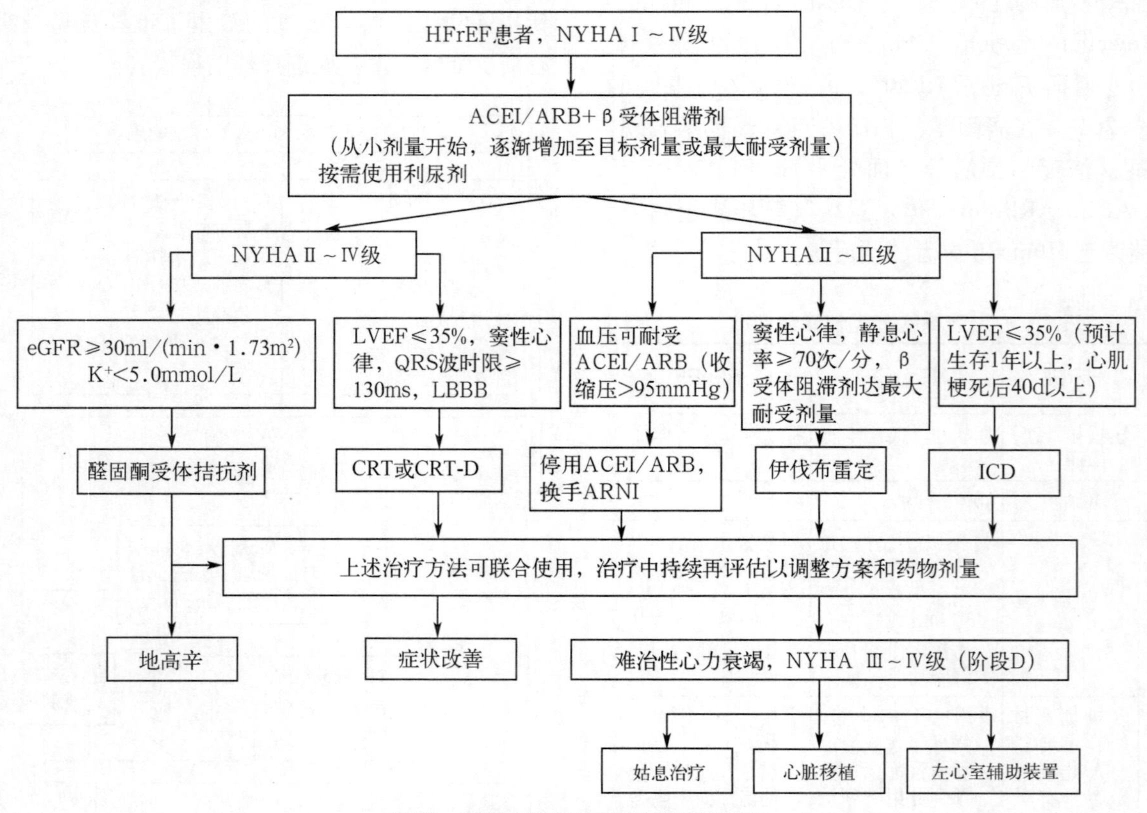

图 2 慢性 HFrEF 患者的治疗流程

HFrEF. 射血分数降低的心力衰竭；NYHA. 纽约心脏协会；ACEI. 血管紧张素转化酶抑制剂；ARB. 血管紧张素受体拮抗剂；eGFR. 估算的肾小球滤过率；ARNI. 血管紧张素受体脑啡肽酶抑制剂；LVEF. 左心室射血分数；LBBB. 左束支传导阻滞，CRT. 心脏再同步治疗；CRT-D. 具有心脏转复除颤功能的 CRT；ICD. 置入式心律转复除颤器

体阻滞剂（除非有禁忌证或不能耐受），有淤血症状和（或）体征的心力衰竭患者应先使用利尿剂以减轻液体潴留。先用β受体阻滞剂和先用ACEI/ARB并无区别。当患者处于淤血状态时，ACEI/ARB耐受性更好；若患者无明显水肿而静息心率比较快时，β受体阻滞剂耐受性会更好。部分HFrEF患者可同时给予小剂量β受体阻滞剂和ACEI/ARB。两药合用后可交替和逐步递加剂量，分别达到各自的目标剂量或最大耐受剂量。②患者接受上述治疗后应进行临床评估，根据相应的临床情况选择以下治疗：若仍有症状，eGFR > 30ml/（min•1.73m^2）、血钾< 5.0mmol/L，推荐加用醛固酮受体拮抗剂；若仍有症状，血压能耐受，建议用ARNI代替ACEI/ARB；若β受体阻滞剂已达到目标剂量或最大耐受剂量，窦性心率≥ 70次/分，LVEF ≤ 35%，可考虑加用依法布雷定；若符合心脏再同步治疗（cardiac resynchronous therapy，CRT）/置入式心脏复律除颤器（implantable cardioverter defibrillator，ICD）的适应证，应予推荐；以上治疗方法可联合使用，不分先后。若患者仍持续有症状，可考虑加用地高辛。经以上治疗后病情进展至终末期心力衰竭的患者，根据病情选择心脏移植、姑息治疗、左心室辅助装置的治疗。优化药物过程中应根据用药指征合理选择药物及起始剂量，逐渐滴定至各自的目标剂量或最大耐受剂量，以使患者最大获益，治疗中应注意监测患者症状、体征、肾功能和电解质等。

表2　慢性HFrEF患者药物治疗推荐

药物	推荐	推荐类别	证据水平
利尿剂	有液体潴留证据的心力衰竭患者均应使用利尿剂	Ⅰ	C
ACEI	所有HFrEF患者均应使用，除非有禁忌证或不能耐受	Ⅰ	A
β受体阻滞剂	病情相对稳定的HFrEF患者均应使用，除非有禁忌证或不能耐受	Ⅰ	A
醛固酮受体拮抗剂	LVEF ≤ 35%、使用ACEI/ARB/ARNI和β受体阻滞剂后仍有症状的慢性HFrEF患者	Ⅰ	A
	急性心肌梗死后LVEF ≤ 40%，有心力衰竭症状或合并糖尿病的患者	Ⅰ	B
ARB	不能耐受ACEI的HFrEF患者推荐用ARB	Ⅰ	A
ARNI	对于NYHA心功能Ⅱ～Ⅲ级，有症状的HFrEF患者，若能够耐受ACEI/ARB，推荐以ARNI替代ACEI/ARB，以进一步减少心力衰竭的发病率及死亡率	Ⅰ	B
伊伐布雷定	LVEF ≤ 35%的窦性心律患者，已使用ACEI/ARB/ARNI、β受体阻滞剂、醛固酮受体拮抗剂，β受体阻滞剂已达到目标剂量或最大耐受剂量，心率仍≥ 70次/分	Ⅱa	B
	窦性心律，心率≥ 70次/分，对β受体阻滞剂禁忌或不能耐受的HFrEF患者	Ⅱa	C
地高辛	应用利尿剂、ACEI/ARB/ARNI、β受体阻滞剂、醛固酮受体拮抗剂后，仍持续有症状的HFrEF患者	Ⅱa	B

HFrEF. 射血分数降低的心力衰竭；ACEI. 血管紧张素转化酶抑制剂；ARB. 血管紧张素Ⅱ受体拮抗剂；ARNI. 血管紧张素受体脑啡肽酶抑制剂；LVEF. 左心室射血分数

四、HFrEF患者的心脏置入型电子器械治疗

心力衰竭患者的心脏置入型电子器械治疗主要包括2项内容：① CRT，用于纠正心力衰竭患者的心脏失同步以改善心力衰竭；② ICD治疗，用于心力衰竭患者心脏性猝死的一级或二级预防。

CRT适应证：心力衰竭患者在药物优化治疗至少3个月后仍存在以下情况应该进行CRT治疗，以改善症状及降低病死率：①窦性心律，QRS ≥ 150ms，左束支传导阻滞（left bundle branch block，LBBB），LVEF ≤ 35%的症状性心力衰竭患者（Ⅰ，A）；②窦性心律，QRS ≥ 150ms，非LBBB，LVEF ≤ 35%的症状性心力衰竭患者（Ⅱa，B）；③窦性心律，QRS波时限130 149ms，LBBB，LVEF ≤ 35%的症状性心力衰竭患者（Ⅰ，B）；④窦性心律，130ms ≤ QRS波时限< 150ms，非LBBB，LVEF ≤ 35%的症状性心

力衰竭患者（Ⅱb，B）；⑤需要高比例（> 40%）心室起搏的 HFrEF 患者（Ⅰ，A）；⑥对于 QRS 波时限 ≥ 130ms，LVEF ≤ 35% 的房颤患者，如果心室率难控制，为确保双心室起搏可行房室结消融（Ⅱa，B）；⑦已置入起搏器或 ICD 的 HFrEF 患者，心功能恶化伴高比例右心室起搏，可考虑升级到 CRT（Ⅱb，B）。

新指南首次提出了希氏束起搏（His bundle pacing，HBP）可以作为 CRT 的另一种方法。如果通过 HBP 可纠正希氏浦肯野系统传导病变（尤其是左束支传导阻滞），理论上比双心室起搏更加符合生理特性。推荐 HBP 主要适合以下需要 CRT 的患者：①左心室导线置入失败；② CRT 术后无应答；③药物控制心室率不理想的（房颤）伴心力衰竭且房颤导管消融失败或不适合房颤消融，需要房室结消融控制心室率；④慢性房颤伴心力衰竭，需要高心室起搏比例；⑤因医疗经费限制不能承受三腔起搏器置入，可尝试 HBP 以降低费用。HBP 尚处于起步阶段，尚需开展大规模临床试验证实其近期及远期疗效，尤其是对生存率的影响。

五、急性心力衰竭的治疗

新指南强调应尽量缩短确诊及开始治疗的时间：①在急性心力衰竭的早期阶段，如果患者存在心源性休克或呼吸衰竭，需尽早给予循环支持和（或）通气支持；②应迅速识别威胁生命的心力衰竭病因（急性冠状动脉综合征、高血压急症、心律失常、急性机械并发症、急性肺栓塞等），并给予相关指南推荐的针对性治疗；③根据新的急性心力衰竭临床分型（“干暖”“干冷”“湿暖”和“湿冷”）选择最优化的治疗策略，急性心力衰竭治疗流程见图 3。

六、心力衰竭的管理流程

现在及未来心力衰竭的治疗已不仅仅局限于药物和器械和（或）手术治疗，更强调对患者长期有效的多学科综合管理。分级诊疗是我国医改的大趋势，建立我国统一的规范的心力衰竭管理模式有助于提高我国心力衰竭诊治整体水平。新指南心力衰竭患者管理部分，一方面借鉴国外的经验，一方面结合我国国情，对如何建立多学科团队开展长期管理进行了较为详细的介绍，以利于分级诊疗大背景下各级医疗机构实施。新指南强调心力衰竭患者的管理应遵循心力衰竭指南及相关指南，需要多学科合作，以患者为中心，优化心力衰竭管理流程，进行有计划的长期随访，给予患者运动康复、生活方式的干预、健康教育、精神心理支持、社会支持等，提高患者自我管理能力，从而改善患者的生活质量、延缓疾病的恶化、降低再住院率。新指南对随访流程、频率、内容和患者教育的具体项目（表 3）都进行了深入阐述。

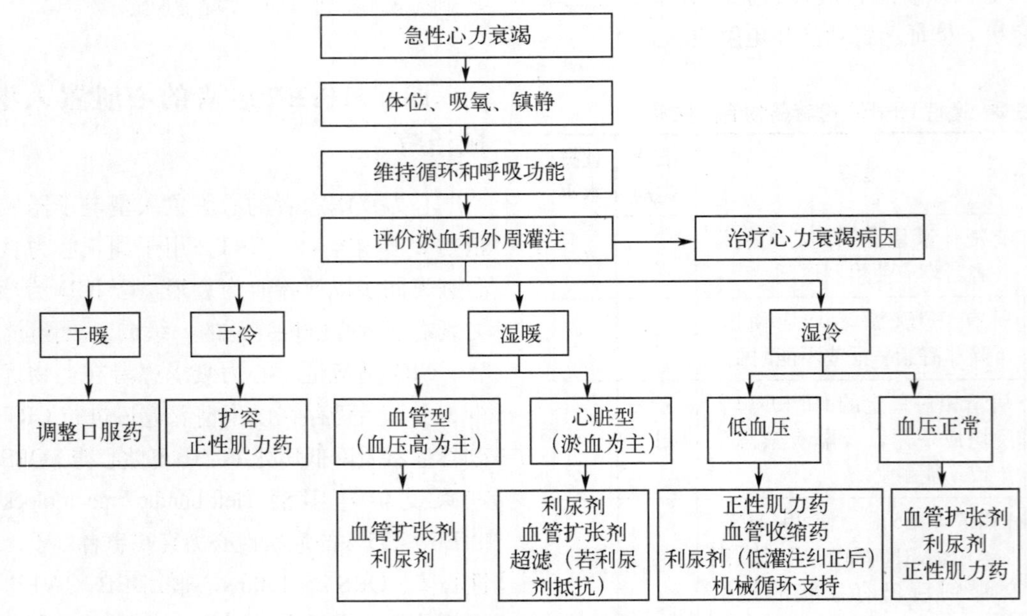

图 3　急性左侧心力衰竭管理流程图

表 3 心力衰竭患者教育内容

项目	主要内容
疾病知识介绍	纽约心脏协会（NYHA）心功能分级、分期，心力衰竭的病因、诱因、合并症的诊治和管理
限钠	心力衰竭急性发作伴容量负荷过重时，限制钠盐摄入＜ 2g/d；轻度或稳定期时不主张严格限制钠盐摄入
限水	严重心力衰竭患者 1.5 ～ 2.0L/d；轻中度心力衰竭患者常规限制液体并无获益
监测体重、出入量	每天同一时间、同一条件下测量并记录体重
监测血压、心率	介绍血压、心率的测量方法，将血压、心率控制在合适范围
营养和饮食	低脂饮食，戒烟限酒，酒精性心肌病患者戒酒，肥胖者需减肥，营养不良者需给予营养支持
监测血脂、血糖、肾功能、电解质	将血脂、血糖、肾功能、电解质控制在合适范围
随访安排	详细讲解随访时间安排及目的，根据病情制订随访计划，并需根据随访结果及时给予相应的干预措施
家庭成员	心肺复苏训练
用药指导	详细讲解药名、剂量、时间、频次、用药目的、不良反应和注意事项等，重点是指南推荐药物的治疗作用及不良反应，利尿剂的使用及调整，给患者打印用药清单，提高患者依从性
症状自我评估及处理	指导患者尽早发现心力衰竭恶化的症状及如何应对；出现心力衰竭加重的症状和（或）体征，如疲乏加重、呼吸困难加重、活动耐量下降、静息心率增加≥ 15 次 / 分、水肿（尤其下肢）再现或加重、体重增加（3d 内突然增加 2kg 以上）时，应增加利尿剂剂量并及时就诊
运动康复指导	根据心功能情况推荐不同强度的运动；减少久坐，运动过程注意循序渐进；提供运动处方或建议，包括运动强度、何时停止运动等
心理和精神指导	定期用量表筛查和评估焦虑、抑郁，建议患者保持积极乐观的心态，给予心理支持，必要时考虑使用抗焦虑或抗抑郁药物；因三环类抗抑郁药物可导致低血压、心功能恶化和心律失常，应避免使用
预防感染	每年流感疫苗接种、定期接种肺炎疫苗

七、心力衰竭的预防

对心力衰竭的筛查和预防是心力衰竭防控的重要策略，应尽早对存在心力衰竭危险因素和心脏结构病变的人群进行识别和干预，预防或延缓心力衰竭发生，体现重在预防的理念。预防患者从阶段 A 进展至阶段 B（即防止发生结构性心脏病），以及预防从阶段 B 进展至阶段 C（即防止出现心力衰竭的症状和体征）尤为重要。新指南建议对所有患者进行临床评估以识别心力衰竭危险因素，通过控制心力衰竭危险因素和治疗无症状的左心室收缩功能异常等延缓或预防心力衰竭的发生。需干预的危险因素主要包括高血压、血脂异常、糖尿病和肥胖等。建议检测利钠肽水平对心力衰竭高危人群（心力衰竭 A 期）进行筛查，控制危险因素和干预生活方式，有助于预防左心室功能障碍或新发心力衰竭的风险（Ⅱa，B）。对心肌梗死后无症状性左心室收缩功能障碍［包括 LVEF 减低和（或）局部室壁活动异常］的患者，推荐使用 ACEI 和 β 受体阻滞剂以预防和延缓心力衰竭发生，延长寿命（Ⅰ，A）。所有无症状的 LVEF 减低的患者，为预防或延缓心力衰竭发生，推荐使用 ACEI（Ⅰ，B）和 β 受体阻滞剂（Ⅰ，C）。

新指南还对右心力衰竭的诊治、高原心脏病、合并症的治疗、老年心力衰竭管理、心力衰竭合并妊娠等进行了建议。中国是世界上人口最多的国家，心血管疾病患者基数大，心力衰竭患病率呈持续上升趋势，死亡率和再入院率也居高不下。心力衰竭本身病情就复杂多变，不同地区不同层级医院面临的情况也千差万别，诊治水平差别很大。新指南不可能回答心力衰竭诊治面临的所有问题，而是依据心力衰竭领域已有的和最新的临床研究证据给予客观实用的推荐。指南提供的仅是治疗原则，面对真正的患者时需注意个体化原则。并且应实施心力衰竭管理计划，对于预防慢性心力衰竭的恶化及再住院也是至关重要的。

（王 华 杨杰孚）

参考文献

[1] 中华医学会心血管病学分会心力衰竭学组，中华心血管病杂志编辑委员会 . 中国心力衰竭诊断和治疗指南 2018. 中华心血管病杂志 , 2018, 46(10):760-789.DOI：10.3760/cma.j.issn.0253-3758.2018.10.004.

[2] Rastogi A, Novak E, Platts A E, et al. Epidemiology, pathophysiology and clinical outcomes for heart failure patients with a mid-range ejection fraction. Eur J Heart Fail, 2017, 19(12):1597-1605. DOI: 10.1002/ejhf.879.

[3] McMurray JJ, Packer M, Desai AS, et al. Angiotensin-neprilysin inhibition versus enalapril in heart failure J 1. N Engl J Med, 2014, 371 (11)：993-1004. DOI：10. 1056/NEJMoal409077.

[4] Lopes RD, Rordorf R, De Ferrari GM, et al. Digoxin and mortality in patients with atrial fibrillation. J Am Coll Cardiol, 2018, 71(10):1063-1074. DOI: 10.1016/ j.jacc.2017. 12.060.

[5] Ponikowski P, Voors A A, Anker S D, et al. 2016 ESC Guidelines for the diagnosis and treatment of acute and chronic heart failure: The Task Force for the diagnosis and treatment of acute and chronic heart failure of the European Society of Cardiology (ESC)Developed with the special contribution of the Heart Failure Association (HFA) of the ESC. Eur Heart J, 2016, 37(27):2129-2200. DOI: 10.1093/eurheartj/ehw128.

[6] Willenheimer R, van Veldhuisen DJ, Silke B, et al. Effect on survival and hospitalization of initiating treatment for chronic heart failure with bisoprolol followed by enalapril, as compared with the opposite sequence: results of the randomized Cardiac Insufficiency Bisoprolol Study (CIBIS) Ⅲ. Circulation, 2005, 112(16): 2426-2435. DOI: 10.1161 / CIRCULATIONAHA.105.582320.

6. 肺动脉去神经治疗肺动脉高压的最新研究

肺动脉高压（pulmonary hypertension，PAH）是一组以肺动脉压及肺血管阻力进行性升高为特点的病理生理综合征，主要病理机制是血管收缩、血管重构和原位血栓形成，最终导致右侧心力衰竭（简称“右心衰”）和早发死亡，被称为心血管疾病中的“癌症”。随着医学的进步，近年来肺动脉高压的规范化诊断与治疗可以让更多的患者获益，但仍然存在死亡率高、生活质量低、药物副作用多、经济负担重等问题。交感神经亢进在肺动脉高压中起着重要的作用，是临床预后恶化的独立预测因子。本文就经皮肺动脉去神经术（pulmonary artery denervation，PADN）治疗肺动脉高压的最新基础研究及临床应用证据做一简述。

一、肺动脉高压的现状

流行病学资料显示特发性和（或）家族性 PAH（Group Ⅰ）年新增病例为 5 ～ 6 人 /100 万人口，大约 1/3 的结缔组织疾病合并有 PAH，而左侧心力衰竭患者中约有 1/2 患者存在难治性 PH（Group Ⅱ），继发于肺部疾病或缺氧（Group Ⅲ）和慢性血栓栓塞性（Group Ⅳ）的 PH 患者逐年增多。研究显示未经治疗的特发性和（或）家族性肺动脉高压患者的平均存活时间仅为 2.8 年，接受联合靶向药物治疗后 1 年、3 年、5 年、7 年的生存率分别为 68%、47%、36% 和 32%。目前 PAH 的靶向治疗药物主要包括作用于前列环素、一氧化氮、内皮素三条经典途径中不同靶点的靶向药物：内皮素受体拮抗剂、5 型磷酸二酯酶抑制剂、可溶性鸟苷酸环化酶激动剂、前列环素类似物，钙离子通道阻滞剂只对部分肺血管试验阳性的患者才有效；更新型靶向药物尚在验证中。靶向药物价格昂贵；单药疗效不满意；对于 Group Ⅱ、Ⅲ、Ⅳ的 PAH 患者靶向药物治疗目前尚缺乏足够的循证医学证据。因此，积极开发肺动脉高压的非药物治疗技术显得十分迫切。

鉴于 PH 患者不同类别及不同阶段的特征，国内外学者陆续探索了以下非药物治疗方法：①房间隔造口术或 Potts 分流术（左肺动脉 - 降主动脉分流术）：是重度难治性 PAH 患者的一种姑息治疗，通过直接将右心血分流入左心来降低右心室前负荷、增加心排血量。但是目前使用的病例数有限。②肺移植或心肺联合移植：是终末期 PAH 的治疗手段。但受供体来源的限制。③肺动脉内膜剥离术（PEA）：适用于病变在主肺动脉和（或）叶动脉的部分慢性血栓栓塞性肺动脉高压（CTEPH）的患者；④肺动脉球囊成形术（PBPA）：只适于远端肺血管闭塞的 CTEPH 的患者。因此急需研发其他安全有效的非药物治疗新技术。

二、肺动脉高压与交感神经激活

引起 PAH 的因素很多，PAH 的主要病理生理机制尚不完全明确。由于病因不同，且病程各异，各种类别的 PAH 的发病机制也不尽相同。现有研究发现，血管壁的三种主要细胞（内皮细胞、平滑肌细胞及成纤维细胞）通过增殖、迁移和细胞外基质沉积共同介导了血管病变。肺血管收缩在 PH 的早期即已发生，主要是舒张血管的一氧化氮（NO）和前列环素（PGI2）的合成及分泌减少，而缩血管的内皮素（ET）-1 显著增多；肺动脉重构包括非肌型微动脉远端出现一层由平滑肌细胞组成的新肌膜、肌型动脉平滑肌层增厚、新生内膜形成、重症患者出现丛状样病变。

有研究证实 NO 与 ET-1 等维持血管舒缩平衡的作用依赖于肺动脉交感神经的活性，PAH 患者交感兴奋性增强早于右心室功能的改变，帮助右室适应后负荷增加。然而，长期的交感兴奋性增强产生不利影响，心率增快、循环血液中儿茶酚胺增多和骨骼肌交感神经活性增强是预测 PAH 患者预后的可靠指标。随着交感神经过度激活，β 肾上腺素能受体密度和活性却减少。β 肾上腺素受体对肌动蛋白的应答和心肌细胞收缩的调节起着非常重要的作用。右心室收缩功能受损可能是神经激素激活和受体密度下降的结果。类似的，有研究证实 PAH 患者运动时右心室不能相应地增加收缩力，最可能的原因是 β 肾上腺素能受体密度降低，阻止了儿茶酚胺相关的收缩增强。

我们的研究首先发现去氢野百合碱诱导的 PAH 动物肺动脉交感神经传导速度是正常动物的 2 ～ 3 倍、PAH 动物肺组织内 mTOR、PDGF、MCP-1 及 ET-1 表达明显增高，而 eNOS 的活性显著降低。上述结果表明交感过度激活并释放多量儿茶酚胺通过促进血管收缩和肺动脉重构、抑制 NO 产生、致炎、促血栓形成而参与 PAH 的发生发展。肺动脉收缩、蛋白合成增加及细胞增殖是主动耗能的过程，有研究报道在肺动脉收缩及重构的早期即出现细胞能量代谢障碍，表现为葡萄糖氧化产能的过程转化为依赖于脂肪酸氧化供能。细胞在快心率、高浓度儿茶酚胺的作用下，必须产生更多的能量来满足机体的需要，从而进一步恶化心室肌细胞的能量代谢。

三、经皮肺动脉去神经术的动物实验及机制研究

右心室 β 肾上腺受体（β-AR ）失敏感是导致右心力衰竭的机制，但是 PAH 患者使用 β 受体阻滞剂的临床获益具有争议性。新一代选择性 β-AR 阻滞剂（奈比诺尔）在阻滞 β_1-AR 的同时能够兴奋 β_2-AR 和 β_3-AR，可以改善肺动脉重构及右心室功能，但是由于长期兴奋 β_2-AR 和 β_3-AR 反而增加 PH 患者的死亡率。近来，有研究证实肾动脉去神经术阻止 PAH 进展，抑制肺血管重构，减轻 RV 后负荷及舒张期僵硬度。肾动脉去神经术可能通过抑制肾素 - 血管紧张素 - 醛固酮系统的激活而产生作用。

1980 年 Jurastch 等首先报道外科开胸损伤肺动脉交感神经或在交感神经表面涂布特异性交感神经节阻断剂（6-OMT）后，持续封堵血流并牵张肺动脉后肺动脉压便不再升高，并发现肺动脉的压力感受器就位于肺动脉主干末端的分叉区域。我们 2013 年率先采用可膨胀球囊封堵肺动脉的不同部位，结果表明：当球囊封堵肺动脉的叶间动脉及其远端时，肺动脉压力没有明显升高；而当球囊完全封堵肺动脉分叉或左右肺动脉近端时，肺动脉压力显著升高；并首次应用 PADN 这种微创的介入治疗方法，将特制的射频消融导管放置在肺动脉分叉和左肺动脉近端施行 PADN，捣毁肺动脉局部的交感神经，发现实施 PADN 术后继续封堵这些部位时肺动脉压力也不再升高。所以在肺动脉分叉左肺动脉开口处实施的 PADN 术能显著逆转肺动脉血流动力学参数。2015 年 Rothman 等在猪 PAH 模型中证实交感神经主要分布与肺动脉近端，在肺动脉内膜面实施肺动脉去神经术导致位于外膜的神经的组织学和生化学改变，且显著改善血流动力学参数。

我们研究了比格犬肺动脉交感神经的分布规律，发现肺动脉交感神经主干起始于肺动脉瓣上方，沿着肺动脉主干的左侧缘走行到肺动脉分叉处便进入左右肺动脉的后方，在肺动脉分叉处附近交感神经与肺动脉内膜面之间距离最短（< 1mm），因而提示在该区域内进行去神经术可以获得对交感神经的最大损伤。我们进一步采用脱氢野百合碱建立 PAH 模型并随机分为假手术组和 PADN 组，结果发现 PAH 动物肺动脉交感神经传导速度是正常动物的 2 ～ 3 倍，PADN 术可显著降低神经传导速度，并表现出髓鞘逐渐消失、融合及神经轴突缩小，PADN 术能够显著降低肺动脉压力和 PVR、改善肺动脉重构与右心室功能。该研究进一步发现 PADN 术后肺组织内 eNOS 明显升高、而 MCP1、ET-1、PDGF 和 FGF 均显著降低，提示肺动脉内皮功能得以改善、平滑肌细胞增殖得到显著抑制。

四、经皮肺动脉去神经术的临床研究进展

陈绍良首创的经皮肺动脉去神经术方法：利用自主研制的头端环状圈径可调、10 级电极、集感知 - 放电功能于一体的射频消融导管及消融装置，对主肺动脉末端及左肺动脉口行去神经术。我们建立了“3 点”消融靶点的去神经术的方法（图 1）。采用双正交体位造影以完全分离肺动脉主干和左右肺动脉开口（Ⅰ），分别绘制出主干末端、左右肺动脉开口的前后壁（Ⅱ），然后确定 A、B 及 C 3 个靶点（Ⅲ）。

我们开展的首次临床研究（PADN-1）纳入 21 例对药物治疗无最佳反应的原发性肺动脉高压患者，其中 13 例接受了肺动脉去神经术治疗，8 例继续药物治疗，分析了 PADN 术对药物治疗无效的 IPAH 患者的治疗效果，结果表明 PADN 术后即刻及 3 个月随访时 mPAP 显著降低、右心室 Tei 持续改善。这项研究首次显示，在对药物治疗反应不佳的 IPAH 患者中，PADN 术可改善患者的功能和血流动力学。

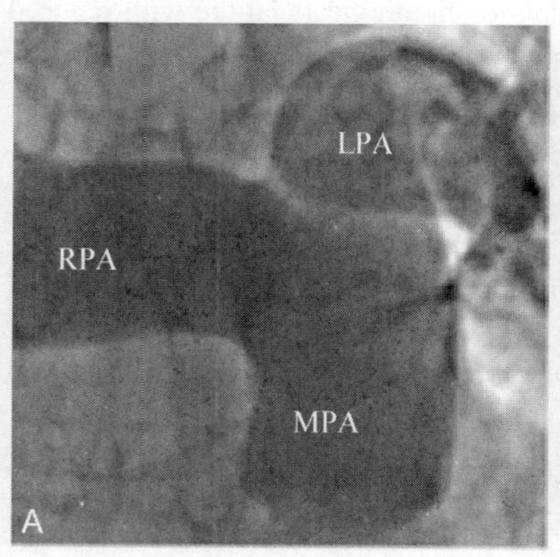

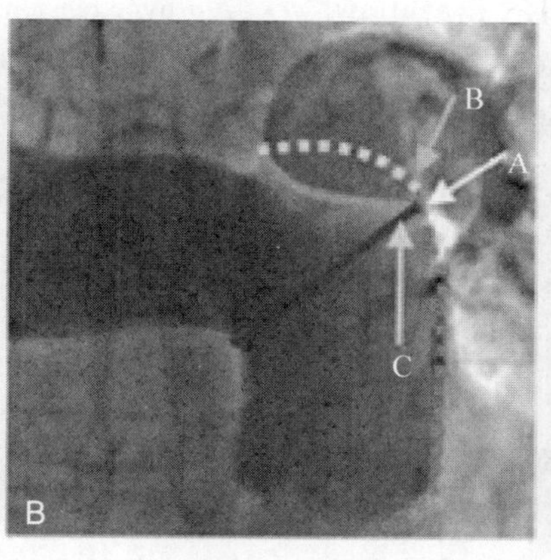

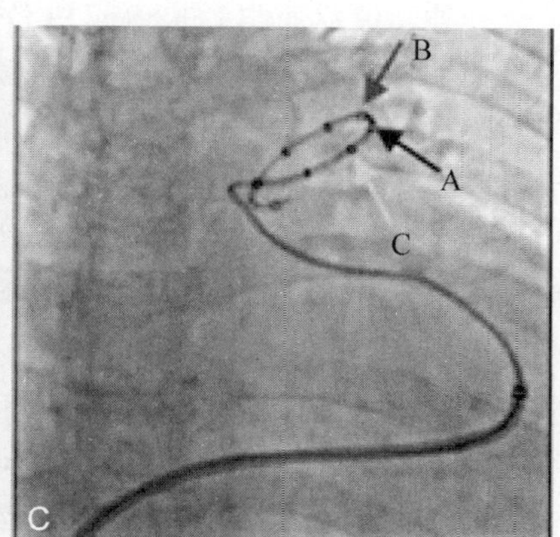

图 1　肺动脉造影及 PADN 靶点图

PADN-1 Phase Ⅱ研究连续入选 66 例行 PADN 的 PAH 患者（包括 Group Ⅰ、Ⅱ、Ⅳ类），随访 PADN 术后 1 年的血流动力学指标及 6min 步行距离，以及临床终点事件。结果显示 94% 患者 PADN 术后平均肺动脉压下降超过 10%；PADN 增加了平均 6min 步行距离 94m；10 例患者（15%）发生 PAH 相关事件，包括 8 例（12%）患者全因死亡，其中 6 例（9%）患者 PAH 相关死亡；未发现 PADN 相关的手术并发症。本研究证实 PADN 改善肺动脉高压患者 1 年的血流动力学指标、活动耐量及心功能，减少 PAH 相关事件的发生及降低死亡率。而且 PADN 对不同类别的肺动脉高压患者都是安全及可行的。

一项自身对照研究入选了包括 11 例 IPAH、8 例 PH-LHD（Cpc-PH）、9 例其他原因导致的 PAH 患者共 28 例。经过 5 个半衰期药物洗脱期后给予靶向药物治疗 6 个月，然后再进过 5 个半衰期药物洗脱期，实施 PADN，继续观察 6 个月。结果显示：与靶向药物相比，PADN 治疗 6 个月后，增加 6min 步行距离、降低平均肺动脉压及肺血管阻力、减少 6 个月内 PAH 相关事件的发生。

心力衰竭导致的肺动脉高压（Group Ⅱ）患者死亡率高，治疗仅能针对心力衰竭及病因，无有效的药物或器械治疗方法。2018 年完成的 PADN 5 研究则是一项针对 Cpc-PH 的前瞻性随机对照研究。研究纳入 865 例心力衰竭病情稳定≥ 3 天的患者，心超测量 sPAP ≥ 45mmHg 的患者 387 例，接受右心导管检查诊断为 Cpc-PH（mPAP ≥ 25mmHg，PCWP ＞ 15mmHg，PVR ＞ 3 WUs）并符合入选标准者 112 例（28.9%），排除 2 例分组前死亡及不愿参加研究的 10 例及 2 例随机不恰当的患者，1∶1 随机分入西地那非组（西地那非 +Sham PADN）或 PADN 组，所有患者均接受心力衰竭优化标准药物治疗。最终入组 98 例，西地那非组 50 例，PADN 组 48 例，完成 6 个月随访。所有患者均接受心力衰竭标准药物治疗。研究证实 PADN 显著改善 Cpc-PH 患者的活动耐量，PADN 组 6min 步行距离增加 83m，而西地那非组仅增加 15m。共 28 例患者出现临床事件恶化终点，PADN 组 8 例，西地那非组 20 例，PADN 治疗显著减少临床恶化终点事件。首次证实 PADN 在 Cpc-PH 这类特殊 Group Ⅱ肺动脉高压患者中的临床获益。

到目前为止，相关临床研究初步证实了 PADN 治疗肺动脉高压患者的可行性及安全性，最长随访时间达 5 年。治疗的 PAH 患者包括了 Group Ⅰ、Ⅱ、Ⅳ类。肺动脉高压能改善血流动力学参数，增加活动耐量，改善心功能，减少临床终点事件的发生。亚组分析提示 PADN 治疗可以显著减少肺动脉高压（Group Ⅰ、Ⅱ、Ⅳ类）患者的心包积液量，但是研究中我们也发现合并大量心包积液的 PAH 患者接受 PADN 治疗后 1 年的肺动脉高压相关事件率、全因死亡率、再住院率均显著高于无心包积液接受 PADN 的患者。我们还发现心超指标右心室收缩期最大纵向应变率（RV-LS）不仅可以较好地预测对 PADN 无反应（敏感性为 78.1%，特异性达到 75%），而且 RV-LS 和 PADN 术后的 6MWD 高度相关，提示 RV-LS 可能预测 PAH 患者右心室功能及临床预后。当然，我们需要设计严谨的随机对照研究来进一步证实。目前正在进行的 PADN-CFDA 研究是一项多中心、随机、盲法、假手术对照研究，进一步验证 PADN 术的有效性和安全性（NCT03282266）。

另外，俄罗斯学者报道应用 PADN 治疗 16 例 PAH 患者，显著改善血流动力学指标，增加 6min 步行距离。欧洲学者报道应用超声射频导管实施肺动脉去神经，在动物模型及人体中证实改善血流动力学参数，其方法与我们的 PADN 类似。日本学者使用一种高输出电刺激的方法刺激肺动脉主干及分叉附近，标记消融的靶点，选择引起心率变慢或血压改变的靶点进行消融，而避开引起膈肌抽搐和咳嗽的地方，结果显示急性血流动力学无改变，但 4 个月时 MPAP 及 PVR 显著下降。有个案报道利用低剂量放射治疗肺动脉主干局部，损毁肺动脉周围神经，可以降低肺动脉高压。这些新的肺动脉去神经的方法在也取得了临床获益，可能也是有希望的，但目前只是限于病例报道，其功效和安全性需要进一步评估。

五、展望

综上所述，交感神经亢进在肺动脉高压的发生发展中起着重要的作用，是临床预后的独立预测因子。PADN 是对肺动脉高压较有前景的介入治疗手段。但是 PADN 仍然存在许多未解的问题：① PADN 有效的分子生物学机制仍需进一步研究；②肺动脉交感神经变异程度大、环形头端的 PADN 导管不能适于所有极度扩大的肺动脉；③缺乏人体肺动脉局部交感神经的有效标测方法；④缺乏 PADN 射频靶点功能学定位的确切方法。

根据现有的研究证据，我们认为 PADN 适用于部分类型的肺动脉高压患者，但尚不能取代靶向药物治疗。未来我们应致力于解决如上问题，进一步证实其可行性，有效性和安全性。

（陈绍良）

参考文献

[1] Velez-Roa S, Ciarka A, Najem B, et al. Increased sympathetic nerve activity in pulmonary artery hypertension. Circulation,2004,110(10):1308-1312.

[2] Taichman D B, Mandel J. Epidemiology of pulmonary arterial hypertension. Clin Chest Med,2013,34(4):619-637.

[3] Awdish R, Cajigas H. Definition, epidemiology and registries of pulmonary hypertension. Heart Fail Rev,2016,21(3):223-228.

[4] Miller W L, Grill D E, Borlaug B A. Clinical features, hemodynamics, and outcomes of pulmonary hypertension due to chronic heart failure with reduced ejection fraction: pulmonary hypertension and heart failure. JACC Heart Fail,2013,1(4):290-299.

[5] Khush K K, Tasissa G, Butler J, et al. Effect of pulmonary hypertension on clinical outcomes in advanced heart failure: analysis of the Evaluation Study of Congestive Heart Failure and Pulmonary Artery Catheterization Effectiveness (ESCAPE) database. Am Heart J,2009,157(6):1026-1034.

[6] Lam C S, Roger V L, Rodeheffer R J, et al. Pulmonary hypertension in heart failure with preserved ejection fraction: a community-based study. J Am Coll Cardiol,2009,53(13):1119-1126.

[7] Mcgoon M D, Benza R L, Escribano-Subias P, et al. Pulmonary arterial hypertension: epidemiology and registries. J Am Coll Cardiol,2013,62(25 Suppl):D51-D59.

[8] Gall H, Felix J F, Schneck F K, et al. The Giessen Pulmonary Hypertension Registry: Survival in pulmonary hypertension subgroups. J Heart Lung Transplant,2017,36(9):957-967.

[9] Galie N, Humbert M, Vachiery J L, et al. 2015 ESC/ERS Guidelines for the diagnosis and treatment of pulmonary hypertension: The Joint Task Force for the Diagnosis and Treatment of Pulmonary Hypertension of the European Society of Cardiology (ESC) and the European Respiratory Society (ERS): Endorsed by: Association for European Paediatric and Congenital Cardiology (AEPC), International Society for Heart and Lung Transplantation (ISHLT). Eur Heart J,2016,37(1):67-119.

[10] Khan S S, Rich J D. Novel technologies and devices for monitoring and treating pulmonary arterial hypertension. Can J Cardiol, 2015,31(4):478-488.

[11] Muller D W, Liebetrau C. Percutaneous treatment of chronic thromboembolic pulmonary hypertension (CTEPH). EuroIntervention,2016,12 Suppl X:X35-X43.

[12] Schermuly R T, Ghofrani H A, Wilkins M R, et al. Mechanisms of disease: pulmonary arterial hypertension. Nat Rev Cardiol,2011,8(8):443-455.

[13] Farber H W, Loscalzo J. Pulmonary arterial hypertension. N Engl J Med,2004,351(16):1655-1665.

[14] Velez-Roa S, Ciarka A, Najem B, et al. Increased sympathetic nerve activity in pulmonary artery hypertension. Circulation,2004,110(10):1308-1312.

[15] Ciarka A, Doan V, Velez-Roa S, et al. Prognostic significance of sympathetic nervous system activation in pulmonary arterial hypertension. Am J Respir Crit Care

Med,2010,181(11):1269-1275.

[16] Rothman A M, Arnold N D, Chang W, et al. Pulmonary artery denervation reduces pulmonary artery pressure and induces histological changes in an acute porcine model of pulmonary hypertension. Circ Cardiovasc Interv,2015,8(11):e2569.

[17] Perros F, de Man F S, Bogaard H J, et al. Use of beta-Blockers in Pulmonary Hypertension. Circ Heart Fail,2017,10(4).

[18] Hang Z, Wande Y, Shaoliang C. EXPRESS: Pulmonary artery denervation improves hemodynamics and cardiac function in pulmonary hypertension secondary to heart failure. Pulm Circ,2018:767731415.

[19] Tuder R M, Davis L A, Graham B B. Targeting energetic metabolism: a new frontier in the pathogenesis and treatment of pulmonary hypertension. Am J Respir Crit Care Med,2012,185(3):260-266.

[20] Ameri P, Bertero E, Meliota G, et al. Neurohormonal activation and pharmacological inhibition in pulmonary arterial hypertension and related right ventricular failure. Heart Fail Rev,2016,21(5):539-547.

[21] Rubin L J. Pulmonary Artery Denervation for Pulmonary Artery Hypertension. JACC Cardiovasc Interv,2015,8(15):2024-2025.

[22] Da S G B D, Happe C, Schalij I, et al. Renal Denervation Reduces Pulmonary Vascular Remodeling and Right Ventricular Diastolic Stiffness in Experimental Pulmonary Hypertension. JACC Basic Transl Sci,2017,2(1):22-35.

[23] Juratsch C E, Jengo J A, Castagna J, et al. Experimental pulmonary hypertension produced by surgical and chemical denervation of the pulmonary vasculature. Chest,1980,77(4):525-530.

[24] Chen S L, Zhang Y J, Zhou L, et al. Percutaneous pulmonary artery denervation completely abolishes experimental pulmonary arterial hypertension in vivo. EuroIntervention,2013,9(2):269-276.

[25] Zhou L, Zhang J, Jiang X M, et al. Pulmonary Artery Denervation Attenuates Pulmonary Arterial Remodeling in Dogs With Pulmonary Arterial Hypertension Induced by Dehydrogenized Monocrotaline. JACC Cardiovasc Interv,2015,8(15):2013-2023.

[26] Zhang Y, Chen W, Xu Y, et al. Nerve distribution of canine pulmonary arteries and potential clinical implications. Am J Transl Res,2016,8(2):365-374.

[27] Hilbert S, Kosiuk J, John S, et al. A guide to the porcine anatomy for the interventional electrophysiologist. Fluoroscopy and high density electroanatomical mapping. J Cardiovasc Transl Res,2015,8(1):67-75.

[28] Chernyavskiy A M, Edemskiy A G, Novikova N V, et al. Radiofrequency Pulmonary Artery Ablation for Treatment of Residual Pulmonary Hypertension After Pulmonary Endarterectomy. Kardiologiia, 2018,58(4):15-21.

[29] Chen S L, Zhang F F, Xu J, et al. Pulmonary artery denervation to treat pulmonary arterial hypertension: the single-center, prospective, first-in-man PADN-1 study (first-in-man pulmonary artery denervation for treatment of pulmonary artery hypertension). J Am Coll Cardiol,2013,62(12):1092-1100.

[30] Chen S L, Zhang H, Xie D J, et al. Hemodynamic, functional, and clinical responses to pulmonary artery denervation in patients with pulmonary arterial hypertension of different causes: phase II results from the Pulmonary Artery Denervation-1 study. Circ Cardiovasc Interv,2015,8(11):e2837.

[31] Romanov A, Pokushalov E, Ponomarev D, et al. Pulmonary vein isolation with concomitant renal artery denervation is associated with reduction in both arterial blood pressure and atrial fibrillation burden: Data from implantable cardiac monitor. Cardiovasc Ther,2017,35(4).

[32] Zhang H, Zhang J, Chen M, et al. Pulmonary Artery Denervation Significantly Increases 6-Min Walk Distance for Patients With Combined Pre-and Post-Capillary Pulmonary Hypertension Associated With Left Heart Failure: The PADN-5 Study. JACC Cardiovasc Interv,2019,12(3):274-284.

[33] Rothman A M, Arnold N D, Chang W, et al. Pulmonary artery denervation reduces pulmonary artery pressure and induces histological changes in an acute porcine model of pulmonary hypertension. Circ Cardiovasc Interv,2015,8(11):e2569.

[34] Fujisawa T, Kataoka M, Kawakami T, et al. Pulmonary Artery Denervation by Determining Targeted Ablation Sites for Treatment of Pulmonary Arterial Hypertension. Circ Cardiovasc Interv,2017,10(10).

[35] Hohenforst-Schmidt W, Zarogoulidis P, Oezkan F, et al. "Denervation" of autonomous nervous system in idiopathic pulmonary arterial hypertension by low-dose radiation: a case report with an unexpected outcome. Ther Clin Risk Manag,2014,10:207-215.

[36] Vaillancourt M, Chia P, Sarji S, et al. Autonomic nervous system involvement in pulmonary arterial hypertension. Respir Res,2017,18(1):201.

7. 中国心脏康复与二级预防指南 2018 精要

中国居民营养与慢性病状况报告（2015 年）显示，2012 年中国居民慢性病死亡占总死亡人数的 86.6%，其中心血管疾病死亡占 40%。加强对心血管疾病的防控是改善我国慢性病流行病学现状的重要突破口。心脏康复在发达国家已经开展多年，其疗效已得到大量临床研究的验证，欧洲心脏病学学会、美国心脏协会和美国心脏病学学会均将心脏康复列为心血管疾病防治的Ⅰ级推荐。中国心脏康复与二级预防指南 2018 精要，是基于“中国心血管疾病康复 / 二级预防指南（2015 版）”并参考近两年发表的国际相关指南由中国康复医学会心血管专业委员会编写而成。

一、心脏康复 / 二级预防的定义

心脏康复 / 二级预防是一门融合生物医学、运动医学、营养医学、心身医学和行为医学的专业防治体系，是指以医学整体评估为基础，将心血管病预防管理措施系统化、结构化、数字化和个体化。通过五大核心处方［药物处方、运动处方、营养处方、心理处方（含睡眠管理）和戒烟限酒处方］的综合模型干预危险因素，为心血管疾病患者在急性期、恢复期、维持期及整个生命过程中提供的生理、心理、社会的全面和全程管理服务及关爱。

心脏康复 / 二级预防的具体内容包括：①系统评估：初始评估、阶段评估和结局评估是实施心脏康复的前提和基础；②循证用药：控制心血管危险因素；③改变不健康生活方式：主要包括戒烟、合理饮食和科学运动；④情绪和睡眠管理：关注精神心理状态和睡眠质量对生活质量和心血管预后的不良影响；⑤健康教育行为改变：指导患者学会自我管理是心脏康复的终极目标；⑥提高生活质量、回归社会、职业回归。

二、心脏康复的获益证据

目前已有大量临床研究证据支持心脏康复获益。20 世纪 80 年代的随机对照试验证明，心脏康复能降低心肌梗死后患者全因死亡率 8% ～ 37% 和心血管病死率 7% ～ 38%；另有大量研究证实，稳定性心绞痛、冠状动脉旁路移植术（CABG）、经皮冠状动脉介入治疗（PCI）、各种原因导致的慢性心力衰竭、心脏瓣膜置换或修复术后及心脏移植术后患者可从心脏康复项目中获益。大量研究还显示，心脏康复能够延缓动脉粥样硬化发展进程，降低急性缺血性冠状动脉事件的发生率和住院率，接受心脏康复治疗的急性心肌梗死患者 1 年内猝死风险降低 45%。最近美国一项对 60 万例老年住院冠心病患者（急性冠状动脉综合征、PCI 或 CABG）5 年（1997 ～ 2002 年）随访研究发现，心脏康复组患者 5 年死亡率较非心脏康复组患者减少 21% ～ 34%，其中高康复次数组（25 次以上）优于低康复次数组（1 ～ 24 次）（34% 比 21%，$P < 0.05$）。家庭心脏康复与传统心脏康复具有同等效果的获益，并且提高治疗依从性，可以作为传统心脏康复中心模式的替代模式。

三、心脏康复分期和标准化流程

传统心脏康复的标准模式包括 3 期：院内Ⅰ期康复、院外早期Ⅱ期康复和院外长期Ⅲ期康复。欧美国家心血管病患者出院时间明显提前，欧美心脏康复指南已不再强调院内Ⅰ期康复，目前我国心血管病急性期住院时间一般在 7 天左右，院内Ⅰ期康复在我国仍有实践意义，本指南仍推荐使用 3 期心脏康复模式。其中，对于Ⅱ期心脏康复方案，欧美国家指南明确提出，心脏康复方案可以多样化，除传统心脏康复中心模式外，家庭心脏康复、结合人工智能基于网络的心脏康复方案都是有效的心脏康复模式。但无论采用哪种模式，均需满足指南规定的安全有效的心脏康复方案的所有标准。

鉴于心脏康复的临床获益，欧美国家已将心脏康复作为心血管疾病临床治疗的必要组成部分，尽管我国尚未将心脏康复纳入心血管疾病治疗临床路径，但根据欧美国家的实践结合中国国情，指南专家委员会建议心脏康复临床路径科采取 6 个步骤。

1. 识别住院或门诊心脏康复适应证患者，尽早转诊接受心脏康复治疗，建议医院设自动转诊流程。

2. 心脏康复专业人员对患者进行首次评估。

3. 心脏康复专业医师根据评估结果制订个体化心脏康复处方。

4. 由心脏康复专业人员指导患者在医院或家庭完成 36 次心脏康复。

5. 心脏康复专业人员完成对患者心脏康复结局评估，并提供心脏康复效果分析报告。

6. 向患者提供院外心脏病长期治疗方案。

（一）Ⅰ期心脏康复（院内康复期）

为住院期的心脏病患者提供心脏康复和预防服务。

本期康复目标为：缩短住院时间，促进日常生活能力及运动能力的恢复，增加患者自信心，减轻精神心理症状；避免不必要卧床带来的不利影响（如运动耐量减退、低血容量、血栓栓塞并发症）；指导戒烟，为Ⅱ期康复提供全面完整的病情信息和准备。

1. 工作人员组成　心脏康复医师、心脏康复专科护士、康复师。

2. 工作人员职责　心脏康复医师负责对患者进行系统评估，把控风险、制定心脏康复方案；心脏康复专科护士负责建立心脏康复患者档案、记录评估数据、监测并指导患者Ⅰ期心脏康复治疗；康复师在心脏重症患者的康复中发挥主导作用。对于开胸心脏术后、依赖呼吸机辅助呼吸以及全身衰竭呼吸肌无力的心脏病患者，康复师提供专业物理康复治疗。

3. 适应证　符合适应证患者应尽早启动Ⅰ期心脏康复治疗。住院患者开始心脏康复指征：过去 8h 内没有新的或再发胸痛，肌钙蛋白水平无进一步升高，没有出现新的心功能失代偿表现（静息时呼吸困难伴湿啰音），并没有新的明显的心律失常或心电图动态改变，静息心率 50 ～ 100/min，静息血压 90 ～ 150/60 ～ 100mmHg（1mmHg=0.133kPa），血氧饱和度＞ 95%。

4. 心脏康复评估和健康指导　心脏康复Ⅰ期评估内容、院内身体活动或运动指导和患者教育内容参考“中国心血管疾病康复/二级预防指南(2015 版)”和“冠心病患者运动治疗中国专家共识”。

5. 出院前评估　出院前应对每例心血管病患者进行运动风险评估，目的是评估患者出院后活动风险，指导患者出院后日常活动，同时提供出院后医学运动处方。符合Ⅱ期康复适应证患者出院前运动风险评估时间：接受急诊再灌注的急性心肌梗死发病 7 天后，PCI 桡动脉入路 24h 后，股动脉入路 7 天后，CABG7 天后，慢性收缩性心功能不全病情稳定 7 天后，未行 PCI 的不稳定型心绞痛患者胸痛缓解 7 天后。

（二）Ⅱ期心脏康复（院外早期康复或门诊康复期）

过去的慢病管理模式由临床医生向患者提出统一标准的危险因素控制目标，并没有有效促进生活方式改善。Ⅱ期心脏康复采用个体化病例管理模式(individualized case management)，通过对每位患者的综合评估，制定个性化危险因素干预目标，以患者为中心，在设定目标时充分考虑患者的意愿和接受能力，与患者达成共同一致的短期和长期目标。该模式在坚持危险因素的总体干预原则同时兼顾个体化原则，同时充分考虑患者的意愿和接受能力，因而实施起来更为有效。

1. 工作人员组成　心脏康复医师、护士、运动治疗师。

2. 适应证　ST 段抬高型心肌梗死、非 ST 段抬高型急性冠状动脉综合征、稳定性心绞痛、CABG 后、PCI 后、缺血性心肌病、慢性收缩性心力衰竭、心脏猝死综合征、下肢动脉闭塞症、心血管风险评估高危个体。

3. 禁忌证　不稳定型心绞痛、安静时收缩压＞ 200mmHg 或舒张压＞ 110mmHg 的患者、直立后血压下降＞ 20mmHg 并伴有症状者、重度主动脉瓣狭窄、急性全身疾病或发热、未控制的严重房性或室性心律失常、未控制的明显窦性心动过速（＞ 120 次/分）、未控制的心力衰竭、三度房室传导阻滞且未置入起搏器、活动性心包炎或心肌炎、血栓性静脉炎、近期血栓栓塞、安静时 ST 段压低或抬高（＞ 2mm）、严重的可限制运动能力的运动系统异常以及其他代谢异常，如急性甲状腺炎、低血钾、高血钾或血容量不足。

4. Ⅱ期心脏康复开始时间和疗程　所有符合Ⅱ期心脏康复适应证患者应尽早接受心脏康复治疗。研究显示，心脏康复开始的时间越早，获益越大。患者首次接触心脏康复的时间与患者是否接受心脏康复治疗以及治疗依从性关系密切。有研究显示，患者在出院前接触到心脏康复，出院后接受心脏康复治疗的比例最高，随着距离发病时间的延长，每延迟一天，患者接受心脏康复治疗的可能性降低 1%。

5. Ⅱ期心脏康复的核心内容

(1) 综合评估和危险分层：综合评估是制定个体化心脏康复处方的前提，通过评估，了解患者的整体状态、危险分层，以及影响其治疗效果和预后的各种因素，从而为患者制订急性期和慢性期最优化治疗策略，实现全面、全程的医学管理。

(2) 循证用药：①控制心血管危险因素，心脏康复医师需掌握并及时更新心血管疾病药物治疗相关指南核心内容，熟练掌握心血管危险因素控制目标、心血管保护药物的选择和治疗靶目标。②心血管保护药物，包括：阿司匹林、氯吡格雷（替格瑞洛）、受体阻滞剂、他汀类药物、血管紧张素系统抑制剂、血管紧张素受体脑啡肽酶抑制剂。

(3) 改变不健康生活方式：生活方式管理主要包括运动处方、营养处方和戒烟处方，此三项内容的管理是心脏康复的重要内容。

①运动处方：心脏康复专业人员应接受运动处方相关知识培训，熟练掌握运动生理学、运动风险评估、运动处方制定原则、运动效果评估、运动风险控制及心肺复苏技能培训。运动的获益与运动量密切相关。根据患者的健康、体力、心血管功能状态和危险分层，结合学习、工作、生活环境和运动喜好等个体化特点制订运动处方，每一运动处方内容遵循运动频率（frequency）、强度（intensity）、形式（type）、时间（time）和运动量（volum）、渐进性原则（progression）（即 FITT-VP）。对于心血管疾病患者，无论有氧运动还是阻抗运动，运动处方制订的原则已获得共识，然而在运动处方中往往被低估和最不完善的组成部分是在运动治疗过程中如何增加运动量。对从事心脏康复的专业人员来讲，这是临床操作实践中最困难也最容易被忽视的组成部分，也是体现心脏康复运动处方个性化和个体化的关键。

②营养处方：心脏康复专业人员应掌握营养素与心血管疾病健康的关系及营养评估和处方制订方案。所有患者应接受饮食习惯评估，评估工具可采用饮食日记、食物频率问卷、脂肪餐问卷以及饮食习惯调查问卷，评估患者对心血管保护性饮食的依从性，评估患者对营养知识的了解程度，纠正错误的营养认知。定期测量体重、体重指数（BMI）和腰围。建议超重和肥胖者在 6 ～ 12 个月内减轻体重 5% ～ 10%，使 BMI 维持在 18.5 ～ 23.9kg/m^2；腰围控制在男≤ 90cm、女≤ 85cm。

③戒烟处方：临床医生在门诊或病房诊疗中，应常规询问患者吸烟史和被动吸烟情况，或使用呼出气一氧化碳（CO）检测仪判断患者是否吸（＜ 106 判断为未吸烟）。基于戒断症状对心血管系统的影响，建议有心血管病史且吸烟的患者使用戒烟药物辅助戒烟（一线戒烟药物：盐酸伐尼克兰、盐酸安非他酮、尼古丁替代治疗），以减弱神经内分泌紊乱对心血管系统的损害。建议所有患者避免暴露在工作、家庭和公共场所的环境烟草烟雾中。建议所有患者避免暴露在工作、家庭和公共场所的环境烟草烟雾中。

④情绪和睡眠管理：心理处方，通过问诊了解患者的一般情绪反应，进一步使用心理筛查自评量表，推荐采用“患者健康问卷 -9 项（PHQ-9）”“广泛焦虑问卷 7 项（GAD-7）”评估患者的焦虑抑郁情绪。自律神经测定仪可以作为补充工具。对于评估结果提示为重度焦虑抑郁(PHQ-9 或 GAD-7 ≥ 15 分）的患者，请精神专科会诊或转诊精神专科治疗；对于评估结果为轻度焦虑抑郁的患（PHQ-9 或 GAD-7 评分 59 分）或 PHQ-9 或 GAD-7 评分 1015 分尤其伴有躯体化症状的患者，心脏康复专业人员可先给予对症治疗，包括正确的疾病认知教育、运动治疗和抗抑郁药物对症治疗，推荐首选 5- 羟色胺再摄取抑制剂、氟哌噻吨美利曲辛片和苯二氮䓬类药物，含有下列成分的中成药或中药汤剂对伴有躯体化症状的轻中度焦虑抑郁有一定效果，包括丹参等药物。

⑤健康教育：指导患者学会自我管理，所有心脏康复专业人员应接受医患沟通技巧培训，包括动机访谈技术和戒烟后复吸干预技术。鼓励和支持患者设立短期和长期目标，并使用以问题为基础的健康教育模式，以培养患者的自我管理能力。鼓励患者选择一位疾病恢复期伙伴（可以是家人、亲戚或朋友），此人应能积极参与到患者的心脏康复和疾病恢复中来。

（三）Ⅲ期心脏康复（院外长期康复）

是第Ⅱ期康复的延续。这个时期，部分患者已恢复工作和恢复日常活动，此期的关键是维持已形成的健康生活方式和运动习惯，仍需继续纠正心血管危险因素和加强心理社会支持。

四、心脏康复风险控制

1. 严格遵守操作规范　①在开始运动康复之前向患者详细介绍运动处方内容。②在患者每次运动康复前、中、后进行风险评估。③准备心脏急救应急预案。所有参加心脏康复的医务人员定期接受心脏急救训练，定期参与病例讨论。④运动场地需备有心电监护和心肺复苏设备，包括心脏电除颤仪和急救药物。

2. *患者教育* ①指导患者了解自己在运动康复过程中身体的预警信号，包括胸部不适、头痛或头晕、心律不齐、体重增加和气喘等。②对于患者出现的身体不适及时给予评估和治疗。患者在运动中若出现如下症状，如胸痛、头晕目眩、过度劳累、气短、出汗过多、恶心呕吐，以及脉搏不规则等，应马上停止运动，停止运动后上述症状仍持续，特别是停止运动 56min 后，心率仍增加，应继续观察和处理。如果感觉到有任何关节或肌肉不寻常疼痛，可能存在骨骼、肌肉的损伤，也应立即停止运动。③强调遵循运动处方运动的重要性，即运动强度不超过目标心率或自感用力程度，并应注意运动时间和运动设备的选择。④强调运动时热身运动和整理运动的重要 。⑤提醒患者根据环境的变化调整运动水平，比如冷热、湿度和海拔变化。

五、心脏康复质量控制

质量控制具体要求：

1. 所有从事心脏康复工作的医务人员需接受正规的心脏康复培训和实习，完成心肺复苏培训。

2. 建立心脏康复数据库，内容包括病史收集、代谢指标、心肺功能、运动能力、处方药物、心理评估、营养饮食、生活方式。

3. 心脏康复过程中分别在基线、干预 1 个月、2 个月和 3 个月接受系统评估，将检测数据保存在数据库中，为治疗效果评价提供依据，并向患者提供结局评估报告。

4. 根据评估结果制订个体化心脏康复处方，并每个月更新处方。包括运动处方、药物处方、戒烟处方、营养处方和心理处方 5 方面内容。每一个处方包含处方目标、干预类型、剂量、频率和持续时间、达标要求、再评估时间。

5. 首次评估并处方制定后，医生须与患者面对面讲解评估结果和处方内容 1 次，时间 30min，向患者介绍心脏康复的获益和风险，心脏康复处方的内容，执行运动处方的方法和必要性。

6. 选择家庭心脏康复患者完成院内示范指导 1 次，时间 60min，目的是让患者掌握运动技巧和风险把控。要求患者准备家庭运动康复治疗监测设备，如心率表或便携式心电监护仪，鼓励使用远程心脏康复管理软件进行心率管理和心脏康复五大处方管理。

7. 设置随访系统：随访时间每个月 1 次，随访模式以门诊随访和互联网随访相结合。随访内容包括用药情况、症状和体征、运动和生活方式改善情况、血生化检测和有无不良心血管事件。建立随访档案，根据随访结果对患者进行再评估，适时调整康复处方，提高患者家庭自我管理能力。

六、心脏康复科室建设

1. *功能测评和风险评估工具* 基础设备：体重计、握力计、量尺、秒表、心电图机、日常生活能力测评量表、生活方式评估问卷、生活质量和心理评估量表、运动试验(平板或踏车)或 6min 步行试验。高标准设备：心肺运动试验（平板或踏车）、肌力平衡测评器械、运动康复院外心电监测设备、体脂测量仪和身体成分分析仪。

2. *心脏康复急救设备基础设备* 心脏电除颤仪、血压计、急救药品(肾上腺素、硝酸甘油、多巴胺和阿托品)、供氧设施、心电图机和心率表。高标准设备：运动心电监护仪和（或）便携式监测设备。

3. *运动疗法常用设备基础设备* 训练用瑜伽垫、脚踏板、哑铃、沙袋、弹力带、训练用平衡球、训练用功率自行车和跑步机等。高标准设备：院内运动软件管理系统、上肢和下肢肌力训练设备、平衡训练仪、模拟运动训练仪和水疗设备等。

4. *人员基本要求* ①心脏康复专业医师至少 1 名，负责推荐患者、风险评估、运动处方制定、管理患者和紧急事件急救，并负责康复管理团队管理；②心脏康复专科护士至少 1 名，负责接待患者、健康教育、康复随访和医疗急救措施的执行；③心脏康复运动治疗师至少 1 名，负责制订运动方案，指导患者具体运动。

（洪 怡 周明成）

8. 中国扩张型心肌病诊断和治疗指南解读

2007 年全国心肌炎、心肌病诊疗和研究的专家制定了我国首部心肌病诊断与治疗建议，主要涉及扩张型心肌病、肥厚型心肌病及限制性心肌病，该建议的出台规范了国人对于以上三种心肌病的诊断和治疗原则，在临床和科研中发挥了巨大的作用。随着国内外对于心肌病研究的发展，尤其在基因组学、影像学及治疗方面的进展，同时结合我们自己国家的数据，原建议已不能满足目前的临床和科研需求。在此背景下，中华医学会心血管病分会心力衰竭学组的领导下，中国心肌炎心肌病协作组在参阅大量国内外文献和指南、广泛咨询专家意见的基础上执笔撰写了《中国扩张型心肌病诊断和治疗指南》，于 2018 年 4 月正式发布。

与 2007 年心肌病诊断与治疗建议中关于扩张型心肌病内容相比，本次指南更新补充要点及特色如下。

一、充分利用了自己国家的数据、体现了中国特色

全文共引用中文文献 15 篇。开篇就展现了我们自己国家关于扩张型心肌病（dilated cardiomyopathy，DCM）的患病率及 52 个月病死率的数据，强调了我们国家 DCM 防控的现状和面临的挑战。

指南充分引用了中国专家研究扩心病的临床证据，尤其在 DCM 的免疫学基础和临床研究方面，廖玉华、蒲介麟、杨英珍等教授在心肌炎、心肌病相关抗体、免疫干预治疗方面的成果在指南中得到了充分的体现，在此基础上提出了免疫学机制及免疫学治疗，为 DCM 的诊断和治疗提供了新的参考。

指南将我国部分地区特有的 DCM 亚型 - 地方性心肌病（克山病）专门进行了阐述，详述了其病因、诊断标准和治疗原则，为罕见病的诊治提供了参考。

在治疗方面，指南将我国特色的中医中药治疗进行了客观的阐述，基于循证证据的中药治疗为我国传统医学的传承提供了科学依据。

二、明确并细化了分类及其诊断标准

指南提出了 DCM 是一类与遗传、免疫、感染以及环境等因素相关的异质性心肌病，以心脏扩大和收缩功能障碍为主要特征，通常经超声心动图诊断；并强调需要除外高血压、冠心病、瓣膜病、先天性心脏病等疾病。由于风湿性瓣膜病的减少，DCM 在我国大部分地区是除高血压、冠心病以外的心力衰竭患者中排名第三位的病因，尤其在＜ 50 岁的患者中更为常见。

基于分子遗传学和免疫学研究的发展，指南在 2007 年心肌病诊断与治疗建议基础上将 DCM 进行了重新分类，分为原发性和继发性。原发性 DCM 包括家族性 DCM、获得性 DCM 和特发性 DCM，继发性 DCM 是指全身系统性疾病累及心肌，心肌病变仅仅是系统性疾病的一部分。增加了获得性 DCM 这一概念，强调获得性 DCM 是指遗传易感性与环境因素共同作用引起的 DCM，包括免疫性 DCM、酒精性心肌病、围生期心肌病、心动过速性心肌病，将它们从继发性 DCM 中独立出来，强调其免疫相关或潜在遗传易感因素，区别于系统性疾病累及心肌所导致的继发性 DCM。对于家族性 DCM 的诊断标准也进行了修改，将原来一级亲属不明原因小于 35 岁猝死家族史这一条修改为一级亲属尸检证实为 DCM 或不明原因小于 50 岁猝死家族史，标准较前下降，主要基于发现越来越多的 DCM 存在基因遗传异常，对于家族性 DCM 可能存在较大程度的诊断不足，而明确家族性 DCM 诊断有助于直系亲属中 DCM 的早期诊断和早期治疗。保留了原有的特发性 DCM 的诊断，此类患者可能有待进一步基因遗传及环境易感等相关因素的探索。

指南倡导明确 DCM 的病因诊断和生物标志物检测。生物标志物包括遗传标志物和免疫标志物，有助于家族性 DCM 和免疫性 DCM 的病因诊断。二代测序技术的发展为 DCM 基因遗传学检测的临床推广提供了可能，基因检测的推广有助于我们更深一步了解和探索遗传学因素在 DCM 的发生发展中的作用，为

未来基因遗传学治疗提供基础。指南提出多种 DCM 亚型存在抗心肌抗体阳性，建议临床进行相关抗体检测，但目前抗体检测的临床价值有待进一步验证。

三、强调了免疫因素的作用

免疫概念的深化是本指南与 2007 年心肌病诊断与治疗建议相比较的另一重大变化，指南从发病机制、诊断方法、治疗手段多方面阐述了免疫学在 DCM 中的巨大作用。

首先，指南强调了免疫学异常在各类 DCM 中的相关证据，提示抗心肌抗体广泛存在于 DCM 中，尤其在家族性 DCM 和获得性 DCM 中，具有重要的临床诊断价值和科研价值。虽然目前临床推广尚有一定困难，其对临床治疗的指导价值有待进一步评估，但对 DCM 将来的研究提供了方向，并有望产生新的治疗。

指南建议对于 DCM 的早期、存在抗 β_1 受体抗体或抗 L 型钙通道抗体阳性者选择性使用 β 受体阻滞剂或地尔硫䓬治疗，但强调要严格掌握指征并检测其可能的不良反应，尤其是地尔硫䓬的使用需要非常谨慎。免疫调节治疗的有效性在国内多个临床研究中得到一定的证实，可以在改善预后药物基础上带来额外临床获益，期待更多的中国数据来支持该理论和实践，并在临床推广应用。

四、强调早期诊断早期干预

指南首次提出了 DCM 的早期诊断，积极推进 DCM 的早期病因治疗。提出了新的诊断路径，充分体现了本指南的中国特色和创新性。

指南将早期诊断的概念具体化，详细指出了具有临床实用性的诊断路径，尤其是对于家族性扩张型心肌病患者的家族成员及急性心肌炎心力衰竭患者，长期追踪观察有助于早期诊断早期治疗。具体路途如下：①出现不明原因的心脏结构和（或）功能变化，具有以下之一者。a. 左心室扩大但 LVEF 正常：LVEDd ＞年龄和体表面积预测值的 $2s$+5%，b.LVEF 45% ～ 50%；c. 心电传导异常；②检测出与心肌病变有关的基因变异。③血清 AHA 检测为阳性。④心脏磁共振或延迟强化显示心肌纤维化。

指南针对 DCM 的早期阶段提出了积极的针对病因的治疗，包括免疫治疗和神经内分泌再平衡治疗，以较少心肌损伤和延缓疾病进展。免疫学治疗是本指南的创新性建议，已有小型研究证实针对不同抗体阳性患者选择性使用 β 受体阻滞剂和地尔硫䓬可带来临床预后的改善。指南对于地尔硫䓬的使用提出了严格的禁忌证：LVEDd ≥ 70mm 和 NYHA 心功能 Ⅱ ～ Ⅳ 级，提醒广大医师需严格谨慎使用，强调有经验的专家来使用可能比较安全。免疫吸附治疗的有效性和具体治疗方案有待进一步研究证实。

五、更新了治疗进展

指南强调了 DCM 防治的宗旨是阻止基础病因介导的心肌损害，有效控制心力衰竭和心律失常，预防猝死和栓塞提高患者的生活质量和生存率。强调了在不同阶段的不同治疗原则。早期针对病因的治疗，中期加强改善预后类药物的规范化使用，晚期减轻症状及姑息治疗。

指南充分借鉴了国内外心力衰竭指南及近年重要药物器械的临床研究，强调了改善预后的神经内分泌再平衡治疗及不断优化管理的重要性。ACEI、β 受体阻滞剂、醛固酮受体拮抗剂维持其 Ⅰ A 级别的推荐，对于新型药物沙库巴曲缬沙坦参考 2016ESC 心力衰竭指南给予了 Ⅰ B 级别的推荐，伊伐布雷定推荐使用于 β 受体阻滞剂使用后仍为窦性心率＞ 70 次 / 分（Ⅱ a）。对于晚期 DCM 患者，正性肌力药物和血管扩张剂仍具有重要的改善症状的作用，可进行短期使用（Ⅱ a）。对于器械治疗强调了在优化药物治疗的基础上合理选择，强调 CRT 疗效与 QRS 波宽度、CLBBB 形态的重要相关性，与心力衰竭指南同样要求 QRS ≥ 150ms 伴 CLBBB、且 LVEF ≤ 35% 的窦性心律症状性心力衰竭的 DCM 患者。最后，指南指出 DCM 患者出现难治性心力衰竭时，心脏移植是目前唯一已确立的外科治疗方法，并对移植适应证列出了具体标准。

指南还详细列举了扩张型心肌病特殊类型的诊治要点，强调对于 DCM 的诊断要求细化病因分类和特殊亚型的诊断，以便于针对病因治疗和个体化选择。

该指南贴近我国的临床实践特征，对 DCM 诊治水平的提高起到了关键性的推动作用，也是我国心肌病心力衰竭科研和临床工作的不断总结、持续改进的重要体现。有助于临床医生做出正确决策，为进一步规范我国心肌病心力衰竭的诊治提供标准，有力地推动了我国心力衰竭防控事业的发展。

（徐亚妹　周京敏）

9. 2018 欧洲心肌血运重建指南解读

2018 年 8 月 25 日欧洲心脏病学会（ESC）和欧洲心胸外科协会（EACTS）在线发表了第三版心肌血运重建指南。新指南以第一版（2010 年）和第二版（2014 年）指南为基础，结合近年临床研究证据和其他专项指南对心肌血运重建进行了系统论述和更新。指南中有 12 条关键信息：①稳定性冠状动脉疾病（SCAD）患者血运重建的预后获益取决于心肌缺血的程度。②血运重建的预后和症状获益关键是取决于血运重建的完全性。因此，是否能够获得完全血运重建是选择重建策略的关键问题。③除了个体手术风险和技术可行性问题之外，糖尿病和冠心病（CAD）的复杂程度是经皮冠状动脉介入治疗（PCI）和冠状动脉旁路移植术（CABG）哪个获益更大的决定性因素。④推荐采用 SYNTAX 评分作为评价冠状动脉解剖复杂性的工具。⑤某些情况下 PCI 和 CABG 指征同等适宜或者同等不确切。这要求心脏团队讨论制定个体化治疗策略，在患者知情早期和晚期结果的情况下尊重其选择。⑥及时开通罪犯血管依然是 ACS 治疗的核心。⑦急性冠状动脉综合征（ACS）患者对罪犯病变实施 PCI 后，进一步血运重建的原则遵照 SCAD 的标准。⑧除非是有更为重要的技术操作考虑，不论临床表现如何任何 PCI 都应首选桡动脉途径。⑨不论患者的临床表现、病变类型、计划性非心外科手术、预期 DAPT 时长和抗凝治疗问题如何，任何 PCI 都应使用药物涂层支架（DES）(专指新一代 DES，以下同)。⑩尽管建议SCAD和ACS患者PCI后双联抗血小板(DAPT)分别服用 6 个月和 12 个月，药物的种类和服用时间应该根据出血和缺血风险个体化，并在随访期间根据需要调整。DES 后 DAPT 服用时间可以最短为 1 个月，有的最长需要终身服用。⑪高危患者应当考虑由经验丰富的术者实施无接触主动脉不停跳 CABG。⑫应当考虑使用多个动脉桥血管。高度狭窄动脉使用桡动脉和（或）胸壁伤口感染风险小的患者使用双侧内乳动脉。

相比既往有关指南，新增 Ⅰ 类建议有：左主干或多支病变血运重建计算 SYNTAX 评分；桡动脉途径是冠状动脉造影和 PCI 的标准路径；DES 适用于任何 PCI；对心肌血运重建后的患者进行系统随访评估；非 ST 段抬高型急性冠状动脉综合征 (NSTE-ACS) 病情稳定后血运重建策略依照 SCAD 的原则；高度冠状动脉狭窄病变 CABG 时相比大隐静脉优先选择桡动脉；CAD 合并心力衰竭或者 LVEF ≤ 35% 首选 CABG。新增 Ⅱa 类建议有：CAD 合并心力衰竭或者 LVEF ≤ 35% 的患者，PCI 应该考虑作为 CABG 之外的选择；选择 CABG 或 PCI 时应优先考虑是否能够完全血运重建；非瓣膜病心房颤动需要同时服用抗凝药和抗血小板药物时，非维生素 K 类口服抗凝药（NOAC）优先于维生素 K 类抗凝药 (VKA) 使用；CABG 开放术式采集静脉血管时使用无接触技术；左主干 PCI 术者的年左主干 PCI 量至少 25 例；中重度慢性肾脏疾病（CKD）患者预期对比剂用量＞ 100ml 时术前术后进行水化。新增 Ⅱb 类建议有：高危患者血运重建后 6 个月常规进行无创影像筛查；左主干真分叉病变 PCI 时对吻支架挤压技术优先于必要时 T 支架技术；未曾服用 $P2Y_{12}$ 抑制剂的患者 PCI 时服用坎格瑞洛；未曾服用 $P2Y_{12}$ 抑制剂的 ACS 患者 PCI 时使用糖蛋白 Ⅱb/ Ⅲa 拮抗剂；PCI 后单一抗血小板药联合达比加群的剂量 150mg 优先于 110mg；ACS 患者在血小板功能检测指导下 $P2Y_{12}$ 抑制剂降阶使用。新增 Ⅲ 类建议：心肌梗死合并心源性休克常规处理非梗死相关动脉（IRA）；当前生物可吸收支架（BRS）用于临床研究以外的临床实践。

相比既往指南升级的建议有：分叉病变仅于主支置入支架，分支血管必要时球囊扩张置入或不置入支架策略（Ⅱa → Ⅰ 类）；院外心搏骤停存活患者心电图（ECG）提示急性 ST 段抬高型心肌梗死（STEMI）时立即进行冠状动脉造影并于必要时血运重建（Ⅱa → Ⅰ 类）；所有患者评估对比剂肾病风险（Ⅱa → Ⅰ 类）；光学相干断层成像（OCT）优化支架置入（Ⅱb → Ⅱa 类）。降级的建议有：大隐静脉桥（SVG）血管 PCI 时使用远端保护装置（Ⅰ → Ⅱa 类）；NSTE-ACS 患者 PCI 时使用比伐卢定（Ⅰ → Ⅱb

类）；STEMI 患者 PCI 时使用比伐卢定（Ⅱa → Ⅱb 类）；多支病变 SYNTAX 评分＜ 23，合并糖尿病患者实施 PCI（Ⅱa → Ⅱb 类）；心外科术前进行血小板功能检测指导术前抗血小板药物停药（Ⅱa → Ⅱb 类）；EuroSCORE 评估 CABG 院内死亡率（Ⅱa → Ⅱb 类）。

新指南依然从 17 个方面对临床实践提出了具体的实用性建议，摘要如下：

1. 指导血运重建的诊断方法

（1）心肌缺血无创评估：心电图运动负荷试验敏感性较低，推荐首选无创影像负荷试验评估心肌缺血。CT 冠状动脉血流储备分数（CT-FFR）和 CT 心肌灌注成像有可能作为评价病变特异性心肌缺血的方法，但是还需要深入研究。心肌存活的评估：心肌声学造影、单光子发射断层成像（SPECT）和延迟增强心脏磁共振成像（LGE-CMR）评价心肌细胞完整性，正电子发射断层成像（PET）评价心肌细胞代谢，多巴酚丁胺负荷超声心动图评价心肌收缩储备。指南建议心力衰竭（HF）患者在拟行血运重建前进行无创影像负荷试验（CMR、负荷超声心动图、SPECT 或 PET）评估心肌缺血和存活（Ⅱb/B）。

（2）有创评估：对于缺乏无创缺血功能评估证据或者多支病变的患者，冠状动脉压力导丝测定血流储备分数(FFR)是目前评估临界病变(40% ～ 90% 狭窄）的标准功能学评价方法。FFR ≤ 0.80 作为病变具有血流动力学意义的界值，而 FFR ＜ 0.75 作为判断病变缺血有预后意义的界值。指南建议未行缺血评估的患者使用 FFR 或瞬时无波形比率（iwFR ≤ 0.89 为界值）评估临界病变的血流动力学意义（Ⅰ/A）。对于多支病变应当考虑 FFR 指导的 PCI 策略（Ⅱa/B），对于无保护左主干应当考虑血管内超声（IVUS）评估病变程度（Ⅱa/B）。

2. 决策过程与患者信息　涉及多学科决策、患者知情同意和血运重建的时机，见表 1。

表 1　多学科决策路径、患者知情同意和血运重建时机

	ACS 休克	STEMI	NSTE-ACS	心脏团队规定没有一次性 PCI[a] 指征的 SCAD 患者	心脏团队规定有一次性 PCI[a] 指征的 SCAD 患者
多学科决策制定	急性期不强制。根据心脏团队方案行机械循环辅助	急性期不强制	急性期不强制。病情稳定后依照 SCAD	需要	不需要
知情同意	有目击证人的口头知情同意或者在不延误抢救情况下获得家属同意	除非法律上要求书面知情同意，有目击证人的口头知情同意也有效	书面知情同意。紧急情况下有目击证人的口头知情同意也有效	书面知情同意	书面知情同意
血运重建的时机	急诊：不能延误	急诊：不能延误	紧急：根据风险标准要求 2 ～ 72h 内	高危患者[b]2 周内，其他患者 6 周内	一次性
操作	依照最佳证据或可及性进行干预。罪犯病变一次性处理，非罪犯病变依据机构方案或心脏团队决策予以分次处理	依照最佳证据或可及性进行干预。非罪犯病变依据机构方案或心脏团队决策予以分次处理	依照最佳证据或可及性进行干预。非罪犯病变机构方案或心脏团队决策予以分次处理	诊断性造影后给予足够的时间确定最佳方案	依据心脏团队确定的机构方案进行干预

[a] 一次性 PCI：定义为诊断性冠状动脉造影的同一次手术时完成介入治疗

[b] 症状严重（CCS 3 级）、病变严重（左主干病变或等同病变、三支病变或前降支近段病变）或者左室功能减低

3. 稳定性冠状动脉疾病的血管重建

SCAD 或无症状心肌缺血的血运重建指征强调 FFR（血流储备分数）的价值（表 2）。

表 2　SCAD 或无症状心肌缺血的血运重建指征

	冠状动脉疾病程度［结构和（或）功能］	建议分类	证据级别
改善预后	左主干病变狭窄＞50%[a]	Ⅰ	A
	前降支近段狭窄＞50%[a]	Ⅰ	A
	双支或三支病变狭窄＞50% 合并左室功能受损（LVEF＜35%）[a]	Ⅰ	A
	功能试验提示大面积心肌缺血（＞10% 左室面积）或者有创 FFR 评估指标异常（FFR＜0.75）	Ⅰ	B
	单支残余冠状动脉狭窄＞50%[a]	Ⅰ	C
改善症状	有血流动力学意义的狭窄[a]伴有心绞痛或心绞痛等同症状，优化药物治疗无效时	Ⅰ	A

[a] 有缺血证据或者主要冠状动脉血管狭窄＞90% 或者有血流动力学意义的狭窄（FFR≤0.8 或 iwFR≤0.89）

血管重建方式的选择：增加双支病变不伴前降支近段狭窄 CABG 指征为Ⅱb 类、PCI 指征为Ⅰ类的建议。多支病变伴 SYNTAX 评分 0～22 伴糖尿病由Ⅰ类降级为Ⅱb 类建议（表 3）。强调权衡外科手术风险、CAD 的复杂程度和预期血运重建的完整性来选择 CABG 或是 PCI。冠状动脉病变复杂性（SYNTAX 评分）和糖尿病是影响多支病变 PCI 效果的因素。左主干病变 SYNTAX 评分高危（≥33）、三支病变 SYNTAX 评分中高危（＞22）伴或不伴糖尿病 PCI 为Ⅲ类建议，但不是禁忌。当心脏团队认为外科 CABG 手术风险过高或者充分沟通病情后患者依然拒绝 CABG，PCI 应该予以考虑。

表 3　外科手术死亡风险低危[a]且冠状动脉解剖 CABG 和 PCI 均适宜时 SCAD 患者血运重建方式的选择

冠状动脉病变复杂程度	CABG		PCI	
	建议分类	证据级别	建议分类	证据级别
单支病变				
前降支近段无狭窄	Ⅱb	C	Ⅰ	C
前降支近段狭窄	Ⅰ	A	Ⅰ	A
双支病变				
不伴有前降支近段狭窄	Ⅱb	C	Ⅰ	C
伴有前降支近段狭窄	Ⅰ	B	Ⅰ	C
左主干病变				
左主干病变 SYNTAX 评分低危（0-22）	Ⅰ	A	Ⅰ	A
左主干病变 SYNTAX 评分中危（23-32）	Ⅰ	A	Ⅱa	A
左主干病变 SYNTAX 评分高危（≥33）[b]	Ⅰ	A	Ⅲ	B
三支病变不合并糖尿病				
三支病变 SYNTAX 评分低危（0-22）	Ⅰ	A	Ⅰ	A
三支病变 SYNTAX 评分中高危（＞22）[b]	Ⅰ	A	Ⅲ	A
三支病变合并糖尿病				
三支病变 SYNTAX 评分低危（0-22）	Ⅰ	A	Ⅱb	A
三支病变 SYNTAX 评分中高危（＞22）[b]	Ⅰ	A	Ⅲ	A

[a] 无既往心外科手术史、严重残疾、衰弱或长期卧床等不利于 CABG 的情况

[b] 当心脏团队认为外科手术风险过高或者充分沟通病情后患者依然拒绝 CABG 时，PCI 应予以考虑

4. 非 ST 段抬高型急性冠状动脉综合征的血运重建　有创策略已经成为 NSTE-ACS 的标准策略。血流动力学不稳定或心源性休克、经药物治疗胸痛持续或反复发作、危及生命的心律失常或心脏骤停、心肌梗死机械并发症、急性心功能不全以及 ST-T 反复动态改变（尤其是间歇性 ST 段抬高）是极高危 NSTE-ACS，应在 2h 内进行紧急冠状动脉造影（即刻有创策略）（Ⅰ/C）；心脏肌钙蛋白升高确诊为 NSTEMI、伴或不伴症状的 ST/T 动态改变以及 GRACE 评分＞140 为高危 NSTE-ACS，应在 24h 内采取早期有创策略（Ⅰ/A）；合并糖尿病或肾功能不全［估测肾小球滤过率＜60ml/（min·1.73m^2）］、LVEF＜40% 或充血性心力衰竭、早期梗死后心绞

痛或既往PCI或CABG史、109＜GRACE评分＜140以及无创试验时症状复发或心肌缺血为中危NSTE-ACS，应在72h内采取有创策略（Ⅰ/A）。心源性休克NSTE-ACS患者直接PCI时不应常规处理非罪犯病变（Ⅲ/B）。持续心肌缺血或血流动力学不稳定有CABG指征的患者应该急诊手术，不应该因使用了抗血小板药物而推迟。多支病变NSTE-ACS患者行FFR测定安全可靠也适宜有效，但是其预后价值还不明确。病情稳定的NSTE-ACS患者血运重建方案参照SCAD原则。

5. 急性ST段抬高型心肌梗死的血运重建 STEMI再灌注治疗的建议与2017ESC/EACTS建议基本一致。发病时间＜12h伴有ST段持续抬高的患者都应进行再灌注治疗（Ⅰ/A）。发病超过12h的患者，当存在持续性缺血症状或提示缺血的体征、血流动力学不稳定或者威胁生命的心律失常时，应实施直接PCI（Ⅰ/C）。如能及时进行，直接PCI是首选的再灌注策略（Ⅰ/A）。对重要环节的时间目标要求如下：从首次医疗接触至STEMI诊断的最长间隔≤10min；直接PCI策略优于溶栓治疗的最大预计时间延迟（从STEMI确诊到直接PCI导丝通过病变的时间间隔）≤120min，如果超过该目标则考虑溶栓治疗；就诊于有直接PCI能力医院的患者从STEMI诊断到导丝通过病变的最大时长≤60min；转运患者从STEMI诊断到导丝通过病变的最大时间间隔≤90min；不能达成直接PCI时间目标的患者，从STEMI诊断到溶栓药负荷量推注或开始输注溶栓药的最大时间间隔≤10min。溶栓后所有患者都应转运至有PCI能力的中心常规进行冠状动脉造影。溶栓失败者应该尽快行补救性PCI，溶栓成功者也应在溶栓开始后2～24h诊断性冠状动脉造影。对发病后就诊较晚（12～48h）的患者，即便没有症状或血流动力学稳定，应该考虑实施常规直接PCI策略（Ⅱa/B）。指南指出，对于发病已数日（应指48h以后）的患者，仅应在心绞痛再发或有残余心肌缺血证据并且无创影像评估提示有较大面积存活心肌时，才可以考虑对闭塞IRA进行血运重建。心肌梗死后病情稳定的患者常规进行晚期PCI开通闭塞IRA相比药物治疗没有进一步获益。对于多支病变STEMI患者，应该考虑出院前对非罪犯血管进行常规血运重建（Ⅱa/A）。当存在大面积持续心肌缺血而IRA不能经PCI开通时，应当考虑CABG（Ⅱa/C）。不建议常规进行血栓抽吸（Ⅲ/A）。心源性休克患者不建议直接PCI时常规开通非IRA（Ⅲ/B）。

6. 心力衰竭患者的血运重建 指南指出血运重建相比药物治疗改善缺血性心力衰竭患者的生存，然而最佳的血运重建策略还不明确。应该由心脏团队仔细评估患者的临床和冠状动脉解剖状况、预期血运重建的完全性、心肌存活情况、瓣膜病和合并症后在CABG和PCI中做出选择。老年患者没有糖尿病且预期可以获得完全血运重建时应考虑PCI，而病变较为弥漫的年轻患者或糖尿病患者首选CABG。慢性心力衰竭和左室收缩功能不全（EF≤35%）血运重建的建议：合并严重左室收缩功能不全且冠状动脉病变适宜的患者建议进行血运重建（Ⅰ/B）；多支病变且外科手术风险可接受的患者，CABG是首选（Ⅰ/B）；单支或双支病变预期可以达到完全血运重建时，PCI应该考虑作为CABG的替代方案（Ⅱa/C）；对于多支病变患者，心脏团队应当根据冠状动脉解剖情况、预期血运重建完整性、糖尿病和合并症情况评估PCI指征（Ⅱa/C）；心功能NYHA Ⅲ～Ⅳ级、存在大左室室壁瘤、大量左室血栓形成或者室壁瘤导致的心律失常时，CABG术中应当考虑室壁瘤切除术（Ⅱa/C）。

心源性休克患者的处理：ACS合并急性心力衰竭或心源性休克应行急诊冠状动脉造影（Ⅰ/B）；STEMI或NSTE-ACS导致心源性休克患者冠状动脉解剖适宜PCI时，不论发病时间长短均应对罪犯病变行急诊PCI（Ⅰ/B）；心源性休克患者冠状动脉解剖不适宜PCI时，应行急诊CABG（Ⅰ/B）；血流动力学不稳定的ACS机械并发症应当在心脏团队决策下进行急诊外科手术或经导管修复（Ⅰ/C）；根据ACS合并心源性休克患者的年龄、合并症、神经系统功能、预期生存时间和生活质量情况，可以考虑选择性使用机械循环支持（Ⅱb/C）；ACS导致心源性休克不建议常规使用IABP（Ⅲ/B）。

7. 糖尿病患者的血运重建 目前证据倾向于支持CABG作为糖尿病多支病变患者的血运重建方案。当患者存在合并症而外科手术风险增高时，应当由进行多学科个体化评估选择最佳血运重建方案。服用二甲双胍的患者使用碘对比剂时理论上有发生肾功能下降和乳酸酸中毒的风险，因而通常建议择期行冠状动脉造影或PCI的患者在术前48h停用二甲双胍、术后48h恢复服用。然而，临床实践显示实际发生乳酸酸中毒的风险很低。指南建议服用二甲双胍的患者在造影后检查肾功能、发现肾功能下降

时停药。肾功能不全患者术前应停用二甲双胍。

8. *慢性肾脏疾病患者的血运重建* 适当水化是预防对比剂肾病的主要手段，高强度他汀治疗也可能有益。对比剂肾病的预防：建议对所有患者评估对比剂肾病风险，进行适当水化（Ⅰ/C）。中、重度 CKD（美国肾脏病基金会分期 3b-4 期）患者对比剂肾病预防：建议使用低渗或等渗对比剂（Ⅰ/A），并尽量控制对比剂用量（总对比剂用量 /GFR 比值＜ 3.7）（Ⅰ/B）；未服用他汀的患者应当考虑予以高剂量他汀（瑞舒伐他汀 20 ～ 40mg 或阿托伐他汀 80mg）（Ⅱa/A）；预计对比剂用量＞ 100ml 时术前和术后使用等渗盐水水化 [1ml/（kg·h）术前 12h 至术后 24h，LVEF ＜ 35% 或心功能 NYHA ＞ 2 级患者用量调整为 0.5ml/（kg·h）]（Ⅱa/C）；可以考虑使用调整的水化方案（Ⅱb/A）：初始 30min 静脉输注 250ml 生理盐水（左室功能不全者减至 150ml），然后静脉注射呋塞米 0.25 ～ 0.5mg/kg。必须调整水化速度与排尿量一致、当尿量＞ 300ml/h 时开始行冠状动脉造影。术中和术后 4h 内水化速度与排尿量保持一致。重度 CKD（4 期）患者对比剂肾病预防：复杂 PCI 术前 6h 可以考虑进行预防性血液滤过（补液速率为 1000ml/h，不出现负性丢失，术后持续水化 24h（Ⅱb/B）；不建议进行血液透析作为预防措施（Ⅲ/B）。

9. *瓣膜病患者的血运重建*

合并瓣膜病患者的血运重建建议与上一版指南一致：有主动脉瓣 / 二尖瓣外科手术指征且冠状动脉直径狭窄＞ 70% 的患者建议行 CABG（Ⅰ/C）；有主动脉瓣 / 二尖瓣外科手术指征且冠状动脉直径狭窄 50% ～ 70% 的患者应该考虑行 CABG（Ⅱa/C）；有 TAVI 指征且冠状动脉近段直径狭窄＞ 70% 的患者应该考虑行 PCI（Ⅱa/C）；有经导管二尖瓣介入治疗指征且冠状动脉近段直径狭窄＞ 70% 的患者应该考虑行 PCI（Ⅱa/C）；CABG 时重度主动脉瓣狭窄应进行外科主动脉瓣置换术（Ⅰ/C）；有 CABG 指征且 LVEF ＞ 30% 的患者合并继发性重度二尖瓣反流（有效反流口面积＞ $0.4cm^2$）应行二尖瓣外科手术（Ⅰ/C）；继发性重度二尖瓣反流有症状且 LVEF ＜ 30% 的患者，在有心肌存活和外科血运重建适应证时应该考虑二尖瓣外科手术（Ⅱa/C）。

10. *合并周围动脉疾病* 指南指出，除非是双侧严重颈动脉分叉病变，没有强证据提示颈动脉狭窄是 CABG 围术期脑卒中的主要原因。因此，术前多普勒筛查颈动脉分叉指征有限。也没有证据支持 CABG 术前对单侧颈动脉狭窄血运重建可以降低 CABG 围术期脑卒中风险。因此，仅对术后脑卒中高危患者（即有严重双侧颈动脉病变或既往脑卒中 /TIA 史）术前进行预防性颈动脉血运重建是合理的。CABG 患者合并颈动脉狭窄的建议见表 4。

表 4 CABG 患者合并颈动脉狭窄的建议

建议	建议分类	证据级别
计划行 CABG 的患者颈动脉血运重建的指征、方式和时机由包括神经科医师在内的多学科团队讨论给出个体化建议。	Ⅰ	C
近期 TIA 或脑卒中（＜ 6m）计划行 CABG 的患者		
• 颈动脉狭窄 50% ～ 99% 时应当考虑颈动脉血运重建	Ⅱa	B
• 颈动脉内膜切除术应当考虑作为颈动脉狭窄 50% ～ 99% 的患者的首选方案	Ⅱa	B
• 不建议对狭窄＜ 50% 的颈动脉进行血运重建	Ⅲ	C
没有神经系统症状计划行 CABG 的患者		
• 双侧颈动脉狭窄 70% ～ 99% 或者一侧颈动脉狭窄 70% ～ 99% 伴对侧颈动脉闭塞可以考虑颈动脉血运重建	Ⅱb	C
• 颈动脉狭窄 70% ～ 99% 伴有一项或多项同侧脑卒中高风险特征[a]时，可以考虑颈动脉血运重建以减少围术期以后的脑卒中风险	Ⅱb	C
• 不建议对狭窄 70% ～ 99% 的颈动脉常规进行预防性血运重建	Ⅲ	C
近期有脑卒中 /TIA 史（＜ 6m）拟行 CABG 的患者建议术前行颈动脉多普勒超声检查	Ⅰ	B
近期无脑卒中 /TIA 史（＜ 6m）拟行 CABG 的患者，年龄≥ 70 岁、冠状动脉多支病变、合并下肢动脉疾病或有颈动脉杂音时可以考虑术前行颈动脉多普勒超声检查	Ⅱb	B
不建议对没有近期脑卒中 /TIA 史的患者紧急 CABG 术前行颈动脉狭窄筛查	Ⅲ	C

[a] 对侧 TIA/ 脑卒中、同侧脑部影像提示无症状梗死、磁共振血管成像提示斑块内出血或富含脂质的坏死核心或者以下任何一种超声影像表现：狭窄进展（＞ 20%）、经颅多普勒提示自发栓塞、脑血管储备受损、大斑块、无回声斑块或管腔旁低回声区面积增加

11. *再次血运重建*

（1）CABG 术后患者的再次血运重建

①早期桥血管失败：术中造影资料显示 CABG 后早期桥血管失败最高可达 12%。不过，仅有少数（约

3%）有临床表现。导致早期桥血管失败的原因包括桥血管缺陷、技术操作问题、自体冠状动脉流量不佳及自体冠状动脉竞争性血流。CABG 术后出现以下情况应早期进行冠状动脉造影检查：有缺血症状和（或）心肌标志物异常提示围术期心肌梗死；缺血性 ECG 改变提示大面积缺血；新发显著室壁运动异常；血流动力学不稳定（Ⅰ/C）。建议由心脏团队根据血运重建的适宜性、缺血面积、合并症和临床状况讨论即席决定选择急诊再次搭桥抑或 PCI（Ⅰ/C）。

②晚期桥血管失败或者自体冠状动脉病变进展：药物治疗基础上依然存在大面积心肌缺血和严重症状是 CABG 术后患者再次血运重建的指征（Ⅰ/B）。如果认为能够安全实施 PCI，相比 CABG 应考虑首选 PCI（Ⅱa/C）。再次 CABG 时，如果之前未曾使用乳内动脉则应首选使用乳内动脉作为桥血管（Ⅰ/B）。乳内动脉 - 前降支桥血管闭塞可以考虑行再次搭桥手术（Ⅱa/B）。对 SVG 实施 PCI 时应当考虑使用远端保护装置（Ⅱa/B）。对搭桥的自身冠状动脉实施 PCI 优先于对桥血管实施 PCI（Ⅱa/C）。

（2）PCI 术后患者的再次血运重建：PCI 术后导致症状再发心肌缺血的原因包括再狭窄、病变进展、血运重建不完全以及晚期或极晚期支架血栓。再狭窄的处理建议：建议使用 DES 治疗金属裸支架（BMS）或 DES 后的支架内再狭窄（Ⅰ/A）；建议使用药物涂层球囊（DCB）治疗 BMS 或 DES 后的支架内再狭窄（Ⅰ/A）；对于弥漫性支架内再狭窄导致的再发缺血，相比再次尝试 PCI 应当考虑心脏团队讨论并首选 CABG 治疗（Ⅱa/C）；应当考虑使用 IVUS 或 OCT 明确导致的再狭窄的支架相关机械性因素（Ⅱa/C）。PCI 后由于病变进展导致缺血症状时的处理原则与首次血运重建的原则一致。支架血栓经充分球囊扩张后可以考虑避免再次置入支架。不过，当存在支架边缘夹层、相邻病变或需要置入支架优化效果时可以考虑再次置入支架。

12. 心律失常　血运重建可以减少左室功能正常或轻度降低患者的室性心律失常发作频率，也可以降低 LVEF ＜ 35% 的冠心病患者心源性猝死风险。新指南对缺血性心脏病合心律失常的建议没有改动。

（1）血运重建预防室性心律失常的建议：心脏骤停复苏后 ECG 提示 STEMI 时应进行直接 PCI（Ⅰ/B）；心脏骤停复苏后虽然 ECG 没有 ST 段抬高但是高度怀疑持续心肌缺血时，应当考虑进行紧急冠状动脉造影（必要时 PCI）（Ⅱa/C）；电风暴患者应当考虑进行紧急冠状动脉造影和必要时 PCI（Ⅱa/C）。

（2）血运重建患者房颤防治的建议：建议 CABG 术前口服 β 受体阻滞剂预防术后房颤（Ⅰ/B）；CABG 术后房颤伴血流动力学不稳定时建议给予电复律或抗心律失常药物转复为窦性心律（Ⅰ/C）；CABG 围术期应该考虑使用胺碘酮预防术后房颤发生（Ⅱa/A）；有脑卒中风险的 CABG 或 PCI 术后房颤患者在权衡脑卒中和出血风险后应该考虑长期服用抗凝药物（Ⅱa/B）；无症状的 CABG 术后房颤应该考虑心率控制和抗凝治疗作为初始方案（Ⅱa/B）；有症状的 CABG 或 PCI 术后房颤应该考虑尝试给予抗心律失常药物转复为窦性心律（Ⅱa/C）；房颤患者 CABG 术时可以考虑外科闭合或切除左心耳（Ⅱb/B）。

13. 冠状动脉旁路移植术的手术操作问题

（1）一般性建议：建议行完全性血运重建（对所有直径＞ 1.5mm 且至少一个造影体位管腔减少 ≥ 50% 的患者搭桥）（Ⅰ/B）；尽量减少主动脉操作（Ⅰ/B）；应该考虑常规进行术中桥血管血流测定（Ⅱa/B）；年龄＞ 70 岁和（或）广泛弥漫性动脉粥样硬化病变患者术前应当考虑行升主动脉 CT 扫描（Ⅱa/C）；应当考虑在进行升主动脉操作前进行主动脉外膜超声检查查找主动脉斑块，选择最佳手术策略（Ⅱa/C）。

（2）桥血管选择：建议使用乳内动脉作为前降支桥血管（Ⅰ/B）；条件适宜的患者应该考虑另一个桥血管也使用动脉血管（Ⅱa/B），冠状动脉高度狭窄的患者相比大隐静脉优先使用桡动脉（Ⅰ/B），胸壁伤口感染风险不高的患者应该考虑使用双侧乳内动脉搭桥（Ⅱa/B）。

（3）血管采集：胸壁伤口感染风险高的患者建议获取骨骼化乳内动脉（Ⅰ/B）；有经验的术者应该考虑内镜下采集静脉血管以减少伤口并发症（Ⅱa/A）；开放术式采集静脉时应当考虑无接触技术（Ⅱa/B）。

（4）微创技术：对主动脉有明显粥样硬化的患者，有经验的术者建议采用不停跳 CABG 并尽量不接触升主动脉（Ⅰ/B）；高危患者应当考虑由有经验的不停跳团队实施不停跳 CABG（Ⅱa/B）；有相关手术专家时应当考虑对前降支单支病变采用小切口技术或杂交技术实施微创 CABG（Ⅱa/B）；有经验的中心可以考虑针对一些特殊患者实施杂交手术（先后或同期外科手术与 PCI）（Ⅱb/B）。

14. 经皮冠状动脉介入治疗的操作问题

（1）支架与路径选择：不论患者的临床表现、

病变类型、计划性非心外科手术、预期 DAPT 时长和抗凝治疗，DES 优先于 BMS 选择（Ⅰ/A）；除非有特殊技术操作考虑，建议经桡动脉作为标准途径（Ⅰ/A）；BRS 目前不建议临床研究之外目的使用（Ⅲ /C）。

（2）血管内影像技术优化介入操作的建议：应当考虑使用 IVUS 或 OCT 优化支架置入（Ⅱa/B）；应当考虑使用 IVUS 优化无保护左主干支架置入（Ⅱa/B）。

（3）特殊病变类型建议：建议分叉病变处理采用只在主支置入支架，之后边支予以必要时球囊扩张成形术后置入或不置入支架的策略（Ⅰ/A）；药物治疗无效或者闭塞血管支配区域有大面积缺血证据时，应当考虑对其进行 PCI（Ⅱa/B）；对于真分叉左主干病变，双对吻挤压支架技术可以考虑优先于必要时 T 支架技术使用（Ⅱb/B）。

15. 抗栓治疗

（1）稳定性冠状动脉疾病患者介入治疗的抗栓治疗

①预处理：择期 PCI 患者一旦冠状动脉解剖明确并决定进行 PCI 时建议给予 600mg 氯吡格雷（Ⅰ/A）；PCI 可能性高的患者可以考虑术前给予氯吡格雷预处理（Ⅱb/C）；已经服用氯吡格雷 75mg/d 维持量的患者一旦确认有 PCI 指征，可以考虑给予 600mg 负荷量（Ⅱb/C）。

② PCI 围术期处理：择期支架术前应给予阿司匹林（I/A）；如果患者没有事先服用阿司匹林，可给予负荷量 150 ～ 300mg 口服或 75 ～ 250mg 静推（Ⅰ/C）；择期支架患者建议服用氯吡格雷（600mg 负荷量、75mg/d 维持量）（Ⅰ/A）；糖蛋白Ⅱb/ Ⅲa 拮抗剂应该仅限于补救性使用（Ⅱa/C）；特殊高危患者（如支架血栓史或左主干病变）择期支架时可以考虑服用普拉格雷或替格瑞洛（Ⅱb/C）；普通肝素（70 ～ 100U/kg）是标准抗凝方案（Ⅰ/B）；比伐卢定方案（0.75mg/kg 负荷量继之 1.75mg/（kg・h）静脉输注至术后 4h）适用于肝素诱导的血小板减少症患者（Ⅰ/C）；伊诺肝素（0.5mg/kg 静推）应当考虑作为可以使用的抗凝药物（Ⅱa/B）；坎格瑞洛可以考虑用于未曾服用 $P2Y_{12}$ 抑制剂的患者 PCI 时服用（Ⅱb/A）。

③ PCI 术后抗栓与维持治疗：建议终身服用一种抗血小板药物（通常使用阿司匹林）（Ⅰ/A）；对患者宣教抗血小板治疗的重要性（Ⅰ/C）；SCAD 患者不论置入哪种冠状动脉支架，氯吡格雷联合阿司匹林双联抗血小板治疗建议服用 6 个月（Ⅰ/A）；个体化权衡缺血和出血风险后，置入 BRS 的 SCAD 患者应该考虑予以 DAPT 至少 12 个月至支架完全吸收（Ⅱa/C）；接受 DCB 治疗的 SCAD 患者，应该考虑 DAPT6 个月（Ⅱa/B）；出血风险高危（如 PRECISE-DAPT ≥ 25）的 SCAD 患者，DAPT 可以考虑服用 3 个月（Ⅱa/A）；可以耐受 DAPT 没有出血并发症和出血分风险低而缺血风险高的 SCAD 患者,可以考虑服用 DAPT 超过 6 ～ 30 个月（Ⅱb/A）；SCAD 患者服用 3 个月 DAPT 存在安全问题时可以服用 1 个月（Ⅱb/C）。

（2）急性非 ST 段抬高型冠状动脉综合征患者的抗栓治疗

①预处理：没有禁忌证时都应给予阿司匹林负荷量（150 ～ 300mg 口服或 75 ～ 250mg 静推），维持量 75 ～ 100mg/d 长期服用（Ⅰ/A）；在服用阿司匹林基础上服用 $P2Y_{12}$ 抑制剂，除非有过度出血风险建议服用 12 个月（Ⅰ/A）；PCI 时未服用 $P2Y_{12}$ 抑制剂的患者给予普拉格雷（60mg 负荷量、10mg/d 维持量）（Ⅰ/B）；给予替格瑞洛时不必考虑之前服用 $P2Y_{12}$ 抑制剂的种类（180mg 负荷量、90mg bid 维持量）（Ⅰ/B）；氯吡格雷仅限于普拉格雷和替格瑞洛不能获得或存在禁忌时使用（600mg 负荷量、75mg/d 维持量）（Ⅰ/B）；发生无复流或者血栓并发症时应当考虑使用糖蛋白Ⅱb/ Ⅲa 拮抗剂（Ⅱa/C）；拟行采取有创策略的 NSTE-ACS 患者诊断明确后应当考虑尽快给予替格瑞洛（180mg 负荷量、90mg，2 次 / 日维持量）、没有替格瑞洛时给予氯吡格雷（600mg 负荷量、75mg/d 维持量）作为预处理（Ⅱa/C）；坎格瑞洛可以考虑用于未曾服用 $P2Y_{12}$ 抑制剂的患者 PCI 时服用（Ⅱb/A）；糖蛋白Ⅱb/ Ⅲa 拮抗剂可以考虑用于未曾服用 $P2Y_{12}$ 抑制剂的患者 PCI 时服用（Ⅱb/C）；冠状动脉解剖状况尚不明确时不建议给予糖蛋白Ⅱb/ Ⅲa 拮抗剂做为预处理（Ⅲ/A）；冠状动脉解剖状况尚不明确时不建议给予普拉格雷（Ⅲ/B）。

②围术期处理：抗凝药物建议使用普通肝素（Ⅰ/C）；使用磺达肝葵钠的患者，建议给予普通肝素负荷量（85U/kg，联合糖蛋白Ⅱb/ Ⅲa 拮抗剂时 65U/kg）（Ⅰ/B）；术前皮下使用伊诺肝素的患者应当考虑使用伊诺肝素（Ⅱa/B）；有创操作结束后应当考虑立即停止肠外抗凝（Ⅱa/C）；可以考虑使用比伐卢定（0.75mg/kg 负荷量继之 1.75mg/（kg・h）静脉输注至术后 4h）作为普通肝素之外的选择（Ⅱb/A）；不建议普通肝素和低分子肝素交叉使用（Ⅲ/B）。

③ PCI 术后抗栓与维持治疗：ACS 置入支架的

患者除非有高危出血风险（如 PRECISE-DAPT ≥ 25）等禁忌证，阿司匹林联合 $P2Y_{12}$ 抑制剂 DAPT 治疗 12 个月（Ⅰ/A）；ACS 置入支架出血风险高危（如 PRECISE-DAPT ≥ 25）的患者，6 个月后可以考虑停用 $P2Y_{12}$ 抑制剂（Ⅱa/B）；ACS 置入 BRS 的患者在个体化权衡缺血和出血风险后应该考虑予以 DAPT 至少 12 个月至支架完全吸收（Ⅱa/C）；ACS 患者尤其是认为不适合 12 个月强化抗血小板治疗时，DAPT 方案可以考虑在血小板功能检测指导下对 $P2Y_{12}$ 抑制剂进行降阶使用（普拉格雷或替格瑞洛改为氯吡格雷）（Ⅱb/B）；ACS 没有出血并发症可以耐受 DAPT 时，可以考虑持续超过 12 个月（Ⅱb/A）；有高危缺血风险的心肌梗死患者可以耐受 DAPT 且没有出血并发症时，相比氯吡格雷或普拉格雷可以考虑优先使用替格瑞洛 60mg 每日两次联合阿司匹林 12 个月以上（Ⅱb/B）；没有脑卒中 /TIA 史、缺血风险高危且出血风险低危的 ACS 患者，可以考虑阿司匹林、氯吡格雷联合低剂量利伐沙班（2.5mg 每日两次 1 年）（Ⅱb/B）。

（2）急性 ST 段抬高型心肌梗死的抗栓治疗

①预处理：除非有禁忌证，所有患者都应给予阿司匹林（负荷量 150～300mg 口服或 75～250mg 静推，维持量 75～100mg 每日 1 次长期口服）（Ⅰ/A）；PCI 之前或者至少术中给予强效 $P2Y_{12}$ 抑制剂普拉格雷或替格瑞洛，两种药物不能获得或有禁忌时给予氯吡格雷，除非有高危出血风险等禁忌至少维持 12 个月（Ⅰ/A）；发生无复流或血栓并发症时应该考虑补救性使用糖蛋白Ⅱb/ Ⅲa 拮抗剂（Ⅱa/C）；坎格瑞洛可以考虑用于未曾服用 $P2Y_{12}$ 抑制剂的患者 PCI 时服用（Ⅱb/A）；糖蛋白Ⅱb/ Ⅲa 拮抗剂可以考虑用于未曾服用 $P2Y_{12}$ 抑制剂的患者 PCI 时服用（Ⅱb/C）。

②围术期处理：PCI 时所有患者都应予以抗凝（Ⅰ/A）；建议常规使用普通肝素（Ⅰ/C）；应当考虑常规使用伊诺肝素（Ⅱa/B）；可以考虑常规使用比伐卢定（Ⅱb/A）。

③ PCI 术后抗栓与维持治疗：同 NSTE-ACS。

16. *血运重建手术量与临床结果的关系* 术者经验影响临床结果（其是病情严重复杂的患者），整个医院团队的手术量越多临床结果越好。对术者和机构手术量的建议：应当考虑在年手术量≥ 200 例 CABG 的机构进行 CABG 手术（Ⅱa/C）；应当考虑在年 PCI 量≥ 400 例并且 24h/7 天开展 ACS 治疗的机构，由年手术量≥ 75 例的受过培训的术者对 ACS 患者行 PCI（Ⅱa/C）；应当考虑在年 PCI 量≥ 200 例的机构，由年手术量≥ 75 例的受过培训的术者对 SCAD 患者行 PCI（Ⅱa/C）；应当考虑年 PCI 量＜ 200 例的机构与年 PCI 量＞ 400 例的大容量机构纳入协作网，共享书面操作手册并交换术者和辅助人员（Ⅱa/C）；应当考虑由年左主干 PCI 量≥ 25 例的受过培训的术者进行左主干 PCI（Ⅱa/C）；对于非急诊高危 PCI（如左主干病变、仅存开通冠状动脉和复杂 CTO 病变），应当考虑仅限于有循环支持和重症监护病房的中心由经验丰富的术者实施（Ⅱa/C）。

17. *药物治疗、二级预防与随访策略* 建议急性心肌梗死接受 CABG 或 PCI 的患者参加心脏康复计划以改善临床结果（Ⅰ/A）；心肌血运重建后开始并强化包括药物治疗和生活方式改变的二级预防措施（Ⅰ/A）；血运重建患者定期复查（例如术后 3 个月、以后至少每年 1 次），以便重新评估症状和二级预防依从性，必要时强化药物治疗和生活方式调整（Ⅰ/C）。

对于有症状的患者：负荷试验提示中高危（低负荷量负荷影像提示心肌缺血、药物负荷试验早期诱发心肌缺血、可诱导的室壁运动异常或可逆性心肌灌注缺损≥ 10% 左室面积）时建议行冠状动脉造影检查（Ⅰ/C）；既往血运重建患者应该考虑影像负荷试验优于负荷心电图评估（Ⅱa/B）。对于无症状的患者：高危患者血运重建后 6 个月可以考虑进行无创影像负荷试验筛查（Ⅱb/C）；高危 PCI（如无保护左主干病变）后不论有无症状，可以考虑晚期（3～12 个月）进行冠状动脉造影筛查（Ⅱb/C）；PCI 后 1 年和 CABG 术后＞ 5 年可以考虑常规进行无创影像负荷试验筛查（Ⅱb/C）。

（赵汉军 颜红兵）

参考文献

[1] 2018 ESC/EACTS Guidelines on myocardial revascularization. Eur Heart J. 2019;40(2):87-165.

[2] 2014 ESC/EACTS Guidelines on myocardial revascularization: The Task Force on Myocardial Revascularization of the European Society of Cardiology (ESC) and the European Association for Cardio-Thoracic Surgery (EACTS)Developed with the special contribution of the European Association of Percutaneous Cardiovascular Interventions (EAPCI).Eur Heart J.2014;35(37):2541-619.

10. 欧美自发冠状动脉夹层专家共识解读

自发性冠状动脉夹层（SCAD）指与动脉粥样硬化或创伤无关、非医源性因素所致的心外膜冠状动脉夹层形成。SCAD 是急性冠状动脉综合征（ACS）、急性心肌梗死及猝死的重要原因，特别是在年轻女性及缺乏冠心病危险因素的患者中更为常见。导致 SCAD 的主要机制是壁内血肿（IMH）或内膜断裂导致冠状动脉壁内假腔形成，通过对真腔产生压迫而引起冠状动脉血流减少或阻塞。随着高敏肌钙蛋白检测和血管造影等诊断技术的提高，我们现已认识到 SCAD 不但比以往认为的更常见，而且与动脉粥样硬化性 ACS 在临床管理和预后方面存在很大差异。2018 年，欧洲心脏病学会（ESC）和美国心脏协会（AHA）分别发布了关于 SCAD 的立场声明和科学声明，可见 SCAD 正在引起更广泛的关注。

一、流行病学

SCAD 常见于无传统心血管危险因素（或危险因素很少）的患者，年轻女性人群中的发病率较高，但很多病例并未得到明确诊断。目前，SCAD 的诊断率较低，因此其确切的发病率尚不清楚。研究表明，SCAD 在所有造影病例中的诊断率为 0.07% ～ 0.2%，而除外医源性因素、创伤、动脉粥样硬化性夹层后，约 1% ～ 4% 的 ACS 由 SCAD 导致。

SCAD 不应再被视为围产期疾病。尽管 SCAD 女性患者年龄通常在 45 ～ 53 岁，但在 1884 例人群中均有报道。其中，妊娠和围生期病例约占 10%，21% ～ 27% 的妊娠期心肌梗死是由 SCAD 引起，而产后冠状动脉事件中有 50% 源于 SCAD。

SCAD 可发生于任何冠状动脉，但以左前降支发病率最高（32% ～ 46%）。在所有冠状动脉节段中，中远段是常见的发病部位。此外，多血管 SCAD 发病率为 9% ～ 23%

二、病理生理及相关危险因素

SCAD 的病理生理学机制尚未明确，仍需更多研究进一步阐明。SCAD 高危人群中，传统心血管危险因素常常较少。因此，其发生可能受多种因素影响。多项研究提示，SCAD 可能与纤维肌性发育不良（FMD）、女性、妊娠、炎症反应、遗传基因等因素存在相关性，而多种诱因的叠加可增加 SCAD 的易感性。

1. *肌纤维发育不良（FMD）与其他系统性动脉疾病*　SCAD 与多种动脉疾病存在相关性，最常见的即为多灶性 FMD。作为非动脉粥样硬化性非炎症性血管疾病，FMD 多发生于肾动脉、头 - 颈动脉、内脏动脉等，可导致相应动脉出现狭窄、纡曲、动脉瘤或夹层。其中，多灶性 FMD 是最常见的类型，在血管造影中表现为交替狭窄和扩张导致的“串珠状”改变。自 2012 年以来的数项研究表明，11% ～ 86% 的 SCAD 患者合并冠状动脉以外血管床的 FMD，而在排除了 3 项筛查＜ 50% 患者的研究后，该范围进一步缩小至 41% ～ 86%。

2. *妊娠与雌激素*　SCAD 存在很强的女性倾向性和妊娠相关性，约 90% 的 SCAD 病例为女性，提示雌激素可能发挥了病理生理学作用，仍有待证实。

妊娠相关性 SCAD（P-SCAD）所占比例相对较小，但却是妊娠期或产后女性心肌梗死的最常见病因，其机制尚未明确。多数 P-SCAD 发生于妊娠晚期或产后早期，最常累及左主干或左前降支。与非妊娠相关 SCAD 相比，P-SCAD 患者更为年轻，ST 段抬高型心肌梗死（STEMI）及左主干和多血管夹层发生率更高，左心室功能更差，但并发 FMD 的概率较低。

3. *炎症反应*　SCAD 通常不伴有全身性炎症反应。病例报告研究显示，SCAD 患者可合并系统性红斑狼疮、炎症性肠病、结节性多动脉炎、结节病、乳糜泻和冷球蛋白血症等多种系统性炎症性疾病，提示潜在冠状动脉血管炎或全身性炎症反应可增加 SCAD 风险。但是，这种潜在关联主要基于病例报告或小样本研究，缺乏因果关系。

4. *遗传与基因*　SCAD 不是一种强遗传性疾病，遗传性动脉疾病和结缔组织异常仅为 SCAD 的少见病因。尽管血管 Ehlers-Danlos 综合征、马方综合征、Loeys-Dietz 综合征和其他已知与动脉脆性和夹层相关的基因突变均可导致 SCAD，SCAD 的遗传学基础仍有待明确阐明。

5. *诱发因素*　高危患者与可引起自发性动脉撕裂或 IMH 的潜在诱因之间似乎存在复杂的联系。但这种联系并非存在于所有 SCAD 患者中，尤其是那些发病机制尚不清楚者。最常见的诱因是生理或精神压力过大。其中，精神压力过大常见于女性患者，而生理压力过大（如举重）则常见于男性患者。

与妊娠相关的激素触发因素不同，其他潜在激素介导的 SCAD 触发因素，如围绝经期状态、口服避孕药的使用、绝经后激素治疗、不孕不育治疗和大剂量皮质类固醇的使用等，虽然也有相关报道，但支持的数据有限。

三、临床表现

SCAD 的临床表现多种多样，患者就诊时的症状常与 ACS 相似，以胸痛最为常见（60% ～ 90%），且多伴有心肌酶的升高。26% ～ 87% 的 SCAD 患者表现为 STEMI，13% ～ 69% 表现为 NSTEMI，3% ～ 11% 表现为室性心律失常和心源性猝死。一项加拿大病例系列对 SCAD 临床表现进行了统计，结果发现：胸痛向手臂放射占 49.5%、向颈部放射占 22.1%，恶心和呕吐占 23.4%，出汗占 20.9%，呼吸困难占 19.3%，背痛 12.2%；关于胸痛的性质，9% 呈烧灼样，3.0% 呈肋膜炎样，1.0% 呈撕裂样，1.0% 呈体位性。

SCAD 的漏诊和延迟诊断很常见，因此部分患者没有及时接受冠状动脉检查，主要是由于缺乏传统冠心病危险因素而被列为 ACS 低危人群。尽管 SCAD 患者的肌钙蛋白水平在初诊时可能正常，但后期几乎总是升高的。一项加拿大研究发现，纳入研究的所有 168 名 SCAD 患者均出现肌钙蛋白 I 的升高，平均升高达 6μg/L。左室室壁活动异常也较为常见，但左室射血分数通常并不下降。

四、诊断

早期明确诊断对有 ACS 表现的 SCAD 患者来说极为重要。当患者为青年人或女性且缺乏传统心血管危险因素时，需警惕 SCAD。目前还没有确定的 SCAD 特异性血液标志物。当怀疑患者发生了 SCAD 时，应尽早行冠状动脉造影。大多数病例可以单独根据血管造影进行诊断，多血管 SCAD 占 5%13%。但冠状动脉造影为二维影像，无法显示管壁结构，诊断困难时可考虑血管内超声（IVUS）或光学相干断层成像（OCT）等。这些腔内影像学手段可提供血管壁和冠状动脉腔的断层图像，在诊断 SCAD 中具有重要价值。

SCAD 的鉴别诊断包括动脉粥样硬化性 ACS、冠状动脉痉挛、Takotsubo 心肌病、冠状动脉血栓栓塞以及冠状动脉非阻塞型心肌梗死（MINOCA）。在血压允许的情况下，应在冠状动脉内应用硝酸甘油，确保血管完全舒张并排除合并冠状动脉痉挛的可能性。

1. *冠状动脉造影及 SCAD 分型*　SCAD 在冠状动脉造影上的典型征象包括多个射线可透的腔隙和腔外造影剂潴留，提示可能存在螺旋夹层或腔内充盈缺损。联合腔内影像学可以确认 IMH 的存在并且确诊 SCAD。SCAD 冠状动脉造影分型（Saw 分型，图 1）如下：

1 型：有多个射线可透的腔隙或管壁造影剂充盈的典型征象（图 1A）。

2 型：存在长度、狭窄程度不同的多发狭窄；变异型 2A 型指由正常的近段和远端所限定的弥漫性动脉狭窄（图 1B），变异型 2B 型是指弥漫性狭窄延伸至动脉远端（图 1C）。

3 型：局灶性或管状狭窄，通常长度＜ 20mm，与动脉粥样硬化相似（图 1D）。

4 型：血管完全闭塞，通常为远端血管，诊断较为困难（1E）。

2. *腔内影像学*　对于造影诊断困难或无法诊断的病例而言，腔内影像学检查可作为辅助诊断手段，主要包括 IVUS 和 OCT。

IVUS 可以检测出内膜撕裂、假腔形成、IMH 以及腔内血栓，但其分辨率并不能将以上病变特征完全区分开来。IVUS 的优势在于其穿透力较强，可以评估 IMH 的深度和范围。

OCT 使用光波，分辨率高，可清楚显示动脉管壁结构，使 SCAD 的诊断变得简单。在显示管腔 - 内膜界限、内膜撕裂、假腔、IMH、腔内血栓方面，OCT 明显优于 IVUS。当造影不能明确诊断时，若腔内成像安全，可考虑行 OCT。

值得注意的是，腔内成像技术同样存在一定的潜在风险，如使夹层范围扩大、真腔闭塞等。因此，进行腔内成像学检查之前，要先权衡其获益与风险。

3. *冠状动脉 CTA*　冠状动脉 CTA 是中低危 ACS 表现患者评估冠状动脉情况的有效工具。但对于高危 ACS 患者且考虑 SCAD 时，并不推荐冠状动脉 CTA 作为首选。

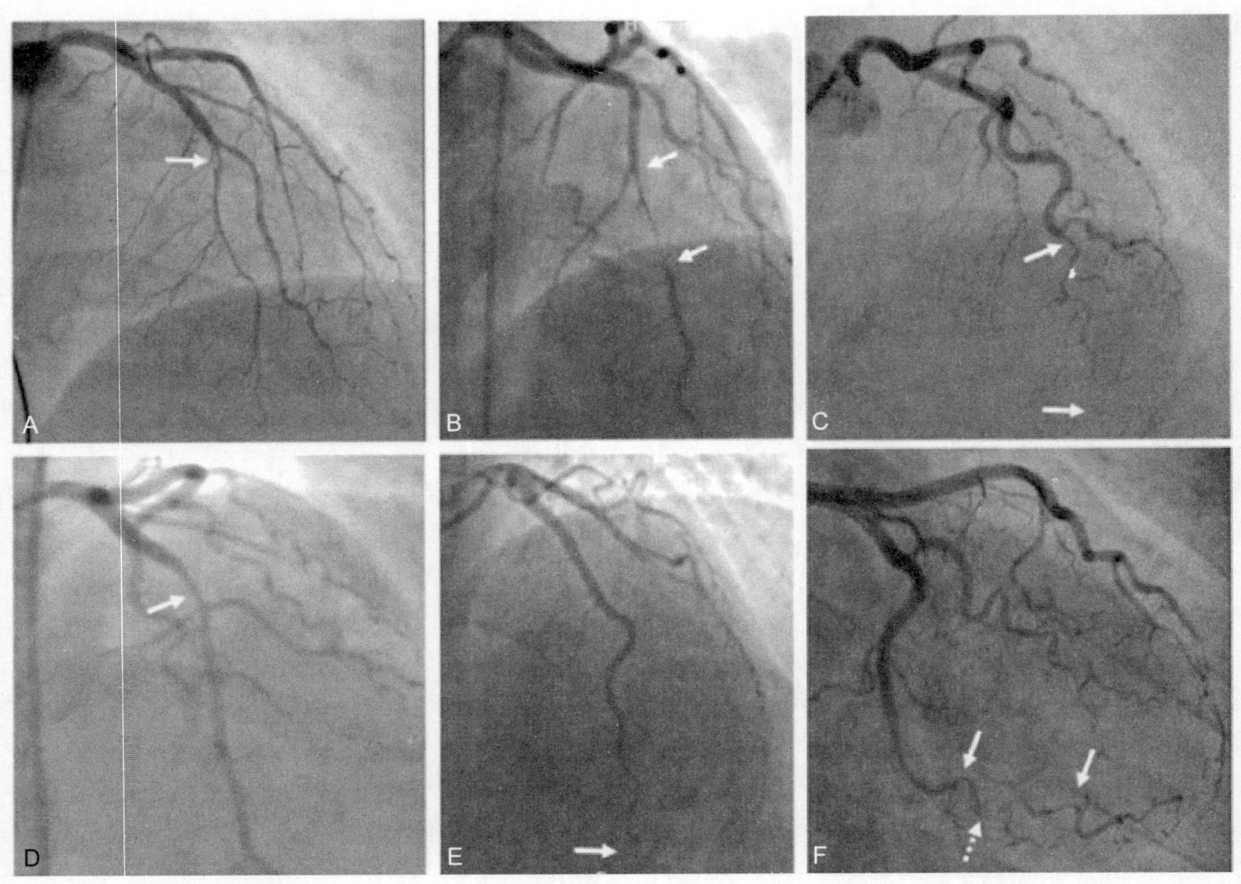

图 1　自发性冠状动脉夹层的血管造影分型

A. 1 型（占 29% ～ 48%）; B.2A 型 ; C. 2B 型（2 型占 52% ～ 67%）; D. 3 型（占 0% ～ 3.9%）; E.4 型 ; F.1/2 中间型（图片摘自 Adlam D, Alfonso F, Maas A and Vrints C. European Society of Cardiology, acute cardiovascular care association, SCAD study group: a position paper on spontaneous coronary artery dissection. Eur Heart J 2018; 39: 3353-3368）

在冠状动脉 CTA 上，SCAD 表现为血管内存在两个腔，夹层内造影剂潴留。对于 SCAD 患者来说，冠状动脉 CTA 可作为随访的工具，尤其对于夹层发生于近端或直径较大冠状动脉的患者。

五、急性期管理

1. *保守治疗*　尽管没有充分的前瞻性研究常规进行 SCAD 后复查血管造影，但现有的观察性数据显示，如果采用保守治疗，大多数 SCAD 患者的病情将趋向稳定及痊愈。保守治疗数周至数月后，70% ～ 97%SCAD 患者复查血管造影时可发现病变“愈合”。仍有少数患者的夹层持续存在，但目前既不清楚夹层持续存在的原因，也不清楚随后是否发生了晚期愈合。SCAD 病变愈合的时间尚不明确，一般可在数天内检测到，常在 1 个月后观察到。

值得注意的是，少数采取保守治疗的患者随后可能需要进行血运重建。在保守治疗的患者中，5% ～ 10% 的 SCAD 患者可能会出现再发心肌梗死的早期并发症，主要与急性发作后 7 天内的夹层范围扩大有关。这些患者中的大多数需要进行紧急血运重建，但目前尚未发现急性恶化在血管造影学或临床上的预测因子。因此，延长住院观察时间是 SCAD 患者采取保守治疗策略的一部分。

此外，对于持续缺血、左主干剥离或血流动力学不稳定的高危患者，保守治疗可能并不合适。在这种情况下，应该考虑采用 PCI 或冠状动脉旁路移植术（CABG）进行紧急干预，但此类决策应根据冠状动脉解剖以及术者或诊疗中心的实际情况进行个体化考虑。

2. *经皮冠状动脉介入治疗*（PCI）　血运重建存在很大的挑战性。观察性研究显示，SCAD 患者进行 PCI 后并未获得最佳结局，而且术后冠状动脉并发症风险增加，如医源性动脉夹层、PCI 相关夹层扩展、导丝误入假腔、血管闭塞、支架内血栓和再狭窄等。梅奥诊所的一项研究（纳入 189 例患者）发现，早期 PCI 的失败率为 53%，即使忽略其中残余狭窄的病例，失败率仍有 30%；其中，13% 需要进行急诊 CABG，4% 需要再次急诊 PCI，并且有 1 例死亡。一项加拿大病例系列研究中，血运重建术的失败率达 36%；其中，12% 需要进行急诊 CABG，6% 出现支架内血栓。

关于置入支架的选择，推荐使用第二代药物洗脱支架（DES）。而鉴于对 SCAD 病变进行 PCI 的不良事件，已经出现了一些不太传统的介入方法，目前仍缺乏随机研究的证据支持，因此不做特别推荐。目前仍需要进一步研究明确，当需要血运重建时，最佳的 PCI 策略是什么。

3. *冠状动脉旁路移植（CABG）* CABG 通常应用于 PCI 失败或出现 PCI 相关并发症的持续心肌缺血或梗死的高危患者。对于左主干或多血管 SCAD 的患者，无论采取保守或 PCI 策略都有很高风险，也可考虑 CABG。如果夹层范围超出移植血管的吻合部位，CABG 可能具有一定挑战性，手术时必须非常小心以确保能够吻合到血管真腔。

到目前为止，关于对 SCAD 患者进行 CABG 的研究资料仅限于病例报告和小病例系列（523 例）。这些有限的数据结果提示，CABG 治疗短期效果是好的，但在，梅奥诊所的研究发现，长期随访中 CABG 失败率很高；几乎可以肯定的是，高失败率的原因是随后的 SCAD 血管愈合导致竞争性血流的出现，从而促进了桥血管的闭塞。此外，该研究还表明，CABG 不能预防 SCAD 的复发。

六、药物治疗

SCAD 治疗的最终目标是减轻症状，改善短期和长期预后，并防止 SCAD 的复发。但是，目前尚无关于 SCAD 的随机对照试验比较不同的药物治疗策略。因此，SCAD 药物治疗的推荐主要基于病例和注册观察、临床经验及非 SCAD-ACS 治疗指南的推断。

1. *溶栓、抗凝和抗血小板治疗* 鉴于 SCAD 在病理生理、缺血机制等方面与动脉粥样硬化性 ACS 存在诸多差异，许多研究者对 SCAD 患者接受 ACS 标准治疗的合理性存在质疑。

（1）溶栓：SCAD 急性期治疗禁止溶栓。尽管个别 SCAD 病例成功地进行了溶栓治疗，但溶栓后夹层扩大、冠状动脉破裂风险升高，因此不做推荐。

（2）抗凝：同样存在出血风险。在血运重建过程中，抗凝治疗应限于急性期给药，长期使用需评估临床适应证（如左心室血栓或血栓栓塞）。对于住院期间开始抗凝治疗的患者，若无其他全身抗凝指征，可在确诊 SCAD 后停止抗凝治疗。

（3）抗血小板治疗：对于接受 PCI 的 SCAD 患者应在 PCI 术后接受指南规定的抗血小板治疗，而对未行 PCI 的 SCAD 患者是否需要接受双联抗血小板治疗（DAPT）尚无明确证据，出血风险以及女性月经过多的问题使抗血小板治疗进一步复杂化。大多数研究者主张急性期采用 DAPT（通常是阿司匹林 + 氯吡格雷）。一些研究者认为应终身服用阿司匹林，而另一些人质疑这种做法。双抗治疗及随后的单药治疗最佳疗程仍不确定。目前尚无研究数据支持急性 SCAD 患者应用 GP Ⅱb/Ⅲa 抑制剂。

2. *ACEI/ARB、MRA、β 受体阻滞剂和血管舒张剂治疗* 左心室收缩功能严重下降的患者应遵循当前指南使用 ACEI/ARB、盐皮质激素受体拮抗剂（MRA）和 β 受体阻滞剂。但在这一年轻人群中，低血压常常限制了药物剂量的增加，而对于 SCAD 后左室收缩功能无明显损害的情况，药物治疗也存在诸多争议。

SCAD 发生后应用血管扩张药物的主要作用为缓解症状。对于 SCAD 急性期或复发性胸痛，可经验性使用硝酸酯类和钙通道阻滞剂，同时需要权衡其不良反应与获益。

3. *他汀类药物* SCAD 在病理生理方面上与胆固醇没有明确关联，因此 SCAD 后不常规推荐使用他汀类药物。无论是否存在 SCAD 事件，对于符合指南推荐的动脉粥样硬化一级预防及确认合并动脉粥样硬化疾病或糖尿病的患者，可考虑应用他汀类药物。

4. *避孕和激素替代* SCAD 常见于育龄期女性，因此有专家推测 SCAD 的发生与女性性激素相关。SCAD 后进行激素避孕和激素替代治疗也正是基于二者之间假定的病理生理学联系，但这种联系的确切性质仍有待进一步阐明。目前尚无直接证据表明两者相关，但可能的话应尽量减少激素摄入（包括避孕药和绝经后雌激素治疗）。SCAD 患者推荐的避孕方式如下：男性伴侣输精管结扎，输卵管结扎，或者通过子宫内装置局部释放小剂量孕激素。

七、妊娠

大多数妊娠相关性 SCAD（P-SCAD）发生在分

娩后的第 4 周，但几乎在妊娠的所有阶段都有报道。目前，SCAD 幸存者中关于妊娠风险的数据有限，但无论是计划内还是计划外妊娠，都存在 SCAD 复发的潜在风险，而且越来越多的证据也表明，P-SCAD 可能导致更糟糕的结果。

尽管妊娠带来了特殊情况，但在治疗原则上，P-SCAD 与非妊娠相关性 SCAD 基本一致。如果没有持续缺血或梗死的证据，不伴有血流动力学不稳定或高危的解剖结构，P-SCAD 也宜采取保守治疗。

对于妊娠或哺乳期女性，SCAD 后药物治疗需谨慎。在妊娠和哺乳期间使用小剂量阿司匹林是安全的。氯吡格雷在 SCAD 中的作用尚不明确，对于未行 PCI 者在妊娠期间使用应个体化。在妊娠或哺乳期间使用氯吡格雷并没有明确的安全数据，尽管有病例报告可以安全使用，但一般不建议哺乳女性应用。P-SCAD 的特殊考虑还包括避免致畸药物。尽管 β 受体阻滞剂与胎儿生长受限相关，但可在妊娠期间被用于治疗高血压，其中拉贝洛尔是首选的药物，尤其是在妊娠早期。

八、预后、复发和康复治疗

与其他原因导致的心肌梗死一样，SCAD 后需要评估左心室功能，来指导进一步治疗。FMD 和非他冠状动脉血管异常与 SCAD 密切相关，因此，推荐对冠状动脉外血管病变进行评估。除血管相关的体格检查外，血管造影、MRI、CTA、多普勒超声等影像学检查也必不可少，以排查狭窄、夹层、动脉瘤等病变的可能。

SCAD 患者的远期死亡率较低。美国梅奥诊所的研究数据显示，患者的 10 年生存率为 92%；一项意大利的数据显示，6 年生存率为 94.4%；一项加拿大的研究报告显示，随访 3.1 年的死亡率为 1.2%。一项日本的研究对 63 例患者进行随访，中位随访时间为 34 个月，仅有 1 例死亡病例。

尽管 SCAD 通常预后良好，但也有很多复发病例。在 23 年的中期随访中，10% ～ 30% 的患者出现主要心脏不良事件（MACE），大部分源于 SCAD 复发引起心肌梗死（15% ～ 22%）。在 57 年的更长期随访中，MACE 发生率达 15% ～ 37%，而美国梅奥诊所的研究提示，随访 10 年的 MACE 发生率高达 47.4%。除了 β 受体阻滞剂和控制高血压的潜在获益外，目前尚无研究显示当前的治疗策略能够降低复发率。

SCAD 后复发性胸痛较常见，通常需要结合心电图和高敏肌钙蛋白检验进行仔细评估。由于患者继发性医源性夹层风险增加，有创血管造影仅适用于明显缺血或心肌坏死证据的患者。此外，CTCA 在排除复发性 SCAD 中的作用，仍有待进一步明确。而在排除复发 SCAD 的情况下，减少血管痉挛的血管舒张剂对于缓解胸痛可能有效。也有报道称，小剂量避孕可能改善周期性发作的症状。

SCAD 患者应考虑心脏康复。尽管运动有时可成为 SCAD 的诱发因素，但 SCAD 后大幅度减少运动量并不恰当。临床医生可能会考虑采用与温哥华总医院 SCAD 项目类似的保守方案进行心脏康复的入门运动平板试验（血压不高于 130/80mmHg；心率储备的 50% ～ 70%；2 ～ 12 磅的自由重量，从低强度开始逐渐增加）。但是，在缺乏有益或有害证据的情况下，这样的心率和举重限制仍显得武断，需要进行更大的前瞻性研究予以明确和细化。

（张瑞岩　汉　辉）

参考文献

[1] Adlam D, Alfonso F, Maas A and Vrints C. European Society of Cardiology, acute cardiovascular care association, SCAD study group: a position paper on spontaneous coronary artery dissection. Eur Heart J, 2018, 39: 3353-3368.

[2] Hayes SN, Kim ESH, Saw J, Adlam D, Arslanian-Engoren C, Economy KE, Ganesh SK, Gulati R, Lindsay ME, Mieres JH, Naderi S, Shah S, Thaler DE, Tweet MS and Wood MJ. Spontaneous Coronary Artery Dissection: Current State of the Science: A Scientific Statement From the American Heart Association. Circulation, 2018, 137: e523-e557.

[3] Vanzetto G, Berger-Coz E, Barone-Rochette G, Chavanon O, Bouvaist H, Hacini R, Blin D and Machecourt J. Prevalence, therapeutic management and medium-term prognosis of spontaneous coronary artery dissection: results from a database of 11,605 patients. Eur J Cardiothorac Surg, 2009, 35: 250-254.

[4] Mortensen KH, Thuesen L, Kristensen IB and Christiansen EH. Spontaneous coronary artery dissection: a Western Denmark Heart Registry study. Catheter Cardiovasc Interv, 2009, 74: 710-717.

[5] Nishiguchi T, Tanaka A, Ozaki Y, Taruya A, Fukuda S, Taguchi H, Iwaguro T, Ueno S, Okumoto Y and Akasaka T. Prevalence of spontaneous coronary artery dissection

in patients with acute coronary syndrome. Eur Heart J Acute Cardiovasc Care, 2016, 5: 263-270.

[6] Elkayam U, Jalnapurkar S, Barakkat MN, Khatri N, Kealey AJ, Mehra A and Roth A. Pregnancy-associated acute myocardial infarction: a review of contemporary experience in 150 cases between 2006 and 2011. Circulation, 2014, 129: 1695-1702.

[7] Bush N, Nelson-Piercy C, Spark P, Kurinczuk JJ, Brocklehurst P and Knight M. Myocardial infarction in pregnancy and postpartum in the UK. Eur J Prev Cardiol 2013; 20: 12-20.

[8] Tweet MS, Hayes SN, Pitta SR, Simari RD, Lerman A, Lennon RJ, Gersh BJ, Khambatta S, Best PJ, Rihal CS and Gulati R. Clinical features, management, and prognosis of spontaneous coronary artery dissection. Circulation, 2012, 126: 579-588.

[9] Saw J, Ricci D, Starovoytov A, Fox R and Buller CE. Spontaneous coronary artery dissection: prevalence of predisposing conditions including fibromuscular dysplasia in a tertiary center cohort. JACC Cardiovasc Interv, 2013, 6: 44-52.

[10] Eleid MF, Guddeti RR, Tweet MS, Lerman A, Singh M, Best PJ, Vrtiska TJ, Prasad M, Rihal CS, Hayes SN and Gulati R. Coronary artery tortuosity in spontaneous coronary artery dissection: angiographic characteristics and clinical implications. Circ Cardiovasc Interv, 2014, 7: 656-662.

[11] Liang JJ, Prasad M, Tweet MS, Hayes SN, Gulati R, Breen JF, Leng S and Vrtiska TJ. A novel application of CT angiography to detect extracoronary vascular abnormalities in patients with spontaneous coronary artery dissection. J Cardiovasc Comput Tomogr, 2014, 8: 189-197.

[12] Saw J, Aymong E, Sedlak T, Buller CE, Starovoytov A, Ricci D, Robinson S, Vuurmans T, Gao M, Humphries K and Mancini GB. Spontaneous coronary artery dissection: association with predisposing arteriopathies and precipitating stressors and cardiovascular outcomes. Circ Cardiovasc Interv, 2014, 7: 645-655.

[13] Prasad M, Tweet MS, Hayes SN, Leng S, Liang JJ, Eleid MF, Gulati R and Vrtiska TJ. Prevalence of extracoronary vascular abnormalities and fibromuscular dysplasia in patients with spontaneous coronary artery dissection. Am J Cardiol, 2015, 115: 1672-1677.

[14] Henkin S, Negrotto SM, Tweet MS, Kirmani S, Deyle DR, Gulati R, Olson TM and Hayes SN. Spontaneous coronary artery dissection and its association with heritable connective tissue disorders. Heart, 2016, 102: 876-881.

[15] McGrath-Cadell L, McKenzie P, Emmanuel S, Muller DW, Graham RM and Holloway CJ. Outcomes of patients with spontaneous coronary artery dissection. Open Heart, 2016, 3: e000491.

[16] Koller PT, Cliffe CM and Ridley DJ. Immunosuppressive therapy for peripartum-type spontaneous coronary artery dissection: case report and review. Clin Cardiol, 1998, 21: 40-46.

[17] Ito H, Taylor L, Bowman M, Fry ET, Hermiller JB and Van Tassel JW. Presentation and therapy of spontaneous coronary artery dissection and comparisons of postpartum versus nonpostpartum cases. Am J Cardiol, 2011, 107: 1590-1596.

[18] Cade JR, Szarf G, de Siqueira ME, Chaves A, Andrea JC, Figueira HR, Gomes MM, Jr., Freitas BP, Filgueiras Medeiros J, Dos Santos MR, Fiorotto WB, Daige A, Goncalves R, Cantarelli M, Alves CM, Echenique L, de Brito FS, Jr., Perin MA, Born D, Hecht H and Caixeta A. Pregnancy-associated spontaneous coronary artery dissection: insights from a case series of 13 patients. Eur Heart J Cardiovasc Imaging, 2017, 18: 54-61.

[19] Tweet MS, Hayes SN, Codsi E, Gulati R, Rose CH and Best PJM. Spontaneous Coronary Artery Dissection Associated With Pregnancy. J Am Coll Cardiol, 2017, 70: 426-435.

[20] Tweet MS, Eleid MF, Best PJ, Lennon RJ, Lerman A, Rihal CS, Holmes DR, Jr., Hayes SN and Gulati R. Spontaneous coronary artery dissection: revascularization versus conservative therapy. Circ Cardiovasc Interv, 2014, 7: 777-786.

[21] Lettieri C, Zavalloni D, Rossini R, Morici N, Ettori F, Leonzi O, Latib A, Ferlini M, Trabattoni D, Colombo P, Galli M, Tarantini G, Napodano M, Piccaluga E, Passamonti E, Sganzerla P, Ielasi A, Coccato M, Martinoni A, Musumeci G, Zanini R and Castiglioni B. Management and Long-Term Prognosis of Spontaneous Coronary Artery Dissection. Am J Cardiol, 2015, 116: 66-73.

[22] Nakashima T, Noguchi T, Haruta S, Yamamoto Y, Oshima S, Nakao K, Taniguchi Y, Yamaguchi J, Tsuchihashi K, Seki A, Kawasaki T, Uchida T, Omura N, Kikuchi M, Kimura K, Ogawa H, Miyazaki S and Yasuda S. Prognostic impact of spontaneous coronary artery dissection in young female patients with acute myocardial infarction: A report from the Angina

Pectoris-Myocardial Infarction Multicenter Investigators in Japan. Int J Cardiol, 2016, 207: 341-348.

[23] Rashid HN, Wong DT, Wijesekera H, Gutman SJ, Shanmugam VB, Gulati R, Malaipan Y, Meredith IT and Psaltis PJ. Incidence and characterisation of spontaneous coronary artery dissection as a cause of acute coronary syndrome--A single-centre Australian experience. Int J Cardiol, 2016, 202: 336-338.

[24] Rogowski S, Maeder MT, Weilenmann D, Haager PK, Ammann P, Rohner F, Joerg L and Rickli H. Spontaneous Coronary Artery Dissection: Angiographic Follow-Up and Long-Term Clinical Outcome in a Predominantly Medically Treated Population. Catheter Cardiovasc Interv, 2017, 89: 59-68.

[25] Luong C, Starovoytov A, Heydari M, Sedlak T, Aymong E and Saw J. Clinical presentation of patients with spontaneous coronary artery dissection. Catheter Cardiovasc Interv, 2017, 89: 1149-1154.

[26] Saw J. Coronary angiogram classification of spontaneous coronary artery dissection. Catheter Cardiovasc Interv, 2014, 84: 1115-1122.

[27] Saw J, Mancini GB, Humphries K, Fung A, Boone R, Starovoytov A and Aymong E. Angiographic appearance of spontaneous coronary artery dissection with intramural hematoma proven on intracoronary imaging. Catheter Cardiovasc Interv, 2016, 87: E54-61.

[28] Havakuk O, Goland S, Mehra A and Elkayam U. Pregnancy and the Risk of Spontaneous Coronary Artery Dissection: An Analysis of 120 Contemporary Cases. Circ Cardiovasc Interv, 2017, 10.

[29] Saw J, Humphries K, Aymong E, Sedlak T, Prakash R, Starovoytov A and Mancini GBJ. Spontaneous Coronary Artery Dissection: Clinical Outcomes and Risk of Recurrence. J Am Coll Cardiol, 2017, 70: 1148-1158.

[30] Chou AY, Prakash R, Rajala J, Birnie T, Isserow S, Taylor CM, Ignaszewski A, Chan S, Starovoytov A and Saw J. The First Dedicated Cardiac Rehabilitation Program for Patients With Spontaneous Coronary Artery Dissection: Description and Initial Results. Can J Cardiol, 2016, 32: 554-560.

11. 晕厥的诊断与评估

晕厥是由于多种原因引起的一过性脑灌注不足导致的短暂性意识丧失，一般为突然发作，迅速完全恢复。晕厥是临床多种疾病的常见症状，有19%的人一生中会发生晕厥，约占急诊患者的3%～5%。晕厥的原因有神经介导性（反射性）、直立性低血压性、心源性、脑源性、代谢性和精神性等因素，其中血管迷走性晕厥是最常见的病因，呈良性经过。而心源性晕厥危险性最高，临床预后最差，因此需要临床医生对晕厥的病因进行正确评估和合理诊疗，才能高效地维护患者的生命安全，同时减少社会医疗经费的不必要开销和患者不必要的心理负担。本文将结合2017年由美国心脏病学会（ACC）、美国心脏协会（AHA）与美国心律协会（HRS）联合颁布了晕厥诊断与处理指南及2018年欧洲心脏病学会颁布新的晕厥诊断和管理指南，以循证医学为指导，对晕厥的临床诊疗进展作总结。

一、晕厥初始评估

短暂性意识丧失（transient loss of consciousness，TLOC）的临床特征主要来自患者及目击者的病史采集。对首次就诊的可能为TLOC的患者，病史采集时首先应该明确其是否为真正的TLOC。TLOC具有4个特异性的临床特征：短时程，运动控制异常、反应缺失、意识丧失时记忆缺失。通过病史采集，一般可识别TLOC的主要类型。图1显示了TLOC的评估流程。初步评估时，应该回答以下关键问题：①该事件是短暂性意识丧失吗？②如果是短暂性意识丧失，是晕厥还是非晕厥？③如果怀疑晕厥，病因诊断明确吗？④是否有证据提示有发生心血管事件或死亡的高风险？

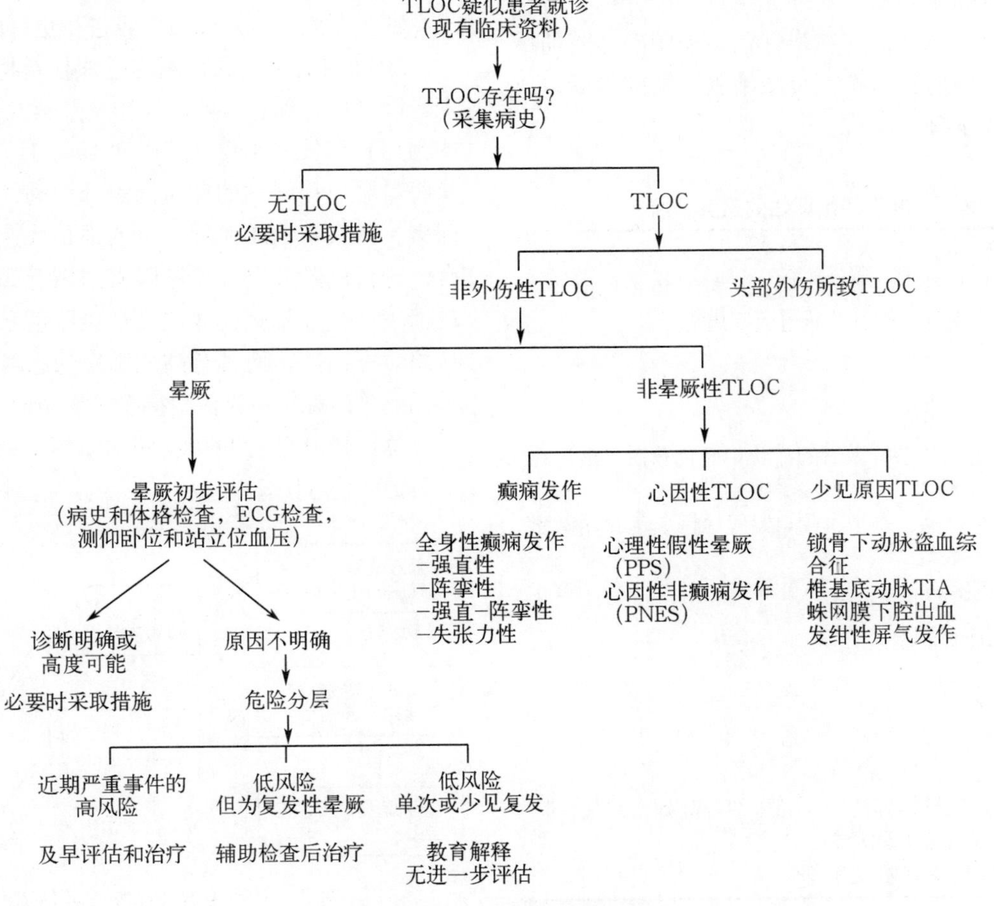

图1 TLOC的初步评估流程

当怀疑是癫痫发作或心理精神因素致 TLOC 发作时，应该采取相应的治疗措施。通过详细采集病史，医生可从发生 TLOC 患者中鉴别诊断出约 60% 的晕厥患者。

二、基于初始评估的晕厥诊断

对短暂性意识丧失怀疑为晕厥的诊断性评估是晕厥的初始评估。它包括①对现在和既往发作进行详细的病史采集，也包括对目击者进行当面或电话询问；②进行体格检查，包括测量仰卧位和站立位的血压；③心电图检查。

根据上述结果，必要时可进行其他检查项目：①当怀疑为心律失常性晕厥时，应即刻行心电监测；②当既往有心脏病病史，提示为结构性心脏病或继发于心血管病因的晕厥时，行超声心动图检查；③对年龄＞ 40 岁的患者行颈动脉窦按摩检查；④当怀疑为直立性低血压或反射性晕厥时，行直立倾斜试验；⑤当有相应的临床指征时，进行血液检查，如怀疑出血时检查血细胞比容和血红蛋白，怀疑缺氧时查氧饱和度及血气分析，怀疑心肌缺血相关性晕厥时测定肌钙蛋白浓度，怀疑肺栓塞时检查D - 二聚体等。

当晕厥的诊断基本明确无须进一步评估，可制定相应的治疗方案。在初步评估不能明确诊断的情况下，表 1 中的临床特征可能给出可能的诊断，或者排除某些诊断。

表 1　基于初始评估的晕厥诊断

反射性晕厥
- 病史长，反复发作性晕厥特别是发生在 40 岁以前
- 发生在不良视觉、声音、味道或疼痛之后
- 长时间站立
- 进餐时
- 在拥挤或热的环境中
- 晕厥前自主神经系统激活的症状：面色苍白、出汗和（或）恶心 / 呕吐
- 眩晕或由于肿瘤、剃须、领口紧等原因引起颈动脉窦压力增高的表现
- 无基础心脏疾病

直立位低血压性晕厥
- 站立当时或之后
- 长时间站立
- 劳累后站立
- 餐后低血压
- 扩血管药物、抗抑郁药物、利尿剂等起始或剂量调整导致低血压存在时间相关性
- 有自主神经病变或帕金森病

续表

心脏源性晕厥
- 仰卧位或运动时晕厥
- 突然出现的心悸后晕厥
- 不可解释的年轻人猝死家族史
- 存在结构性心脏病或冠心病
- 心电图提示心律失常源性晕厥
  - 双分支阻滞（左或右束支阻滞合并左前或左后分支阻滞）
  - 其他室内传导不正常 (QRS 时限≥ 0.12s)
  - 二度 I 型房室传导阻滞和一度房室传导阻滞伴有明显 PR 间期延长
  - 无症状的轻度不恰当的窦性心动过缓 (40 ～ 50 次 / 分) 或未应用减慢心率药物的慢房颤 (40 ～ 50 次 / 分)
  - 非持续性室性心动过速
  - 预激的 QRS 综合波
  - 长或短的 QT 间期
  - 早期复极
  - $V_{1\sim3}$ 导联 1 型 ST 段抬高 (Brugada 波形)
  - 右胸前导联负向 T 波，epsilon 波提示 ARVC
  - 肥厚型心肌病存在左室肥厚

三、晕厥的急诊评估流程

晕厥急诊评估流程旨在识别高危险度的晕厥患者并进行治疗，目的是减少住院，减少漏诊和误诊，减少医疗费用。还推荐建立晕厥单元、使用快速通道以便于晕厥单元对晕厥患者进行更好的评估。

2017 版美国晕厥诊断与处理指南将晕厥分为短期风险（患者到急诊就诊开始及晕厥发生后 30 天内的预后）和长期风险（随访到 12 个月），而 ESC 指南将晕厥急诊评估的危险因素分为高危因素和低危因素。其实不论如何划分目的都是快速识别高危患者，进行危险分层。低危因素的患者如反射性晕厥或情境相关性晕厥或体位性低血压性晕厥可以直接从急诊室出院，而具有高危因素的患者则需在晕厥单元或急诊观察室或住院接受早期全面及时的评估。

急诊晕厥患者的初步评估实际上是需要回答 3 个关键问题（图 2）。

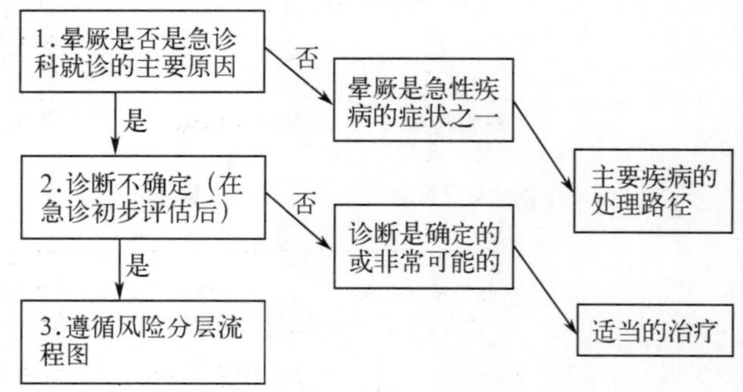

图 2　晕厥患者急诊初步评估流程

1. *患者是否存在引起晕厥的严重疾病* 急诊医生主要目的是确定基本诊断，特别是与潜在的迅速恶化的临床情况相关的诊断。如果这些基础疾病在短期内会导致远远超过晕厥本身的严重后果，那后续的治疗应主要集中在治疗基础疾病方面。40% ～ 45% 的非心血管疾病和一些危及生命的心血管疾病在急诊室就表现得相当明显。具有高危特征的表现如新发的胸闷不适、气促、运动时或平卧位晕厥提示基础疾病严重，而一些低危特征比如与反射性晕厥、直立性低血压性晕厥等则提示预后良好。

2. *如果原因不确定，出现严重后果的风险有多大* 在导致晕厥的病因不能确定的情况下危险分层尤为重要（图 3），危险分层根据晕厥发作的临床特征、既往病史、体格检查、心电图特征等方面进行评估。根据分层识别低危患者，接受相关教育即可出院；识别可能的高危心血管疾病特征患者，其需接受紧急的评估，可能需要住院。高危患者最可能是心源性晕厥，存在结构性心脏病和原发性心电疾病是心脏性猝死的高危因素。

3. *患者是否应该住院* 只有短期有严重临床后果高危患者需考虑住院治疗，识别这些高危患者确保其接受早期、快速、有效的治疗特别重要。在临床诊疗中约 50% 的急诊晕厥患者接受住院治疗。对于低危患者不必要的住院可能是有害的，应用临床决策原则和标准化的操作流程仍不能改变目前的现状。

临床诊疗过程中晕厥前驱症状与晕厥同样重要，不可忽视；诊断性的影像学检查和实验室检查如 X 线、头颅 CT 和常规的血清学检查、D- 二聚体以及心肌标志物检查的诊断价值有限，新指南提出对于基于危险分层的晕厥患者而言不需常规进行上述检查；同时指南强调了建立晕厥单元的重要性，认为它在大多数情况下都是高效的，可以为门诊患者提供早期快速全面的诊疗；为减少不恰当的住院，已置入心脏器械有晕厥的患者需进行装置的程控检查。

在晕厥诊断性方法评价中强调了长程心电监测（无创及有创）的作用，心电监测包括院内床边心电监护、Holter 检查、体外或置入式心电事件记录仪（implantable loop recorder, ILR）和远程心电监测等。通过长程心电监测，在不影响患者日常生活情况下，随时采集心电图，且监测时间长，可以为一过性心律失常及心源性晕厥提供最佳的检测方法。晕厥的诊疗原则主要是明确病因给予相应的治疗，处理原发病及防治并发症。

（1）反射性晕厥：反射性晕厥的诊疗主要以非药物治疗为主，重点是管理患者，包括教育、生活方式改善、告知患者疾病的良性过程等，但对于病情较重的患者，特别是频繁发作者可能影响患者生活质量、再发晕厥前无或仅有短暂的前驱症状或从事高危职业及作业活动（如驾驶、高空作业、机器操作、飞行、游泳等）时发生晕厥，对于该类患考则需要考虑更多的治疗及管理方案。以心脏停搏为主的反射性晕厥患者，可行起搏器置入治疗，主要使用具有频率骤降感应功能的双腔起搏器。在置入永久起搏器之前需评估该类晕厥患者的症状发作是否与心动过缓有关。

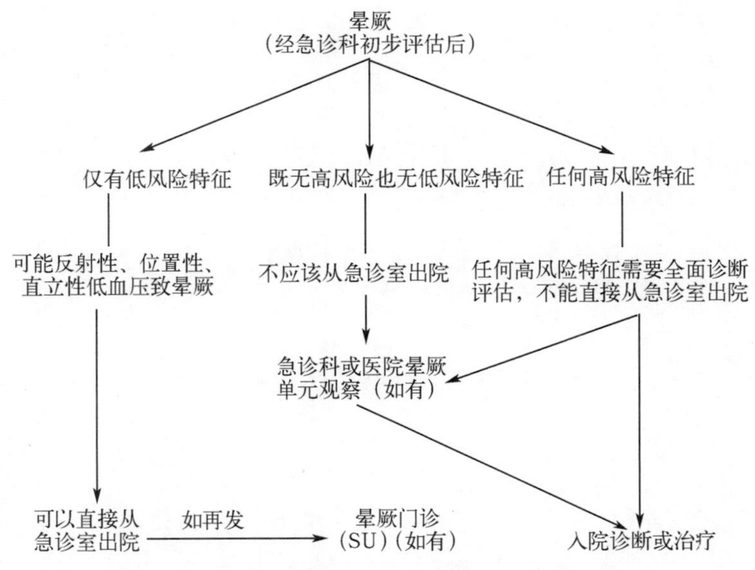

图 3　晕厥患者急诊评估危险分层流程图

(2) 心源性晕厥：必须针对病因治疗，根据适应证置入起搏器、行导管射频消融、抗心律失常药物治疗、安放置入式心脏转复除颤仪、手术治疗心房黏液瘤或主动脉狭窄等。缺血性心脏病本身一般不会引起晕厥，但容易并发心律失常，或成为其他原因晕厥（如 OH）的协同因素。对于有症状的心力衰竭患者（NYHA Ⅱ～Ⅲ级）伴不明原因晕厥，在≥ 3 个月的优化药物治疗后，LVEF 仍≤ 35%，且预期寿命≥ 1 年，推荐置入 ICD。对于心源性猝死低危患者则先置入 ILR 评估，根据记录结果决定是否行 ICD 置入。

综上所述，由于临床实践中存在晕厥诊断流程不完善、诊断准确性远远不足等问题，新版指南强调多部门协作，从急诊科开始建立了晕厥诊断路径，根据晕厥患者的临床特征及相关检查进行危险分层，减少不必要的住院和检查，便于指导临床晕厥患者的管理。鉴于心源性晕厥的病因以心律失常最为常见，且预后差，快速准确的识别最为重要，ILR 和远程心电监测以及基于智能手机的家庭心电监测和视频记录将有助于大大提高晕厥的明确诊断效率、增加心律失常的检出率，明显改善晕厥患者的诊断和治疗，预防心脏性猝死。而倡导建立晕厥单元和晕厥中心将有助于优化晕厥诊断流程、提高病因诊断效率，并指导制订晕厥的治疗方案，减少晕厥复发率，改善患者长期预后，减少公共医疗费用。

（智　宏　马根山）

12. 右侧心力衰竭的评估和管理

右心室（right ventricle，RV）的血流动力学特点不同于左心室，RV 与高顺应性、低阻力的肺循环相匹配，适应容量而非压力变化。右侧心力衰竭是一种复杂的临床综合征，按发病缓急分类包括急性右侧心力衰竭（acute right heart failure，CRHF）和慢性右侧心力衰竭（chronic right heart failure，ARHF），按病因分类如下：

(1) RV 后负荷突然增加，如肺栓塞、缺氧、代谢性酸中毒。

(2) RV 收缩力降低，如 RV 心肌梗死、心肌炎、心脏手术后休克。

(3) RV 心肌和自身结构异常，如心律失常性右室心肌病、右心室流入受限、瓣膜性心脏病和先天性心脏病。

(4) 肺血管疾病，如肺动脉狭窄、肺高压。

(5) 其他，如肺部病变，左侧心力衰竭导致的全心力衰竭等。

因此，右侧心力衰竭的诊断至少具备两个特征：①与右侧心力衰竭一致的症状和体征；②右侧心脏结构或功能异常，或有右侧心腔内压增加的客观依据。本文讨论右侧心力衰竭的评估手段和治疗管理。

一、右侧心力衰竭的评估

右侧心力衰竭的症状主要由体循环淤血和右心排血量降低引起。评估指标包括临床症状、体征、心电图、无创影像、右心导管术和血清标志物。

1. *临床表现* 右侧心力衰竭临床表现为乏力、恶心、腹胀和尿少等体循环淤血表现。体格检查包括三尖瓣反流引起的颈静脉怒张、肝颈静脉回流征阳性、心前区抬举样搏动、肺动脉瓣第二心音（P2）亢进、腹水、肝肿大和下肢水肿。

2. *血清标志物* ARHF 患者转氨酶升高。CRHF 时，肝脏合成功能受损，表现血浆白蛋白降低、胆红素升高、国际标准化比率升高。严重右侧心力衰竭，体循环低灌注导致肾功能不全，血清尿素氮和肌酐升高。急性肺栓塞时，BNP 和肌钙蛋白升高提示预后不良。

3. *心电图* CRHF 心电图表现为电轴右偏，V_1 导联 R/S 比值＞1，R 波＞0.5mV。Ⅱ、Ⅲ和 aVF 导联 P 波＞2.5mV，或 V_1 导联 P 波＞1.5mV，表明右房扩大。ARHF 常伴有窦性心动过速、V_1 导联呈 qR 型。Ⅰ导联 S 波起始偏移、Ⅲ导联 Q 波起始偏移和 T 波倒置（即 SⅠQⅢTⅢ），表明右心室受到急性牵张，如大面积的肺栓塞。

4. *超声心动图*（UCG） 右心室几何形态不规则、低阻低压、运动形式复杂的系统，易受容量负荷和压力负荷的影响，常规的超声心动图无法准确评估右心功能。斑点示踪技术受干扰较小，可获取任意方向的运动信息，在心肌功能检测方面具有优势。右心室心肌主要由纵形心肌组成，纵向应变能较好地反映右心室舒张功能。当右心室游离壁应变（RV-free）≤ 15.5% 时，提示右心室功能受损，其敏感度为 100%，特异度为 84%。

M 型超声和组织多普勒测定右心室功能仍具有重要价值。美国超声心动图协会（ASE）指出三尖瓣环收缩期位移（TAPSE ＜ 16mm）、三尖瓣环收缩期位移速度（S ＜ 10cm/s）和右心室面积变化分数（RVFAC ＜ 35%）均提示右心室收缩功能不全。组织多普勒测量舒张早期三尖瓣环外侧心肌运动速度（E）与舒张早期三尖瓣血流充盈速度（E'）比值，当 E/E'＞ 6.8 提示右室舒张功能受损。有研究表明三尖瓣环收缩期位移（TAPSE）与肺动脉收缩期压力（PASP）比值较单独测量两者更具有意义，因为 TAPSE 反映右室收缩功能而 PASP 是右室负荷指标，当 TAPSE/PASP ＜ 0.36mm/mmHg 时提示右心功能严重下降且预后不良。

5. *胸部 X 线片和放射性核素显像* 右侧心力衰竭会导致右心室显著扩大，心脏的轮廓呈球形外观，侧位胸片显示胸骨后间隙的消失也表明右室扩大。通过扩大的奇静脉可识别 CVP 增高。右侧心力衰竭时肺纹理增多，克氏线、胸腔积液。

由于核素空间分辨率低，对右心室形态和结构评价差。但是核素依赖计数密度评估右心室体积，因此比超声心动图测量 RV 体积更准确。通气和（或）灌注扫描检测血栓性肺高压。焦磷酸锝成像检测心肌浸润性疾病，特别是继发于甲状腺代谢的淀粉性心肌病。PET-CT 采用 18F-2- 脱氧 -D- 葡萄糖摄取增加判断肺高压程度和对扩血管药物敏感性。

6. *心脏磁共振*（CMR） 心脏磁共振（CMR）能够清楚显示右心结构、准确测量右心室容积，还能够通过不同序列获得心脏质量、解剖形态、心室壁厚度、室壁运动等信息。研究指出右心室射血分数（RVEF）≤ 40% 的患者预后不良，CMR 测得三尖瓣环收缩期位移（TAPSE ）＜ 18mm 是右侧心力衰竭预后独立预测因素，具有更高的时效性及可重复性。右心室质量指数（VMI）＞ 0.7 时肺动脉高压阳性预测率为 100%，患者两年生存率明显减低。

7. *右心导管术* 右心导管检查是确诊肺动脉高压的金标准（心导管测得肺动脉平均压力 mPAP ≥ 25mmHg，且肺毛细血管楔压 PCWP ≤ 15mmHg），能鉴别肺动脉高压是毛细血管前或毛细血管后肺动脉高压。右心房压 RAP ＞ 15mmHg 提示右心室功能障碍，当 RAP 升高与肺毛细血管楔压（PCWP）升高不成比例（RAP/PCWP 比值＞ 0.5）时提示发生右心室功能障碍的可能性更大。右室搏出功指数 =（平均肺动脉压 - 中心静脉压）× 搏出量指数，当该指数小于 0.25mmHg • L/m^2 时提示左室辅助装置置入后右侧心力衰竭。

二、右侧心力衰竭常与以下疾病鉴别诊断

1. *心包积液或缩窄性心包炎* 混淆点包括颈静脉充盈、肝大、腹水。不同点心包积液者心脏搏动弱、心音遥远、奇脉。胸片无肺淤血，心影随体位改变而改变。心电图示低电压及 ST-T 改变，超声心动图心包积液的液性暗区。缩窄性心包炎，胸部 CT 显示心包蛋壳样。

2. *门脉性肝硬化* 有腹水、水肿，但无心脏病史和体征，可见腹壁静脉曲张及蜘蛛痣，常伴明显脾大，肝功能损害。但右侧心力衰竭晚期，可伴发心源性肝硬化。

3. *腔静脉综合征* 肿瘤、淋巴结或血栓阻塞腔静脉，表现颈静脉怒张、上下肢水肿、肝大。但患者心界不大，无心脏病理性杂音，也无肺淤血的症状与体征。CTA 检查可鉴别。

三、右侧心力衰竭的管理

目前尚无针对急慢性右侧心力衰竭治疗的临床随机试验，且缺乏促进右心室功能稳定期的特异治疗。急性右侧心力衰治疗流程见（图 1）。总原则是积极治疗原发病，减轻右心前后负荷和增强心肌收缩力，维持心脏收缩同步。同时纠正诱发因素，如

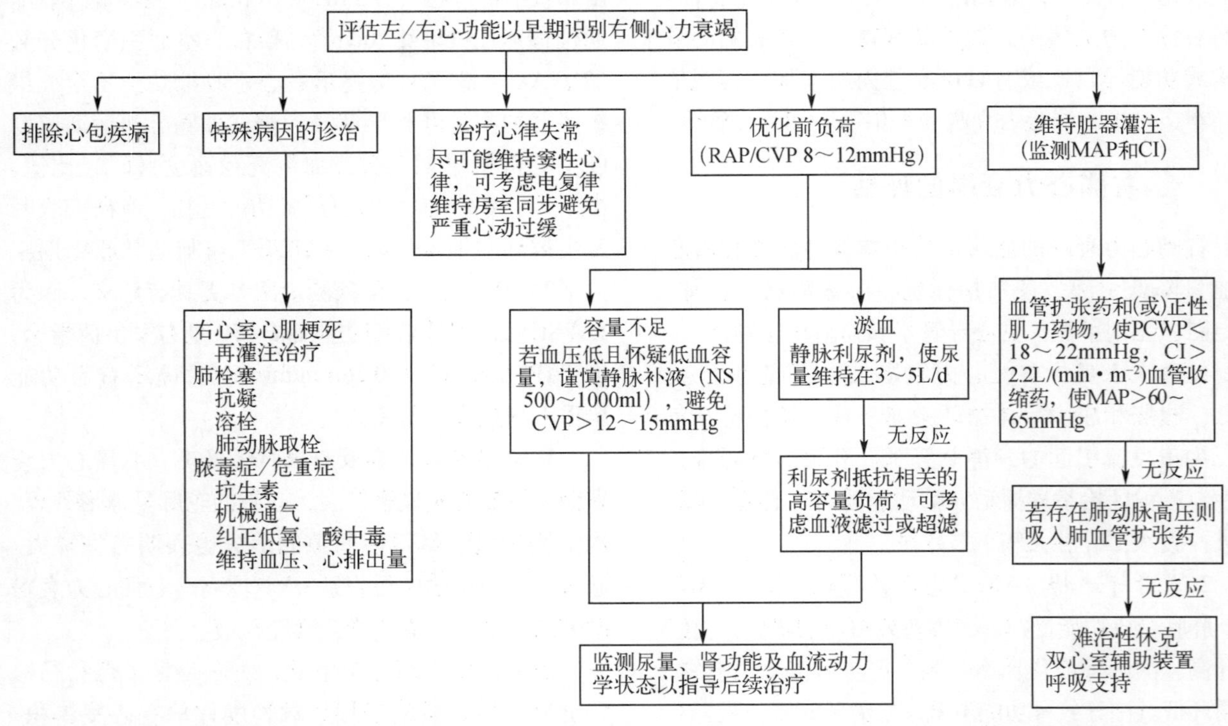

PAP：右心房压；CVP．中心静脉压；MAP．平均动脉压；CI．心脏指数；NS．生理盐水；PCWP．肺毛细血管楔压；1mmHg=0.133kPa

图 1 急性右侧心力衰竭的治疗流程

感染、发热妊娠或分娩等。

1. 右心室前、后负荷管理　当右心力衰合伴发低血压时，CVP < 812mmHg 时，严密监测中心静脉压，少量静脉内推注液体，但要避免右室扩张，导致进一步的临床恶化。当严重体循环淤血，快速滴定利尿剂。血管扩张剂降低心脏后负荷，收缩压是评估此类药物是否适宜使用的重要指标。收缩压 < 90mmHg 时禁用。常用血管扩张剂硝普钠、硝酸甘油和重组脑钠肽（新活素）。

2. 优化心肌收缩力　正性肌力药可增加右室搏出量，常用静脉正性肌力药物包括多巴胺、多巴酚丁胺、磷酸二酯酶抑制剂、钙离子增敏剂左西孟旦。

3. 神经内分泌调节的管理　全心力衰竭患者服用 ACEI 能够减少右心室舒张末容量，减轻右心室充盈压，β 受体阻滞剂改善右心室功能。但对于动脉性肺动脉高压导致的右侧心力衰竭，ACEI 和 β 受体阻滞剂可能因动脉血压下降而使病情恶化。

4. 抗凝治疗　右侧心力衰竭患者易并发静脉或肺血栓栓塞，应使用低分子量肝素、华法林或新型抗凝药物，如利伐沙班和达比加群抗凝治疗。

5. 肺动脉高压治疗　血管扩张治疗可改善肺动脉高压预后。伊洛前列素半衰期长、能够经皮下或吸入使用，提高患者运动耐力和生命质量。5 型磷酸二酯酶抑制（PDE5is），包括西地那非和他达那非，具有抗增殖、改善肺血管重构作用，单用或与其他血管扩张剂联合使用。内皮素受体拮抗剂，能够改善血流动力学及临床恶化次数。附常用肺动脉高压药物用法及不良反应（表 1）。

表 1　常用肺动脉高压药物用法及不良反应

肺动脉高压靶向药物	用法用量	主要不良反应
前列环素类伊 洛前列素 贝前列素	一次 2.5 ～ 5μg，每日 6 ～ 9 次，吸入 20 ～ 40μg，每日 3 ～ 4 次，口服	头痛、面部潮红、低血压
内皮素受体拮抗剂 安立生坦 波生坦	5mg，每日 1 次，口服 62.5 ～ 125mg，每日 2 次，口服	轻度肝功能异常、头痛、水肿
5 型磷酸二酯酶抑制 剂西地那非 伐地那非 他达那非	5 ～ 20mg，每日 3 次，口服 5mg，每日 2 次，口服 20 ～ 40mg，每日 1 次，口服	头痛、面部潮红，月经增多，肌肉酸痛

6. 机械循环支持（MCS）和心脏移植　机械循环支持（MCS）应用于急性或慢性右侧心力衰竭经优化药物治疗无效的患者。适当的干预时机是预后的关键，MCS 装置类型的选择取决于发病机制，原发性右室受损？肺血管床或者左心疾病导致？具体选择（图 2）。晚期难治性慢性右侧心力衰竭，纠正右侧心力衰竭可逆原因，评估合并症包括恶病质、心源性肝硬化、慢性肾病，排除移植禁忌证，可以考虑心脏移植。

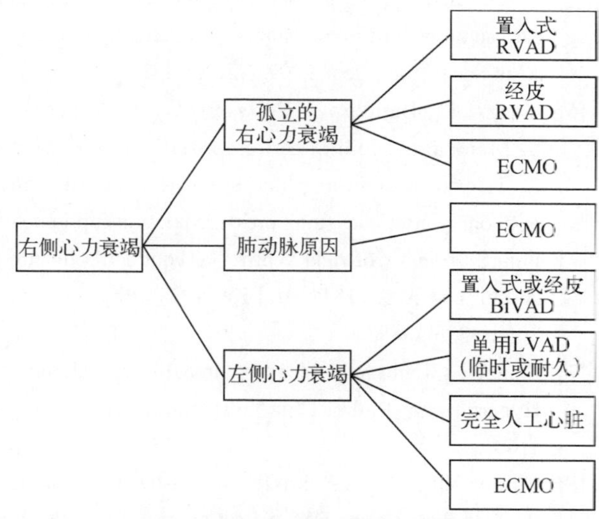

图 2　基于右侧心力衰竭发病机制的 MCS 选择

BiVAD. 双室辅助装置；ECMO. 体外膜肺支持；LVAD. 左室辅助装置；RVAD. 右室辅助装置

（潘静薇　魏　盟）

参考文献

[1] Haddad F, Hunt SA, Rosenthal DN and Murphy DJ. Right ventricular function in cardiovascular disease, part I: Anatomy, physiology, aging, and functional assessment of the right ventricle. Circulation, 2008, 117:1436-1448.

[2] Wiese J. The abdominojugular reflux sign. Am J Med, 2000, 109:59-61.

[3] Badano LP, Kolias TJ, Muraru D, Abraham TP, Aurigemma G, Edvardsen T, D' Hooge J, Donal E, Fraser AG, Marwick T, Mertens L, Popescu BA, Sengupta PP, Lancellotti P, Thomas JD, Voigt JU, Industry r and Reviewers: This document was reviewed by members of the ESDC. Standardization of left atrial, right ventricular, and right atrial deformation imaging using two-dimensional speckle tracking echocardiography: a consensus document of the EACVI/ASE/Industry Task

Force to standardize deformation imaging. Eur Heart J Cardiovasc Imaging, 2018, 19:591-600.

[4] Utsunomiya H, Nakatani S, Okada T, Kanzaki H, Kyotani S, Nakanishi N, Kihara Y and Kitakaze M. A simple method to predict impaired right ventricular performance and disease severity in chronic pulmonary hypertension using strain rate imaging. Int J Cardiol, 2011, 147:88-94.

[5] Utsunomiya H, Nakatani S, Nishihira M, Kanzaki H, Kyotani S, Nakanishi N, Kihara Y and Kitakaze M. Value of estimated right ventricular filling pressure in predicting cardiac events in chronic pulmonary arterial hypertension. J Am Soc Echocardiogr, 2009, 22:1368-1374.

[6] Guazzi M, Bandera F, Pelissero G, Castelvecchio S, Menicanti L, Ghio S, Temporelli PL and Arena R. Tricuspid annular plane systolic excursion and pulmonary arterial systolic pressure relationship in heart failure: an index of right ventricular contractile function and prognosis. Am J Physiol Heart Circ Physiol, 2013, 305:H1373-1381.

[7] Francois CJ and Schiebler ML. Imaging of Pulmonary Hypertension. Radiol Clin North Am, 2016, 54:1133-1149.

[8] Corona-Villalobos CP, Kamel IR, Rastegar N, Damico R, Kolb TM, Boyce DM, Sager AE, Skrok J, Shehata ML, Vogel-Claussen J, Bluemke DA, Girgis RE, Mathai SC, Hassoun PM and Zimmerman SL. Bidimensional measurements of right ventricular function for prediction of survival in patients with pulmonary hypertension: comparison of reproducibility and time of analysis with volumetric cardiac magnetic resonance imaging analysis. Pulm Circ, 2015, 5:527-537.

[9] Galie N, Humbert M, Vachiery JL, Gibbs S, Lang I, Torbicki A, Simonneau G, Peacock A, Vonk Noordegraaf A, Beghetti M, Ghofrani A, Gomez Sanchez MA, Hansmann G, Klepetko W, Lancellotti P, Matucci M, McDonagh T, Pierard LA, Trindade PT, Zompatori M, Hoeper M and Group ESCSD. 2015 ESC/ERS Guidelines for the diagnosis and treatment of pulmonary hypertension: The Joint Task Force for the Diagnosis and Treatment of Pulmonary Hypertension of the European Society of Cardiology (ESC) and the European Respiratory Society (ERS): Endorsed by: Association for European Paediatric and Congenital Cardiology (AEPC), International Society for Heart and Lung Transplantation (ISHLT). Eur Heart J, 2016, 37:67-119.

[10] 何建国，朱俊 and 胡大一．右心力衰竭诊断和治疗中国专家共识．中华心血管病杂志，2012, 7:449-461.

[11] Atluri P, Goldstone AB, Fairman AS, MacArthur JW, Shudo Y, Cohen JE, Acker AL, Hiesinger W, Howard JL, Acker MA and Woo YJ. Predicting right ventricular failure in the modern, continuous flow left ventricular assist device era. Ann Thorac Surg, 2013, 96:857-63; discussion 863-864.

[12] Grant AD, Smedira NG, Starling RC and Marwick TH. Independent and incremental role of quantitative right ventricular evaluation for the prediction of right ventricular failure after left ventricular assist device implantation. J Am Coll Cardiol, 2012, 60:521-528.

[13] Konstam MA, Kiernan MS, Bernstein D, Bozkurt B, Jacob M, Kapur NK, Kociol RD, Lewis EF, Mehra MR, Pagani FD, Raval AN, Ward C; American Heart Association Council on Clinical Cardiology; Council on Cardiovascular Disease in the Young; and Council on Cardiovascular Surgery and Anesthesia. Evaluation and Management of Right-Sided Heart Failure: A Scientific Statement From the American Heart Association. Circulation, 2018, 15:137(20):578-622.

[14] Bart BA, Goldsmith SR, Lee KL, Redfield MM, Felker GM, O' Connor CM, Chen HH, Rouleau JL, Givertz MM, Semigran MJ, Mann D, Deswal A, Bull DA, Lewinter MM and Braunwald E. Cardiorenal rescue study in acute decompensated heart failure: rationale and design of CARRESS-HF, for the Heart Failure Clinical Research Network. J Card Fail, 2012, 18:176-182.

[15] 心力衰竭合理用药指南．中国医学前沿杂志（电子版），2016, 8:19-66.

[16] Galie N, Barbera JA, Frost AE, Ghofrani HA, Hoeper MM, McLaughlin VV, Peacock AJ, Simonneau G, Vachiery JL, Grunig E, Oudiz RJ, Vonk-Noordegraaf A, White RJ, Blair C, Gillies H, Miller KL, Harris JH, Langley J, Rubin LJ and Investigators A. Initial Use of Ambrisentan plus Tadalafil in Pulmonary Arterial Hypertension. N Engl J Med, 2015, 373:834-844.

[17] Skhiri M, Hunt SA, Denault AY and Haddad F. [Evidence-based management of right heart failure: a systematic review of an empiric field]. Rev Esp Cardiol, 2010, 63:451-471.

13. 2018 AHA/ACC 血胆固醇管理指南解读

2018 年 AHA 年会公布：2018AHA/ACC/AACVPR/AAPA/ABC/ACPM/ADA/AGS/APhA/ASPC/NLA/PCNA 制定的血胆固醇管理指南（AHA. 美国心脏协会；ACC. 美国心脏病学会；AACVPR. 美国心肺康复学会；AAPA. 美国医师助理学会；ABC. 黑人心脏病学家协会；ACPM. 美国预防医学院；ADA. 美国糖尿病协会；AGS. 美国老年医学会；APhA. 美国药剂师协会；ASPC. 美国预防心脏病学会；NLA. 国家脂质协会；PCNA. 预防心血管护士协会）。简称 2018 AHA/ACC 血胆固醇管理指南。

新指南涵盖 5 大版块，包括：胆固醇与 ASCVD 的关系，患者管理，他汀安全性和副作用，治疗花费和价值。10 项重点内容：

(1) 强调所有个体要终身坚持心脏健康生活方式。

(2) 临床 ASCVD 患者要使用高强度或最大耐受剂量他汀降低 LDL-C。

(3) 极高风险的 ASCVD 患者使用 70mg/dl (1.8mmol/L)的 LDL-C 阈值来考虑他汀治疗基础上加用非他汀类药物治疗。

(4)严重原发性高胆固醇血症 [LDL-C ≥ 190mg/dl（≥ 4.9mmol/L）] 患者，无须计算 10 年 ASCVD 风险即可直接启动高强度他汀治疗。

(5) 40 ～ 75 岁的糖尿病患者，如果 LDL-C ≥ 70mg/dl (≥ 1.8mmol/L)，无须计算 10 年 ASCVD 风险，即可启动中等强度他汀治疗。

(6) 在评估需要进行 ASCVD 一级预防的 40 ～ 75 岁的成年人中，在启动他汀治疗之前，医师应与患者进行心血管风险的交流讨论。

(7) 对于 40 ～ 75 岁的非糖尿病患者，如果 LDL-C ≥ 70mg/dl（≥ 1.8mmol/L），且 10 年 ASCVD 风险≥ 7.5%，如果讨论后治疗方案支持他汀治疗，则开始使用中等强度的他汀。

(8) 对于 40 ～ 75 岁的非糖尿病患者，如果 10 年 ASCVD 风险 7.5% ～ 19.9%（中等风险），如存在增加风险的因素则更倾向于开始他汀治疗。

(9) 对于 40 ～ 75 岁的非糖尿病患者，如果 LDL-C 70mg/dl 189mg/dl (1.8 ～ 4.9mmol/L)，10 年 ASCVD 风险 7.5% ～ 19.9%，可考虑测量 CAC 帮助确定是否使用他汀治疗。

(10) 为评估 LDL-C 降低的幅度及患者的依从性，应在启动他汀治疗或他汀剂量调整后 4 ～ 12 周复查血胆固醇水平，此后每 3 ～ 12 个月复查 1 次血脂是必需的。

一、重申胆固醇原则，重新启用 LDL-C 目标值，多种类型的证据（动物实验，遗传学证据，流行病学研究，RCTs）证实 LDL-C“低 - 好”（lower is better for LDL-C）的普遍原则

1910 年德国药剂师 Adolf Windaus 发现人类的主动脉中的胆固醇含量是正常动脉的 25 倍，提示胆固醇与动脉粥样硬化疾病可能存在关系。紧接着 1913 年，俄国病理学家 Nikolaj Anitschkow 通过喂食兔子胆固醇饮食产生了动脉粥样硬化，从此动脉粥样硬化疾病的百年胆固醇学说史展开了帷幕。1955 年 John Gofman 通过对血清的超速离心分析脂蛋白，区分出了两个主要的影响胆固醇代谢的脂蛋白——LDL 和 HDL，并发现 CHD 患者中 LDL-C 水平显著增高且 HDL 水平显著下降，LDL 升高被确认为 CHD 的主要危险因素。由此而进入了胆固醇学说的下半场——LDL 时代。1973 年通过对儿童家族遗传性高胆固醇血症患者的研究阐述了体内胆固醇的两个来源——内源性自身合成和外源性的饮食，并发现了内源性胆固醇合成酶促反应链及限速酶 HMG-CoA 还原酶，同时发现了 LDL 受体。1976 年 HMG-CoA 还原酶抑制剂——他汀问世，并在 1987 年第一个他汀（Mevacor）通过审批并用于临床使用。1994 年辛伐他汀用于 CHD 患者的临床试验 4S 研究（Scandinavian Simvastatin Survival Study Group）首次证实辛伐他汀不仅能减少心血管事件且能显著益城 CHD 患者的生存期。至此他汀时代揭开帷幕。

ATP 系列指南均将 LDL-C 作为主要的干预靶点且靶目标值管理越来越严格。1988 年 ATP I 血脂管理指南推荐对于 CHD 或合并 2 个危险因素的人

群 LDL-C 应＜ 130mg/dl，1993 年 ATP Ⅱ血脂管理指南推荐对于 CHD 的人群 LDL-C 应＜ 100mg/dl，2001 年 ATP Ⅲ血脂管理指南推荐对于 CHD 或 CHD 等危症（包括其他 AS 疾病，如外周血管疾病，腹主动脉瘤，症状性颈动脉疾病等；糖尿病；10 年 CHD 风险＞ 20%）的人群 LDL-C ＜ 100mg/dl，2004 年 ATP Ⅲ Update 血脂管理指南对于 CHD 或 CHD 等危症人群推荐 LDL-C ＜ 100mg/dl 且理想的靶目标值应＜ 70mg/dl，2006 年 ATP Ⅲ Update 血脂管理指南对于 CHD 或其他形式的 AS 人群推荐 LDL-C ＜ 70mg/dl 是合理的，如果不能达标则应在基线的基础上至少下降≥ 50%。

而 2013 年 AHA/ACC 血脂管理指南则取消了低密度脂蛋白胆固醇（LDL-C）和非高密度脂蛋白胆固醇（HDL-C）的推荐目标，即对合并有心血管疾病的患者不再推荐 LDL-C 低于 100mg/dl、70mg/dl 的达标值和理想值。主要的原因在于该指南认为缺乏来自于随机对照试验的证据。当时的临床试验数据并未显示出治疗目标应该是多少？使用更低目标时，是否可以实现的额外 ASCVD 风险降低的程度是未知的？实现特定的治疗目标可能需要使用多种药物治疗，这可能存在潜在不利影响。

随后大量的证据证明降低 LDL-C 可以显著降低 MACE 事件，且 LDL-C 越低则动脉粥样硬化心血管风险越低。胆固醇治疗研究者协作组（CTT）分析结果表明，在心血管危险分层不同的人群中，他汀治疗后，LDL-C 每降低 1mmol/L，主要心血管事件相对危险减少 20%，全因死亡率降低 10%。从而进一步证实了动脉粥样硬化疾病的胆固醇原则。

随后非他汀药物的 RCT 研究，如 IMPROVE-IT、FOURIER、ODYSSEY-OUTCOMES 研究等均证实非他汀药物通过降低 LDL-C 水平同样减少动脉粥样硬化心血管疾病风险，进一步夯实胆固醇原则。2017 年 4 月，EAS 在基因研究、流行病学、孟德尔研究、临床治疗研究等证据基础上，发表以下声明：LDL-C 是心血管疾病的关键致病因素和治疗靶标。

2018 年 AHA/ACC 指南再次重申胆固醇原则，指出：LDL-C 是最主要的致动脉粥样硬化胆固醇……在高危患者中降胆固醇药物治疗的 RCT 研究证实，降低 LDL-C 可显著降低 ASCVD 风险，降 LDL-C 水平的一般原则为“低 - 好”（lower is better for LDL-C）。

新指南重新启用 LDL-C 治疗目标：针对二级预防人群的推荐（图 1）。

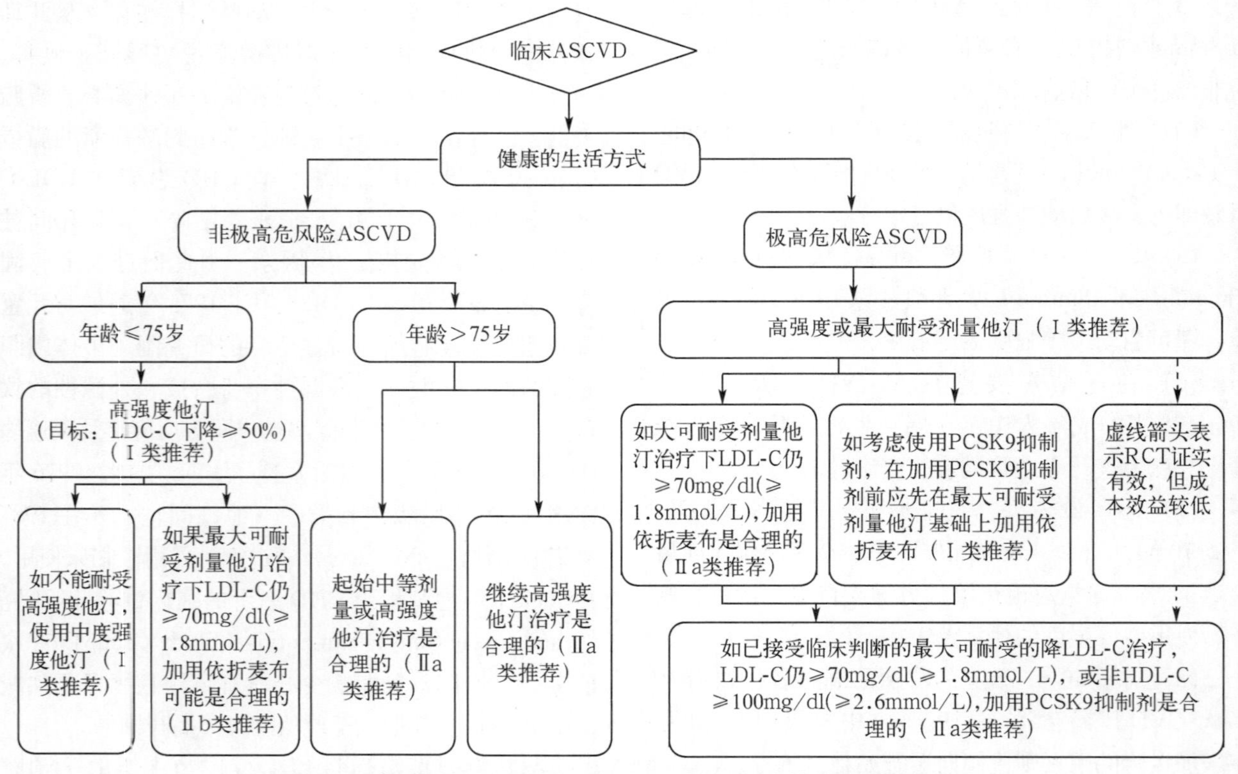

图 1　新指南强调，LDL-C 降低百分比是更可靠的他汀疗效指标

在该指南中，使用 LDL-C 降低百分比来对他汀疗效进行后续监测和评估。粗略估计，LDL-C 水平每降低 1% 可使 ASCVD 风险降低约 1%，在基线 LDL-C 水平较高时略高一些，而在基线 LDL-C 水平较低时则略低一些

二、2018 AHA/ACC 血脂管理指南将临床 ASCVD 患者分为极高危 ASCVD 人群和非极高危 ASCVD 人群

2011 年 6 月 28 日，欧洲心脏病学会（ESC）和欧洲动脉粥样硬化学会（EAS）首次发布了欧洲首个血脂异常管理指南。并在 2016 年 8 月该指南进行了更新。2016 年 ESC/EAS 血脂管理指南推荐使用 SCORE 评分对未发生 ASCVD 事件的人群进行未来 10 年 ASCVD 风险的预测和评估，评估将年龄，姓名，是否吸烟，血脂的水平，以及收缩压纳入评估系统中。ASCVD 风险分为：极高危 { 临床 CVD 包括既往 AMI、ACS、冠状动脉血运重建，其他动脉血运重建、脑卒中、TIA，PAD，以及 DM 合并靶器官损害，严重的 CKD）[GFR ＜ 30ml/（min•1.73m^2）] 以及 SCORE 评分≥ 10%}、高危、中危及低危。对于风险越高的患者，降脂的要求越严格。

2016 中国成人血脂异常防治指南同样将 ASCVD 风险分为极高危、高危、中危和低危，其中极高危人群为临床 ASCVD 患者（包括 ACS，稳定性冠心病，血管重建术后，缺血性心肌病，缺血性脑卒中，TIA，外周动脉粥样硬化病）与 ESC 指南定义一致。同样也推荐对于危险分级越高的人群，LDL-C 的管理靶目标值也越严格。

2018 年 AHA/ACC 血脂管理指南将临床 ASCVD 患者再次分为非极高危风险人群和极高危风险人群。其中极高危 ASCVD 人群的定义为：①多个主要 ASCVD 事件。② 1 个主要 ASCVD 事件＋多个高危因素。[主要 ASCVD 事件包括：12 个月内的 ACS，近期除 ACS 外的心肌梗死，既往缺血性脑卒中，有症状的 PAD；高危因素包括：年龄≥ 65 岁，杂合子型家族性高胆固醇血症，非主要 ASCVD 事件所致 CABG 或 PCI 治疗史，糖尿病，高血压，CKD[eGFR 15 ～ 59ml/（min • 1.73m^2）]，目前吸烟，最大耐受剂量他汀联合依折麦布治疗后 LDL-C 仍持续≥ 100mg/dl，缺血性心力衰竭。

新指南这样将临床 ASCVD 人群再次进行危险分级的原因为：IMPROVE-IT、FOUTRIER，以及 ODYSSEY-OUTCOMES 研究证实临床 ASCVD 且为极高危风险的患者当给予最大耐受剂量的他汀基础上 LDL-C ≥ 70mg/dl 或 non-HDL-C ≥ 100mg/dl 时加用依折麦布或 PCSK-9 抑制剂出现净获益。

其实，新指南的“极高危 ASCVD”就是 2017 年 AACE/ACE 血脂异常和心血管疾病预防指南将人群按照危险程度分类的“超高危人群”：① DL-C ＜ 70mg/dl 时仍伴有进展性 ASCVD 的患者如不稳定型心绞痛；②临床 ASCVD 且伴有 DM，CKD 3/4 期，或 HeFH 的患者；早发 ASCVD 病史的患者。其 LDL-C 靶目标值＜ 55mg/dl。

可见《2017 年 AACE/ACE 血脂异常和心血管疾病预防指南》对超高危人群的定义以及 2018ACC/AHA 血脂管理指南对于临床 ASCVD 人群中极高危风险的定义相似。同时由上述几个国际血脂管理指南定义临床 ASCVD 人群本身即为极高危人群，因此为了便于临床医生理解和使用，2018AHA/ACC 中临床 ASCVD 中极高风险的人群应为“超高危人群”，而临床 ASCVD 中非极高危风险的人群应为极高危人群。

综合近期临床研究的证据，超高危人群的可定义为：①多个 ASCVD 事件；②近期 MI，多次 MI，多支冠状动脉病变；③冠心病合并高危因素：高血压、糖尿病、高 Lp（a）血症、冠心病家族史、HeFH、CKD34 期、仍在吸烟、年龄＞ 65 岁等。其 LDL-C 靶目标值应＜ 55mg/dl。

FOURIER 研究：依洛尤单抗更多降低冠心病合并 PAD 患者的主要终点风险，见图 2。

FOURIER 研究：依洛尤单抗更多降低 ASCVD 合并至少一个高危因素患者的 MACE 风险（至少存在一个高危因素的患者占了亚组分析整体人群的 63%），见图 3。

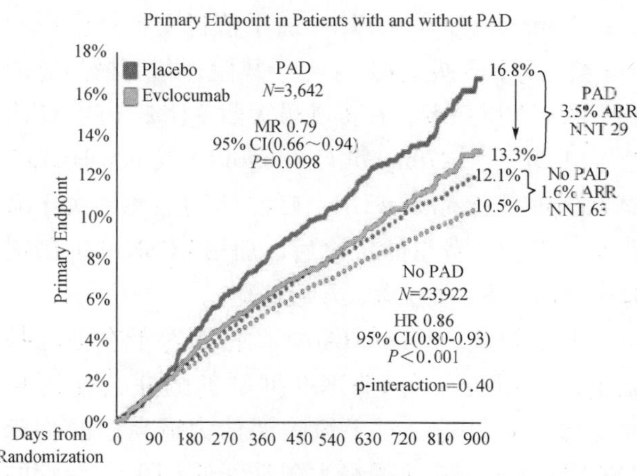

图 2　PAD 患者主要终点风险

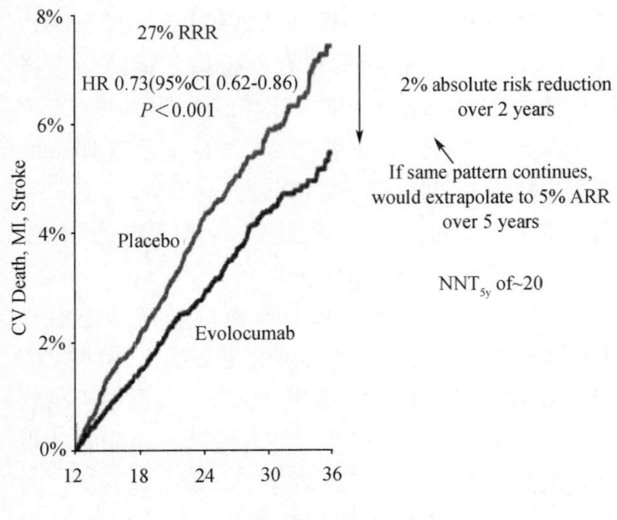

图 3　MACE 风险

三、联合降胆固醇地位的提高

2013AHA/ACC 血脂管理指南则摒弃 LDL-C 和非 HDL-C 作为血脂靶目标，明确 4 类他汀获益人群并推荐不同强度他汀治疗，对于确诊的 ASCVD 患者推荐高强度他汀治疗。原因为当时的非他汀治疗临床研究均未得出心血管事件终点阳性结果，且当时存有的 ASCVD 一级预防和二级预防的证据均来源于他汀研究。

基于 2013 年以后的临床研究证据，2018AHA/ACC 血脂管理指南做出了对于联合降脂治疗的推荐：对于临床 ASCVD 的 75 岁及以下患者，应启动或继续高强度他汀治疗，使 LDL-C 水平下降≥ 50%(I 类推荐，A 级证据)；对于临床 ASCVD 患者，最大耐受剂量他汀治疗后，风险评估为极高危，若 LDL-C ≥ 70mg/dl (1.8mmol/L)，加用依折麦布是合理的 (IIa 类推荐，B 级证据)；对于风险评估为极高危的临床 ASCVD 患者，在接受最大耐受降低 LDL-C 治疗后 LDL-C ≥ 70mg/dl (1.8mmol/L) 或 non-HDL-C ≥ 100mg/dl (2.6mmol/L)，在经过医生 - 患者关于净获益、安全、费用的讨论后，加用 PCSK-9 抑制剂是合理的（Ⅱa 类推荐，A 级证据）。

不仅如此，2018AHA/ACC 指南对于在他汀基础上，依折麦布与 PSCK-9 抑制剂的联合使用顺序也做出了推荐：对于风险评估为极高危的临床 ASCVD 患者，在接受最大耐受降低 LDL-C 治疗的基础上可以考虑加用 PCSK-9 抑制剂。最大耐受降低 LDL-C 治疗必须包括他汀和依折麦布。原因在于尽管在 FOURIER 研究及 ODYSSEY 研究中仅有极少部分患者（3% ～ 5%）使用依折麦布治疗，但是依折麦布已经被广泛使用且安全性以及耐受性已经得到了证实。一项发表于 JAMA 杂志，基于美国医疗数据库且纳入 105 269 例 ASCVD 的患者的模拟临床研究发现依折麦布联合他汀可以使得绝大部分患者（约 86%）的 LDL-C ＜ 70mg/dl。

IMPROVE-IT 研究是对比依折麦布联合辛伐他汀对比辛伐他汀单药作用于 ACS 后 10 天内的患者是否有更多获益。研究历时 7 年结束时，两组 LDL-C 水平分别为：辛伐他汀组 69.5mg/dl，联合治疗组 53.4mg/dl（LDL-C 降低 23%）。同时，联合治疗组的 MACE 风险较辛伐他汀组下降了 6.4% (P=0.016)，同时依折麦布联合辛伐他汀降低 LDL-C 带来的获益与 CTT 荟萃分析中他汀降低 LDL-C 带来的心血管获益一致。并且证实了在他汀基础上加用依折麦布没有增加不良事件。

随后 PSCK-9 抑制剂相关的 RCT 研究相继报道研究结果，进一步证实了以他汀为基石的联合降脂治疗可以降低极高危患者的 LDL-C 水平从而带来动脉粥样硬化心血管获益。FOURIER 研究共 27 564 例既往有 MI、脑卒中或症状性外周动脉疾病的高危心血管病患者且 LDL-C ≥ 70mg/dl，在最大剂量他汀基础上给予 PCSK-9 抑制剂 Evolocumab 或安慰剂。Evolocumab 组 LDL-C 降至 30mg/dl。研究进行 3 年结束时，主要终点事件风险 Evolocumab 组较安慰剂组下降了 15% (P ＜ 0.001)。长期心血管获益与他汀一致。ODYSSEY-OUTCOMES 研究共纳入 18 924 例 ACS 后 112 个月且接受最大耐受剂量他汀基础上 LDL-C ≥ 70mg/dl 的患者，随机分配接受 Alirocumab (SC，Q2W) 或安慰剂治疗。中位随访时间为 2.8 年，其中 44% 的患者随访时间超过 3 年。实际治疗分析显示，随访 48 个月时，与安慰剂组相比，Alirocumab 组 LDL-C 降幅为 54.7% (101.4mg/dl vs 53.3mg/dl)，主要终点 (冠心病死亡、非致死性心肌梗死、致死性和非致死性脑卒中或需要住院的不稳定型心绞痛，MACE) 风险显著降低 15% (P =0.0003)，冠心病事件、心血管事件和缺血性脑卒中等风险亦显著降低，并首次报告了 PCSK9 抑制剂的全因死亡率获益（HR：0.85，P=0.026）。全因死亡相对风险降低 29%。安全性方面，alirocumab 组除注射部位轻微反应外，整体安全性良好。该研究结果再次证实，随着 LDL-C 水平的进一步降低，患者可以获得更多心血管获益，为胆固醇理论再添新的有力证据。

2018 年发表于欧洲心脏病学杂志的，纳入 19 项 RCT 研究（其中他汀研究 15 项，3 项 PCSK9 抑制剂研究，1 项依折麦布研究）共 152 507 例受试者的 Meta 分析显示，强化降脂治疗使 MACE 风险下降 19%（RR：0.81，CI 0.77 ～ 0.86）。且强化降脂治疗中，无论是他汀强化降脂还是中等剂量他汀联合非他汀的强化降脂治疗，临床获益保持一致性。每 1mmol/L 的 LDL-C 减少，则使 MACE 的风险下降 19%。

四、正确解读 2018AHA/ACC 血胆固醇管理指南中“高强度他汀”在中国人群的使用

2018 AHA/ACC 指南对于 ASCVD 二级预防推荐为：对于临床 ASCVD 的 75 岁及以下患者，应启动或继续高强度他汀治疗，使 LDL-C 水平下降 ≥ 50%。但在十大核心要点中的第二条明确指出：对于临床 ASCVD 患者，给予高强度他汀或最大耐受剂量他汀降低 LDL-C 水平，使 LDL-C 水平下降 ≥ 50%。

2018 AHA/ACC 血脂管理指南以及 2016 中国成人血脂异常防治指南对于他汀强度的定义基本一致，高强度他汀疗法为降低 LDL-C 幅度≥ 50% 的他汀剂量，中等强度他汀疗法为降低 LDL-C 幅度 30% ～ 49% 的他汀剂量，低强度他汀疗法为降低 LDL-C 幅度＜ 30% 的他汀剂量。其中仅有阿托伐他汀 40 ～ 80mg（注：40mg 阿托伐他汀降低 LDL-C 幅度≥ 50% 仅有一个 RCT 研究证据，即 IDEAL 研究）和瑞舒伐他汀 20mg（40mg）。

但是 2018 AHA/ACC 血脂管理指南在针对不同种族 / 人种的临床决策制定中，推荐考虑种族 / 人种对于 ASCVD 风险的影响，并调整他汀及治疗的强度是合理的（Ⅱa 类推荐，B 级证据）。指南特别强调了亚洲人群（日本、中国、马来西亚等）对于他汀更为敏感，起始他汀剂量应从小剂量开始。不仅如此，指南还在他汀相关不良反应部分中指出，亚洲人种更倾向于发生他汀相关肌肉不良反应。

2013 年发表的 HPS-2 THRIVE 研究不良反应结果显示，使用同样他汀剂量，中国患者的肝酶大于正常值上限 3 倍的不良反应是欧洲患者的 3 倍。

2016 中国成人血脂异常防治指南指出：在中国人群中，最大允许使用剂量他汀的获益递增及安全性尚未能确定。对于中等强度他汀治疗胆固醇水平不达标或不耐受者，可考虑中 / 低强度他汀与依折麦布联合治疗（Ⅰ类推荐，B 级证据）。

2017 ACC 专家共识：非他汀类药物降脂治疗降低动脉粥样硬化性心血管疾病风险（更新版）指出亚洲人种会增加他汀相关肌肉不良反应，因此这些患者可能耐受较低他汀强度，推荐亚洲人种的极高危患者给予中等剂量他汀而非高强度他汀。

综上所述，2018 ACC/AHA 血脂管理指南中 ASCVD 二级预防的“高强度他汀或最大耐受剂量的他汀”在中国人群中的临床推荐使用剂量应为中等强度疗法的他汀剂量。

五、特殊人群的一级预防值得借鉴

（一）一级预防：老年人群

1. 对于 75 岁及以上，同时 LDL-C 水平为 70 189mg/dl 的人群，启动中等强度他汀治疗可能是合理的（Ⅱb 类推荐，B 级证据）。

2. 对于 75 岁及以上的人群，若出现功能下降（躯体的或认知的），多种并发症，虚弱，预期寿命减少等限制了他汀治疗的潜在获益时，停止他汀治疗是合理的（Ⅱb 类推荐，B 级证据）。

3. 对于 76 ～ 80 岁，同时 LDL-C 水平为 70 ～ 189mg/dl 的人群，测量 CAC 重新分层以避免对 CAC 得分为 0 的人群进行他汀治疗是合理的（Ⅱb 类推荐，B 级证据）。

（二）一级预防：儿童及青少年

1. 对于儿童及青少年的肥胖相关的脂质紊乱，推荐强化生化方式的治疗，包括适度的热量限制及定期的有氧健身活动（Ⅰ类推荐，A 级证据）。

2. 对于 10 岁及以上的儿童及青少年，同时 LDL-C 水平持续≥ 190mg/dl（≥ 4.9mmol/L）或 LDL-C ≥ 160mg/dl（4.1mmol/L）且存在一项符合 FH 的临床症状时，并且在生活方式治疗 36 个月后反应不充分时，启动他汀治疗是合理的（Ⅱa 类推荐，B 级证据）。

3. 对于伴有家族性早发 CVD 史或显著的高胆固醇血症的儿童及青少年，在 2 岁时测量空腹或非空腹血脂情况以尽早发现 FH 或罕见类型的高胆固醇血症是合理的（Ⅱa 类推荐，B 级证据）。

（三）针对女性人群的问题

1. 当讨论生活方式干预及潜在的他汀治疗获益时，临床医生应对女性人群考虑特殊情况，比如早熟绝经（＜ 40 岁），孕期相关紊乱史（高血压，先兆子痫，妊娠糖尿病，小胎龄婴儿，早产）（Ⅰ类推荐，B 级证据）。

2. 处于育龄期且有性生活的女性，在进行他汀治疗时，应建议采取可靠的避孕（Ⅰ类推荐，C级证据）。

3. 育龄期合并高胆固醇血症的女性，计划怀孕时，应在试图怀孕前12个月停止他汀治疗，或者若在他汀治疗过程中，一旦发现怀孕则应立即停止他汀治疗（Ⅰ类推荐，C级证据）。

（陈桢玥　陆国平）

参考文献

[1] Grundy SM, et al. 2018 AHA/ACC/AACVPR/AAPA/ABC/ACPM/ADA/AGS/APhA/ASPC/NLA/PCNA Guideline on the Management of Blood Cholesterol. Circulation, 2018, Nov 10:CIR0000000000000625.

[2] Goldstein JL et al. A Century of Cholesterol and Coronaries: From Plaques to Genes to Statins. Cell. 2015, 161(1): 161-172.

[3] Report of the National Cholesterol Education Program Expert Panel on Detection, Evaluation, and Treatment of High Blood Cholesterol in Adults. The Expert Panel. Arch Intern Med, 1988, 148(1):36-69.

[4] Summary of the second report of the National Cholesterol Education Program (NCEP) Expert Panel on Detection, Evaluation, and Treatment of High Blood Cholesterol in Adults (Adult Treatment Panel II). JAMA, 1993, 269(23):3015-3023.

[5] Executive Summary of The Third Report of The National Cholesterol Education Program (NCEP) Expert Panel on Detection, Evaluation, And Treatment of High Blood Cholesterol In Adults (Adult Treatment Panel Ⅲ). JAMA, 2001, 285(19):2486-2497.

[6] ATP Ⅲ Update 2004: Implications of Recent Clinical Trials for the ATP Ⅲ Guidelines. Circulation, 2004, 110(2):227-239.

[7] Quality of cholesterol screening and management with respect to the National Cholesterol Education' s Third Adult Treatment Panel (ATP Ⅲ) guideline in primary care practices in North Carolina. Am Heart J, 2006, 152(4):785-792.

[8] 2013 ACC/AHA guideline on the treatment of blood cholesterol to reduce atherosclerotic cardiovascular risk in adults: a report of the American College of Cardiology/American Heart Association Task Force on Practice Guidelines. J Am Coll Cardiol, 2014, 63(25 Pt B):2889-2934.

[9] Cholesterol Treatment Trialists' (CTT) Collaboration. Lancet, 2010, 376(9753): 1670–1681

[10] Ference BA et al. Low-density lipoproteins cause atherosclerotic cardiovascular disease. Eur Heart J. 2017 Aug, 21, 38(32):2459-2472.

[11] Catapano AL, et al. 2016 ESC/EAS Guidelines for the Management of Dyslipidaemias. Eur Heart J, 2016, 14,37(39):2999-3058.

[12] 中国成人血脂异常防治指南修订联合委员会. 中国成人血脂异常防治指南（2016 年修订版）. 中国循环杂志, 2016, 31(10).

[13] Cannon CP, et al. Ezetimibe Added to Statin Therapy after Acute Coronary Syndromes. N Engl J Med. 2015 Jun 18;372(25):2387-2397.

[14] Sabatine MS, et al. Evolocumab and Clinical Outcomes in Patients with Cardiovascular Disease. N Engl J Med. 2017 May 4;376(18):1713-1722.

[15] Schwartz GG, et al. Alirocumab and Cardiovascular Outcomes after Acute Coronary Syndrome. N Engl J Med, 2018, 379(22):2097-2107.

[16] Cannon CP, et al. Simulation of Lipid-Lowering Therapy Intensification in a Population With Atherosclerotic Cardiovascular Disease. JAMA Cardiol, 2017, 2(9):959-966.

[17] Koskinas KC, et al. Effect of statins and non-statin LDL-lowering medications on cardiovascular outcomes in secondary prevention: a meta-analysis of randomized trials. Eur Heart J, 2018, 39(14):1172-1180.

[18] HPS2-THRIVE randomized placebo-controlled trial in 25 673 high-risk patients of ER niacin/laropiprant: trial design, pre-specified muscle and liver outcomes, and reasons for stopping study treatment. Eur Heart J, 2013, 34(17):1279-1291.

[19] 2017 Focused Update of the 2016 ACC Expert Consensus Decision Pathway on the Role of Non-Statin Therapies for LDL-Cholesterol Lowering in the Management of Atherosclerotic Cardiovascular Disease Risk: A Report of the American College of Cardiology Task Force on Expert Consensus Decision Pathways. J Am Coll Cardiol, 2017, 70(14):1785-1822.

14. 心肺复苏和心脏急救进展

心肺复苏（cardiopulmonary resuscitation, CPR）是抢救心脏骤停患者的重要措施，正确、及时的CPR往往可拯救患者的生命，然而错误、延迟的CPR则可导致患者死亡。2015年美国心脏联合会（american heart association，AHA）推出了《心肺复苏和心血管急救指南》，旨在规范院内及院外CPR的规范操作，2017年对该指南进行了更新，强调了成人基础生命支持（basic life support，BLS）和CPR的质量，随后的2018年进一步就高级生命生命（advanced life support，ALS）支持进行了更新，近2年来陆续发表了一些关于CPR质量相关的文章，现将近年来CPR的进展综述如下。

一、CPR中的目标体温控制

院外心脏骤停并不少见，统计资料表明美国每年有37.4万例院外心脏骤停事件，尽管强调了旁观者CPR、持续高质量的胸外按压及急救体系的改善，院外心脏骤停抢救的成功率仍低于20%，许多患者遗留严重的神经系统后遗症。适当的低体温可能提高CPR的成功率，降低神经系统后遗症的发生率。

对于院外心脏骤停，且初始心电图提示为可除颤的心律（室颤或无脉性室速）时，目标体温控制可降低25%的死亡率，同时降低27%的神经系统后遗症。然而，对于院外心脏骤停，初始心电图提示为不可除颤的心律（心脏停搏、室性逸搏）时，目标体温控制并不能改善患者的预后。此外，对于院内心脏骤停的患者，目标体温控制反而可能增加死亡率。由此可见目标体温控制仅适用于具有可除颤心律的院外心脏骤停患者。

一项研究比较了体温在32～34℃与控制体温在33～36℃两组患者的预后，结果显示两组之间无明显统计学差异，因此，2015年AHA指南推荐的目标体温应控制在32～36℃。指南同时推荐体温控制的时间至少为24h。复温过程在48～72h出现，41%～52%的患者复温后会出现发热，这种情况多提示患者的预后不佳。

降低体温的方法有很多种，最常用的方法是使用冰袋或冰帽，它的优点是可成功降低中心体温，且价格便宜；不足之处在于其不能精确的控制体温，很可能出现体温过低的现象。另一种方法是使用可循环的冰毯，它可以轻易地降低中心体温，但需及时检查体温变化，避免体温过低造成不可逆损伤。另外还可以通过中心静脉输注冷盐水的方法降温。这种方法可达到精准体温控制，但由于需要中心静脉导管，增加了出血及感染发生的概率。

二、胸外按压与机械通气之间的协作

日本学者Iwami等比较了在日本采用30次按压、2次通气的比率进行按压外加通气与持续性胸外按压对心肺复苏成功的影响，结果显示持续性胸外按压可提高心肺复苏的成功率及患者的生存率；然而在另外一项对原始数据未经调整的分析中，与接受以30次按压、2次呼吸比率进行CPR的患者相比，接受持续胸外按压的患者恢复自主循环的成功率较低（OR：0.89，95%CI：0.78～0.82），并且拥有良好神经系统功能预后的1个月生存率也较差（OR：0.72，95%CI：0.60～0.76），因此关于胸外按压与通气之间的协作方法目前还没有明确。

胸外按压是心肺复苏成功的关键，目前指南推荐当患者进行气管插管后胸外按压不能被通气打断，然而由于胸外按压和机械通气均增加了胸腔内压力，因此可能增加吸入性肺炎的发生率。据此2019年英国学者进行了一项研究，他们选择了20具尸体，分别采用持续性胸外按压和在通气时中断胸外按压，操作前胃内注射500ml亚甲蓝，并进行气管插管。所有尸体进行了14min的心肺复苏，后进行胸部X线检查评估吸入性肺炎的发生情况，结果显示持续性胸外按压组10具尸体中有9例出现了吸入性肺炎，而在通气时中断胸外按压的尸体中也有7例出现了吸入性肺炎，两组之间并没有统计学差异。但从中也提示通气时中断胸外按压似乎可减少吸入性肺炎的发生率。

三、辅助胸外按压装置

近年来的证据表明，高质量持续不间断的胸外按压是心肺复苏成功的关键，早期识别、及时的胸外按压和尽早除颤可提高心肺复苏的成功率，徒手胸外按压存在一定的缺陷，包括按压深度不可控制及按压需中段一定时间等，近年来一些替代徒手按压的装置逐级应用于临床，LUCAS-2 系统是目前最常用的辅助胸外按压装置，它可以提供高质量的胸外按压，按压频率在 102 次 / 分，按压深度可达到 5 ～ 6cm。

2018 年匈牙利学者比较了辅助胸外按压装置和徒手胸外按压对心肺复苏成功率的影响，该研究入选了 287 例非创伤性心脏骤停患者，其中 232 例采用了徒手胸外按压，55 例患者采用了 LUCAS-2 系统进行胸外按压，主要终点事件示自主循环的恢复。结果 37% 的患者恢复了自主循环，与徒手胸外按压组相比，LUCAS-2 组患者自主循环恢复率较高，但两组之间并无明显统计学差异（P=0.07）；而对于开始心肺复苏较迟的患者，LUCAS-2 组具有更高的生存率（$P < 0.05$）。该研究同时还显示心肺复苏失败与年龄、高血压和左心室肥厚呈正相关。

四、关于除颤能量的设定和除颤地点

目前指南推荐的除颤能量设定有两种方法，一种是从双相 200J 开始，逐渐递增至 360J，另一种方法是固定的 360J 除颤，这两种方法之间是否存在差异，目前尚未明确。近来 Olsen JA 等进行了一项临床研究，旨在比较这两种方法之间的差异，入选了能量逐渐递增组患者 260 例，共除颤 883 次，另外的固定能量组患者共 478 例，共除颤 1736 次，结果显示两组患者的生存率均为 28%，该研究提示这两种方法对心肺复苏的成功率具有相同的作用。

Zijlstra JA 对除颤的地点也进行了一项研究。该研究入选了 22 453 例院外心脏骤停患者，其中 2953 例生存，占 13%。其中 2289 例（81%）患者进行了除颤，其中 1349 例（59%）在急救医疗中心进行的除颤，454 例（20%）是首位应答者进行的除颤，而另外 429 例（19%）的患者进行了就地除颤。最终的研究结果显示就地进行除颤的患者心肺复苏成功率明显高于在急救医疗中心进行除颤的患者。

五、药物在心肺复苏中的作用

心肺复苏中使用的药物包括肾上腺素和抗心律失常药物等，目前关于这些药物的研究证据有限。既往的指南均包含了药物治疗，然而一项来自挪威的研究却得出了令人失望的结论，该研究将心肺复苏的患者分成了静脉使用药物组和未静脉使用药物组，结果显示两组之间的生存率无明显统计学差异。

目前有几项关于肾上腺素在原发心脏骤停心肺复苏中应用的临床研究，一项来自澳大利亚的研究入院了 534 例院外心脏骤停患者，使用肾上腺素的患者具有更高的自主循环恢复率（23.5% vs 8.4%，$P < 0.005$），但其对生存率无显著改善（4.0% vs 1.5%，P=0.15）。PARAMEDIC2 研究是一项来自英国的研究，入选了 8014 例患者，在标准 ALS 的基础上随机分成静脉使用肾上腺素组和注射生理盐水组，结果显示静脉使用肾上腺素可显著提高生存率（3.2% vs 2.4%，P=0.02），但对于神经系统预后，两组之间无显著统计学差异（2.2% vs 1.9%），因此静脉使用肾上腺素可能提高 CPR 患者的生存率。

CPR 中常用的抗心律失常药物包括胺碘酮和利多卡因，ALPS 研究入选了 3026 例患者，旨在比较胺碘酮、利多卡因和生理盐水对院外心脏骤停且除颤无效患者的作用，结果显示胺碘酮组的生存率为 24.4%，利多卡因组的生存率为 23.7%，生理盐水组为 21%，尽管抗心律失常药物组具有更高的生存率，但三者之间并没有显著的统计学差异。目前胺碘酮也经常用于除颤成功后预防室速、室颤的复发，Lee BK 进行了一项最新的研究，研究共入选 444 例心肺复苏成功的患者，其中 295 例患者为初始可除颤心律，149 例患者为不可除颤心律，所有患者采用目标体温控制，控制体温在 33 ～ 36℃，其中 124 例（占 27.9%）患者接受了静脉胺碘酮，结果有 50 例患者出现了室速 / 室颤复发，占 11.26%，多因素分析显示胺碘酮使用是患者室速 / 室颤复发的独立危险因素，该研究提示我们对于心肺复苏成功患者使用胺碘酮预防室速 / 室颤复发需慎重考虑。

综述所述，近 1 年来关于心肺复苏和心脏急救有许多内容进行了更新，主要包括目标体温控制、辅助胸外按压装置、除颤能量及药物的使用方面，期待未来在这些领域能有更多更新的研究，以引导临床心肺复苏和心脏急救的不断向前发展。

（宋浩明　陈治松）

参考文献

[1] Kleinman ME, Goldberger ZD, Rea T, et al.2017 American Heart Association Focused Update on Adult Basic Life Support and Cardiopulmonary Resuscitation

Quality: An Update to the American Heart Association Guidelines for Cardiopulmonary Resuscitation and Emergency Cardiovascular Care.Circulation, 2018, 2;137(1):7-13.

[2] Panchal AR, Berg KM, Kudenchuk PJ, et al.2018 American Heart Association Focused Update on Advanced Cardiovascular Life Support Use of Antiarrhythmic Drugs During and Immediately After Cardiac Arrest: An Update to the American Heart Association Guidelines for Cardiopulmonary Resuscitation and Emergency Cardiovascular Care. Circulation, 2018, 138(23):740-749.

[3] Benjamin EJ, Blaha MJ, Chiuve SE, et al. Heart disease and stroke statistics' 2017 update: A report from the American Heart Association. Circulation 2017; 135: 146-603.

[4] Bernard SA, Gray TW, Buist MD, et al. Treatment of comatose survivors of out-of-hospital cardiac arrest with induced hypothermia. N Engl J Med, 2002, 346(8): 557-563.

[5] England TN. Mild therapeutic hypothermia to improve the neurologic outcome after cardiac arrest. N Engl J Med, 2002, 346(8): 549-556.

[6] Nichol G, Huszti E, Kim F, et al. Does induction of hypothermia improve outcomes after in-hospital cardiac arrest? Resuscitation, 2013, 84(5): 620-625.

[7] Bro-Jeppesen J, Hassager C, Wanscher M, et al. Post-hypothermia fever is associated with increased mortality after out-of-hospital cardiac arrest. Resuscitation, 2013, 84(12): 1734-1740.

[8] Kalra R, Arora G, Patel N, et al.Targeted Temperature Management After Cardiac Arrest: Systematic Review and Meta-analyses.Anesth Analg, 2018,126(3):867-875.

[9] Iwami T, Kitamura T, Kiyohara K,et al. Dissemination of chest compression-only cardiopulmonary resuscitation and survival after out of-hospital cardiac arrest. Circulation, 2015, 132:415-422.

[10] Nichol G, Leroux B, Wang H,et al; ROC Investigators. Trial of continuous or interrupted chest compressions during CPR. N Engl J Med, 2015, 373:2203-2214.

[11] Ruetzler K, Leung S, Chmiela M,et al.Regurgitation and pulmonary aspiration during cardio-pulmonary resuscitation (CPR) with a laryngeal tube: A pilot crossover human cadaver study. PLoS One, 2019,14(2):e0212704.

[12] Ujvarosy D, Sebestyen V1, Pataki T,et al.Cardiovascular risk factors differently affect the survival of patients undergoing manual or mechanical resuscitation.BMC Cardiovasc Disord, 2018, 18(1):227.

[13] Olsen JA, Brunborg C, Steinberg M, et al.Survival to hospital discharge with biphasic fixed 360 joules versus 200 escalating to 360 joules defibrillation strategies in out-of-hospital cardiac arrest of presumed cardiac etiology. Resuscitation, 2019, 136:112-118.

[14] Zijlstra JA, Koster RW, Blom MT, et al. Different defibrillation strategies in survivors after out-of-hospital cardiac arrest.Heart, 2018, 104(23):1929-1936.

[15] Olasveengen, T. M. Intravenous drug administration during out-of-hospital cardiac arrest: a randomized trial. JAMA, 2003, (302):2222-2229.

[16] Jacobs I, Finn J, Jelinek G,et al. Effect of adrenaline on survival in out_of-hospital cardiac arrest: a randomised double-blind placebo-controlled trial. Resuscitation, 2018, (82):1138-1143.

[17] Perkins G . A randomized trial of epinephrine in out-of-hospital cardiac arrest. N. Engl. J. Med, 2011, (379):711-721.

[18] Kudenchuk P, Daya M. Resuscitation Outcomes Consortium Investigators. Amiodarone, lidocaine, or placebo in out-of-hospital cardiac arrest. N Engl J Med, 2016, (375): 802-803.

[19] Lee BK, Youn CS, Kim YJ, et al. Effect of Prophylactic Amiodarone Infusion on the Recurrence of Ventricular Arrhythmias in Out-of-Hospital Cardiac Arrest Survivors: A Propensity-Matched Analysis. J Clin Med, 2019, 8(2). pii: E244.

15. ODYSSEEY 研究的启示

ODYSSEY OUTCOMES 研究于 2018 年 11 月全文发表于《新英格兰杂志》，其研究旨在评估前蛋白转化酶枯草溶菌素 /kexin 9（PCSK9）蛋白单抗—Alirocumab，对近期发生过急性冠状动脉综合征（acute coronary syndrome，ACS）患者的主要不良心血管事件（major adverse cardiovascular events，MACE）的影响。该研究是一项全球性多中心随机双盲安慰剂对照研究，一共入选 18 924 例过去 112 个月发生过 ACS 的患者，这些患者在服用高剂量他汀（阿托伐他汀 40 ～ 80mg 或瑞舒伐他汀 20 ～ 40mg）或最大耐受剂量他汀的情况下，低密度脂蛋白胆固醇（low-density lipoprotein cholesterol LDL-C）水平仍高于 70mg/dl（1.8mmol/L）或非高密度脂蛋白胆固醇 100mg/dl（2.6mmol/L）或载脂蛋白 B 高于 80mg/dl，将患者随机分配接受每两周一次皮下注射 Alirocumab 75mg 组（9462 例）或安慰剂组（9462 例），Alirocumab 剂量在保持双盲基础上根据 LDL-C 水平进行调整，使尽可能多的患者的 LDL-C 水平处于 25 ～ 50mg/dl 并尽量减少低于 15 mg/dl 的情况，平均随访 2.8 年。结果发现：①实际治疗分析结果发现，和安慰剂组相比，Alirocumab 治疗组 4 、12 、48 个月时 LDL-C 降幅分别可达 62.7%、61.0%、54.7%；②临床事件：主要复合终点事件（包括冠心病死亡、非致死性心肌梗死、致死性或非致死性缺血性脑卒中、或需要住院治疗的不稳定型心绞痛）在 Alirocumab 组为 903 例（9.5%），安慰剂组为 1052 例（11.1%），Alirocumab 组较安慰剂组显著降低（HR：0.85，P=0.0003）。尤其对于基线 LDL-C 水平≥ 100mg/dl 的 ACS 患者，Alirocumab 能够降低 MACE 风险 24%（ARR：3.4%），全因死亡风险 29%（ARR：1.7%）；③安全性终点：除了局部注射部位反应外（3.8% vs 2.1%，$P < 0.001$），未发现任何不良反应的增加。

ODYSSEY OUTCOMES 研究是迄今为止 PCSK9 单抗随访时间最长的临床研究，随访时间最长超过 60 个月；入选人群不同于 FOURIER 研究的稳定的动脉粥样硬化性心血管疾病，而是更为高危 ACS 患者；所有患者均属于高效他汀或他汀不耐受情况下 LDL-C 不达标患者，研究发现 alirocumab 对 ACS 患者临床随访事件率的显著降低，其结果令人鼓舞，从而推动了临床对胆固醇下降的进一步探索。首先，ODYSSEY OUTCOMES 研究进一步强化了 LDL-C 作为动脉粥样硬化性心血管疾病（ASCVD）患者的首要干预目标。当前，他汀类药物经过 20 余年的循证医学证据，奠定了其在 ASCVD 患者治疗的基石和降 LDL-C 的首选药物。大量的有关他汀与未来心血管事件关系的随机临床对照试验显示，他汀降低 ASCVD 事件的临床获益大小与其降低 LDL-C 幅度呈正相关，他汀治疗产生的临床获益来自 LDL-C 的降低效应。ODYSSEY OUTCOMES 研究显示，ACS 患者中在他汀治疗基础上使用 Alirocumab，与对照组相比 48 个月时 LDL-C 降幅可达 54.7%，主要心血管复合终点事件较安慰剂显著降低（HR：0.85，P=0.0003）。尤其对于基线 LDL-C 水平≥ 100mg/dl 的患者，MACE 事件降低风险 24%（ARR：3.4%），全因死亡风险降低 29%（ARR：1.7%）。提示对于 ACS 患者，降低主要心脏不良事件的关键在于 LDL-C 的进一步降低，而非他汀独有的类效应。与之相类似，另一项涉及 PCSK9 单抗的 FOURIER 研究，入选为稳定性动脉粥样硬化性心血管疾病患者，在他汀治疗基础上使用 Evolocumab，与对照组相比 LDL-C 下降 59%，主要终点事件（包括心血管死亡，心肌梗死，脑卒中，不稳定型心绞痛住院和冠状动脉血运重建的复合终点）在 Evolocumab 组显著降低（$P < 0.001$）。可见，最近两个使用 PCSK9 单抗的大规模多中心循证医学证据均支持对于 ASCVD 患者，将 LDL-C 作为干预靶点并且进一步降低可以进一步改善患者主要心血管事件的不良预后。

其次，ODYSSEY OUTCOMES 的研究结果，对探索 LDL-C 的降低的下线具有一定的提示作用。强化他汀治疗的研究结果均显示，对 LDL-C 不达标患者加大他汀剂量可以降低 ASCVD 事件，但获益有限。这是由于他汀自身药效学特征即“6%”原则决定的，他汀药物剂量加倍药效仅增加 6% 而不良反应显著增加，因此很难单独使用他汀探底 LDL-C 的下线。IMPROVE-IT 研究首次证实，稳定状态的 ACS 且基线 LDL-C 125mg/dl 或之前使用他汀治疗 100mg/dl 患者，使用辛伐他汀 40mg+ 依折麦布 10 mg/d 治疗与单纯辛伐他汀 40 mg/d 治疗相比，LDL-C 水平分别为 53.7 mg/dl vs 69.5 mg/dl，联合终点包括心血管死亡、非致死性心肌梗死或非致死性脑卒中等风险下降 10%，差异具有统计学意义（P=0.003），该研究提示 LDL-C 的靶目标水平仍有进一步下调的余地。ODYSSEY OUTCOMES 的研究的意义在于对 LDL-C 的降低下线进行了进一步的探索，这是以前的类似研究并未主动涉猎的范围。研究预设了 LDL-C 的下降目标为 30 ～ 50mg/dl，在 alirocumab 组保持双盲基础上根据 LDL-C 水平对药物剂量进行调整，尽可能使患者的 LDL-C 水平处于 25 ～ 50mg/dl 并尽量减少低于 15mg/dl。在 9462 例 Alirocumab 组患者中，730 例（7.7%）由于连续两次 LDL-C 低于 15mg/dl 而转换到安慰剂组，2615 例（27.6%）由于 LDL-C 高于 50mg/dl 而加量到 150mg/2 周。随访 4、12 、48 个月，Alirocumab 组 LDL-C 分别为 38mg/dl（0.98mmol/L）、42mg/dl（1.1mmol/L）、53mg/dl （1.4mmol/L），较对照组分别降低 62.7%、61.0%、54.7%，在此降低 LDL-C 幅度下，临床随访事件在 Alirocumab 组显著降低（$P < 0.001$）。因此，基于 ODYSSEY OUTCOMES 研究对 ACS 患者进一步降低 LDL-C 的探索，以及对患者预后改善的数据值支持，有理由推断，ASCVD 患者 LDL-C 的降脂靶点可能更低。人类进入了对 ASCVD 患者调脂治疗探索 LDL-C 下限的新时代。

最后，ODYSSEY OUTCOMES 研究的强效降低 LDL-C 和安全性的平衡问题，使得 Alirocumab 长期应用得以保障。从机制上讲，PCSK9 单抗特异地与 PCSK9 结合，使之失去与 LDL 受体结合形成复合体的可能，LDL 受体再利用增加，血 LDL-C 水平明显下降。早在 2015 年，就已经印证了使用 PCSK9 单抗的药物 Alirocumab 和 Evolocumab，能够短期内降低人体 LDL-C 水平。ODYSSEY LONG TERM 研究在高危患者他汀治疗基础上使用 Alirocumab（150mg 皮下，每 2 周 1 次），相对于安慰剂在 24 周能够降低 LDL-C 达 62%。OSLER-1 和 OSLER-2 研究发现，在标准治疗基础上使用 Evolocumab，能够使 LDL-C 降低 61%。本研究进一步证实，他汀基础上长期使用 Alirocumab 75mg 每两周皮下注射 1 次，与对照组相比 48 个月时 LDL-C 降幅达 54.7%。ODYSSEY OUTCOMES 研究中位随访 2.8 年，最长达 6 年过程中，Alirocumab 组除了局部注射部位反应外（3.8% vs 2.1% $P < 0.001$），未发现任何不良反应的增加。神经认知障碍（1.5% vs 1.8%）、新发糖尿病（9.6% vs 10.1%）、出血性脑卒中（0.1% vs 0.2%）均与安慰剂组无显著差异，整个研究期间安全且耐受性良好，这对于 PCSK9 单抗的安全性证据无疑是最好的补充。因此，ODYSSEY OUTCOMES 研究的安全性令人鼓舞，也为将来长期安全使用打下坚实的基础。

综上所述，ODYSSEY OUTCOMES 研究为我们展现了 ASCCD 患者降脂治疗的新篇章，以 LDL-C 为治疗靶点并在现有推荐靶目标基础上进一步降低，仍能获益。同时，该研究进一步夯实了 ASCVD 患者的胆固醇理论，也为将来调制治疗的联合用药增加了新的证据。目前，我国已经有一种 PCSK9 单抗被批准应用于临床，其适应证主要为纯合子型家族性高胆固醇血症，以及最大剂量他汀和（或）他汀不耐受仍需降低血脂以降低心血管事件的患者。相信随着使用经验的不断积累，PCSK9 单抗在临床应有重要的使用价值。

（马玉良　王伟民）

参考文献

[1] Schwartz GG, Steg PG, Szarek M, et al. Alirocumab and cardiovascular outcomes after acute coronary syndrome. N Engl J Med, 2018, 379:2097-2107.

[2] Sabatine MS, Giugliano RP, Keech AC, et al. Evolocumab and clinical outcomes in patients with cardiovascular disease. N Engl J Med, 2017, 376: 1713-1722.

[3] Baigent C,Blackwell L,Emberson J et al.Efficacy and safety of more intensive lowing of LDL cholesterol:a meta-analysis of data from 170,000 participants in 26 randomised trials.Lancet,2010,376(9753):1670-1681.

[4] Mihaylova B,Emberson J,Blackwell L et al.The effects of lowing LDL cholesterol with statin therapy in people at low risk of vascular disease:meta-analysis of individual data from 27 randomised trials. Lancet,2012,380(9841):581-590.

[5] Cannon CP, Blazing MA, Giugliano RP, et al. Ezetimibe added to statin therapy after acute coronary syndromes. N Engl J Med, 2015, 372(25): 2387-2397.

[6] Robinson JG, Farnier M, Krempf M, et al. Efficacy

and safety of alirocumab in reducing lipids and cardiovascular events. N Engl J Med, 2015, 372: 1489-1499.

[7] Sabatine MS, Giugliano RP, Wiviott SD, et al. Efficacy and safety of evolocumab in reducing lipids and cardiovascular events. N Engl J Med, 2015, 372: 1500-1509.

[8] 中国成人血脂异常防治指南修订联合委员会 . 中国成人血脂异常防治指南 . 中华心血管病杂志，2016,（44）10：833-853.

[9] Catapano AL, Graham I, De Backer G et al. 2016 ESC/EAS Guidelines for the Management of Dyslipidaemias. European Heart Journal, 2016, 37(39):2999-3058.

[10] Peter W. F. Wilson，Tamar S. Polonsky，Michael D. Miedema et al. Systematic Review for the 2018 AHA/ACC/AACVPR/AAPA/ABC/ACPM/ADA/AGS/APhA/ASPC/NLA/PCNA Guideline on the Management of Blood Cholesterol. J Am Coll Cardiol, 2018, pii: S0735-1097(18)39035-1.

16. PCSK9 抑制剂的最新临床研究：基于 FOURIER 试验的启示

2017 年 5 月，新英格兰医学杂志公布了 FOURIER 研究的结果。FOURIER 研究全称 Further Cardiovascular Outcomes Research With PCSK9 Inhibition in Patients With Elevated Risk，是一项新型 PCSK9 抑制剂 Evolocumab 的Ⅲ期临床试验，旨在评估加用 Evolocumab 对于已接受中高强度他汀治疗的高危动脉粥样硬化性心脑血管疾病（atherosclerotic cardiovascular disease, ASCVD）患者的疗效和安全性。该试验结果一经发布，便引起世人瞩目，英国广播公司（BBC）的新闻甚至称其为近 20 年来降脂药物领域中最重要的一项临床试验。

FOURIER 研究是一项随机、双盲、安慰剂对照的国际大规模多中心临床试验，入选 49 个国家共 27564 名既往有心肌梗死、缺血性脑卒中或症状性外周动脉疾病的高危 ASCVD 患者，包括亚洲患者 2723 例，其中中国患者 1021 例。试验的纳入标准包括：年龄 40 ～ 85 岁，具有明确的心血管病史，空腹 LDL-C ≥ 1.8mmol/L（70mg/dl）或非 HDL-C ≥ 2.6mmol/L（100mg/dl），空腹甘油三酯≤ 4.5mmol/L。全部患者均已接受中高强度剂量的他汀治疗（≥ 20mg 的阿托伐他汀或同等强度的其他他汀）。受试者随机分为两组，一组予以 Evolocumab 每两周一次（140mg/ 次）或每月一次（420mg/ 次），纳入患者 13 784 例；另一组予以安慰剂治疗，纳入患者 13 780 例。该研究设计随访时间为 5 年，主要复合终点为心血管死亡、心肌梗死、脑卒中、因不稳定型心绞痛或冠状动脉血运重建住院，关键次要复合终点为心血管死亡、心肌梗死、脑卒中。FOURIER 研究在平均随访 2.2 年后因 Evolocumab 组显著疗效而提前公布结果。研究结果显示，较之安慰剂组，Evolocumab 组显著降低 LDL-C 达 59%（从基线 LDL-C 平均 92mg/dl 降至 30mg/dl），且患者在随访过程中保持稳定的胆固醇水平。此外，Evolocumab 治疗显著降低首要终点事件 [1344（9.8%）vs 1563（11.3%），$P < 0.001$] 和关键次要终点事件 [816（5.9%）vs 1013（7.4%），$P < 0.001$]。

进一步数据分析显示，随着治疗时间延长，Evolocumab 组对比安慰剂组获得的优势将进一步扩大，首要终点事件风险降低幅度由第 1 年的 12% 增加至第 2 年的 19%，而关键次要终点事件风险降低幅度由第一年的 16% 扩大至 25%。需要指出的是，Evolocumab 的阳性结果是在中高强度他汀治疗基础上获得的。与此同时，FOURIER 研究中 Evolocumab 的安全性得到进一步确认，两组不良反应发生率均很低（2.1% vs 1.6%）且无统计学显著差异，治疗组仅在注射部位的不良反应高于对照组，而这些反应大多程度轻微。更为重要的是，治疗组 LDL-C 降至极低水平却未增加出血性脑卒中、新发糖尿病和认知功能障碍等风险，显示该药优秀疗效的同时仍有着卓越的安全性。

PCSK9（前蛋白转化酶枯草溶菌素 9）能增加 LDL 受体在肝细胞中的降解，减少肝细胞表面 LDL 受体数量，从而提高 LDL-C 的生成率。PCSK9 抑制剂是一类新型降胆固醇药物，该药可通过阻断上述这一过程，以全新方式强效降低胆固醇。在既往 2 期临床研究中证实，PCSK9 抑制剂能在原有降脂基础上使 LDL-C 水平进一步降低 60% 左右。本次 FOURIER 研究中也得出类似结果，较之对照组，Evolocumab 组的 LDL-C 降幅达 59%，并显著降低了高危 ASCVD 患者主要心血管事件的发生，并且不增加肝肾功能和肌肉损伤，也不增加出血性脑卒中、新发糖尿病、认知功能障碍等风险。在继他汀类药物和依折麦布之后，第三类强效且安全的降胆固醇药物 PCSK9 抑制剂（Evolocumab）将使降脂治疗进入全新时代。

自首个他汀类药物“洛伐他汀”问世以来，人类抗 ASCVD 进入他汀时代。随着他汀药物种类增多，用量扩大，循证医学证据不断丰富和积累，人们认识到 LDL-C 降幅越大、持续时间越长、疾病越高危，则临床获益就越大。对于 LDL-C，我们之前的降脂概念是“The Lower The Better”，而 LDL-C 的调控目标值也从 80mg/dl，逐渐降至 70mg/dl，甚至 60mg/dl。然而，在临床实践中人们发现，即便应用强化他汀治疗策略，LDL-C 水平在降至一定幅度后就难以再有很大幅度下降，很少病例能够达到 40mg/dl 以下，即使他汀联合使用依折麦布治疗，也仅有少数患者 LDL-C 能降至 30mg/dl 以下。另外，有分析显示较低水平的 LDL-C 可能会增加出血性脑卒中、新发糖尿病和认知功能障碍等风险，而大剂量的他汀类药物也可能增加肝酶升高和肌肉损伤，这为临床更广泛和更强化降脂治疗策略带来一定顾虑。因此，FOURIER 研究之前，ASCVD 降胆固醇治疗临床实践中存在着几个重要问题亟需得到解答：问题其一，LDL-C 究竟能够降低至什么水平？是否存在着 LDL-C“低限阈值”？在这个低限水平达到之前，是否 LDL-C 水平降至越低，心血管获益越大？从这方面的意义上来说，FOURIER 研究具有划时代意义，因为该研究很好的回答了这个困扰临床工作者许久的问题。首先，在该研究中 Evolocumab 与他汀联用组较之单用他汀的对照组，LDL-C 水平从平均 2.4mmol/L（92mg/dl）降至 0.78mmol/L（30mg/dl），而基线 LDL-C 水平最低组经过治疗后，由平均 1.9mmol/L 降至 0.57mmol/L，这是迄今为止降脂治疗临床试验中 LDL-C 所达到的最低水平，远低于之前指南中所推荐的靶目标。此外，FOURIER 试验证实，即便在极低水平的 LDL-C 情况下，随着 LDL-C 降幅增加，ASCVD 患者的心血管事件仍可进一步下降，由此进一步巩固了所谓的“胆固醇理论”，即 LDL-C 降低幅度与临床获益符合既往应用药物或非药物治疗完成的降胆固醇试验的一般规律（LDL-C 每降低 1mmol/L，不良心血管终点事件风险降低约 20%）。问题其二：较低甚至极低水平的 LDL-C 是否安全性隐患增加？在 FOURIER 研究之前，IMPROVE-IT 研究中 LDL-C 降到了 FOURIER 研究之前的最低水平，该研究显示 LDL-C 低于 30mg/dl 仍具有很好的安全性；而 FOURIER 研究的药物安全性评价显示，即便 LDL-C 降至极低水平（0.5mmol/L，19mg/dl），肝功能和肌肉损伤等严重不良反应并不增加，并且不增加出血性脑卒中等发生风险，从而减少了人们对安全问题的担忧。当然平均 2.2 年的随访期对于评价一个药物、一种治疗的安全性仍远远不够，因此我们仍需要更长期的随访以评估 Evolocumab 以及将 LDL-C 降至极低水平的安全性。

FOURIER 研究进一步确立了降低 LDL-C 胆固醇的重要性，但就目前来说，其仍不足以改变 ASCVD 血脂异常防治中“他汀”的中心地位。因他汀类药物除了强效降胆固醇作用，还有所谓他汀的“降脂外作用”，即他汀类药物降低心血管事件的疗效不能完全被 LDL-C 水平降低来解释，其所具有的其他生物学效应，包括改善内皮功能、增加一氧化氮的生物利用度、抗氧化以及抑制炎症等作用共同降低了 ASCVD 患者的心血管事件风险。因此，在可预见的未来，他汀仍是血脂异常和 ASCVD 防治策略的首选药物。

需要指出的是，FOURIER 研究入组均为高危 ASCVD 患者，80% 以上患者是有过心肌梗死、缺血性脑卒中或症状性外周动脉疾病等等，对于这些临床高危患者，LDL-C 水平越低，获益越大。而对于低危患者甚至无动脉粥样硬化的正常人，是否也应该把 LDL-C 水平降到很低水平，目前结论未知。此外，目前 FOURIER 2.2 年的随访时间仍相对太短，需要更长期的数据进一步验证其结果。另一方面，FOURIER 研究共纳入 2723 例亚洲患者，其中 1000 余例来自中国，与其他人群相比，亚洲患者高强度他汀应用比例较少（33.3% vs 73.3%），平均随访时间也较短，因此对于我国人群，长期应用该药的疗效和安全性还需大规模循证医学证据进行验证，期待未来 Evolocumab 在中国人群中大规模长时间临床应用的结果。此外，作为新药，PCSK9 抑制剂目前价格相当昂贵，其过高的费效比将限制其在临床上推广，因此若能将价格降至更合理区间，无疑将惠及更多患者人群。

（金　贤　沈成兴）

参考文献

[1] Sabatine MS, Giugliano, RP, Keech AC, Honarpour N, Wiviott SD, Murphy SA, Kuder JF, Wang H, Liu T, Wasserman, SM, Sever PS, Pedersen TR, Committee FS & Investigators (2017) Evolocumab and Clinical Outcomes in Patients with Cardiovascular Disease, The New England journal of medicine. 376, 1713-1722.

[2] Wiviott SD, Cannon CP, Morrow DA, Ray KK, Pfeffer MA, Braunwald E. & Investigators, P. I.-T. (2005) Can low-density lipoprotein be too low? The safety and efficacy of achieving very low low-density lipoprotein with intensive statin therapy: a PROVE IT-TIMI 22 substudy, Journal of the American College of Cardiology. 46, 1411-1416.

[3] Giugliano RP, Wiviott SD, Blazing MA, De Ferrari

GM, Park JG, Murphy SA, White JA, Tershakovec AM, Cannon CP. & Braunwald E. (2017) Long-term Safety and Efficacy of Achieving Very Low Levels of Low-Density Lipoprotein Cholesterol: A Prespecified Analysis of the IMPROVE-IT Trial, JAMA cardiology. 2, 547-555.

[4] Silverman MG, Ference BA, Im K, Wiviott SD, Giugliano RP, Grundy SM, Braunwald E. & Sabatine MS. (2016) Association Between Lowering LDL-C and Cardiovascular Risk Reduction Among Different Therapeutic Interventions: A Systematic Review and Meta-analysis, Jama. 316, 1289-1297.

[5] Giugliano RP, Pedersen TR, Park JG, De Ferrari GM, Gaciong ZA, Ceska R, Toth K, Gouni-Berthold I, Lopez-Miranda J, Schiele F, Mach F, Ott BR, Kanevsky E, Pineda AL, Somaratne R, Wasserman SM, Keech AC, Sever PS. & Sabatine MS. (2017) Clinical efficacy and safety of achieving very low LDL-cholesterol concentrations with the PCSK9 inhibitor evolocumab: a prespecified secondary analysis of the FOURIER trial, The Lancet. 390, 1962-1971.

[6] Dixon DL, Pamulapati LG, Bucheit JD, Sisson EM, Smith SR, Kim CJ, Wohlford GF. & Pozen J. (2019) Recent Updates on the Use of PCSK9 Inhibitors in Patients with Atherosclerotic Cardiovascular Disease, Current atherosclerosis reports. 21, 16.

17. STEMI 溶栓后的双抗策略选择（TREAT 研究）

经皮冠状动脉介入治疗（PCI）是 ST 段抬高型心肌梗死 (STEMI) 的首选再灌注治疗策略。但对于世界上很多地方而言，很多 STEMI 患者并不能及时就诊或者转运到具有 PCI 能力的医院，因此，很多 STEMI 患者选择溶栓治疗作为初始再灌注治疗手段。目前，两项大规模随机对照研究（COMMIT 研究和 CLARITY-TIMI28 研究）已经证实，给予接受溶栓治疗的 STEMI 患者双联抗血小板治疗（阿司匹林和氯吡格雷），和单用阿司匹林相比，可显著降低溶栓后冠状动脉无复流或死亡、心肌梗死复发事件相对风险，并降低 30 天心血管死亡、心肌梗死复发及紧急血运重建事件相对风险，且较单药阿司匹林未增加造影当天 TIMI 大出血和颅内出血发生率及 30 天出血率。基于此，国内外相关临床指南一致推荐氯吡格雷（300 mg 负荷剂量，75mg/d 维持剂量）用于溶栓后 STEMI 患者的抗血小板治疗，氯吡格雷加阿司匹林成为溶栓后患者抗血小板治疗的标准方案。

替格瑞洛是一种能直接并可逆性结合于二磷酸腺苷受体 $P2Y_{12}$ 的新型口服抗血小板药物，和氯吡格雷相比，能提供更迅速、更强大、更持久的 $P2Y_{12}$ 抑制作用。PLATO（Platelet Inhibition and Patient Outcomes）研究表明，和氯吡格雷相比，替格瑞洛可显著降低急性冠状动脉综合征（ACS）患者 1 年心血管死亡相对风险达 21%。但是，由于担心增加出血风险，该研究排除了 24h 内接受溶栓治疗的 ACS 患者。因此，对于那些已经接受溶栓治疗的 STEMI 患者，使用更强效的抗血小板药物替格瑞洛的疗效和安全性如何呢，TREAT 研究解答了这一问题。

TREAT 研究是一项国际多中心、随机对照、开放标签、盲法评定、非劣性临床试验。共纳入了包括中国在内的 10 个国家的 3799 例 75 岁以下患者，均在症状发作 24h 内确诊并接受溶栓治疗，同时患者随机接受替格瑞洛（180mg 负荷剂量，90mg 2 次 / 日维持剂量）或氯吡格雷（300mg 负荷剂量，75mg/d 维持剂量）治疗并持续 12 个月。溶栓后平均 11.4h 随机入组，90% 患者预先接受了氯吡格雷治疗。主要终点为 30 天 TIMI 大出血，次要终点包括 30 天及 12 个月主要心血管事件（心血管死亡、心肌梗死、复发缺血、脑卒中、TIA、其他动脉血栓形成）和 PLATO 出血、BARC 出血、TIMI 中小出血。

入选患者平均年龄 58 岁，男性 77.1%，白种人 57.3%。随访 30 天，结果显示替格瑞洛组和氯吡格雷组的 30 天 TIMI 大出血发生率分别为 0.73% 和 0.69%，两组无统计学差异，达到了该研究的非劣效终点（$P < 0.001$）。两组 PIPO（Platelet Inhibition and Patient Outcomes）定义和 BARC（Bleeding Academic Research Consortium）定义的 3 ～ 5 型严重出血发生率也无统计学差异（替格瑞洛组 1.20%，氯吡格雷组 1.38%）。两组致死性出血 (0.16% vs 0.11%；P=0.67) 颅内出血 (0.42% vs 0.37%；P=0.82) 相当。但是替格瑞洛组轻微出血更多见。血管原因的死亡、心肌梗死或脑卒中相当（替格瑞洛组 4.0% vs 氯吡格雷组 4.3%）。

TREAT 研究表明：对于 75 岁以下 STEMI 患者，溶栓治疗后延迟给予替格瑞洛 30 天内 TIMI 大出血风险非劣于氯吡格雷。同时研究结果还提示，STEMI 患者在使用药物溶栓、阿司匹林、肝素或低分子肝素的基础上，再联合使用替格瑞洛或者氯吡格雷，在 30 天内大出血、致命性大出血或颅内出血发生率均低于 1%，安全性耐受性良好。

研究者表示，对于那些存在氯吡格雷抵抗的患者，或者希望使用更加强效的药物的患者来说，至少 TREAT 研究结果能够提示临床医生们使用替格瑞洛是安全的。而在有效性方面，目前的结果显示替格瑞洛无法降低 30 天内的不良事件风险，似乎并不优于氯吡格雷，但研究者还将进一步跟踪随访受试者在为期 12 个月的用药时间内心血管不良事件的发生率，从而对比性地评估接受溶栓治疗的 STEMI 患者中替格瑞洛和氯吡格雷的有效性。我们期待 12 个月的随访结果。

（刘　斌）

参考文献

[1] Physicians A C O E, O' Gara P T, Kushner F G, et al. 2013 ACCF/AHA guideline for the management of ST-elevation myocardial infarction: a report of the American College of Cardiology Foundation/American Heart Association Task Force on Practice Guidelines. Journal of the American College of Cardiology, 2013, 61(4): 78-140.

[2] Ibanez B, James S, Agewall S, et al.2017 ESC Guidelines for the management of acute myocardial infarction in patients presenting with ST-segment elevation: the task force for the management of acute myocardial infarction in patients presenting with ST-segment elevation of the European Society of Cardiology (ESC). Eur Heart J, 2018, 39(2):119-177.

[3] Stember A . Fibrinolysis Use Among Patients Requiring Interhospital Transfer for St-Segment Elevation Myocardial Infarction Care: A Report from The US National Cardiovascular Data Registry. Jama Intern Med, 2015, 48(3):401-402.

[4] Increased Uptake of Guideline-Recommended Oral Antiplatelet Therapy: Insights from the Canadian Acute Coronary Syndrome Reflective. Canadian Journal of Cardiology, 2014, 30(12):1725-1731.

[5] COMMIT Collaborative Group. Addition of clopidogrel to aspirin in 45 852 patients with acute myocardial infarction: randomised placebo-controlled trial. Lancet, 2005, 366:1607-1621

[6] Sabatine MS,Cannon CP,Gibson CM,etal;CLARITY-TIMI28 Investigators.Addition of clopidogrel to aspirin and fibrinolytic therapy for myocardial infarction with ST-segmentel evation.N Engl J Med, 2005, 352(12):1179-1189.

[7] Husted, S. Pharmacodynamics, pharmacokinetics, and safety of the oral reversible P2Y12 antagonist AZD6140 with aspirin in patients with atherosclerosis: a double-blind comparison to clopidogrel with aspirin. European Heart Journal, 2005, 27(9):1038-1047.

[8] Husted S, Giezen J J J V . Ticagrelor: The First Reversibly Binding Oral P2Y 12 Receptor Antagonist. Cardiovascular Therapeutics, 2010, 27(4):259-274.

[9] Wallentin L,Becker RC,Budaj A,et al. PLATO Investigators.Ticagrelor versus clopidogrel in patients with acute coronary syndromes.N Engl J Med, 2009, 361(11):1045-1057.

[10] Berwanger O, Nicolau J C, Carvalho A C, et al. Ticagrelor vs Clopidogrel After Fibrinolytic Therapy in Patients With ST-Elevation Myocardial Infarction: A Randomized Clinical Trial. JAMA Cardiology, 2018, 3(5).

18. 阿司匹林在一级预防中的争议

自 19 世纪中后期以来，阿司匹林已成为药学史上使用最广泛的药物之一。阿司匹林最初被用于抗炎和镇痛治疗。随着第二次世界大战后 30 年间心血管疾病的“流行”，阿司匹林的环氧合酶抑制剂及其抗血小板作用，使得阿司匹林成为心血管事件二级预防的基石。

众多研究证实了阿司匹林的应用可进一步降低 20% ～ 25% 的心血管事件，包括心肌梗死、脑卒中心血管病死亡。随着医学发展，预防已成为一个极为重要的议题。为进一步降低心血管疾病的病死率，除了二级预防治疗外，人们开始更多关注于心血管疾病的一级预防，研究如何选择一种廉价和容易获得的药物，并预期在人群中具有良好的风险效益比。阿司匹林因此也获得了更多的关注，本文就阿司匹林在一级预防中应用情况及现存争议作一概述。

一、不同于二级预防，阿司匹林在一级预防的地位一直存在争议

阿司匹林作为心血管事件的一级预防一直是一个激烈争论的话题，一些指南建议不使用阿司匹林，而一些指南支持对高危患者如有多个心血管疾病的危险因素或是糖尿病患者进行阿司匹林的一级预防治疗。尽管阿司匹林对有急性缺血事件史 (比如急性心肌梗死或脑卒中) 的患者有明确的益处，但既往有荟萃分析提示阿司匹林在降低全因死亡率、心肌梗死和缺血性脑卒中的同时，增加了大出血的风险。首批关于阿司匹林作为一级预防的大规模研究是在 20 世纪 70 年代末和 80 年代初进行的，分别是 1988 年发表的《英国医生研究》和 1989 年发表的《美国医生健康研究》。尽管这两项研究均显示非致死性心肌梗死显著减少 (分别为 25% 和 44%)，但有出血风险增加的趋势，且对全因死亡率的影响尚不确定。最近的荟萃分析结果表明，阿司匹林在一级预防中虽然降低了非致命性心肌梗死的发生率，但对心血管死亡或全因死亡率几乎没有影响。因此，目前的循证医学证据并未一致性的体现出阿司匹林用于一级预防时对于死亡这一终点事件的获益。阿司匹林在一级预防中的利弊仍存在很大的争议和不确定性。

二、欧美关于阿司匹林一级预防推荐的观点

美国预防医学工作组 (United States Preventive Services Task Force，USPSTF) 在 2002 年曾强烈建议临床医生与心血管高风险人群讨论阿司匹林一级预防的问题。2009 年，该工作组基于全球阿司匹林应用不足的现状，再次发布《阿司匹林用于心血管疾病一级预防建议声明》，建议阿司匹林用于预防 45 ～ 79 岁男性心肌梗死，鼓励 55 ～ 79 岁女性应用阿司匹林预防缺血性脑卒中。2012 年美国抗栓治疗与血栓预防临床实践指南推荐年龄≥ 50 岁、无心血管疾病人群均应服用阿司匹林。USPSTF 工作组在 2016 年更新《阿司匹林用于心血管病和结直肠癌一级预防建议声明》，推荐低剂量阿司匹林用于 50 ～ 59 岁、10 年心血管病风险≥ 10% 患者的心血管病和结直肠癌一级预防；对于 60 ～ 69 岁、10 年心血管病风险≥ 10% 的患者，按个体情况选用低剂量阿司匹林。

欧洲指南对于阿司匹林一级预防的推荐始终保持谨慎，即使早期指南持推荐态度，但也综合考虑了年龄、心血管风险和血压控制情况等因素。目前 2016 欧洲心脏病学会（ESC）临床实践心血管病预防指南和 2018 ESC/ESH（欧洲高血压学会）高血压指南不推荐阿司匹林用于一级预防。

三、关于研究阿司匹林作为一级预防的最新临床试验结果

为了明确可能受益于阿司匹林的特定人群，2018 年发表了相关的三项独立的大规模随机对照试验，每项试验都招募了逾 1.2 万名患者，研究每日 100mg 阿司匹林在一级预防中的作用。这三项研究分别是 The Use of Aspirin to Reduce Risk of Cardiovascular Disease (ARRIVE) 试验，旨在研究非糖尿病高危人群；The Effects of Aspirin for Primary Prevention in Persons with Diabetes Mellitus

(ASCEND) 试验，旨在研究糖尿病患者；The Effect of Aspirin on Cardiovascular Events and Bleeding in the Healthy Elderly (ASPREE) 试验，主要涉及 70 岁以上老年患者。

（一）ARRIVE 研究

多中心、随机、双盲、安慰剂对照研究，该研究共纳入 12 546 例没有心血管疾病或糖尿病病史且为心血管事件中危患者（10 年主要心血管事件风险 5% ～ 10%），这些患者随机分为两组，分别给予肠溶阿司匹林 100mg/d 或安慰剂治疗，随访时间为 60 个月，观察阿司匹林对于心血管事件中危患者一级预防的有效性和安全性。结果提示与安慰剂组相比，阿司匹林并不能降低主要终点事件的发生，反而会增加胃肠道出血的发生。阿司匹林组与安慰剂组的主要终点事件发生率分别为 4.29% 与 4.48%（HR：0.96，95%CI：0.81 ～ 1.13，P = 0.6038），而胃肠道出血发生率分别为 0.97% 与 0.46%（HR：2.11，95%CI：1.36 ～ 3.28，P = 0.0007），两组间不良事件的发生率及死亡率均无统计学差异。

ARRIVE 研究试图探讨阿司匹林在心血管疾病中危患者中一级预防中的作用，然而观察到的事件发生率远低于既往 13.2% 的 5 年主要不良心血管事件 (MACE) 发生率，阿司匹林组为 4.3%，安慰剂组为 4.5%(无统计学差异)。虽然首次心肌梗死的风险降低，但阿司匹林组心血管事件并没有降低。相反，作为主要安全终点的胃肠道出血，阿司匹林组与安慰剂组相比却翻了一番，分别为 0.97% 和 0.46%(危险比 2.11，95% CI：1.36 ～ 3.28)。尽管此前曾有研究提示阿司匹林可能降低肿瘤风险，本研究阿司匹林组肿瘤的风险并未降低。

（二）ASCEND 研究

随机安慰剂对照临床研究，该研究共纳入 15 480 例＞ 40 岁且不合并心血管疾病的糖尿病患者。入组患者随机给予阿司匹林 100mg/d 或安慰剂治疗。随访时间为 7.4 年，观察阿司匹林对于糖尿病患者一级预防的有效性和安全性，并且次要终点还包括是否有肿瘤的发生风险。研究结果表明，采用阿司匹林 100mg/d 进行一级预防的糖尿病患者，其首次严重 ASCVD 事件的发生风险显著低于安慰剂组（8.5% vs 9.6%，P =0.01），但同时增加了主要出血风险（4.1% vs 3.2%，P=0.003）。在次要终点的观察中发现糖尿病患者阿司匹林 100mg/d 组与安慰剂组无论在消化道肿瘤发病风险（2.0% vs 2.0%）还是在所有肿瘤疾病的发生风险上（11.6% vs 11.5%）均无显著性差异。

ASCEND 研究表明，尽管糖尿病患者采用阿司匹林 100mg/d 的一级预防策略能显著降低了 ASCVD 事件，但该策略的净获益被增加的出血风险大大抵消。在平均 7.4 年的随访中，阿司匹林使 MACE 事件的绝对风险降低 1.1%，但大出血增加 0.9%，两者均具有统计学意义。并且在进一步的亚组分析中发现：无论是在心血管病风险低危、中危、还是高危组中，100mg/d 阿司匹林一级预防策略的严重 ASCVD 事件的减少与主要出血事件的增加均大致相抵。

（三）ASPREE 研究

是一项主要由美国国立卫生研究院资助的随机双盲安慰剂对照试验，招募了既往无心血管疾病、年龄≥ 70 岁的 19 114 例参与者。随机分配到 100mg/d 阿司匹林组或安慰剂组，中位随访时间为 4.7 年，其后研究终止，因为未发现使用阿司匹林存在获益。随访期内共 1052 例参与者死亡。阿司匹林组和安慰剂组主要终点发生率分别为 21.5% 和 21.2%（HR：1.01，95% CI：0.92 ～ 1.11，P=0.79），无显著统计学差异。然而，阿司匹林组大出血发生率显著增加，阿司匹林组事件为 8.6 次 /1000 • 人年，安慰剂组事件为 6.2 次 /1000 人 • 年（HR：1.38，95% CI：1.18 ～ 1.62，P ＜ 0.001）。ASPREE 结果显示，健康老年人服用阿司匹林在延长生存期方面并无获益，阿司匹林并未显著降低老年人心血管疾病风险，且大出血风险显著增加。

目前世界范围内有很多人使用阿司匹林进行一级预防，特别是小剂量阿司匹林在没有适应证的老年人群中应用较为广泛。因此，ASPREE 研究结论提供了相当可靠的证据，即阿司匹林用于无相关指征老年人群的一级预防并无获益，并且带来了额外的出血风险。

四、关于阿司匹林作为一级预防的最新荟萃分析结果

为了进一步探究阿司匹林在心血管事件一级预防中的作用，指导阿司匹林在心血管疾病一级预防中的应用，2019 年 JAMA 和 Europe Heart Journal 杂志分别发表了两项荟萃分析的结果，评估在无心血管疾病人群中阿司匹林使用与心血管事件和出血事件的相关性。

发表在 JAMA 上关于阿司匹林作为一级预防的荟萃分析是由英国伦敦国王医学院的研究者完成的，他们检索了阿司匹林一级预防的相关临床试验，这些临床试验要求纳入至少 1000 例无已知心血管疾病的参与者、随访至少 12 个月、比较使用阿司匹林和安慰剂的差异。该荟萃分析共纳入 13 项试验（包括最新发表的 ASCEND、ARRIVE 和 ASPREE 研究），随机分配 164 225 例参与者，中位年龄为 62 岁，其中 30 361 例（19%）患糖尿病，与安慰剂组相比，服用阿司匹林者的主要心血管终点显著降低（57.1/10 000 人·年 vs 61.4/10 000 人·年），风险比（HR）：0.89（95%CI 0.84 ～ 0.95）；绝对风险减低 0.38%（95% CI：0.20% ～ 0.55%）。与安慰机组相比，服用阿司匹林者的大出血风险增加（23.1/10 000 人·年 vs 16.4/10 000 人·年），风险比为 1.43（95% CI：1.301.56）；绝对风险增加 0.47%（95% CI：0.34% ～ 0.62%）。该项荟萃分析显示，阿司匹林用于一级预防时能降低心血管死亡率、非致死性心肌梗死和非致死性脑卒中的复合心血管事件。然而，阿司匹林的使用与大出血、颅内出血和消化道大出血的风险增加有关，其绝对风险估计具有可比性。无论是在低危还是高危的心血管风险人群以及糖尿病患者中，使用阿司匹林作为一级预防能减少心血管事件和同时增加出血风险。

European Heart Journal 发布了一项关于阿司匹林一级预防是否有效的荟萃分析表明：在没有动脉粥样硬化性心血管疾病的成年人中，服用阿司匹林与降低全因死亡率无关，且与大出血的发生率增加有关。该荟萃分析共纳入 11 项随机试验（同样也包括了最新的 ASCEND、ARRIVE 和 ASPREE 研究），157 248 名受试者参与，平均随访 6.6 年，主要评估无心血管疾病的受试者服用阿司匹林的疗效和安全性。主要疗效结果为全因死亡发生率，主要安全性结果为大出血风险。结果显示：与对照组相比，阿司匹林并没有降低全因死亡率 [风险比 (RR)：0.98；95% CI：0.93 ～ 1.02；*P*=0.30]。然而，服用阿司匹林与大出血发生率增加相关（RR：1.47，95% CI：1.31 ～ 1.65；*P* ＜ 0.0001），也与颅内出血发生率增加相关 (RR：1.33；95% CI：1.13 ～ 1.58；*P*=0.001)。糖尿病和心血管高危患者中，全因死亡率和大出血也得到了类似结果。这项荟萃分析结果也证明了在无动脉粥样硬化性心血管疾病人群中使用阿司匹林进行一级预防不能降低全因死亡的风险，还有可能带来出血风险。

五、阿司匹林是否该应用于心血管疾病患者的一级预防

与已有动脉粥样硬化性心血管疾病患者使用阿司匹林相比，阿司匹林用于一级预防仍存在争议，这种不确定性从相互矛盾的指南推荐中就显而易见。目前，阿司匹林用于一级预防是被一些医生提倡用于预防缺血事件，但这样的推崇多是从二级预防试验中推断出来的。支持使用阿司匹林的依据是预防血栓和斑块破裂，但也有人认为阿司匹林可能导致斑块出血，反而引发事件。在最新关于对阿司匹林作为一级预防的 3 项临床研究中，ARRIVE 试验纳入了心血管风险中危的参与者，ASCEND 试验纳入了糖尿病的参与者，ASPREE 试验纳入了年龄较大的参与者，三项研究均提示阿司匹林对心血管的益处是适度的，但这种益处的总体优势被重大出血事件的增加相抵消。既往的研究表明，心血管疾病风险显著增加的患者可能受益于预防性使用阿司匹林。美国预防服务工作组建议 50 ～ 69 岁 10 年心血管疾病风险在 10% 或以上的成年人开始服用低剂量阿司匹林治疗。然而，心血管风险评分的使用倾向于高估一个人的真实风险，并且各种心血管风险计算法则之间的一致性很差。ARRIVE 试验就最好地诠释了预测的心血管风险和真实观察到的心血管风险两者是有区别的。在 ARRIVE 试验中，中危参与者的事件发生率小于 10%，但根据美国心脏病协会 10 年动脉粥样硬化性心血管疾病风险评估，来预测这批参与者的心血管风险却为 17.3%。这项研究表明，当分析仅限于那些实际观察到的 10 年心血管事件风险为 10% 或是更多的参与者的话，使用阿司匹林作为一级预防能降低心血管事件 0.51% 的绝对风险 (95% CI，0.06% ～ 0.93%)，但主要出血的绝对的风险增加了 0.64%（95% CI：0.35% ～ 0.97%）。JAMA 发表的荟萃分析也表明，使用阿司匹林作为一级预防后心血管事件的绝对风险降低和与阿司匹林使用相关的大出血的绝对风险增加的幅度类似。欧洲心脏病杂志发表的荟萃分析表明作为一级预防，阿司匹林与降低全因死亡率无关，进一步试验以评估阿司匹林对全因死亡率的益处是徒劳的，即使是在糖尿病患者和心血管高危患者中也明显缺乏益处，阿司匹林导致大出血和颅内出血增加。这些结果表明，即使有任何证据表明阿司匹林作为一级预防有边际

效益，但这样的效益也会被一定程度的损害所抵消。总的来说，这些发现证实了在一级预防中常规使用阿司匹林缺乏总体益处，并提示在当今这个医学发展的时代还可能存在危害。因此，决定使用阿司匹林作为一级预防的决定可能需要基于对个人不同情况进行判定的基础上，考虑到患者的出血风险和获益之间的平衡。

目前，给予额外措施来减少长期服用阿司匹林的潜在危害的作用尚不明确。质子泵抑制剂（PPI）联合应用阿司匹林可能会限制胃肠道出血的显著风险，从而使心血管疾病患者使用阿司匹林进行一级预防的风险 - 效益比转向总体获益。然而，使用质子泵抑制剂的报告并不一致。此外，这种策略还没有在 RCTs 中得到充分的测试，其成本效益仍然不确定。另外一种观点是考虑使用阿司匹林来降低患癌症的风险，但这个说法主要是基于旧的试验。ASPREE 研究纳入了健康的老年人（中位年龄 74 岁），显示随机接受阿司匹林治疗的患者死亡风险增加，主要是癌症死亡风险增加了 31%。这一发现与既往一项针对一级和二级预防阿司匹林试验的患者数据荟萃分析形成鲜明对比。该研究显示，服用阿司匹林可降低 15% 的癌症死亡率。虽然癌症死亡率的降低是在至少 5 年的随访后出现的，但这一结果并没有在 ASCEND 试验中得到重复。因此，阿司匹林与癌症结局的关系是中性的，对短期至中期随访期间阿司匹林降低癌症发病率的获益存在争议，没有证据表明目前的证据对癌症有害或有益。

六、总结

基于现有临床数据，尚不足以做出阿司匹林在一级预防中常规推荐的决定。对于个别高风险人群可能有一定的适应证，但需要进行个体化评估。期待进一步的研究得出“阿司匹林风险评分”，类似于用于房颤抗凝治疗的 CHA2DS-VASc 评分，让我们能向那些真正的“高危”个人推荐阿司匹林作为一级预防治疗。

（刘晔弘　张　奇）

参考文献

[1] Desborough MJR, Keeling DM, The aspirin story - from willow to wonder drug. Br J Haematol, 2017. 177(5): 674-683.

[2] Nelson MR, From research and guidelines to the consultation: five ways to improve blood pressure management in clinical practice. Med J Aust, 2009, 191(2): 111-112.

[3] Piepoli MF, et al. 2016 European Guidelines on cardiovascular disease prevention in clinical practice: The Sixth Joint Task Force of the European Society of Cardiology and Other Societies on Cardiovascular Disease Prevention in Clinical Practice (constituted by representatives of 10 societies and by invited experts)Developed with the special contribution of the European Association for Cardiovascular Prevention & Rehabilitation (EACPR). Eur Heart J, 2016, 37(29): 2315-2381.

[4] Bibbins-Domingo K. and U.S.P.S.T. Force, Aspirin Use for the Primary Prevention of Cardiovascular Disease and Colorectal Cancer: U.S. Preventive Services Task Force Recommendation Statement. Ann Intern Med, 2016, 164(12): 836-845.

[5] Fox CS, et al. Update on Prevention of Cardiovascular Disease in Adults With Type 2 Diabetes Mellitus in Light of Recent Evidence: A Scientific Statement From the American Heart Association and the American Diabetes Association. Circulation, 2015, 132(8): 691-718.

[6] Raju N, et al. Effect of aspirin on mortality in the primary prevention of cardiovascular disease. Am J Med, 2011, 124(7): 621-629.

[7] Peto, R., et al. Randomised trial of prophylactic daily aspirin in British male doctors. Br Med J (Clin Res Ed), 1988, 296(6618): 313-316.

[8] Steering Committee of the Physicians’ Health Study Research G. Final report on the aspirin component of the ongoing Physicians’ Health Study. N Engl J Med, 1989, 321(3): 129-135.

[9] Guirguis-Blake, J.M., et al. Aspirin for the Primary Prevention of Cardiovascular Events: A Systematic Evidence Review for the U.S. Preventive Services Task Force. Ann Intern Med, 2016, 164(12): 804-813.

[10] Cleland JG, Is aspirin “the weakest link” in cardiovascular prophylaxis? The surprising lack of evidence supporting the use of aspirin for cardiovascular disease. Prog Cardiovasc Dis, 2002, 44(4): 275-292.

[11] Cleland JGF. Physicians Addicted to Prescribing Aspirin-a Disorder Of Cardiologists (PAPA-DOC) Syndrome: The Headache of Nonevidence-Based Medicine for Ischemic Heart Disease? JACC Heart Fail, 2018, 6(2): 168-171.

[12] Monagle, P., et al. Antithrombotic therapy in neonates

and children: Antithrombotic Therapy and Prevention of Thrombosis, 9th ed: American College of Chest Physicians Evidence-Based Clinical Practice Guidelines. Chest, 2012, 141(2 Suppl): e737S-e801S.

[13] Williams B., et al. 2018 ESC/ESH Guidelines for the management of arterial hypertension. Eur Heart J, 2018, 39(33): 3021-3104.

[14] Gaziano JM, et al. Use of aspirin to reduce risk of initial vascular events in patients at moderate risk of cardiovascular disease (ARRIVE): a randomised, double-blind, placebo-controlled trial. Lancet, 2018. 392(10152): 1036-1046.

[15] Group ASC, et al. Effects of Aspirin for Primary Prevention in Persons with Diabetes Mellitus. N Engl J Med, 2018, 379(16): 1529-1539.

[16] McNeil JJ, et al. Effect of Aspirin on All-Cause Mortality in the Healthy Elderly. N Engl J Med, 2018, 379(16): 1519-1528.

[17] McNeil JJ, et al. Effect of Aspirin on Disability-free Survival in the Healthy Elderly. N Engl J Med, 2018, 379(16): 1499-1508.

[18] McNeil JJ, et al. Effect of Aspirin on Cardiovascular Events and Bleeding in the Healthy Elderly. N Engl J Med, 2018, 379(16): 1509-1518.

[19] Zheng SL and AJ Roddick, Association of Aspirin Use for Primary Prevention With Cardiovascular Events and Bleeding Events: A Systematic Review and Meta-analysis. JAMA, 2019, 321(3): 277-287.

[20] Mahmoud AN, et al. Efficacy and safety of aspirin for primary prevention of cardiovascular events: a meta-analysis and trial sequential analysis of randomized controlled trials. Eur Heart J, 2019, 40(7): 607-617.

[21] Cleland, JG, Is aspirin useful in primary prevention? Eur Heart J, 2013, 34(44): 3412-3418.

[22] Rana JS, et al. Accuracy of the Atherosclerotic Cardiovascular Risk Equation in a Large Contemporary, Multiethnic Population. J Am Coll Cardiol, 2016. 67(18): 2118-2130.

[23] Allan GM, et al. Agreement among cardiovascular disease risk calculators. Circulation, 2013. 127(19): 1948-1956.

[24] Fowkes FG, et al. Aspirin for prevention of cardiovascular events in a general population screened for a low ankle brachial index: a randomized controlled trial. JAMA, 2010, 303(9): 841-848.

[25] Ogawa H, et al. Low-dose aspirin for primary prevention of atherosclerotic events in patients with type 2 diabetes: a randomized controlled trial. JAMA, 2008, 300(18): 2134-2141.

[26] Rothwell, P.M., et al. Short-term effects of daily aspirin on cancer incidence, mortality, and non-vascular death: analysis of the time course of risks and benefits in 51 randomised controlled trials. Lancet, 2012, 379(9826): 1602-1612.

[27] Rothwell, P.M., et al. Effect of daily aspirin on long-term risk of death due to cancer: analysis of individual patient data from randomised trials. Lancet, 2011, 377(9759): 31-41.

[28] Ikeda, Y., et al. Low-dose aspirin for primary prevention of cardiovascular events in Japanese patients 60 years or older with atherosclerotic risk factors: a randomized clinical trial. JAMA, 2014, 312(23): 2510-2520.

[29] Hansson, L., et al. Effects of intensive blood-pressure lowering and low-dose aspirin in patients with hypertension: principal results of the Hypertension Optimal Treatment (HOT) randomised trial. HOT Study Group. Lancet, 1998, 351(9118): 1755-1762.

[30] Wright JS, HK Wall and MD Ritchey, Million Hearts 2022: Small Steps Are Needed for Cardiovascular Disease Prevention. JAMA, 2018, 320(18): 1857-1858.

[31] Acharya T, et al. Association of Unrecognized Myocardial Infarction With Long-term Outcomes in Community-Dwelling Older Adults: The ICELAND MI Study. JAMA Cardiol, 2018, 3(11): 1101-1106.

[32] Ridker PM. Should Aspirin Be Used for Primary Prevention in the Post-Statin Era? N Engl J Med, 2018, 379(16): 1572-1574.

[33] Saito Y, et al. Low-Dose Aspirin for Primary Prevention of Cardiovascular Events in Patients With Type 2 Diabetes Mellitus: 10-Year Follow-Up of a Randomized Controlled Trial. Circulation, 2017, 135(7): 659-670.

19. 心肌生物学标志物的临床应用价值

《中国心血管病报告 2018》指出，心血管疾病是中国人口死亡原因的首位，占比超过 40%，其中急性心肌梗死（AMI）死亡率总体呈上升态势，农村地区死亡率明显超过城市地区。目前临床通常采用心肌标志物来作为早期发现及评价心肌细胞损伤和心脏功能不全的指标。所谓心肌标志物，是指在循环血液中可测出的生物化学物质，能够敏感、特异性的反映心肌损伤（异常）及其严重程度，因而可用于心肌损伤的筛查、诊断、评定预后和随访治疗效果的指标。

一、心肌标志物的分类

目前临床应用的心脏标志物大致可分为三类：一类主要反映心脏组织损伤的标志物；第二类是了解心脏功能的标志物；第三类是作为心血管炎症疾病的标志物。

（一）反映心脏组织损伤的标志物

心肌损伤标志物是指在心肌细胞发生缺血、缺氧、损伤或者心功能发生改变时能快速释放到外周血中的物质，在反映心肌缺血、缺氧等损伤方面有足够的特异度及灵敏度，且能反映心肌损伤的严重程度。早在 1954 年 Karmen 等首先报道用血清谷氨酸转氨酶（GOT）作为心肌梗死的诊断标志物；次年 Karmen 等又报告乳酸脱氢酶（LDH）升高也可反映心肌细胞的坏死。1960 年研究者发现 AMI 患者血清中肌酸激酶（CK）明显升高。但由于 CK 是由 M 和 B 亚单位组成的二聚体，在血液中以 CK-MM、CK-MB、CK-BB 三种同工酶的形式存在，所以当血液中总 CK 升高时，无法准确判断来源于骨骼肌还是心肌。而另一心肌标志物，肌红蛋白，因其分子量小，当心肌细胞发生损伤时，它是最早进入血液的生物的标志物，但和 CK 一样，因其也在骨骼肌中表达，所以不具有心肌特异性。到了 1980 年，WHO 将 CK、LDH、GOT、CKMB 联合在一起，作为诊断 AMI 的指标，其中 CKMB 更被誉为诊断心肌损伤的“金标准”。直到 20 世纪 90 年代，研究者发现肌钙蛋白（cTn）诊断心肌梗死的特异性更高。传统的 cTn 由 3 个亚单位（T、N、I）组成，它们各自有独立的结构和不同的调节作用，在钙离子参与下调节介导肌动蛋白和肌球蛋白之间的相互反应，从而维持心肌的舒张与收缩。在心肌细胞损伤早期，游离于胞浆内的 cTnI/cTnT 快速释放出来，血清中 cTn 水平在 4 ～ 6h 开始升高。随着肌原纤维不断崩解破坏，cTn 不断释放到血清中，血清中 cTn 水平在心肌细胞坏死后 10 ～ 14h 达高峰，1 ～ 2 周后降至正常。随着对心肌 cTn 的深入研究，无论是对心肌的特异性还是敏感性，cTn 被认为是目前最好的确定标志物，且随着 GUSTO-II、TIMI、FRISC、CAPTURE 等大型临床诊断实验结束，肌红蛋白、CKMB、cTn 在诊断急性冠状动脉综合征的地位被认可，被誉为“心肌梗死三联”。此后通过方法学的改进，可检测出更低的水平 cTn，敏感度更高，并可通过设定的不精密度（≤ 10%）测定 99% 的健康人群。能达到上述标准的 cTn 被称为高敏肌钙蛋白（hs-cTn）。hs-cTn 检测限度为 pg/mL 的数量级或更低，甚至可检测到健康人群的 cTn 水平，有助于发现微小心肌损伤以及早期诊断心肌梗死。

（二）了解心脏功能的标志物

1. A 型利钠肽（ANP）和 B 型利钠肽（BNP） A 型利钠肽（ANP）和 B 型利钠肽（BNP）分别主要由心房和心室分泌，刺激 ANP 和 BNP 释放的主要因素是心肌张力的增加，二者是目前最重要的了解心脏功能的标志物。ANP 和 BNP 分别与相应的无生物活性的氨基端部分（NT-proANP，NT-proBNP）以等摩尔形式同时分泌入血循环。ANP 或 BNP 在外周血中的生物半衰期分别比相应的 NT-proANP，NT-proBNP 短，在外周血中的浓度也分别比相应的 NT-proANP，NT-proBNP 低。ANP 或 BNP 的主要生理作用包括：①增加肾小球滤过，抑制钠重吸收，促进排钠利尿；②使血管平滑肌松弛，降低血压，减轻心脏前负荷，并可抗血管组织增生和纤维化；③抑制肾素 - 血管紧张素 - 醛固酮系统活性；④抑制其他激素（内皮素、血管加压素）活性；⑤抑制中枢和外周交感神经系统活性等。

2. *生长分化因子 15* 生长分化因子 15(GDF-15)是转化生长因子超家族成员之一。在正常的心肌细胞中仅少量存在，但在心肌细胞缺血或缺血再灌注损伤、动脉粥样硬化和心脏压力负荷增高等情况下可被诱导表达，其水平显著增高。慢性心力衰竭患者中血清 GDF-15 水平较正常人显著升高，且其水平越高，患者两年内的死亡率也越高，并与 NYHA 分级、NT-proBNP 水平呈正相关，提示 GDF-15 是反映心力衰竭患者预后及死亡率的新标志物。

3. *可溶性致癌抑制因子 2* 可溶性致癌抑制因子 2（sST2）是白介素 -1（IL-1）受体家族糖蛋白成员之一，多表达于心肌细胞、肥大细胞及巨噬细胞表面，通过中和白介素 -33，对心脏有良好的保护作用。sST2 与心肌损伤后心肌重塑密切相关，可作为急性或慢性心力衰竭患者风险分层的指标。研究发现，血清 sST2 与心力衰竭有关，通过测量血清 sST2 水平，可预测 STEMI 患者 30d 心力衰竭发生率。Fabiani 等学者发现，在晚期心力衰竭诊断中，相较于 BNP、NT-proBNP 指标，血清 sST2 更能有效评估心血管事件发生的风险。

（三）心血管炎症疾病的标志物

研究发现，动脉粥样硬化、血栓形成除了是脂肪堆积的过程外，也是一个慢性炎症的过程。心肌细胞发生坏死后，髓过氧化物酶和基质金属蛋白酶介导中性粒细胞激活，C 反应蛋白、妊娠相关蛋白试剂 A、脂质性磷脂酶 A、可溶性磷脂酶 A、白细胞介素 18 可诱导炎性反应，导致不稳定性斑块形成，上述炎症指标均可作为心血管炎症标志物。其中，C 反映蛋白应用最为广泛。C 反应蛋白是 ACS 过程中心肌细胞损伤的早期标志物。在心肌损伤发病后几小时即出现异常增高，在心绞痛等心肌损伤的早期诊断和预后评估中有较好的临床价值。新型高敏 C 反应蛋白检测方法可检测血浆中较低浓度的 C 反应蛋白（＜ 5mg/L），并将患者分为低危、中危、高危，使中高危患者可以得到早期治疗。C 反应蛋白作为炎症标志物，在动脉粥样硬化中的可能作用包括：①激活补体系统；②增加分子间黏附作用；③增强吞噬细胞对低密度脂蛋白（LDL）的吞噬作用；④刺激 NO 的生成；⑤增强纤溶酶原激活抑制物的表达和活性等。但是 C 反应蛋白是一种非特异性炎性反应蛋白，在肺部感染、风湿性关节炎、恶性肿瘤、血管炎以及机体其他部位炎症反应中均可升高，不具有特异性。

二、临床应用价值

（一）ACS 的快速筛查和诊断

急性胸痛是临床常见的症状，对于急性胸痛的患者来说，从症状出现到治疗，每延误 1h，患者死亡风险就会显著提升，因此，对 ACS 患者快速筛查和诊断的重要性不言而喻。作为急性胸痛最常见、最危重的疾病，ACS 包括了 NSTE-ACS 和 STEMI。早期的生物学标志物，如 LDH、GOT、CK、肌红蛋白虽然特异性较差，但仍有一定的临床应用价值。如在 AMI 早期，cTn 尚未升高，血液中即可检测到肌红蛋白的升高；同时，由于 CK-MB 峰值出现早，恢复时间也快，临床可用于再灌注和再梗死的评估。而 cTn，由于其在心肌坏死后再血液中出现的时间相对较早且特异性更高，持续时间长，用于临床诊断急性心肌损伤的准确性、对延迟入院心肌梗死患者的回顾性诊断、区别同时有着骨骼肌和心肌损伤时的心肌损伤程度以及发现微小心肌损伤均是更加有用的确诊性指标。2018 年全球最新心肌梗死通用定义特别区分了心肌损伤和心肌梗死的标准，当有 cTn 升高达到第 99 百分位参考范围上限时为心肌损伤；若连续检测发现 cTn 值有上升和（或）下降，则考虑急性心肌损伤。发生急性心肌损伤且存在急性心肌缺血的临床证据，则为 AMI。临床实际工作中，指南要求对于所有可疑 ACS 患者均进行肌钙蛋白检测，如果初次结果为阴性，建议 4 ～ 6h 后复查。而 2015 版的 ESC 指南特别强调了 hs-cTn 在 NSTE-ACS 诊断中的价值，如有 hs-cTn，建议行 0h 或者 3h 的快速排查方案（图 1），并使用 0 h/1 h 算法（图 2）。如果前两者均不可用，且临床仍然考虑 ACS，应行 3 ～ 6h 检测。有研究表明，结合基线水平（入院时）和 3h 复测的变化值可以将 hs-cTn 的敏感性从 82.3% 提高到 98.2%，对 ACS 的阳性预测值从入 75.1% 提高到 95.8%。由于 hs-cTn 对发现 AMI 具有较高的灵敏度和准确性，这可以缩短二次肌钙蛋白测定的时间间隔，对早期发现 AMI 具有更高的灵敏度和准确性，并且缩短了二次肌钙蛋白测定的时间间隔，从而大大缩短确诊所需时间，提高诊治效率。

充分利用 hs-cTn 的高度敏感性和 0 h/1 h 算法动态观察可以使繁忙的急诊室工作效率大大提高，一方面是 hs-cTn 对急性心肌梗死的检出更敏感、更快捷，使 NSTE-ACS 能在早期确诊而进入后续流程；对于临床表现不典型的急性胸痛患者可以更早排除

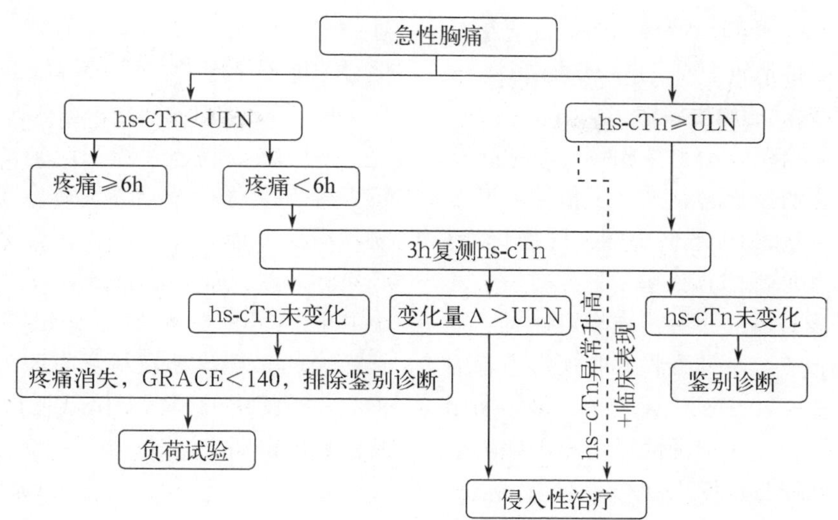

图 1　hs-cTn 对 NSTE-ACS 患者的 0 h /3 h 筛查程序

ULN 为正常参考人群上限的第 99 百分位值

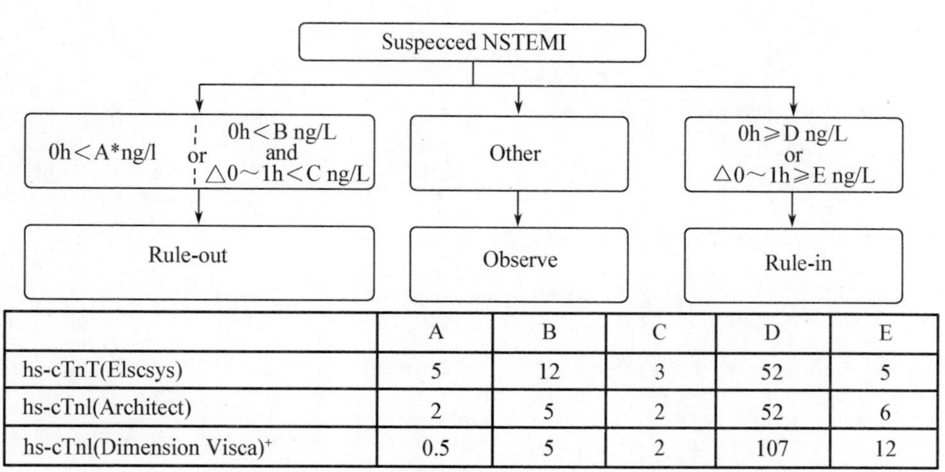

	A	B	C	D	E
hs-cTnT(Elscsys)	5	12	3	52	5
hs-cTnl(Architect)	2	5	2	52	6
hs-cTnl(Dimension Visca)+	0.5	5	2	107	12

图 2　0h /1h hs-cTn 对疑似 NSTE-ACS 患者的筛查和确诊程序

心肌损伤而终止急性胸痛的鉴别诊断流程，使更多的急性胸痛患者不需长时间滞留急诊室。因此，肌钙蛋白尤其是hs-cTn已经成为胸痛中心的必备要求。

（二）呼吸困难鉴别

呼吸困难作为临床常见的症状，其基本病因主要包括呼吸系统疾病（气道阻塞、肺气肿、肺炎、胸腔积液等）和心血管系统疾病（心力衰竭、心脏压塞、缩窄性心包炎）以及其他方面疾病（肥胖、酸中毒、急性感染、血液病等）。选择合适的心肌标志物检测可以快速鉴别出心源性呼吸困难。1995 年 Hunt 首先报道了 NT-proBNP 测定，直到 2014 年中国《心力衰竭诊疗指南》肯定 NT-proBNP 临床应用价值。NT-proBNP 的生物学半衰期为 60 ～ 120min，其释放与心力衰竭程度密切相关，心力衰竭程度加重，血液中 NT-proBNP 的浓度越高。2018 年《中国心力衰竭诊断和治疗指南》指出，NT-proBNP ＜ 125pg/ml 可排除慢性心力衰竭；NT-proBNP ＜ 300pg/ml 是排除急性心力衰竭的切点。而在诊断心力衰竭时，应根据患者年龄和肾功能情况进行分层评估。具体而言，当患者年龄＜ 50 岁，NT-proBNP ＞ 450pg/ml；年龄 50 ～ 75 岁，NT-proBNP ＞ 900pg/ml；年龄＞ 75 岁，NT-proBNP ＞ 1800pg/ml，需考虑心力衰竭诊断；对于肾功能不全的患者，该界值应设定在 1200pg/ml。若心力衰竭患者 NT-proBNP ＞ 5000pg/ml，提示预后差，短期死亡风险高。此外，NT-proBNP 还可作为左心室射血分数的替代检测指标，并可用于 AMI 患者在治疗后对其心室功能的恢复状况进行评估。当治疗有效时，NT-proBNP 水平可明显下降，

NT-proBNP 水平的持续升高或持续不降低，通常提示患者的心力衰竭未得到纠正或正进一步加重。

（三）非心源性疾病的预后评估

虽然上述心肌标志物在心源性疾病时会明显升高，但在一些非心源性疾病时，血液中依然可以检测到上述标志物。如感染、恶性肿瘤、肿瘤化疗、创伤、电休克，其他原因如肺栓塞、脓毒血症、肾衰竭、脑血管意外及蛛网膜下腔出血均可伴有一定程度的心肌标志物改变。非原发性心脏疾病患者中 cTn 升高，与住院率和 30 天死亡率相关，是短期死亡率的独立预测因子。如对于慢性肾功能不全的患者，cTn 增高主要和尿毒症时引起心力衰竭、心肌炎、心包炎导致心肌微损伤有关。同时 GFR 下降导致 cTn 分解片段清除障碍。对于病情稳定的慢性肾功能不全患者，cTn 升高，其近期或远期的死亡率增加 2 ～ 5 倍。

不同的心肌标志物在产生及代谢机制、生化特点等方面存在差异，其在诊断心源性疾病和判断预后的效能上亦有所不同。目前还有一些新型心肌标志物，如心型脂肪酸结合蛋白 (hFABP)、微小 RNA（miRNA）等的研究将有助于推动心血管疾病的早期诊断及科学有效的医疗干预，对改善心血管疾病的预后及降低死亡率具有重要意义，其前景值得期待。

（孔冉冉　向定成）

20. 无聚合物涂层支架的最新研究（LEADERS FREE II 研究）

高出血风险患者在冠心病行经皮冠状动脉介入治疗（percutaneous coronary intervention, PCI）患者人群中的比例至少达 20%，但由于其合并症复杂、治疗风险和临床试验难度高，长期以来被各种临床试验排除在入组样本之外，临床上则长期只能以药物洗脱支架（drug-eluting stents，DES）联合缩短双联抗血小板治疗（dual antiplatelet therapy，DAPT）或者使用金属裸支架（bare-metal stent，BMS）联合术后 1 个月的 DAPT 进行治疗。以无聚合物 Biolimus A9 ™药物涂层支架为主体开展的 LEADERS FREE 和 LEADERS FREE II 研究，专门针对高出血风险患者的治疗难题，将给我们带来一些启示。

一、高出血风险患者进行 PCI 治疗现状

冠状动脉支架的使用是近 30 年来心血管领域一项里程碑式的进展。然而，作为异物的支架可触发血栓形成和其他不良事件。指南均建议冠状动脉支架置入后必须行 DAPT，其中稳定冠心病患者 BMS 术后 DAPT 1 个月，DES 术后 DAPT 6 ～ 12 个月。某些情况下更长时间的 DAPT 可能对患者更为有益，但是长时间的 DAPT 却为患者带来另一种风险、为医生带来另一种压力，主要增加了出血风险。而对于 PCI 介入术后需要双联抗血小板治疗同时存在高危出血风险的患者，有必要及早及时停止双联抗血小板治疗，要想把出血风险降至最低，最直接的办法就是缩短双联抗血小板药物应用的时间，及早停用氯吡格雷等抗血小板药物，这就取决于患者所置入支架的类型。

对于进行 PCI 治疗的高出血风险患者，目前的治疗原则是使用药物洗脱支架联合缩短 DAPT 疗程进行治疗或者使用金属裸支架联合术后 1 个月的 DAPT 进行治疗。使用金属裸支架的目的在于最大化的减少 DAPT 治疗疗程，较少出血风险，但与药物洗脱支架相比，金属裸支架的使用将增加患者血管再狭窄率和再次血运重建率，因此对于高出血风险的 PCI 患者，使用金属裸支架或药物洗脱支架都不是最佳选择。而无聚合物涂层药物洗脱支架（DCS）的问世，给临床上 PCI 术后患者及早及时停药提供了理论基础，DCS 一方面避免了聚合物导致的炎症反应，可以减少对血管的刺激，另一方面加速了支架的内皮化，使支架百分百被内皮覆盖，减少血栓的形成，这使得 DCS 具备了一些金属裸支架的特性，在减少了 DAPT 疗程的同时，又降低了术后血管再狭窄率。

二、LEADERS FREE 研究

LEADERS FREE 研究是一项前瞻性、双盲、随机临床试验，旨在比较进行 PCI 治疗的高出血风险人群中，DCS 与 BMS 对比的有效性和安全性。共纳入 2466 例接受 PCI 的高出血风险患者，平均年龄为 75.7 岁。患者被随机分入 DCS 组或 BMS 组。在支架置入后，所有患者均接受 1 个月的 DAPT，此后继续接受长期阿司匹林治疗。LEADER FREE 研究的主要安全性终点为 1 年时心源性死亡、心肌梗死和明确和（或）可能支架内血栓形成组成的复合终点，研究对安全性终点同时进行非劣效性和优效性检验。该研究的主要有效性终点为 1 年时发生临床驱使的靶病变再次血运重建。

LEADERS FREE 研究结果显示，随访 390 天时，DCS 组和 BMS 组发生安全性终点事件的患者分别有 112 例（9.4%）和 154 例（12.9%）（风险差异：－ 3.6%，HR：0.71，95%，CI：0.56 ～ 0.91），达到非劣效性 $P < 0.0001$）和优效性（P=0.005）结果。在安全性终点的所有组成部分中，仅心肌梗死的差异具有显著性（6.1% vs 8.9%，P=0.01），心源性死亡（4.2% vs 5.3%，P=0.19）及支架内血栓形成（2.0% vs 2.2%，P=0.70）的差异，均不具有统计学显著性。在主要有效性终点方面，DCS 组和 BMS 组发生有效性终点事件的患者分别有 59 例（5.1%）和 113 例（9.8%）（风险差异：－ 4.8%，HR：0.5，95% CI：0.37 ～ 0.69）。

LEADERS FREE 研究发现，高出血风险冠心病患者在接受 PCI 治疗时，与应用 BMS 相比，应用无聚合物 Biolimus A9 ™药物涂层支架的有效性及安全性均更佳。相关研究结果已于 2015 年发表在《新英格兰医学杂志》（NEJM）上。

三、LEADERS FREE II 研究

在前期 LEADERS FREE 研究基础上，来自美国杜克大学医学院的 Mitchell W. Krucoff 教授等进一步开展了 LEADERS FREE II 研究。LEADERS FREE II 研究的主要目的包括：首先，在独立的前瞻性高出血风险人群中，重复和验证 LEADERS FREE 研究的结论，即 DCS 与 BMS 对比的有效性和安全性；其次，验证 LEADERS FREE 研究的所得结论是否具有普适性，即纳入北美人群受试者后所得结论是否一致；最后，应用单支研究组（仅 DCS 组）设计，DCS 作为研究重点更为突出。

LEADERS FREE II 研究主要在欧洲和北美多个中心开展，共纳入 1203 例接受 DCS 置入术的患者，包括美国 594 例、加拿大 167 例和欧洲（5 个国家）442 例，其中 1148 例（95.4%）完成了 12 个月随访或者死亡。对照组直接采用 LEADERS FREE 研究中的 BMS 组，纳入完成 12 个月随访或者死亡的患者 1189 例（98.2%）。研究的主要安全性终点为 1 年时心源性死亡和心肌梗死组成的复合终点事件（同时进行非劣效性和优效性检验）；主要有效性终点为 1 年时发生临床驱动的靶病变再次血运重建（TLR，优效性检验）。同时 LEADERS FREE II 研究对出血高危因素进行了详细定义，共包括 5 类 12 种：年龄（＞ 75 岁）、合并症（肾功能不全、肝功能异常、恶性肿瘤）、实验室危险因素（需输血治疗的贫血、血小板减少）、出血病史［脑卒中和（或）颅内出血、活动性出血、需住院治疗的出血）、医源性因素（口服抗凝药、NSAID、近期外科手术）。

LEADERS FREE Ⅱ研究入组样本的患者分布显示，两组纳入的受试者均具有“高出血风险特征”，即每个患者具有 1.74 个高出血风险特征要素。但两组基线资料相比较，DCS 组平均身体质量指数（BMI）、既往 PCI、既往冠状动脉旁路移植（CABG）和充血性心力衰竭率均高于 BMS 组。在手术表征方面，DCS 组支架内再狭窄（ISR）和冠状动脉完全闭塞（CTO）率，以及每例患者平均置入支架长度值等均高于 BMS 组。受试者出院时和随访 1 个月时 DAPT 率分别为 92.0% 和 92.1%。在安全性方面，随访 1 年后发现，DCS 组和 BMS 组的主要安全性终点事件率分别为 8.6% 和 12.3%（HR：0.67，95% CI：0.510.88），达到非劣效性（$P < 0.0001$）和优效性（P=0.0025），其中以 BioFreedom ™为代表的 DCS 组的心源性死亡和心肌梗死率均低于裸金属支架 BMS 组。在有效性方面，DCS 组和 BMS 组的 TLR 率分别为 6.1% 和 9.3%（HR：0.63，95% CI：0.45 ～ 0.87），达到优效性（P=0.005），以 BioFreedom ™为代表的 DCS 组的次要有效性终点紧急 TLR、靶血管血运重建（TVR）和任何血运重建率均显著低于 BMS 组在出血事件方面，随访 1 年，DCS 组和 BMS 组 BARC 定义的出血事件率均无显著性差异。LEADERS FREE II 研究再次证实，对于高出血风险患者，应用 BioFreedom ™无聚合物 BiolimusA9 ™药物涂层支架联合 1 个月 DAPT 的有效性和安全性终点均优于 BMS。

四、解读与评述

1. 高出血风险患者 PCI 术后的抗血小板治疗一直是一个很大的临床难题，而这个引起“困扰”的人群在多数先前的临床试验中都被排除在外。LEADERS FREE 及 LEADERS FREE II 研究专门针对这一难题，所纳入的患者至少有一项高出血风险，为高出血风险患者的 DAPT 治疗提供了宝贵的临床证据。

2. LEADERS FREE 研究的成果，为高出血风险患者提出了一个替代 BMS 的治疗策略，即无聚合物 Biolimus A9 ™药物涂层支架 DCS 联合超短时间一个月 DAPT。LEADERS-FREE II 研究结果也再次证明了这一治疗策略的安全性和有效性。

3. LEADERS FREE II 研究选择了更多中心、更大规模、更具代表性的受试人群，其中北美中心的受试者数量＞ 50%，且再次覆盖了欧洲中心，在重复和验证了 LEADERS FREE 研究结论的同时，还证明了 LEADERS FREE 研究的所得结论具有普适性，即纳入北美人群受试者后所得结论也是一致的。

4. LEADERS FREE II 试验虽然主要在北美和欧洲完成，但对亚洲人群同样具有重要的借鉴意义。相比于欧美人群，亚洲人群 PCI 术后普遍存在较低的缺血风险和更高的出血风险。由于亚洲人群的出血风险更高，Biolimus A9 ™药物涂层支架 DCS 或可成为更具前景的支架治疗选择，有效缩短 DAPT 治疗时间至一个月，减少出血事件发生。随着中国 PCI 手术量不断增长，以及人口老龄化的问题，临床上会有越来越多的高出血风险人群需要接受 PCI 治疗，此无聚合物药物涂层支架联合超短时

间 DAPT 治疗为这类患者提供了一种安全、有效的治疗选择。

（马依彤　付真彦　王永涛）

参考文献

[1] Morice M-C, Urban P, Greene S, Schuler G, Chevalier B. Why are we still using coronary bare-metal stents? J Am Coll Cardiol, 2013, 61:1122-1123.

[2] Urban P, Abizaid A, Chevalier B, et al. Rationale and design of the LEADERS FREE trial: a randomized double-blind comparison of the BioFreedom drug-coated stent vs the Gazelle bare metal stent in patients at high bleeding risk using a short (1 month) course of dual antiplatelet therapy. Am Heart J, 2013, 165:704-709.

[3] John MC, Wessely R, Kastrati A, et al. Differential healing responses in polymer-and nonpolymer-based sirolimus-eluting stents. JACC Cardiovasc Interv, 2008, 1(5):535-544.

[4] Tada N, Virmani R, Grant G, et al. Polymer-free Biolimus a9-coated stent demonstrates more sustained intimal inhibition, improved healing, and reduced inflammation compared with a polymercoated sirolimus-eluting Cypher stent in a porcine model. Circ Cardiovasc Interv, 2010, 3:174-183.

[5] Costa RA, Abizaid A, Mehran R, et al. Polymer-Free Biolimus A9-Coated Stents in the Treatment of De Novo Coronary Lesions: 4- and 12-Month Angiographic Follow-Up and Final 5-Year Clinical Outcomes of the Prospective, Multicenter BioFreedom FIM Clinical Trial. JACC Cardiovasc Interv, 2016, 9(1):51-64.

[6] Urban P, Meredith IT, Abizaid A, et al. Polymer-free Drug-Coated Coronary Stents in Patients at High Bleeding Risk. N Engl J Med, 2015,373(21): 2038-2047.

21. 腔内功能学的最新临床进展

冠状动脉血运重建是心外膜冠状动脉狭窄性病变治疗的主要手段。目前，冠状动脉造影仍然是常规用来评价冠状动脉狭窄病变的技术，但是冠状动脉造影只能评估冠状动脉的解剖学狭窄情况，对确定冠状动脉狭窄的功能学意义评估价值有限，所以对于许多患者，不能明确狭窄的冠状动脉是否与患者的心肌缺血症状的相关性。近 20 年来，冠状动脉血流储备分数（fractional flow reserve，FFR）逐渐成为公认的有创病变学功能学评价指标。国内外指南均推荐，对于稳定型缺血性心脏病患者或者急性冠状动脉综合征患者的冠状动脉造影显示狭窄程度为临界病变时建议，应用 FFR 指导是否进行血运重建。虽然，经典的 FFR 对狭窄病变功能学评估的作用巨大，但其有局限性，它为有创操作，需要使用价格昂贵的专用压力导丝，检测过程中需使用血管扩张药物，可使患者出现药物不良反应，尤其在合并有哮喘、慢性阻塞性肺病、低血压及心动过缓患者中尤为明显，它会增加手术的风险和时间，增加患者的费用，且它对微循环障碍评估有限。鉴于以上不足，最近研究提出了一些有关冠状动脉病变功能学评估的新方法，包括瞬时无波形期跨病变压力比值（instantaneous wave-free ratio，iFR），基于冠状动脉造影的定量血流分数（quantitative flow ratio，QFR）以及微循环阻力指数（index of microcirculatory resistance，IMR）等。

一、血流储备分数（FFR）

Pijls 等于 1993 年率先提出了 FFR 概念，它定义为心外膜狭窄冠状动脉提供给支配区域心肌的最大血流量与同一支冠状动脉正常时提供给心肌，最大血流量的比值，简化定义为心肌最大充血状态下的狭窄远端冠状动脉内平均压（Pd）与冠状动脉口部主动脉平均压（Pa）的比值。

临床研究显示，FFR 可以有效的判断冠状动脉的罪犯病变，FFR 越低往往提示心肌缺血越严重，反之心肌缺血程度就越轻，目前国际上普遍以 0.80 为界值指导 PCI，并证实该策略可以提高干预的准确性，整体减少支架的置入，并且改善预后。

DEFER 研究最早报道了 FFR 可以用于指导临床决策，它是评价 FFR 在冠状动脉临界病变中应用价值的一个国际多中心前瞻随机性临床研究。5 年的随访结果显示对于冠状动脉中度狭窄的患者，FFR ＜ 0.75 的病变行 PCI，可明确改善改善患者的长期预后；而 FFR ≥ 0.75 的病变延迟 PCI 的临床结果良好。15 年的随访结果显示对于 FFR ≥ 0.75 的患者，延迟 PCI 比直接 PCI 组心肌梗死的发生率显著更低（2.2% vs 10.0%，P=0.03）。因此，对于冠状动脉临界病变，FFR 检查可以替代其他无创性功能检查，指导选择治疗策略。

FAME 研究是一项前瞻性、多中心研究，旨在评价 FFR 指导的 PCI 治疗对于多支冠状动脉狭窄的患者治疗效果是否优于基于造影指导下的常规 PCI。FFR 指导组能够减少术中造影剂的用量。1 年随访结果显示 FFR 指导组不仅减少了支架的置入数量，同时也减少了 1 年内总的 MACE（包括全因死亡、心肌梗死、血运重建在内的复合事件）发生率（13.2% vs 18.3%，P=0.02）。而 2 年的随访结果与 1 年类似，且 FFR 指导组心肌再梗死的发生率降低（6.1% vs 9.7%，P=0.03），无 MACE 生存率则提高了 4.5%。证明了 FFR 对于多支血管病变治疗决策选择中的重要作用。

FAME2 研究是比较了 FFR 指导的 PCI 加优化药物治疗（OMT）与仅仅优化药物治疗（OMT）的临床预后及安全性。5 年随访结果再 2018 年 EuroPCI 大会上报道，同时在线发表在《新英格兰杂志》，结果显示：FFR 指导的 PCI 组和药物治疗组 5 年死亡率相当（5.1% vs 5.2%，HR：0.98，95% CI：0.55 ～ 1.75），PCI 组心肌梗死的减少已接近有统计学差异（8.1% vs 12.0%，HR：0.66，95% CI：0.43 ～ 1.00），PCI 组紧急血运重建发生率低于药物治疗组（6.3% vs 21.1%，HR：0.27，95% CI：0.18 ～ 0.41）。此研究再次证实，对于稳定型心绞痛患者 FFR 指导的介入治疗组与仅仅使用药物治疗相比，能有效降低紧急血运重建发生率。

ORBITA 研究是首个在稳定型心绞痛患者中开

展的随机安慰剂对照试验，旨在比较PCI与安慰剂对患者运动时间增加的影响。2017年ORBITA研究结果在TCT上发布，并发表在Lancet。入组的患者共计200例，均是稳定型心绞痛患者，至少有1支主要冠状动脉狭窄大于70%，且平板运动试验均为阳性。在随机分组之前，对所有患者先给予6周充分的药物及生活干预治疗，之后再分为PCI组（105例）和最佳药物治疗组（95例），研究的主要终点是比较两组在干预后第6周运动到出现心肌缺血（总的运动时间）的时间差别。结果显示，PCI组运动时间平均仅仅增加了16.6s（P=0.20），不具有统计学差异，其他的次级终点如生活质量、心绞痛改善程度或者频率也同样不具有统计学差异。但在心动超声负荷的室壁运动改善，PCI组明显优于药物治疗组。在2018年ErouPCI大会上，ORBITA研究者Al-Lamee等又评估了FFR/iFR预测安慰剂对照的PCI在稳定型心绞痛中的疗效，并发表在Circulation杂志上。结果显示PCI组心绞痛缓解的患者比例较高（49.5% vs 31.5%，HR：2.47，95% CI：1.32～4.72，P=0.006），PCI组室壁运动异常的改善也明显好于药物治疗组（多增加了1.07个节段，P=0.0001）。ORBITA研究结果进一步分析结果显示，在单支病变的稳定型心绞痛患者中，负荷超声积分与心绞痛的缓解较平板运动时间更能反映不依赖于FFR/IFR评估的PCI效果。FFR与iFR值越小，PCI对于负荷超声改善的幅度越大。同时，FFR与iFR可以预测PCI对局部缺血的改善程度。

另外已有临床研究比较了FFR指导的冠状动脉动脉旁路移植术与传统冠状动脉造影指导的冠状动脉旁路移植术的效果，经过6年随访，与冠状动脉造影指导CABG组相比，FFR指导CABG组患者的全因死亡率/心肌梗死发生率较低（16% vs 25%，HR：0.59，95% CI：0.380.93），且MACE发生率较低，但没有统计学差异（21% vs 26%，HR：0.77，95% CI：0.51～1.16）。

二、瞬时无波形比值（iFR）

iFR是在微循环阻力最小且稳定的心室舒张期的瞬时无波形期，应用压力导丝监测跨冠状动脉狭窄病变的压力阶差，获得跨病变压力比值（Pd/Pa）来评估冠状动脉狭窄病变功能学意义。其测量方法为：使用常规压力导丝，测量舒张期特定时间（无波形期）的冠状动脉压力，计算其与主动脉内压力的比值。

ADVISE研究显示，在静息无波形期间，冠状动脉内微血管阻力的稳定性或强度和腺苷血管扩张药物所引起的冠状动脉充血期间达到的平均阻力类似。然后分别用iFR和常规FFR测量技术，检测157例患者冠状动脉内压力，比较两种测量方法对于判断冠状动脉狭窄病变功能意义的结果是否相当，研究结果显示，iFR和FFR高度相关（r=0.90）。CLARIFY研究以充血狭窄阻力指数（HSR）作为参考标准，显示iFR与FFR有同等诊断效率。说明iFR能作为FFR的替代方案，在不使用腺苷的情况下准确评估缺血情况。

目前，关于iFR判断缺血的界值存在一定的争议。Park等在亚洲人群中进行的FFR与iFR检测的双盲试验，结果显示两者成正相关关系（r=0.77，95%CI：0.71～0.82），以FFR≤0.80为标准，当iFR以0.90为界值时，其判断缺血的敏感性、特异性、阳性预测值、阴性预测值及诊断准确性分别为76%，86%、82%、80%和82%。ADVISE Ⅱ研究中，通过前瞻性、多中心研究，采用严格的标准化方法和独立分析表明iFR和FFR两个指标存在很强的线性相关性，并指出0.89为iFR的最佳临界值时，其敏感性为73.0%，特异度为87.8%。Fede等研究显示：iFR以0.89为界值诊断心肌缺血的狭窄病变的敏感性和特异性分别为100%和87%，阳性预测值和阴性预测值分别为78%和100%。目前大多数临床研究均采用以0.89作为iFR的界值。

2017年新英格兰医学杂志同时发表了两篇关于iFR的临床应用的研究结果（DEFINE-FLAIR研究和iFR-Swedeheart研究），进一步探讨了iFR的临床应用价值。DEFINE-FLAIR研究是一个国际多中心，前瞻性随机双盲研究，纳入了17个国家49个中心2492例冠心病患者，其中稳定型心绞痛患者占35%，急性冠状动脉综合征患者占65%，随机分配到iFR指导血运重建组（iFR界值0.89）和FFR指导血运重建组（FFR界值0.80），研究结果显示1年两组临床终点事件（全因死亡、非致死性心肌梗死以及非计划内血运重建）发生率相似，无统计学差异（iFR组6.8%，FFR组7.0%，P=0.83），复合终点的任一单一事件发生率两组间也无统计学差异，但iFR组不良事件发生率显著低于FFR组，手术时间同样低于FFR组，提示iFR指导血运重建效果不劣于FFR，同时手术安全性更好，手术时间更短。而iFR-Swedeheart也是一项多中心、前瞻性的随机对照临床研究，纳入了 2037 例稳定型心绞痛和急性冠状动脉综合征患者，随机分配到 iFR 指导血运重建组（iFR 界值 0.89）和 FFR 指导血运重建组（FFR 界值 0.80），随访 1 年结果显示，两组间的主要终点事件无统计学差异（iFR 组 6.7%，FFR 组 6.1%，P=0.53），但 iFR 组检测出确定有显著功能性病变的数量更少，同时置入支架数量也要更少；而 FFR 组出现胸部不适的患者数量显著多于 iFR 组。这两项临床研究结果提示 iFR 指导血运重建是安全有效的，可以作为 FFR 的替代方案。

虽然 iFR 简化了测量过程，缩短了手术时间，减少了不良反应的发生，同时它与 FFR 有良好的相关性，但 iFR 在界值灰区附近（0.86 ～ 0.93）的诊断价值有限。对于 iFR ≥ 0.94，不需要进行血运重建；对于 iFR ≤ 0.86，则需要进行血运重建，而对于 iFR 在 0.87 ～ 0.93 的病变，建议进行“杂交”的方法，即先进行 iFR 测定，发现 iFR 在灰区，再进行 FFR 测定以获得可靠的结果。

三、定量血流分数（QFR）

QFR 是一项比较新而且很有应用前景的一项评估冠状动脉狭窄功能学指标的一项技术。它是利用流体动力学的原理，通过冠状动脉造影的三维重建与血流动力学分析获得的 FFR 数值的一项技术。QFR 测量系统由主机和显示屏组成，其中主机内安装 QFR 测量软件。主机通过数据通信接口获得两个角度相差大于 25° 的冠状动脉造影的图像，进行冠状动脉三维重建。QFR 测量软件自动选取对比机流动图像，通过 TIMI 计帧法，计算对比机流动时间及速度，计算平均体积流量，重建定量血流分数的虚拟压力回撤曲线，计算病变部位管腔狭窄百分比，最小管腔直径、病变长度、最小管腔面积、斑块体积、病变偏心指数，最终生成 QFR 报告。

2013 年，Morris 等利用旋转冠状动脉造影计算 QFR，并用经典 FFR 为“金标准”（以 0.8 为界值），得出 QFR 诊断准确性、敏感度、特异度分别为 97%、86%、100%，阳性预测值和阴性预测值分别为 100% 和 97%。

FFR QCA 是 QFR 的第一代技术，它无须压力导丝，是基于微循环扩张后冠状动脉造影来计算血流分数，在一次计算中得出所有分支的虚拟压力回撤曲线。有研究显示，FFR QCA 与基于压力导丝检测的 FFR 之间具有良好的相关性性（r=0.81，P < 0.001）和一致性［平均差（0.00±0.06），P=0.541］。与 FFR 值≤ 0.80 为评估冠状动脉狭窄病变具有功能学意义的金标准相比，FFR QCA ≤ 0.80 诊断冠状动脉狭窄病变引起心肌缺血的准确率、敏感度、特异度、阳性预测值和阴性预测值分别为 88%、78%、93%、82% 和 91%，最小管腔面积和狭窄百分比的准确率分别为 64% 和 68%，整个分析所需时间< 10min。虽然此项技术能够提高冠状动脉造影的诊断性能，但是这项技术也有其局限性，一是这项技术是基于注射腺苷等微循环扩张药物的技术，可能对患者产生不良反应，而是此项技术需要重建出主支血管和主要分支血管，对造影图像要求非常高。

定量血流分数（QFR）是第二代基于造影图像的 FFR 检测方法，评估过程中不需要使用血管扩张药物，无须重建所有分支血管，完成整个评估仅仅需要 15min，大大提高了临床实用性。2016 年，前瞻性国际多中心的 FAVOR Pilot 研究分析了 7 个国家 8 家中心录入的 84 支中度狭窄病变血管，分别对比了固定血流模型 QFR（fQFR）、造影剂血流模型 QFR（cQFR）和诱导充血血流模型 QFR（aQFR）的诊断准确性，结果显示 cQFR 优于 fQFR（P=0.006），而 cQFR 与 aQFR 之间无统计学差异（P=0.646），也以经典 FFR 为“金标准”证实 cQFR 具有极高的诊断准确性（86%）。FAVOR Ⅱ China 研究是一项前瞻性、多中心、自身对照研究，以 FFR 为“金标准”，证实 QFR 与 FFR 具有良好的相关性，r=0.857（在线 QFR）和 0.878（离线 QFR），以 QFR 0.80 为界值诊断引起心肌缺血狭窄病变的准确率达 92.4%，与 QCA 相比，QFR 识别影响血流动力学病变的敏感度（94.6% vs 62.5%，P < 0.001）和特异度（91.7% vs 58.1%，P < 0.001）均明显增高，其阳性预测值（85.5% vs 43.8%，P < 0.001）和阴性预测值（97.1% vs 74.9%，P < 0.001）也明显优于 QCA。FAVOR Ⅱ Europe-Japan 研究则显示通过中心实验室在线分析获得的 QFR 能比 QCA 显著提高诊断准确性（86.8% vs 65.9%）。

四、微循环阻力指数（IMR）

Fearon 等于 2003 年首先报道了特稀释法描述冠状动脉血流储备实验价值，这即是 IMR 的实验模型。

IMR是指峰值血流通过靶血管时的最小微循环阻力，是冠状动脉远端平均压力与平均充血传导时间的乘积（IMR=Pd×Tmn），是反映冠状动脉微循环功能变化的良好指标。

IMR的测量方法相对简单，基本与FFR测量类似，指引导管到位后使用压力导丝到达病变远端，静脉泵入腺苷使冠状动脉达到最大充血状态，不同的是，它需要在完成上述操作后在冠状动脉内快速推注室温生理盐水3ml，重复3次，这样就可以得到最大充血状态下的评估传导时间，另外记录仪得出静息及最大充血状态时的Pa和Pd，最后通过公式就能得到IMR的数值。

关于IMR的正常值范围目前没有定论，Melikian等对101例心外膜冠状动脉病变进行分析得出，IMR正常值应该小于25。而Luo等以中国人为研究对象发现冠状动脉造影正常的患者平均IMR为（18.8±5.6）。Melikian等在欧洲正常人群中测得的结果为（19±5）。

IMR测定可以评估急性心肌梗死患者PCI术后的预后情况。因为急性心肌梗死后PCI开通血管后引起缺血再灌注损伤可以破坏微循环，另外尽管行PCI开通闭塞血管，但许多患者微循环并没有得到开放。Fearon等进行的1项关于29例急性ST段抬高型心肌梗死患者PCI术后的研究中，进行PCI术后IMR测定，结果相对于其他冠状动脉微循环的检测方式，IMR与肌酸激酶峰值显著相关（r=0.61，P = 0. 0005），且与3个月超声心动室壁运动评分显著相关（r =0. 59，P=0. 002）。根据心动室壁运动评分的百分比变化，认为IMR是恢复左心室功能的唯一重要预测指标（r=0. 50，P < 0. 01）。与其他方法相比，IMR似乎是急性ST段抬高型心肌梗死后急性和短期随访中微血管损伤的良好预测指标。另外，该研究首次提出了以IMR =32为界值，证实IMR > 32患者的肌酸激酶峰值显著高于IMR ≤ 32的患者[（3128±1634）ng/ml vs（1201±911）ng/ml，P=0.002]。而IMR > 32组中，3个月随访时室壁运动评分差异明显加重［（28±7）vs（20±4），P= 0. 001]。Fearon等报道在253例急性心肌梗死行直接PCI后立即测量IMR，其中IMR > 40的患者在术后12个月的随访期间因为心力衰竭的死亡率和再住院率较高（17.1% vs 6.6%，P= 0.027），因此，IMR > 40是随访期间死亡的唯一的独立预测因素（危险率4.3%，P=0.02）。McGeoch等对57例STEMI患者在PCI术后即刻测量IMR，术后2d和3个月后分别进行增强心脏磁共振（CMR）评估患者的微血管阻塞、LVEF、心肌梗死面积等指标，证明了IMR对上述生理指标具有阳性预测价值。Faustino等对40例STEMI患者PCI术后测量IMR及术后24 h、3个月后行超声心动检查测量对比左室射血分数、WMS、E /E’及整体纵向应变的变化，同样得出了IM R是STEMI患者心脏恢复情况的早期预测指标。Park等也在研究中，对89例STEMI患者行PCI术后立即测量IMR值，并对这些患者随访3年，得出IMR值对心肌存活能力及STEMI患者预后显著负相关。Lim等报道了43例急性前壁心肌梗死PCI术后的患者，分别于术后6个月和3年评估前壁WMS（A-WMS）和左室重塑的百分比变化。结果发现，IMR与A-WMS明显相关，IMR预测左室重塑的最佳界值是33（敏感性85%，特异性77%，阳性预测值65%，阴性预测值91%）。

有研究表明，IMR对于预测PCI围术期心肌梗死也有一定价值。我们经常行择期PCI后发现术后心肌损伤标志物升高，其主要发生原因可能是由斑块残余物脱落及血栓脱落至远端的微血管造成心肌灌注不良所致。Layland等在纳入的54例中有33例发生围术期心肌梗死，发生心肌梗死患者的术前IMR比未发生心肌梗死患者的术前IMR高，且术前IMR是预测术后肌钙蛋白升高的最有效的指标。Ng等纳入50例前降支单支病变行择期PCI术的患者，其中有10例发生了围术期心肌梗死。结果显示，术前IMR是预测围术期心肌梗死的唯一独立预测因素。术前IMR ≥ 27时，发生围术期心肌梗死的概率增加了23倍。Wu等研究纳入57例不稳定型心绞痛行择期PCI的患者，其中有22例发生了围术期心肌梗死。研究发现，未发生围术期心肌梗死患者术后IMR显著低于发生围术期心肌梗死患者，预测围术期心肌梗死的术后IMR最佳界值为IMR > 31，敏感度为86%，特异度为91%。在回归分析中，IMR > 31可使围术期心肌梗死发生率增加27倍。因此，心绞痛患者行择期PCI术时可行IMR检查可用于筛选高风险人群，使这部分患者接受更密切的治疗。IMR升高对于围术期心肌梗死的发生有重大预测意义，但目前在各研究中所得出的最佳界值各有不同。

另外，有研究显示IMR在X综合征的诊断、心肌病的诊断方面也有一定的价值。X综合征即微循环心绞痛，表现为典型心绞痛或心电图踏车试验阳性，除外冠状动脉痉挛，但冠状动脉造影结果显示正常，其病因目前仍不十分明确。Lee 等对 139 例 X 综合征的患者，测量 IMR、冠状动脉血流储备（CFR）、FFR，并行血管内超声，这些患者平均年龄为（54.0±11.4）岁，其中 107 例为女性（77%）。结果显示只有 32 例（23%）患者不能用冠状动脉原因来解释他们的心绞痛。有研究显示微循环障碍可能是肥厚型心肌病的共同特点，这种功能障碍与心肌肥厚的区域无关，而是肥厚型心肌病的一种普遍特点，提示疾病进展过程中原发的微血管病变是一重要环节。有一个肥厚型心肌病的个案报道，测量该患者 IMR39，FFR0.9，CFR1.6，提示其冠状动脉大血管无须干预，但微循环障碍可能是其发病的原因之一。应激性心肌病具体机制尚不明确，但又研究显示它与微循环功能障碍有关，而通过测量 IMR 值能够反映应激性心肌病存在微循环障碍，为该病诊断和治疗提供一定的参考。

IMR 应该是一项比较新、操作方便评估冠状动脉功能学指标的技术，它在评估微循环方面有独特的优势，指导临床用药，有很强的临床实用价值，但它是一项有创操作，需要使用压力导丝，术中需要使用腺苷等扩张微循环药物，会增加患者的不适感，在一定程度限制其在临床应用。

冠状动脉造影能够评估冠状动脉的解剖学狭窄情况，而冠状动脉功能学检查更能够反映患者的症状。目前已经有众多临床研究表明 FFR 仍然是评估冠状动脉病变对血流影响的“金标准”，在指导临床决策中起着重要的作用。但 FFR 也有其局限性。随着对其他冠状动脉功能学检查进一步了解和有更多的临床循证医学证据作为指导，iFR、QFR 以及 IMR 在冠状动脉功能学评估中将发挥更多的作用。

（张　勇　郭　宁　袁祖贻）

参考文献

[1] 冠状动脉血流储备分数临床应用专家共识专家组．冠状动脉血流储备分数临床应用专家共识．中华心血管病杂志，2016, 44(4):292-297.

[2] Pijls NHJ,Van Son JAM,Kirkeeide RL,et al. Experimental basis ofdetermining maximum coronary, myocardial, and lateral blood flow by pressure measurements for assessing functional stenosis severity before and after precutaneous transluminal coronary angioplasty.Circulation,1993,87(4):1354-1367.

[3] Pijls NH, van Schaardenburgh P, Manoharan G, et al. Percutaneous coronary intervention of functionally nonsignificant stenosis: 5-year follow-up of the DEFER Study. J Am Coll Cardiol, 2007,49(21):2105-2111.

[4] Zimmermann FM, Ferrara A, Johnson NP, et al. Deferral vs. performance of percutaneous coronary intervention of functionally non-significant coronary stenosis: 15-year follow-up of the DEFER trial. Eur Heart J, 2015,36(45):3182-3188.

[5] Pijls NH, Fearon WF, Tonino PA, et al. Fractional flow reserve versus angiography or guiding percutaneous coronary intervention in patients with multivessel coronary artery disease: 2-year follow-up of the FAME (Fractional Flow Reserve Versus Angiography for Multivessel Evaluation) study. J Am Coll Cardiol, 2010,56(3):177-184.

[6] De Bruyne B, Pijls NH, Kalesan B,et al.Fractional flow reserve guided PCI versus medical therapy in stable coronary disease.N Engl J Med, 2012,367(11):991-1001.

[7] Xaplanteris P, Fournier S, Pijls NH, et al.Five-Year Outcomes with PCI Guided by Fractional Flow Reserve. N Engl J Med,2018,379(3):250-259.

[8] Al-Lamee R, Thompson D, Dehbi HM, et al.Percutaneous coronary intervention in stable angina (ORBITA):a double-blind,randomised controlled trial. Lancet,2018,391(10115):31-40.

[9] Al-Lamee R, Howard JP, Shun-shin M, et al.Fractional flow reserve and instantaneous wave-free ratio as predictors of the placebo-controlled response to percutaneous coronary intervention in stable singlevessel coronary artery disease. Circulation,2018,138(17): 1780-1792.

[10] Fournier S,Toth GG,De Bruyne B,et al. Six-Year Follow-Up of Fractional Flow Reserve-Guided Versus Angiography-Guided Coronary Artery Bypass Graft Surgery.Circ Cardiovase Interv,2018,11(6):e006368.

[11] Gtberg M, Christiansen EH, Gudmundsdottir IJ, et al. Instantaneous wave-free ratio versus fractional flow reserve to guide PCI. N Engl J Med, 2017, 376 (19): 1813-1823.

[12] Sen S, Escaned J, Malik IS, et al. Development and validation of a new adenosine-independent index of stenosis severity from coronary wave intensity analysis: results of the ADVISE (Adenosine Vasodilator Independent Stenosis Evaluation) study. J Am CollCadiol, 2012, 59(15) : 1392-1402.

[13] Sen S, Asrress KN, Nijjer S, et al. Diagnostic classifca-

tion of the instantaneous wave-free ratio is equivalent to fractional flow reserve and is not improved with adenosine administration Results of CLA R IFY (classification accuracy of pressure-only ratios against indices using flow study). J Am Coll Cardiol, 2013, 61 (13) : 1409-1420.

[14] Park JJ,Petraco R,Nam CW,et al.Clinical validation of the resting pressure parameters in the assessment of functionally significant coronary stenosis;results of an independent,blinded comparison with fractional flow reserve.Int J Cardiol,2013,168(4):4070-4075.

[15] Escaned J.Echavarria-Pinto M,Garcia-Garcia HM,et al.prospective Assessment of the Diagnostic Accuracy of Instantaneous Wave-Free Ratio to Assess Coronary Stenosis Relevance:Results of ADVISE Ⅱ International,Multicenter Study(Adenosine Vasodilator Independent Stenosis Evaluation Ⅱ).JACC Cardiovasc Interv,2015,8(6):824-833.

[16] Fede A, Zivelonghi C, Benfari G, et al. iFR-FFR comparison in daily practice:a single-center, prospective, online assessment. J Cardiovasc Med(Hagerstown), 2015, 16(9):625-631.

[17] Davies JE, Sen S, Dehbi HM, et al. Use of the instantaneous wave-free ratio or fractional flow reserve in PCI. N Engl J Med, 2017, 376(19) : 1824-1834.

[18] Gotberg M, Christiansen Eh, Gudmundsdottir IJ, et al. Instantane_ous wave-free ratio versus fractional flow reserve to guide PCI. N Engl J Med, 2017, 376(19) : 1813-1823.

[19] Morris PD,Ryan D,Morton AC,et al.Virtual fractional flow reserve from coronary angiography:modeling the significance of coronaty lesions:results from the VIRTU-1(VIRTUal Fractional Flow Reserve From Coronary Angiography)study.JACC Cardiovasc Interv,2013,6(2):149-157.

[20] Tu S, Barbato E, Kszegi Z, et al. Fractional flow reserve calculation from 3-dimensional quantitative coronary angiography and TIMI frame count a fast computer model to quantify the functional significance of moderately obstructed coronary arteries.JACC Cardiovasc Interv, 2014, 7 (7):768-777.

[21] Kornowski R, Vaknin-Assa H. Case report of first angiography_based on-line FFR assessment duringcoronary catheterization. Case Rep Cardiol, 2017 :6107327.

[22] Tu S, Westra J, Yang J, et al. Diagnostic accuracy of fast computa_tional approaches to derive fractional flow reserve from diagnostic coronary angiography: The international multicenter FAVO R pilot study. JACC Cardiovasc Interv, 2016, 9(19) : 2024-2035.

[23] Xu B, Tu S, Qiao S, et al. Angiography-based quantitative flow ratio for online assessment of coronary stenosis.J Am Coll Cardiol, 2017, 70 (25):3077-3087.

[24] Westra J, Andersen BK, Campo G, et al. Diagnostic performance of in-procedure angiography-derived quantitative flow reserve compared to pressure-derived fractional flow reserve: The FAVO R Ⅱ Europe-Japan Study. J Am Heart Assoc, 2018, 7 (14) .pii: e009603.

[25] Fearon WF.Novel index for invasively assessing the coronary microcirculation.Circulation, 2003, 107(25): 3129-3132.

[26] Melikian N, Vercauteren S, Fearon WF, et al.Quantitative assessment of coronary microvascular function in patients with and without epicardial atherosclerosis. EuroIntervention, 2010, 5(8) : 939-945.

[27] Luo C, Long M, Hu X, et al.Thermodilution-derived coronary microvascular resistance and flow reserve in patients with cardiac syndrome X.Circ Cardiovasc Interv, 2014, 7(1) : 43-48.

[28] Melikian N, Vercauteren S, Fearon WF,et al.Quantitative assessment of coronary microvascular function in patients with and without epicardial atherosclerosis. EuroIntervention, 2010,5(8):939-945.

[29] Fearon WF,Shah M,Ng M,et al. Predictive value of the index of microcirculatory resistance in patients with ST-segment elevation myocardial infarction. J Am Coll Cardiol,2008,51(5):560-565.

[30] Fearon WF, Low AF, Yong AS, et al. Prognostic value of the index of microcirculatory resistance measured after primary percutaneous coronary intervention. Circulation, 2013, 127: 2436-2441.

[31] McGeoch R, Watkins S, Berry C,et al.The index of microcirculatory resistance measured acutely predicts the extent and severity of myocardial infarction in patients with ST-segment elevation myocardial infarction. JACC Cardiovasc Interv,2010,3(7):715-722.

[32] Faustino M, Baptista SB, Freitas A, et al.The index of microcirculatory resistance as a predictor of echocardiographic left ventricular performance recovery in patients with ST-elevation acute myocardial infarction undergoing successful primary angioplasty.J Interv Cardiol, 2016, 29(2) : 137-145.

[33] Park SD, Baek YS, Lee MJ, et al.Comprehensive assessment of microcirculation after primary percutaneous intervention in ST-segment elevation myocardial infarction: insight from thermodilution-

derived index of microcirculatory resistance and coronary flow reserve.Coron Artery Dis, 2016, 27(1): 34-39.

[34] Lim HS, Yoon MH, Tahk SJ, et al. Usefulness of the Index of Microcirculatory Resistance for Predicting Late Left Ventricular Remodling and Recovery Immediately after Primary Angioplasty in Anterior Myocardial Infarction. Journal of the American College of Cardiology,2011, 59(13): E123.

[35] Layland JJ, Whitbourn RJ, Burns AT, et al.The index of microvascular resistance identifi es patients with periprocedural myocardial infarction in elective percutaneous coronary intervention. Heart, 2012,98(20):1492-1497.

[36] Layland JJ, Whitbourn RJ, Burns AT, et al.The index of microvascular resistance identifies patients with periprocedural myocardial infarction in elective percutaneous coronary intervention. Heart, 2012, 98(20): 1492-1497.

[37] Ng MK, Yong AS, Ho M, et al.The index of microcirculatory resistance predicts myocardial infarction related to percutaneous coronary intervention. Circ Cardiovasc Interv, 2012,5(4):515-522.

[38] Wu Z, Ye F, You W,et al.Microcirculatory significance of periprocedural myocardial necrosis after percutaneous coronary intervention assessed by the index of microcirculatory resistance. Int J Cardiovasc Imaging, 2014,30(6):995-1002.

[39] Lee BK, Lim HS, Fearon WF, et al. Invasive evaluation of patients with angina in the absence of obstructive coronary artery disease. Circulation, 2015, 131: 1054-1060.

[40] Camici P, Chiriatti G, Lorenzoni R, et al. Coronary vasodilation is impaired in both hypertrophied and nonhypertrophied myocardium of patients with hypertrophic cardiomyopathy: a study with nitrogen-13 ammonia and positron emission tomography.J Am Coll Cardiol, 1991,17(4):879-886.

[41] Gutirrez-Barrios A, Camacho-Jurado F, Daz-Retamino E, et al. Invasive assessment of coronary microvascular dysfunction in hypertrophic cardiomyopathy: the index of microvascular resistance. Cardiovasc Revasc Med, 2015,16(7):426-428.

[42] Warisawa T, Naganuma T, Nakamura S.R eversible microvascular dysfunction in Takotsubo syndrome shown using index of microcirculatory resistance. Circ J, 2016, 80(3) : 750-752.

22. 慢性完全闭塞病变 PCI 治疗策略的选择

冠状动脉造影中慢性完全闭塞病变（chronic total occlusion, CTO）的检出率为 13.3% ～ 52.0%，由于其病变复杂，经皮介入治疗（PCI）开通闭塞病变常常需要特殊、专用的器械和技术，手术成功率低，并发症发生率高，因此 CTO PCI 被认为是当前冠状动脉介入治疗中的最大挑战。随着器械的发展和技术的进步，一部分有经验的术者其手术成功率已经超过 90%，学习这些术者的成功经验，不难发现，其较高的手术成功率除了和个人的技术水平和经验有关外，术前制定较为合理、可行的治疗策略，并能根据术中情况的不断变化随之调整，在很大程度上也决定了手术最终能否成功。

治疗策略的选择是一个综合评价的过程，除了病变的解剖特征之外，还应结合患者的基础病情、有无合并症、导管室的器械配备、术者的技术水平、手术费用等因素。一个成熟的术者在对慢性完全闭塞病变介入治疗前，应当认真考量：①是否应该进行介入治疗（单纯药物治疗或外科搭桥手术）；②如何进行介入治疗。

在进行介入治疗时，术者应认真、仔细阅读冠状动脉造影，尤其是对侧冠状动脉冠状动脉造影，对侧冠状动脉造影是制订合理、可行治疗策略的基础。对于绝大部分 CTO 病变，均需要进行对侧冠状动脉造影，即便是有较好同侧侧支血管的 CTO 病变，为了减少正向造影对靶病变以远部位的损伤，建议最好进行对侧冠状动脉造影或经同侧侧支血管进行高选择性造影。对于再次尝试介入治疗的患者，应分析既往失败的原因，必要时应结合冠状动脉 CT，从而获得更多的影像学信息。

根据对侧冠状动脉造影提供的信息，术者应认真评估 CTO 病变的近段（端）、远段（端）、体部解剖结构特征以及有无可以进行逆向介入治疗的侧支血管，从而制订合理的治疗策略。

（一）联合治疗流程图

美国医生最早提出了联合治疗流程图（Hybrid algorithm）（图 1），该流程图第一次用非常简单的模式把比较复杂的 CTO PCI 过程直观化，毋庸置疑，联合治疗流程图对规范 CTO PCI 手术过程及教学活动起到非常重要的作用，并在一定程度上提高了 CTO PCI 的手术成功率和手术效率。

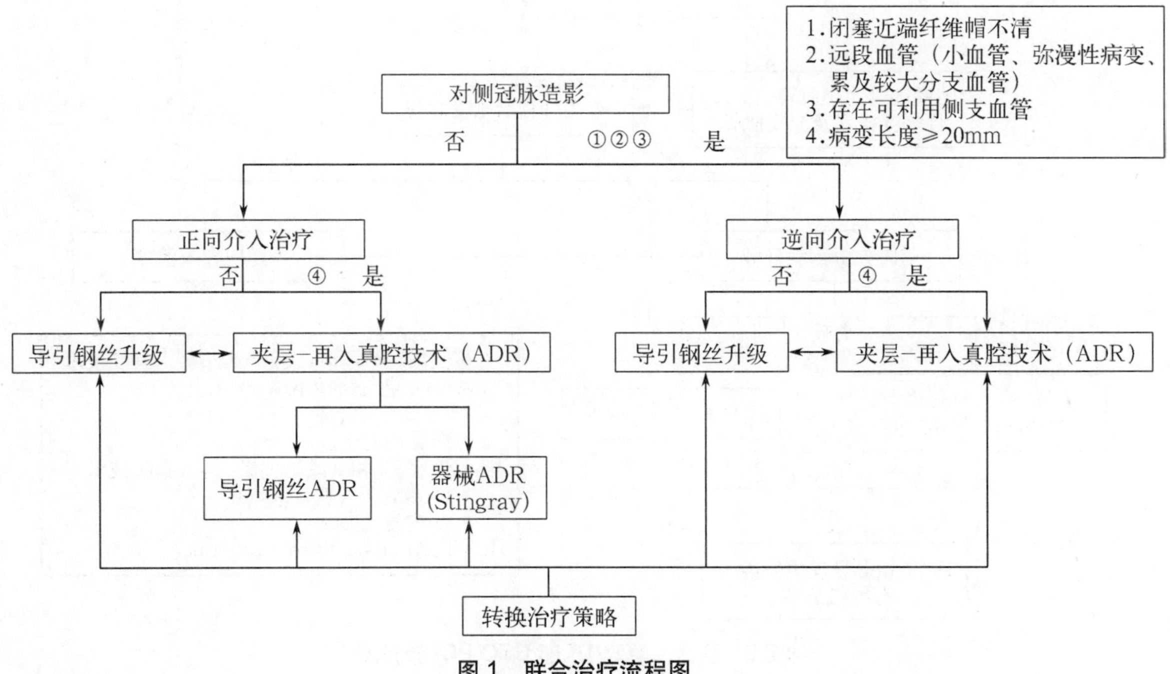

图 1　联合治疗流程图

联合治疗流程图把 CTO PCI 技术分为正向导引钢丝升级技术、逆向导引钢丝升级技术、正向夹层 - 再入真腔技术（ADR）、逆向夹层 - 再入真腔技术（RDR），根据 CTO 病变是否存在闭塞近端纤维帽不清、远段血管是否为小血管、弥漫性病变及累及较大分支血管、是否存在可利用的侧支血管等因素决定初始治疗策略（正向介入治疗或逆向介入治疗），然后根据 CTO 病变长度决定是否进行导引钢丝升级或者夹层 - 再入真腔技术。

联合治疗流程图因其直观、简洁，临床可操作性强，发布不久便得到了众多专家的认可，但随着使用的不断普及，不少术者尤其是亚洲术者发现其中部分内容和临床实践不太符合，例如联合流程图中没有或者较少提及亚洲医生经常使用的平行导引钢丝技术、IVUS 指引 CTO PCI, 不包括新型导引导引钢丝的使用，在较高比例的患者中直接进行 ADR 等，这些不同促使部分术者开始思考制订更加符合自己临床实践的流程图。

（二）亚太 CTO 俱乐部 CTO PCI 流程图（AP CTO Club algorithm）

亚洲太平洋地区 CTO 俱乐部针对美国联合治疗流程图的不足，结合亚太地区 CTO 的技术特色和传统，提出了 AP CTO Club 流程图（图 2）。

与联合治疗流程图相比，亚太 CTO 俱乐部流程图在保留亚洲地区技术特色的同时（平行导引技术、IVUS 指引 CTO PCI 技术），也吸纳了美国联合治疗流程图中的 ADR 技术，但与美国医生部分病例直接进行 ADR 不同，亚太 CTO 俱乐部流程图将大部分 ADR 技术放在正向导引钢丝升级失败以后，这可能一方面和当时 Crossboss、Stingray 医疗保险不承担报销有关，另一方面也可能和我们长期接受的 CTO PCI 培训理念（true lumen to true lumen philosophy）有关。当然，亚太 CTO 俱乐部流程图对于部分挑战性病变（如走行路径不清、严重钙化、纡曲病变）也建议直接进行夹层 - 再入真腔技术。

亚太 CTO 俱乐部流程图建议不同技术水平的术者应根据 J-CTO 积分选择不同的病例。如果病变 J-CTO 积分低于 2 分，经验不多的术者可以首先尝试，如果尝试失败或者 J-CTO 积分超过 2 分，应当转诊或者请有经验的术者进行手术。除了“分诊”治疗之外，亚太 CTO 俱乐部流程图明确提出终止 CTO PCI 尝试的建议：如果手术时间超过 3h、对比

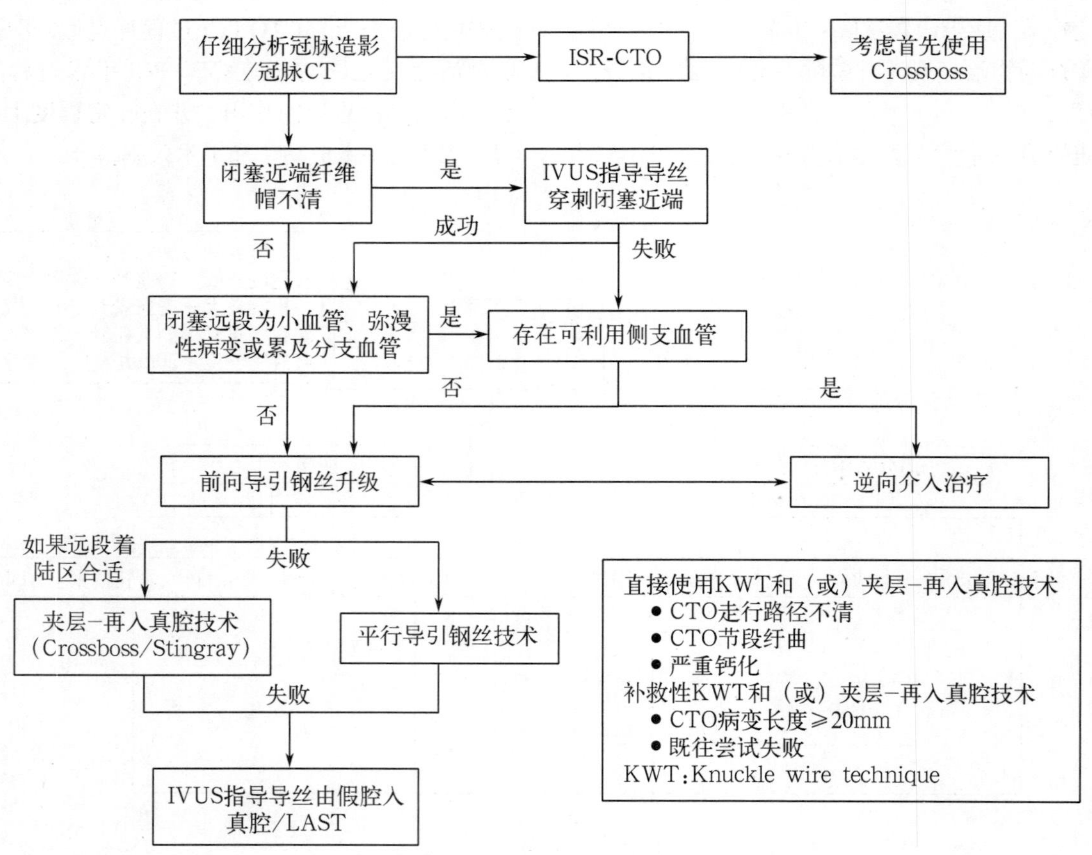

图 2　亚太 CTO 俱乐部 CTO PCI 流程图

剂用量超过 3.7 倍的 eGFR（ml）、射线剂量超过 5 Gy (Air Kerma)，且手术仍毫无希望时，术者应考虑终止手术。

亚太 CTO 俱乐部流程图更加符合亚洲医生 CTO PCI 的操作理念和习惯，但是也有部分内容和国内的临床实践不符，例如对于支架内再狭窄性完全闭塞（ISR-CTO），亚太 CTO 俱乐部推荐首先考虑使用 Crossboss，但是国内不少术者发现相当一部分病例，Crossboss 很难通过 CTO 段，所以国内术者对于这类病变更愿首选导引钢丝；逆向介入治疗失败后，亚太 CTO 俱乐部推荐转为正向介入治疗，部分病例如果转为“传统”正向介入治疗，则手术效率明显低下；更有术者之处当正向、逆向技术均失败，尤其是器械基础上的 ADR 技术失败后，使用导引钢丝基础上的 ADR 缺乏循证医学证据，当血肿较大时，不管尝试何种技术，包括 IVUS 指引从假腔进入真腔，其手术成功率也不高。

（三）CTOCC CTO PCI 流程图（中国冠状动脉慢性完全闭塞病变介入治疗俱乐部 CTOCC CTO PCI 流程图）

葛均波院士结合我国临床实践，集中了 CTOCC 会员的集体智慧，于 2018 年初制定了 CTOCC CTO PCI 推荐路径（图 3）。

CTOCC CTO PCI 流程图建议术者应在对侧冠状动脉造影的基础上，认真评估① CTO 病变近端形态（残端形态、闭塞端是否存在较大分支血管）；② CTO 病变体部特征（钙化、纡曲、闭塞段长度）；③ CTO 病变远端形态（远端纤维帽形态、闭塞远端是否存在较大分支血管或闭塞远端是否终止于分叉病变处、闭塞段以远血管是否存在弥漫性病变）；④是否存在可利用的侧支血管 [需重点关注侧支血管的来源、管腔直径、纡曲程度、侧支血管与供和（或）受体血管角度、侧支血管汇入受体血管后与闭塞远端的距离]。如果侧支血管的供体血管存在严重病变，在进行逆向介入治疗前，应先行处理该病变。

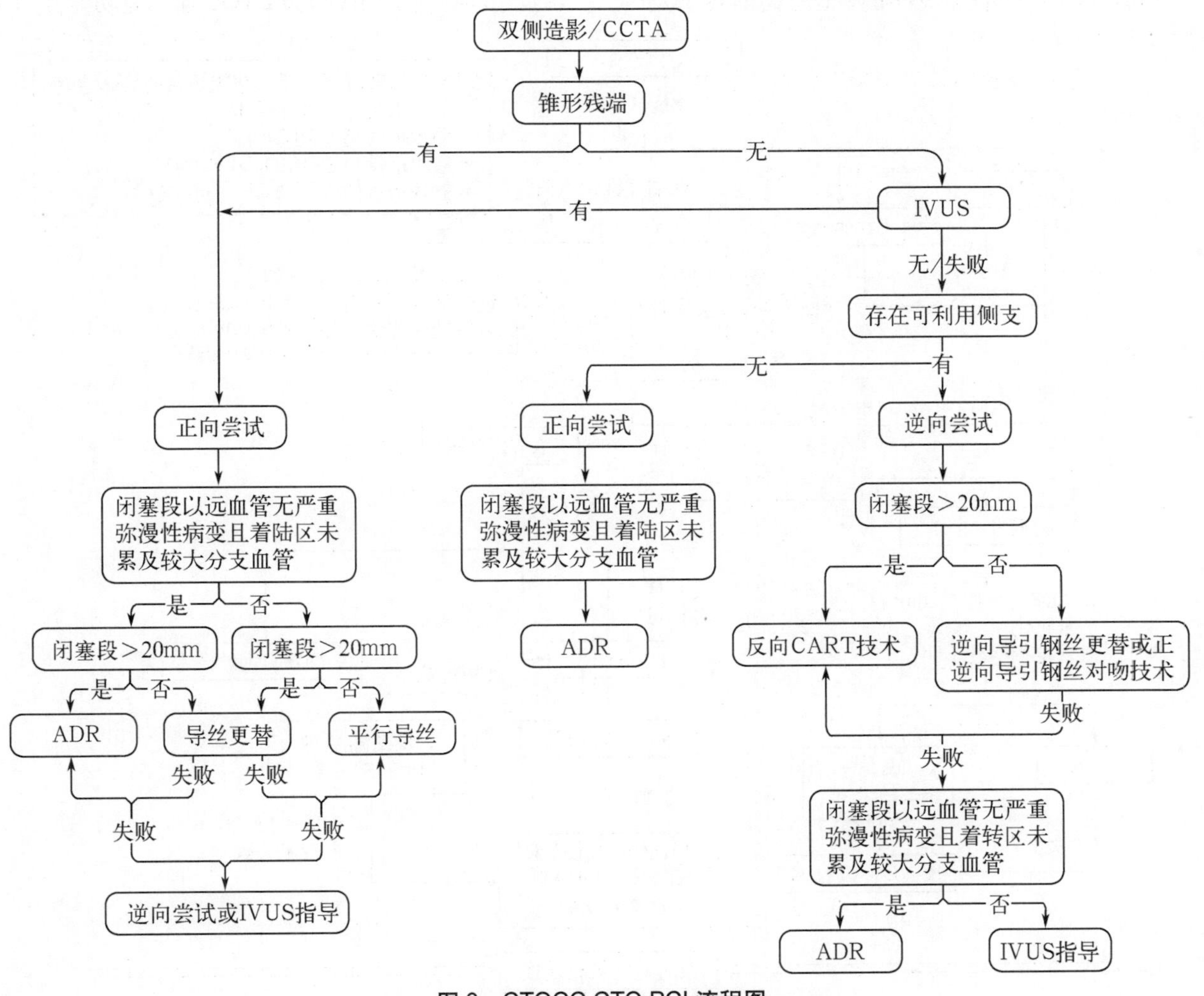

图 3　CTOCC CTO PCI 流程图

1. CTO-PCI 初始策略制定

（1）对于有锥形残端、闭塞段以远血管无弥漫性病变的 CTO 病变，初始策略推荐正向介入治疗。

（2）直接正向夹层再进入技术（antegrade dissection re-entry，ADR）策略推荐用于传统正向技术成功率不高，且①既往正、逆向尝试失败，预计再次逆向成功率不高者；②逆向导引钢丝技术执行困难者（如严重纡曲侧支血管）；③无逆向技术条件者，如解剖条件允许［闭塞段以远血管无严重弥漫性病变和（或）着陆区（landing zone）不累及较大分支血管］，可直接进行 Stingray-ADR。

（3）对于不适合正向介入治疗的 CTO 病变，如果存在可利用的侧支血管，可采用直接逆向介入治疗策略。

（4）对于那些既可以进行逆向介入治疗也可以进行 Stingray-ADR 的患者，术前应评估逆向介入治疗和 ADR 技术的风险，优选风险较小的技术。

2. CTO-PCI 进程中的策略调整

（1）CTO-PCI 进程中策略调整的关键在于及时的策略转换。

（2）如果正向导引钢丝未能成功通过闭塞段，可考虑 ADR 技术或平行导引钢丝技术。为提高平行导引钢丝技术的成功率，可考虑使用双腔微导管［例如 KDLC（Kaneka）或 SASUKE（Asahi intecc）双腔微导管］介导的平行导引钢丝技术。

（3）如果闭塞段以远血管存在严重弥漫性病变，平行导引钢丝技术、ADR 技术成功率往往都不高，如存在可利用的侧支血管，建议早期启动逆向介入治疗。

（4）正逆向结合技术（双向准备）：对于复杂 CTO 病变，单纯正向、单纯逆向策略有时很难成功，提倡正向尝试失败后早期启动逆向技术，或直接进行逆向介入治疗。部分病例可联合使用 ADR 技术。

（四）欧洲 CTO 俱乐部 CTO PCI 流程图

欧洲 CTO 俱乐部近日也发布了其 CTO PCI 流程图（图 4），该流程图再次重申 CTO 病变不仅仅是指前向血流 0 级及闭塞时间超过 3 个月的病变，对于存在同侧侧支血管或桥侧支血管的病变，尽管出现前向血流，仍应视为 CTO，而不是功能性闭塞。

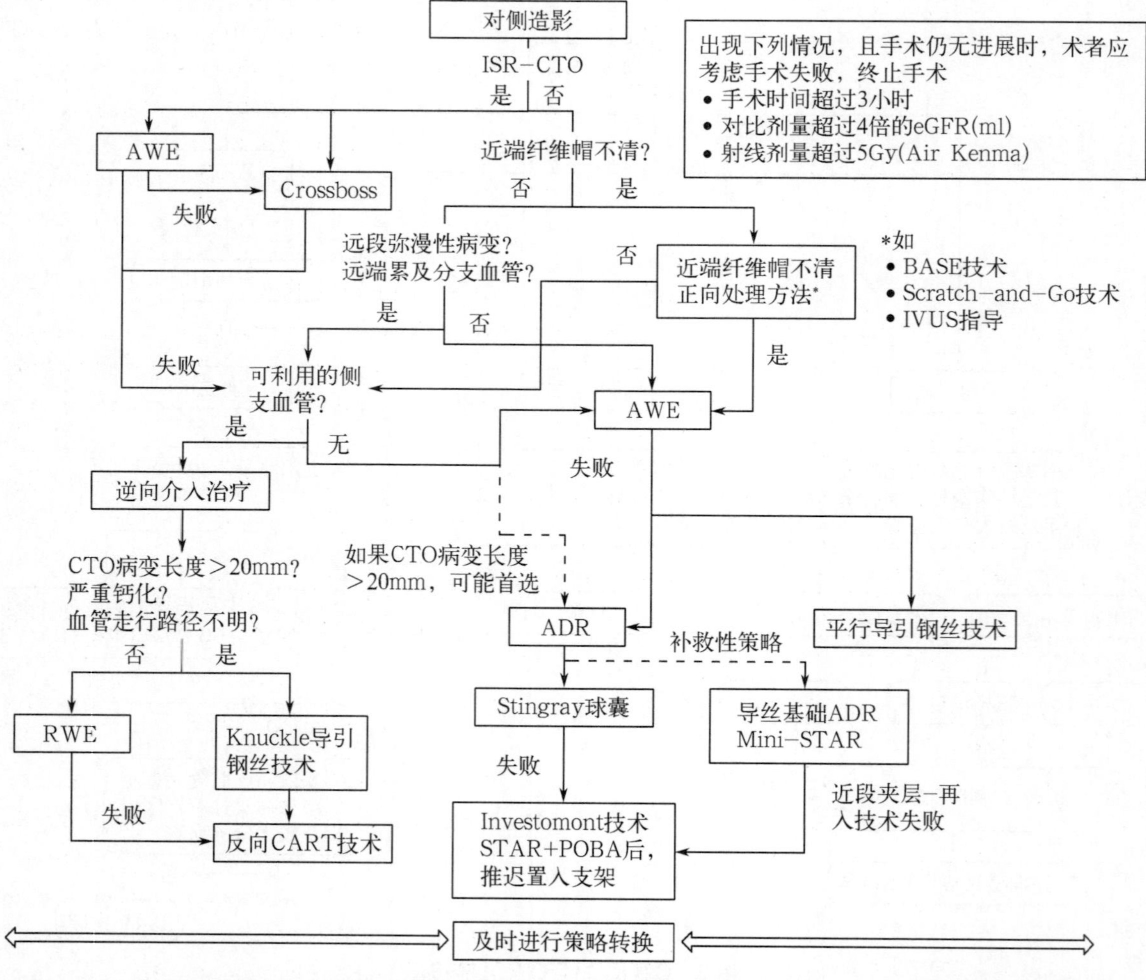

图 4　欧洲 CTO 俱乐部 CTO PCI 流程图（AWE. 正向导引钢丝升级技术；RWE. 逆向导引钢丝升级技术）

欧洲 CTO 俱乐部流程图结合了美国联合治疗流程图和亚太 CTO 俱乐部流程图的特色，并吸收了近两年 CTO PCI 技术的最新进展，它既保留了亚洲医生的技术特点，例如平行导引钢丝技术和 IVUS，也有鲜明的欧美风格，例如对近端无残端或走向不清的 CTO，除了 IVUS 指引导引钢丝穿刺技术外，还可采用 BASE 技术、Scratch-and- Go 技术，如果 ADR 技术失败，当内膜下斑块处理后可推迟置入支架，即所谓的 Investment 技术。和美国联合治疗流程图的观点略有不同，欧洲 CTO 俱乐部建议如果条件允许的话，推荐首先使用真腔 - 真腔（T-T）的技术和方法，但同时他们也承认目前尚无证据表明 T-T 优于其他治疗技术。与亚太 CTO 俱乐部及 CTOCC 流程图相似，该流程图指出逆向技术中反向 CART 技术的重要性，为提高手术成功率和效率，推荐使用 Direct Reverse CART，对复杂的病例，推荐使用 IVUS。

欧洲 CTO 俱乐部流程图借鉴亚太 CTO 俱乐部的推荐，再次指出当手术时间超过 3h、对比剂超过 4 倍 eGFR、射线量超过 5Gy 而手术毫无成功希望时，术者应考虑终止 CTO PCI。对于部分采用 ADR 的病例，当靶血管恢复前向血流后，因假腔较长或者靶血管损伤较大，为避免丢失太多的分支血管及显入较多的支架，此时可暂缓置入支架，可与 6 ～ 8 周后再次行血运重建术，也即 Investment 技术。

不难发现，这些流程图尽管表达方式各异，但也存在一些显著的共同点：①非常重视对侧冠状动脉造影的重要性；②强调策略的及时转换；③体现了 CTO PCI 治疗理念的更新，既包括了传统的真腔 - 真腔技术，也有夹层 - 真腔再入技术及其衍生技术；④既强调手术成功率，也强调手术效率；⑤对临床上非常困难的病例都提出了可能的治疗策略。

治疗策略的选择在 CTO PCI 治疗中发挥着重要的作用，而治疗策略的选择应该建立在对患者及其病变充分了解的基础上，流程图仅仅是给术者在策略的选择上提供一个重要的参考，它不是也不可能是攻克 CTO 病变的“万能良药和神器”，因为任何治疗策略的完成都要建立在成熟的技术之上，而成熟的技术则来源于不断学习和反复实践。

（葛　雷）

参考文献

[1] Fefer P, Knudtson ML, Cheema AN, Galbraith PD, Osherov AB, Yalonetsky S, Gannot S, Samuel M, Weisbrod M, Bierstone D, Sparkes JD, Wright GA, Strauss BH. Current perspectives on coronary chronic total occlusions: the Canadian Multicenter Chronic Total Occlusions Registry. J Am Coll Cardiol, 2012, 59(11):991-997.

[2] Christofferson RD, Lehmann KG, Martin GV, Every N, Caldwell JH, Kapadia SR. Effect of chronic total coronary occlusion on treatment strategy. Am J Cardiol, 2005, 95(9):1088-1091.

[3] Jeroudi OM, Alomar ME, Michael TT, El Sabbagh A, Patel VG, Mogabgab O, Fuh E, Sherbet D, Lo N, Roesle M, Rangan BV, Abdullah SM, Hastings JL, Grodin J, Banerjee S, Brilakis ES. Prevalence and management of coronary chronic total occlusions in a tertiary Veterans Affairs hospital. Catheter Cardiovasc Interv, 2014, 84(4):637-643.

[4] Tomasello SD, Boukhris M, Giubilato S, Marza F, Garbo R, Contegiacomo G, Marzocchi A, Niccoli G, Gagnor A, Varbella F, Desideri A, Rubartelli P, Cioppa A, Baralis G, Galassi AR. Management strategies in patients affected by chronic total occlusions: results from the Italian Registry of Chronic Total Occlusions. Eur Heart J, 2015, 36(45):3189-3198.

[5] Christopoulos G, Karmpaliotis D, Alaswad K, Yeh RW, Jaffer FA, Wyman RM, Lombardi WL, Menon RV, Grantham JA, Kandzari DE, Lembo N, Moses JW, Kirtane AJ, Parikh M, Green P, Finn M, Garcia S, Doing A, Patel M, Bahadorani J, Tarar MN, Christakopoulos GE, Thompson CA, Banerjee S, Brilakis ES. Application and outcomes of a hybrid approach to chronic total occlusion percutaneous coronary intervention in a contemporary multicenter US registry. Int J Cardiol, 2015, 198:222-228.

[6] Vo MN, McCabe JM, Lombardi WL, Ducas J, Ravandi A, Brilakis ES. Adoption of the hybrid CTO approach by a single non-CTO operator: procedural and clinical outcomes. J Invasive Cardiol, 2015, 27(3):139-144.

[7] Schumacher SP, Stuijfzand WJ, Opolski MP, van Rossum AC, Nap A, Knaapen P. Percutaneous coronary intervention of chronic total occlusions: When and how to treat. Cardiovasc Revasc Med 2018.

[8] Brilakis ES, Grantham JA, Rinfret S, Wyman RM, Burke MN, Karmpaliotis D, Lembo N, Pershad A, Kandzari DE, Buller CE, DeMartini T, Lombardi WL, Thompson CA. A percutaneous treatment algorithm for crossing coronary chronic total occlusions. JACC Cardiovasc Interv, 2012, 5(4):367-379.

[9] Danek BA, Karatasakis A, Karmpaliotis D, Alaswad K, Yeh RW, Jaffer FA, Patel MP, Mahmud E, Lombardi WL, Wyman MR, Grantham JA, Doing A, Kandzari DE, Lembo NJ, Garcia S, Toma C, Moses JW, Kirtane AJ, Parikh MA, Ali ZA, Karacsonyi J, Rangan BV, Thompson CA, Banerjee S, Brilakis ES. Development and Validation of a Scoring System for Predicting Periprocedural Complications During Percutaneous Coronary Interventions of Chronic Total Occlusions: The Prospective Global Registry for the Study of Chronic Total Occlusion Intervention (PROGRESS CTO) Complications Score. J Am Heart Assoc, 2016, 5(10).

[10] Sapontis J, Salisbury AC, Yeh RW, Cohen DJ, Hirai T, Lombardi W, McCabe JM, Karmpaliotis D, Moses J, Nicholson WJ, Pershad A, Wyman RM, Spaedy A, Cook S, Doshi P, Federici R, Thompson CR, Marso SP, Nugent K, Gosch K, Spertus JA, Grantham JA. Early Procedural and Health Status Outcomes After Chronic Total Occlusion Angioplasty: A Report From the OPEN-CTO Registry (Outcomes, Patient Health Status, and Efficiency in Chronic Total Occlusion Hybrid Procedures). JACC Cardiovasc Interv, 2017, 10(15):1523-1534.

[11] Brilakis ES, Banerjee S, Karmpaliotis D, Lombardi WL, Tsai TT, Shunk KA, Kennedy KF, Spertus JA, Holmes DR, Jr., Grantham JA. Procedural outcomes of chronic total occlusion percutaneous coronary intervention: a report from the NCDR (National Cardiovascular Data Registry). JACC Cardiovasc Interv, 2015, 8(2):245-253.

[12] Wilson WM, Walsh SJ, Yan AT, Hanratty CG, Bagnall AJ, Egred M, Smith E, Oldroyd KG, McEntegart M, Irving J, Strange J, Douglas H, Spratt JC. Hybrid approach improves success of chronic total occlusion angioplasty. Heart, 2016, 102(18):1486-493.

[13] Maeremans J, Walsh S, Knaapen P, Spratt JC, Avran A, Hanratty CG, Faurie B, Agostoni P, Bressollette E, Kayaert P, Bagnall AJ, Egred M, Smith D, Chase A, McEntegart MB, Smith WH, Harcombe A, Kelly P, Irving J, Smith EJ, Strange JW, Dens J. The Hybrid Algorithm for Treating Chronic Total Occlusions in Europe: The RECHARGE Registry. J Am Coll Cardiol, 2016, 68(18):1958-1970.

[14] Christopoulos G, Karmpaliotis D, Alaswad K, Lombardi WL, Grantham JA, Rangan BV, Kotsia AP, Lembo N, Kandzari DE, Lee J, Kalynych A, Carlson H, Garcia S, Banerjee S, Thompson CA, Brilakis ES. The efficacy of "hybrid" percutaneous coronary intervention in chronic total occlusions caused by in-stent restenosis: insights from a US multicenter registry. Catheter Cardiovasc Interv, 2014, 84(4):646-651.

[15] Harding SA, Wu EB, Lo S, Lim ST, Ge L, Chen JY, Quan J, Lee SW, Kao HL, Tsuchikane E. A New Algorithm for Crossing Chronic Total Occlusions From the Asia Pacific Chronic Total Occlusion Club. JACC Cardiovasc Interv, 2017, 10(21):2135-2143.

[16] Morino Y, Abe M, Morimoto T, Kimura T, Hayashi Y, Muramatsu T, Ochiai M, Noguchi Y, Kato K, Shibata Y, Hiasa Y, Doi O, Yamashita T, Hinohara T, Tanaka H, Mitsudo K, Investigators JCR. Predicting successful guidewire crossing through chronic total occlusion of native coronary lesions within 30 minutes: the J-CTO (Multicenter CTO Registry in Japan) score as a difficulty grading and time assessment tool. JACC Cardiovasc Interv, 2011, 4(2):213-221.

[17] 葛均波．中国冠状动脉慢性完全闭塞病变介入治疗推荐路径．中国介入心脏病学杂志，2018, 26(3):121-124.

[18] Werner GS, Ferrari M, Heinke S, Kuethe F, Surber R, Richartz BM, Figulla HR. Angiographic assessment of collateral connections in comparison with invasively determined collateral function in chronic coronary occlusions. Circulation, 2003, 107(15):1972-1977.

[19] McEntegart MB, Badar AA, Ahmad FA, Shaukat A, MacPherson M, Irving J, Strange J, Bagnall AJ, Hanratty CG, Walsh SJ, Werner GS, Spratt JC. The collateral circulation of coronary chronic total occlusions. EuroIntervention, 2016, 11(14):e1596-1603.

[20] Huang CC, Lee CK, Meng SW, Hung CS, Chen YH, Lin MS, Yeh CF, Kao HL. Collateral Channel Size and Tortuosity Predict Retrograde Percutaneous Coronary Intervention Success for Chronic Total Occlusion. Circ Cardiovasc Interv, 2018, 11(1):e005124.

[21] Whitlow PL, Burke MN, Lombardi WL, Wyman RM, Moses JW, Brilakis ES, Heuser RR, Rihal CS, Lansky AJ, Thompson CA, Investigators FA-CT. Use of a novel crossing and re-entry system in coronary chronic total occlusions that have failed standard crossing techniques: results of the FAST-CTOs (Facilitated Antegrade Steering Technique in Chronic Total Occlusions) trial. JACC Cardiovasc Interv, 2012, 5(4):393-401.

[22] Colombo A, Mikhail GW, Michev I, Iakovou I, Airoldi F, Chieffo A, Rogacka R, Carlino M, Montorfano M, Sangiorgi GM, Corvaja N, Stankovic G. Treating chronic total occlusions using subintimal tracking and reentry: the STAR technique. Catheter Cardiovasc Interv, 2005, 64(4):407-11; discussion 412.

[23] Galassi AR, Tomasello SD, Costanzo L, Campisano MB, Barrano G, Ueno M, Tello-Montoliu A, Tamburino C. Mini-STAR as bail-out strategy for percutaneous coronary intervention of chronic total occlusion. Catheter Cardiovasc Interv, 2012, 79(1):30-40.

[24] Lombardi WL. Retrograde PCI: what will they think of next? J Invasive Cardiol, 2009, 21(10):543.

[25] Suzuki Y, Tsuchikane E, Katoh O, Muramatsu T, Muto M, Kishi K, Hamazaki Y, Oikawa Y, Kawasaki T, Okamura A. Outcomes of Percutaneous Coronary Interventions for Chronic Total Occlusion Performed by Highly Experienced Japanese Specialists: The First Report From the Japanese CTO-PCI Expert Registry. JACC Cardiovasc Interv, 2017, 10(21):2144-2154.

[26] Galassi AR, Werner GS, Boukhris M, Azzalini L, Mashayekhi K, Carlino M, Avran A, Konstantinidis NV, Grancini L, Bryniarski L, Garbo R, Bozinovic N, Gershlick AH, Rathore S, Di Mario C, Louvard Y, Reifart N, Sianos G. Percutaneous Recanalization of Chronic Total Occlusions: 2019 Consensus Document from the EuroCTO Club. EuroIntervention 2019.

[27] Goleski PJ, Nakamura K, Liebeskind E, Salisbury AC, Grantham JA, McCabe JM, Lombardi WL. Revascularization of coronary chronic total occlusions with subintimal tracking and reentry followed by deferred stenting: Experience from a high-volume referral center. Catheter Cardiovasc Interv, 2019, 93(2):191-198.

[28] Azzalini L, Carlino M, Brilakis ES, Vo M, Rinfret S, Uretsky BF, Karmpaliotis D, Colombo A. Subadventitial techniques for chronic total occlusion percutaneous coronary intervention: The concept of “vessel architecture” . Catheter Cardiovasc Interv, 2018, 91(4):725-734.

[29] Visconti G, Focaccio A, Donahue M, Briguori C. Elective versus deferred stenting following subintimal recanalization of coronary chronic total occlusions. Catheter Cardiovasc Interv, 2015, 85(3):382-390.

23. 稳定性冠心病治疗策略新进展

稳定性冠心病（stable coronary artery diseases, SCAD）作为临床最为常见的冠心病类型，患病率高，影响范围广。据 ACC2016 报道，SCAD 发病率为急性心肌梗死的 2 倍，预测到 2030 年将近 1/5 的人群罹患 SCAD。我国目前无相关流行病学数据。与急性冠状动脉综合征比较，SCD 相关指南更新较慢，诊断和治疗规范程度不足，部分患者存在误诊、漏诊和过度诊疗的情况。近年随着对 SCAD 认识的深入，有关稳定冠心病的诊断和治疗策略不断更新。2018 年 10 月，中华医学会心血管病分会发布了《稳定性冠心病诊断与治疗指南》，将为我国规范诊断和治疗稳定性冠心病提供科学指导。本文结合最新发布的临床指南和临床研究，对目前有关稳定冠心病的诊疗策略进行总结，期望为更好地治疗心血管疾病带来参考。

一、关于 SCAD 的定义

据《稳定性冠心病诊断与治疗指南》，SCAD 包括 3 种情况，即慢性稳定性劳力型心绞痛、缺血性心肌病和急性冠状动脉综合征（acute coronary syndrome，ACS）之后稳定的病程阶段。稳定需通过临床评估判断得出，如果冠心病患者无症状，或者经药物和再血管化治疗后患者症状得到有效控制即可视为稳定。慢性稳定型劳力性心绞痛是在冠状动脉狭窄基础上由于心肌负荷增加引起的心肌急剧、暂时的缺血、缺氧临床综合征。缺血性心肌病则由于长期心肌缺血导致心肌局限性或弥漫化纤维化，从而产生心脏收缩和（或）舒张功能受损，引起心脏扩大或僵硬、慢性心力衰竭或心律失常等一系列临床表现。但这种稳定或无症状状态可能被 ACS 所打断。2018 ESC 年会上提出了慢性冠状动脉综合征的概念，进一步加深了对这一类疾病的理解，认为“稳定”和“不稳定”是可以相互转化的一种疾病的两种状态。

二、新指南引入 PTP 助力 SCAD 诊断

临床工作中，需要对大量疑似 SCAD 患者及时有效明确诊断。新版指南在国内首次推荐将验前概率（pre-test probablity，PTP）引入 SCAD 的诊断。所谓 PTP 就是医生对某一患者在检查前估计其患病的概率，然后再结合检查结果得出个体患者检查后的患病概率。PTP 概念最早有 Diamond 和 Forrester 两位医生提出，旨在通过年龄、性别和胸痛症状进行个体化评估 SCAD 的发病风险。目前临床常用的 PTP 为优化 Diamond-Forrester 模型 (updated Diamond-Forrester method, UDFM)，CAD2 积分模型和 CONFIRM 积分模型。通过对比不同积分模型对疑似冠心病的预测价值，发现 CAD2 模型对于冠心病的判别能力优于其他两个模型。

通过上述模型进行 PTP 评估后，新版指南建议：对于 PTP < 15% 的患者，基本上可排除 SCAD；15% ≤ PTP ≤ 65% 为 SCAD 中低概率患者，建议先行运动负荷心电图，若有条件可优先选择负荷影像学检查，如核素心肌负荷试验、超声负荷试验等；66% ≤ PTP ≤ 85% 为 SCAD 中高概率患者，建议行负荷影像学检查以确诊 SCAD；PTP > 85% 为高概率患者，可确诊为 SCAD，应启动药物治疗，如患者症状明显，建议直接行冠状动脉造影决定是否进行血运重建治疗。

三 、再次强调运动负荷试验在 SCAD 诊断中的价值

新版指南着重强调了运动负荷试验在 SCAD 诊断中的价值。推荐对有心绞痛症状及中低 PTP（15% ～ 65%）的疑似 SCAD 患者，首先行运动负荷心电图试验以协助诊断，除非患者不具备完成运动试验的能力，如下肢残疾；或心电图改变难以评估者，如左、右束支传导阻滞或心脏起搏器置入术患者。对 PTP 在 66% ～ 85% 或 LVEF < 50% 的无典型症状患者，首先推荐负荷影像学检查协助诊断；对静息心电图有 ST 段改变或可能影响负荷心电图波形解读的患者，推荐负荷影像学检查；对既往有血运重建（PCI 或 CABG）史且有缺血症状患者，应考虑负荷影像学检查，如超声心动图、MRI 和核素检查等。负荷试验包括运动负荷试验和药物负荷

试验，只要条件允许，建议行运动负荷试验。

四、关于CTA成像

冠状动脉CTA成像是目前临床无创评估冠状动脉最为有力的工具。与有创负荷评估不同，冠状动脉CTA成像能够对冠状动脉病变进行定量和定性评估。这使得临床医生在胸痛的诊断和危险分层中倾向于使用冠状动脉CTA成像评估病变。事实上，冠状动脉CTA成像有较高阴性预测价值，若冠状动脉CTA未见狭窄病变，一般可不进行有创检查。新指南中推荐对PTP中低度（15%～65%）预期成像质量好的疑似SCAD患者，尤其有运动负荷禁忌或结果不确定的患者。

五、危险分层对于SCAD诊疗的作用和意义

SCAD一种病情动态变化的冠心病综合征，可能进展为不稳定型心绞痛、急性心肌梗死甚至心脏猝死。如何准确高效识别SACD患者的心血管风险是个体化制订诊疗策略的关键。通过对SCAD患者进行危险分层既可实现对高危患者进行强化药物治疗甚至血运重建，又可避免对低危患者进行不必要的有创检查。SCAD的风险评估包括临床评估、左室功能评估、无创功能学评估和冠状动脉解剖学评估，可以依次序进行。新版指南对SCAD的危险分层提供了统一标准，低风险是指年死亡率＜1%，中等风险指年死亡率1%～3%，高风险指年死亡率＞3%。

六、SCAD药物治疗进展

药物治疗是SCAD治疗的根本，主要包括抗心绞痛药物和改善预后的药物。临床中一般需要两类药物的合理搭配、达到优化的药物治疗，实现改善症状和临床预后的目的。其中一线抗心绞痛药物包括β受体阻滞剂，钙离子通道拮抗剂（CCB）和短效硝酸酯类药物；二线抗心绞痛药物包括长效硝酸酯类、伊伐布雷定、尼可地尔、雷诺嗪和曲美他嗪。改善预后的药物包括抗血小板药物、调脂药物、β受体阻滞剂和血管紧张素转化酶抑制剂（ACEI）或血管紧张素Ⅱ受体拮抗剂（ARB）。

第一，针对抗心绞痛治疗，指南推荐β受体阻滞剂应用于抗心绞痛的初始治疗，如果症状不能控制，可选用CCB类药物与长效硝酸酯类药物联合使用。2013年ESC指南建议如果患者存在一线药物禁忌、不能耐受或者症状不能缓解，推荐进行二线药物治疗。可见不同抗心绞痛药物的选择的优先级不同。但是Ferrari等纳入过去50年针对稳定性冠心病抗心绞痛药物的76个随机对照试验（RCT）进行荟萃分析，其中9个试验直接对比了β受体阻滞剂、CCBs、长效硝酸酯类、尼可地尔、曲美他嗪和伊伐布雷定的抗心绞痛疗效，结果显示不同抗心绞痛药物在改善患者症状和延长运动时间方面无明显差异。

第二，经皮冠状动脉介入治疗（PCI）术后双联抗血小板药物的疗程一直是近年研究热点。指南推荐SCAD患者PCI术后，建议给予6个月的双联抗血小板药物治疗（DAPT）；同时建议PCI或ACS后病情稳定的SCAD患者，可根据临床危险因素或风险评估[缺血和（或）出血风险]，个体化延长或缩短DAPT疗程。2017年ESC DAPT指南推荐使用PRECISE-DAPT score进行PCI术后患者缺血和出血风险的评估。多个真实世界研究对PRECISE-DAPT score进行了外部验证。日本的队列研究显示PRECISE-DAPT score能够很好地识别PCI术后患者缺血和出血风险，但是在瑞典的国家注册研究中不能验证DAPT评估的作用。由于我国没有相关应用DAPT的数据，新版指南并明确推荐使用何种评分系统进行出血或缺血风险的评估。

第三，除了上述传统的药物治疗外，抗炎治疗可能在稳定性心绞痛的治疗中取得突破。2017年ESC年会上公布了CANTOS研究结果显示：在标准药物治疗基础上，以IL-1β为靶点的Canakinumab能够进一步降低心肌梗死后心血管事件的发生风险。这项研究的重要意义在于将冠心病治疗由降胆固醇治疗时代引入抗炎治疗时代。Canakinumab不影响LDL-C水平，因此，其心血管获益与“胆固醇学说”无关，而与减轻他汀降胆固醇以外的残存炎症反应有关；通过对CANTOS研究中的4833名稳定冠心病患者进一步分析显示，Canakinumab治疗3个月后，检测炎症因子IL-6，发现与IL-6＞1.65ng/ml患者相比，IL-6≤1.65ng/ml患者，5年MACE风险降低32%，心血管死亡风险降低52%，全因死亡风险降低48%，这进一步说明调控IL-6炎症通路是Canakinumab降低心血管疾病风险的重要因素。由于CANTOS试验证实了抗炎在抗动脉粥样硬化中的治疗作用，研究人员进一步探索了价格低廉的小剂量甲氨蝶呤的抗动脉粥样硬化作用。CIR（Cardiovascular

Inflammation Reduction）研究对 4786 名既往患有心肌梗死或多支冠状动脉疾病且合并 2 型糖尿病或代谢综合征的患者进行小剂量甲氨蝶呤（标剂量为每周 15 ～ 20mg），中位随访 2.3 年后停止试验。结果显示甲氨蝶呤不能降低 IL-1β、IL-6 或 CRP 水平，且增加肝功能损害和皮肤癌风险。所以，抗炎治疗在 SCAD 治疗中的作用仍需进一步探索。

七、再血管化治疗

SCAD 患者需要定期病情评估，确定是否进行血管重建治疗。目前 SCAD 的血管重建策略主要包括 PCI 和冠状动脉旁路移植术 (CABG)。既往多个随机对照研究对比了以上两种血运重建策略对患者临床结局的影响。这些研究显示：①与药物治疗比较，SCAD 患者实施 PCI 术既不能改善患者生存亦不能降低新发急性心肌梗死的风险。②但是血流储备分数（fractional flow reserve, FFR）指导的 PCI 能够降低 SCAD 患者复合心血管死亡和心肌梗死风险。③ CABG 术能够降低新发心肌梗死风险，改善患者预后。但是这种获益与患者病变程度有关。当病变复杂程度较低 (SYNTAX 积分 0 ～ 22 分) 时，PCI 与 CABG 术 5 年临床结局相同，但对于病变复杂程度较高患者 (SYNTAX 积分＞ 33 分)，CABG 术患者远期结局明显优于 PCI 术。

基于此，新版指南推荐对强化药物治疗下仍有缺血症状及存在较大范围心肌缺血证据的 SCAD 患者进行血运重建治疗。建议对于单支或双支病变 PCI 作为 I 类推荐进行血运重建治疗。对于合并左主干病变或三支病变需根据 SYNTAX 评分和 SYNTAX Ⅱ评分选择 CABG 或 PCI，复杂病变血运重建策略的制定应由心脏团队研究决定。同时，新版指南建议对有典型心绞痛症状或无创性检查有心肌缺血证据的患者，建议以 CAG 显示的心外膜下冠状动脉病变的直径狭窄程度及或血流储备分数（fractional flow reserve, FFR）作为是否干预的决策依据。病变直径狭窄≥ 90% 时，可直接干预；当病变直径狭窄＜ 90% 时，建议仅对有相应缺血证据，或 FFR ≤ 0.8 的病变进行干预。

八、SCAD 患者危险因素的管理和二级预防

指南强调对于 SCAD 患者加强血脂、血糖和血压管理，加强体育锻炼，戒烟限酒，改善患者预后。AHA 指南亦推荐 SCAD 患者每年接种 1 次流感疫苗，进行二级预防。

总之，SCAD 作为临床最为常见的冠心病类型，需对其诊治和管理高度重视。新版指南和最新的临床研究进展为优化 SCAD 诊治提供了良好借鉴。将为提高 SCAD 诊治水平发挥重要作用。

（贾绍斌　丛广志）

参考文献

[1] SECTION OF INTERVENTIONAL CARDIOLOGY OF CHINESE SOCIETY OF C, SECTION OF A, CORONARY ARTERY DISEASE OF CHINESE SOCIETY OF C, et al. [Guideline on the diagnosis and treatment of stable coronary artery disease]. Zhonghua xin xue guan bing za zhi, 2018, 46(9): 680-694.

[2] FIHN S D, GARDIN J M, ABRAMS J, et al. 2012 ACCF/AHA/ACP/AATS/PCNA/SCAI/STS guideline for the diagnosis and management of patients with stable ischemic heart disease: executive summary: a report of the American College of Cardiology Foundation/American Heart Association task force on practice guidelines, and the American College of Physicians, American Association for Thoracic Surgery, Preventive Cardiovascular Nurses Association, Society for Cardiovascular Angiography and Interventions, and Society of Thoracic Surgeons. Circulation, 2012, 126(25): 3097-3137.

[3] MONTALESCOT G, SECHTEM U, ACHENBACH S, et al. 2013 ESC guidelines on the management of stable coronary artery disease: the Task Force on the management of stable coronary artery disease of the European Society of Cardiology. European heart journal, 2013, 34(38): 2949-3003.

[4] FORD T J, CORCORAN D, BERRY C. Stable coronary syndromes: pathophysiology, diagnostic advances and therapeutic need Heart, 2018, 104(4): 284.

[5] GENDERS T S, STEYERBERG E W, ALKADHI H, et al. A clinical prediction rule for the diagnosis of coronary artery disease: validation, updating, and extension. European heart journal, 2011, 32(11): 1316-330.

[6] GENDERS T S, STEYERBERG E W, HUNINK M G, et al. Prediction model to estimate presence of coronary artery disease: retrospective pooled analysis of existing cohorts. BMJ (Clinical research ed), 2012, 344:e3485.

[7] MIN J K, DUNNING A, GRANSAR H, et al. Medical

history for prognostic risk assessment and diagnosis of stable patients with suspected coronary artery disease. The American journal of medicine, 2015, 128(8): 871-878.

[8] BASKARAN L, DANAD I, GRANSAR H, et al. A Comparison of the Updated Diamond-Forrester, CAD Consortium, and CONFIRM History-Based Risk Scores for Predicting Obstructive Coronary Artery Disease in Patients With Stable Chest Pain: The SCOT-HEART Coronary CTA Cohort. JACC Cardiovasc Imaging, 2018.

[9] FERRARI R, PAVASINI R, CAMICI P G, et al. Anti-anginal drugs-beliefs and evidence: systematic review covering 50 years of medical treatment. European heart journal, 2019, 40(2): 190-194.

[10] VALGIMIGLI M, BUENO H, BYRNE R A, et al. 2017 ESC focused update on dual antiplatelet therapy in coronary artery disease developed in collaboration with EACTS: The Task Force for dual antiplatelet therapy in coronary artery disease of the European Society of Cardiology (ESC) and of the European Association for Cardio-Thoracic Surgery (EACTS). European heart journal, 2018, 39(3): 213-260.

[11] YOSHIKAWA Y, SHIOMI H, WATANABE H, et al. Validating Utility of Dual Antiplatelet Therapy Score in a Large Pooled Cohort From 3 Japanese Percutaneous Coronary Intervention Studies. Circulation, 2018, 137(6): 551-562.

[12] UEDA P, JERNBERG T, JAMES S, et al. External Validation of the DAPT Score in a Nationwide Population. J Am Coll Cardiol, 2018, 72(10): 1069-1078.

[13] RIDKER P M, EVERETT B M, THUREN T, et al. Antiinflammatory Therapy with Canakinumab for Atherosclerotic Disease. New England Journal of Medicine, 2017, 377(12): 1119-1131.

[14] RIDKER P M, LIBBY P, MACFADYEN J G, et al. Modulation of the interleukin-6 signalling pathway and incidence rates of atherosclerotic events and all-cause mortality: analyses from the Canakinumab Anti-Inflammatory Thrombosis Outcomes Study (CANTOS). European heart journal, 2018, 39(38): 3499-3507.

[15] RIDKER P M, EVERETT B M, PRADHAN A, et al. Low-Dose Methotrexate for the Prevention of Atherosclerotic Events. The New England journal of medicine, 2019, 380(8): 752-762.

[16] STERGIOPOULOS K, BODEN W E, HARTIGAN P, et al. Percutaneous coronary intervention outcomes in patients with stable obstructive coronary artery disease and myocardial ischemia: a collaborative meta-analysis of contemporary randomized clinical trials. JAMA internal medicine, 2014, 174(2): 232-240.

[17] ZIMMERMANN F M, OMEROVIC E, FOURNIER S, et al. Fractional flow reserve-guided percutaneous coronary intervention vs. medical therapy for patients with stable coronary lesions: meta-analysis of individual patient data. European heart journal, 2019, 40(2): 180.

[18] SIPAHI I, AKAY M H, DAGDELEN S, et al. Coronary artery bypass grafting vs percutaneous coronary intervention and long-term mortality and morbidity in multivessel disease: meta-analysis of randomized clinical trials of the arterial grafting and stenting era. JAMA internal medicine, 2014, 174(2): 223-230.

[19] FIHN S D, GARDIN J M, ABRAMS J, et al. 2012 ACCF/AHA/ACP/AATS/PCNA/SCAI/STS guideline for the diagnosis and management of patients with stable ischemic heart disease: a report of the American College of Cardiology Foundation/American Heart Association task force on practice guidelines, and the American College of Physicians, American Association for Thoracic Surgery, Preventive Cardiovascular Nurses Association, Society for Cardiovascular Angiography and Interventions, and Society of Thoracic Surgeons. Circulation, 2012, 126(25): e354-471.

24. NSTEMI 的最佳血运重建时机

一、非 ST 段抬高心肌梗死定义

非 ST 段抬高心肌梗死（NSTEMI）属于急性心肌梗死(AMI)的一种类型。AMI 根据有无 ST 段抬高，分为 ST 段抬高心肌梗死（STEMI）和 NSTEMI。根据心肌梗死 (myocardial infarction, MI) 第四版通用定义，急性心肌梗死是指：①存在急性心肌损伤。②有急性心肌缺血临床证据。③检查发现心脏肌钙蛋白值上升和（或）下降。④至少一次检测值大于参考值范围上限，即第 99 百分位数，且至少有一种下述情况：a. 心肌缺血症状；b. 新发缺血性心电图改变；c. 有病理性 Q 波；d. 影像学检查显示有符合缺血性病因的新发存活心肌丢失或新发节段性室壁运动异常；e. 血管造影或尸检发现有冠状动脉血栓。

NSTEMI 也属于非 ST 段抬高急性冠状动脉综合征（NST-ACS）的一种类型。NSTE-ACS 依据有无心肌损伤标志物是否升高，分为 NSTEMI 和 UA。NSTEMI 和 UA 临床表现类似，但疾病严重程度不同，NSTEMI 指心肌缺血已经造成心肌损伤并能够定量检测心肌损伤标志物。

二、早期风险评估

在讨论 NSTEMI 患者介入治疗时机之前，应当首先明确 NSTEMI 诊断，并识别需要接受介入治疗的患者（图 1）。患者是否需要接受介入治疗的依据是早期风险评估，常用的风险评估工具为 GRACE 评分，对于 GRACE 评分＞ 140 分的患者应尽早接受侵入性诊疗策略。GRACE 评分是基于 GRACE 注册登记研究数据，包括两种模型，分别用于评价患者院内及出院后 6 个月的死亡风险。院内评分模型包括如下 8 个变量：年龄、Killip 分级、收缩压、存在 ST 段偏移、就诊期间心脏骤停、血清肌酐浓度、血清心脏生物标志物升高、心率；出院评分则包括年龄、既往心力衰竭病史、既往心肌梗病死史、静息心率、收缩压、ST 段压低、基线血清肌酐浓度、心脏生物标志物血清水平升高和院内接受 PCI。GRACE 入院和出院评分都能较好地预测患者的死亡风险，区分不同危险程度的患者。

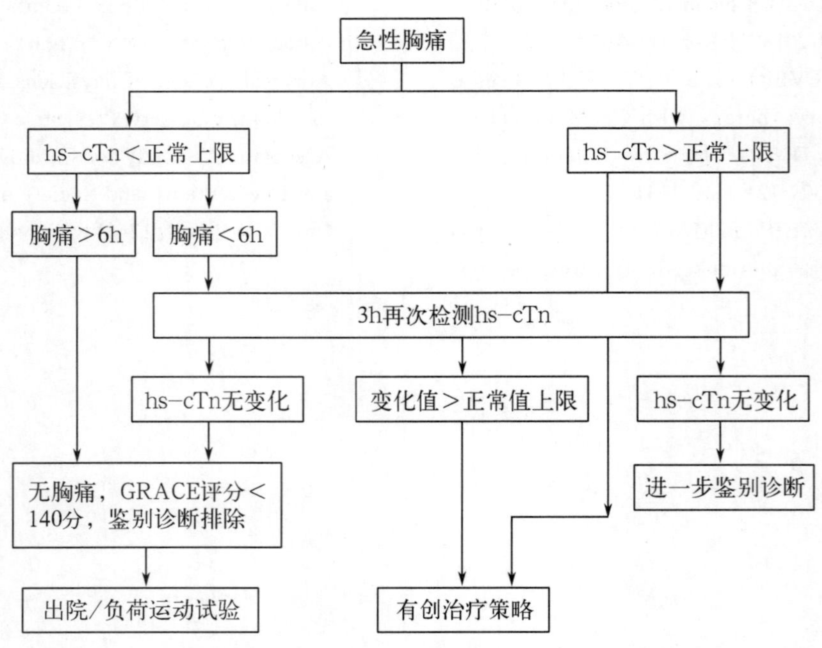

图 1　NSTE-ACS 患者 0h/3h 诊断排除流程

三、血运重建时机选择

（一）指南推荐

经过上述风险评估需要接受介入治疗的患者后，医生面临的第二个决定是血运重建时间。总体来说，与筛选需要接受介入的患者类似，指南同样推荐依据危险分层选择最佳血运重建时机。欧洲和我国指南均推荐对于具有至少 1 条极高危标准的患者选择紧急侵入治疗策略（＜ 2h）；对于具有至少 1 条高危标准患者选择早期侵入治疗策略（＜ 24h）；有至少 1 条中危标准患者选择侵入治疗策略（＜ 72h）；而低危患者则推荐优先进行无创检查寻找缺血证据(表 1)。美国指南也建议依据患者临床表现、心电图特点、心肌标志物水平等将患者分为不同危险级别，选择不同的血运重建时间。

表 1　NSTE-ACS 患者危险分层标准

极高危（紧急侵入治疗，＜ 2h）
• 血流动力学不稳定或心源性休克
• 药物治疗无效的反复发作或持续性胸痛
• 致命性心律失常或心脏骤停
• 心肌梗死合并机械并发症
• 急性心力衰竭
• 反复的 ST-T 段动态改变，尤其是伴随间歇性 ST 段抬高
高危（早期侵入治疗，＜ 24h）
• 心肌梗死相关心脏肌钙蛋白值升高或减低
• 动态 ST- 段或 T 波变化
•GRACE 危险评分＞ 140 分
中危（侵入治疗策略，＜ 72h）
• 糖尿病
• 肾功能不全 [eGFR ＜ 60ml/（min • 1.73m^2）]
• LVEF ＜ 40% 或充血性心力衰竭
• 既往 PCI 病史
• 早期心肌梗死后心绞痛
• GRACE 危险评分＞ 109 分，＜ 140 分
低危（先进行无创检查）
• 无上述中高危标准

GRACE 评分 . 全球急性冠状动脉事件注测研究评分；LVEF. 左室射血分数；PCI. 经皮冠状动脉介入治疗；eGFR. 估算的肾小球滤过率

（二）RCT 研究及 Meta 分析的证据

值得注意的是，上述指南关于“高危患者”的推荐是基于 TIMACS 研究的亚组分析，TIMACS 研究中 6 个月的主要研究终点（死亡、心肌梗死或脑卒中）在早期侵入治疗及延迟治疗组之间差异无统计学意义，但亚组分析表明高危患者（GRACE 评分＞ 140 分）早期侵入治疗明显获益。2018 年发表于 Circulation 杂志的 VERDICT 研究结果提示，2147 例 NST-ACS 患者在平均 4.3 年的随访中，早期侵入治疗组和延迟侵入治疗组在主要终点事件（全因死亡，非致死心肌梗死，再发心肌缺血住院或者心力衰竭住院）的发生率差异无统计学意义，而 GRACE 风险评分＞ 140 分的亚组早期侵入治疗组较延迟侵入治疗组改善了主要终点事件。而单个的临床研究通常没有足够的诊断效能以判断不同血运重建时机对死亡的影响。因此，通过整合多项临床研究数据的 Meta 分析近年来广泛用于系统评价血运重建时机对患者结局的影响。其中规模最大的 Meta 分析结果由 Alexander Jobs 等发表于 2017 年的 Lancet 杂志。该研究共纳入 8 项随机对照研究的 5324 例患者，中位随访时间 180 天。在全部患者中，早期侵入治疗组与延迟组相比死亡率无显著差异（风险比：0.81, 95% 置信区间：0.64 ～ 1.03）。然而在预先设定的“高危”亚组，包括心脏标志物增高患者（风险比：0.76, 95% 置信区间：0.58 ～ 1.00），糖尿病患者（风险比：0.67, 95% 置信区间：0.45 ～ 0.99）；GRACE 评分＞ 140 分患者（风险比：0.70, 95% 置信区间：0.52 ～ 0.95），以及年龄大于 75 岁患者（风险比：0.65, 95% 置信区间：0.64 ～ 0.93），早期进入性治疗组死亡率更低。研究结果由于上述两个 RCT 研究一致，对于全部 NST-ACS 患者，早期血运重建策略并未显著减低全因死亡率，然而对于特定高危亚组，早期介入治疗可能减低患者死亡风险。

（三）注册登记研究证据

由于 Meta 分析多纳入随机对照临床试验，而随机对照的临床试验有严格的纳入排除标准，真实世界中的部分高危患者可能被排除在外，因此 Meta 研究的结论外推到临床实践时可能存在一定局限性。利用注册登记研究数据分析血运重建时机对真实世界患者预后的影响，可以弥补上述缺陷。Daniel Lindholm 等分析 2006 ～ 2013 年 40 494 例来自瑞典全部 PCI 中心的 NSTEMI 患者。该研究利用三个不同的时间点分别划分早期介入组与延迟介入组，即 1d 之内 vs 1d 以上，2d 之内 vs 2d 以上和 3d 之内 vs 3d 以上。多因素 Cox 回归分析结果表明，不论是哪个时间点的划分，早期介入组患者全因死亡率均低于延迟介入组，1d，2d 和 3d 内的风险比（95% CI）分别为 0.88（0.80 ～ 0.98），0.78（0.71 ～ 0.86），以及 0.75（0.68 ～ 0.84）。而我国郝永臣等发表的中国心血管疾病医疗质量改善项目（CCC）研究结果与上述研究不同，在 2014 年 11 月至 2018 年 6 月入选的 82 196 例 ACS 患者中，极高危和高危组患者 2h 内接受 PCI 治疗的院内死亡风险比 24 ～ 72h PCI 组更高。

（四）近期开展的临床研究

由于高危患者常被排除在随机对照研究之外，目前正在开展的研究更多关注高危患者这一群体。阜外医院正在牵头一项前瞻随机对照研究（NCT02900001），拟纳入来自中国 20 家中心的 696 例 75 岁及以上的老年 NSTEMI 患者，随机分到早期血运重建组（< 24h）与延迟血运重建（> 72h），并比较两组患者 1 年随访复合终点（全因死亡，非致死性心肌梗死，脑卒中及紧急血运重建）的差异。研究假设是延迟血运重建不劣于急诊血运重建治疗。

四、结论

NSTEMI 血运重建治疗的最佳时机取决于患者的危险分层，目前多数的研究结果支持对于高危患者进行早期血运重建治疗。

（伏　蕊　窦克非）

参考文献

[1] Thygesen K, Alpert J S, Jaffe A S, et al. Fourth universal definition of myocardial infarction (2018)[J]. Journal of the American College of Cardiology, 2018, 72(18): 2231-2264.

[2] Granger CB, Goldberg RJ, Dabbous O, et al. Predictors of hospital mortality in the global registry of acute coronary events. Arch Intern Med, 2003, 163:2345.

[3] Eagle KA, Lim MJ, Dabbous OH, et al. A validated prediction model for all forms of acute coronary syndrome: estimating the risk of 6-month postdischarge death in an international registry. JAMA, 2004, 291:2727.

[4] Roffi M, Patrono C, Collet JP, et al. 2015 ESC guidelines for the management of acute coronary syndromes in patients presenting without persistent ST-segment elevation: Task Force for the Management of Acute Coronary Syndromes in Patients Presenting without Persistent ST-Segment Elevation of the European Society of Cardiology (ESC). Eur Heart J, 2016, 37: 267-315.

[5] 中华医学会心血管病学分会 . 非 ST 段抬高型急性冠状动脉综合征诊断和治疗指南 (2016). 中华心血管病杂志 , 2017, 45(5):359.

[6] Amsterdam E A, Wenger N K, Brindis R G, et al. 2014 AHA/ACC Guideline for the Management of Patients With Non-ST-Elevation Acute Coronary Syndromes: Executive Summary: A Report of the American College of Cardiology/American Heart Association Task Force on Practice Guidelines. Circulation, 2014, 130(25):2354-2394.

[7] Mehta S R, Granger C B, Boden W E, et al. Early versus delayed invasive intervention in acute coronary syndromes. New England Journal of Medicine, 2009, 360(21): 2165-2175.

[8] Kofoed KF, Kelbæk H, Hansen PR, et al. Early versus standard care invasive examination and treatment of patients with non-ST-segment elevation acute coronary syndrome: The VERDICT (Very EaRly vs Deferred Invasive evaluation using Computerized Tomography)-randomized controlled trial. Circulation, 2018, 138(24): 2741-2750.

[9] Jobs A, Mehta S R, Montalescot G, et al. Optimal timing of an invasive strategy in patients with non-ST-elevation acute coronary syndrome: a meta-analysis of randomised trials. Lancet, 2017, 390(10096).

[10] Lindholm D, Alfredsson J, Angerås O, et al. Timing of percutaneous coronary intervention in patients with non-ST-elevation myocardial infarction: a SWEDEHEART study. European Heart Journal Quality of Care & Clinical Outcomes, 2017, 3(1):53.

[11] Yang Q, Wang Y, Liu J, et al. Invasive Management Strategies and Antithrombotic Treatments in Patients With Non-ST-Segment-Elevation Acute Coronary Syndrome in China Findings From the Improving CCC Project (Care for Cardiovascular Disease in China). Circulation Cardiovascular Interventions, 2017, 10(6):135.

[12] Leng WX, Yang J, Li W, et al. Rationale and design of the DEAR-OLD trial: Randomized evaluation of routinely Deferred versus EARly invasive strategy in elderly patients of 75 years or OLDer with non-ST-elevation myocardial infarction. Am Heart J, 2018, 196:65-73.

25. ULTIMATE 研究：为 IVUS 优化 PCI 再添新证据

一、ULTIMATE 研究背景

血管内超声（Intravascular ultrasound, IVUS）以其优质的图像质量和空间分辨率，在介入心血管病学的发展中扮演重要角色，除可提供血管管腔及其直径参数外，还可为术者提供斑块负荷、斑块性质和血管重构等信息。此外，在临床实践中，IVUS 还可指导经皮冠状动脉介入治疗（percutaneous coronary intervention, PCI）的策略选择和评估支架置入效果。既往随机对照试验（randomization controlled trial，RCT）和观察性研究提示，在复杂病变（慢性完全闭塞病变、长病变、左主干病变等）和高危患者（急性冠状动脉综合征）中，IVUS 指导药物洗脱支架（DES）置入可带来临床获益，相关荟萃分析结果亦与之吻合，提供进一步力证。

目前，关于一部分替代终点（比如晚期管腔丢失）的改善能否转换为临床事件的获益一直是争论的话题，而且 IVUS 指导 all-comers（全患者群）的介入治疗能否获益仍不确定。为探讨这一问题，2014 年南京市第一医院的陈绍良教授和张俊杰教授牵头启动了 ULTIMATE 研究，并在 TCT 2018 主会场报告了其研究结果。

二、ULTIMATE 研究方案

ULTIMATE 研究是一项前瞻性、多中心、随机对照研究，计划入选 1448 例拟接受冠状动脉介入治疗的 all-comers 患者，按 1 ∶ 1 随机分为两组，分别为单纯造影指导组和 IVUS 指导组。IVUS 达标的标准需满足：①术后支架段最小管腔面积（Minimum lumen area, MLA）＞ 5.0mm^2，或＞ 90% 的远端参考血管的管腔面积；②支架边缘 5mm 内斑块负荷＜ 50%；③无深达中层且长度超过 3mm 的边缘夹层。三条标准同时满足才可定义为 IVUS 达标，若有一条不满足则不能判定为 IVUS 达标。研究主要终点为术后 1 年时靶血管失败率（TVF），包括心源性死亡、靶血管心肌梗死（TV-MI）和临床驱动的靶血管血运重建（TVR）。

三、ULTIMATE 研究结果

2014 年 8 月到 2017 年 5 月，共入选了来自中国 8 家中心的 1448 例需要置入 DES 的 all-comers，随机入选到 IVUS 指导组(724 例)和造影指导组(724 例)。造影指导组中有 8 例患者因病变复杂，术中使用了 IVUS，而 IVUS 指导组中没有患者 crossover 到造影指导组。两组临床基线匹配良好，无统计学差异。1448 例患者中，78.5% 为 ACS 患者，54% 的患者为多支病变，平均病变长度 34.5mm，66.4% 的病变为 B2/C 型。

IVUS 指导组患者需置入更大直径的支架 [(3.15±0.42) mm vs (2.99±0.38) mm, $P < 0.001$]，需要更大直径 [(3.84±0.52) mm vs (3.62±0.51) mm, $P < 0.001$] 的非顺应性球囊以更大压力 [(19.8±3.7) atm vs (19.2±3.6) atm，P=0.003] 后扩。IVUS 指导组患者手术时间更长 [(60.88±28.41) min vs (45.49±26.43) min，$P < 0.001$]，造影量更大 [(178.29±64.08) ml vs (161.96±55.44) ml，$P < 0.001$]，但是并没有增加造影剂肾病风险（7.9% vs 5.8%，P = 0.118）。

PCI 术后一年，共发生 60 例（4.2%）TVF，其中 IVUS 组 21 例（2.9%），血管造影组 39 例（5.4%）（HR ∶ 0.530，95%CI ∶ 0.312 ～ 0.901，P=0.019）。在病变水平分析中，与血管造影组相比，IVUS 组的靶病变血运重建率（TLR）较低（0.9% vs 2.3%，P=0.02）。尽管使用了 IVUS，53% 的患者符合预先设定的支架置入最佳标准；在该组中，TVF 为 1.6%，而未达到所有最佳 IVUS 标准的患者为 4.4%（HR ∶ 0.349，95% CI ∶ 0.135 ～ 0.898，P=0.029）。

基于此，前瞻性、多中心、随机 ULTIMATE 研究结果证实：IVUS 指导 DES 置入，通过显著降低 TVF 来改善 all-comers 的临床预后，尤其在 IVUS 达标的患者获益更明显。

四、ULTIMATE 研究结果解读

即使血管造影显示支架置入良好，但仍可能发生支架膨胀不全和严重边缘夹层，后者可能增

加急性并发症风险，这一情况常会被忽略，因此IVUS得到了业界的广泛关注。最初研究者并未发现IVUS指导能改善裸支架置入的结局。尽管新一代DES的血栓率和再狭窄率已经很低(0.5% ～ 1.0%和4% ～ 6%)，但多个观察性研究和RCT均显示IVUS可以进一步降低事件率，IVUS指导在进一步改善PCI结局方面取得了可喜的成果。

ULTIMATE研究入选的主要是复杂冠心病患者，包括30%的患者有左主干病变、完全闭塞病变或者双支架技术处理的分叉病变。需要注意的是，既往的IVUS-XPL研究入选的主要是长度超过28mm的长病变，而ULTIMATE研究中平均病变长度（35±22）mm，平均支架长度（66±46）mm。当然，IVUS的获益不局限于复杂病变。根据ACC/AHA病变分类，相比于B2/C型病变，A/B1型病变中IVUS组临床事件绝对值的下降更明显（2.8% vs 2.3%）。

另外，符合3条IVUS达标标准的PCI患者(53%)获益更大。ULTIMATE研究提出的标准包括支架膨胀良好、支架边缘斑块负荷和没有大的边缘夹层，同时满足这3条标准的只有53%的患者。第二条标准是参考段斑块负荷小于50%，这也是IVUS策略失败通常的原因，解决的办法是基于术前IVUS回撤的图像准确地覆盖病变及理想地使用IVUS和冠状动脉造影的配准。然而，每个术者都知道基于影像学指导复杂病变介入时，除非血管内铺满支架，否则残余斑块负荷小于50%很难达到。在这种情况下，避免支架落在脂质斑块区域视乎更为重要，因为这些斑块通常会引起边缘再狭窄。

ULTIMATE研究的结果对于现有证据有多大价值？这个研究潜在的临床意义是什么？ULTIMATE研究结果公布后，我们课题组做了最新的荟萃分析，共纳入包括ULTIMATE在内的9项随机对照试验，共4724例患者，其结果证实，IVUS指导组能减少主要不良心脏事件的发生 (5.4% vs 9.0%，RR：0.61，95% CI：0.49 ～ 0.74)，和靶血管血运重建率(3.5% vs 6.1%，RR：0.58，95% CI：0.42 ～ 0.80)。纳入ULTIMATE研究后，相较于既往的数据，上述Meta分析第一次表明心源性死亡相对风险降低(0.6% vs 1.2%，RR：0.49，95% CI：0.26 ～ 0.92)。此外，有两项大型随机对照试验（> 1000例患者，ULTIAMTE和IVUS-XPL）的结果也都显示IVUS指导下的主要不良心脏事件降低。

现在的问题出现了：在这个大样本的入选“all-comer”患者的ULTIMATE研究取得阳性结果后，我们仍然限制IVUS在特殊患者或特殊病变亚组中使用吗？如果这样，我们限制在哪一亚组？IVUS可以带来显著的获益，在临床实践中广泛使用IVUS的缺点是什么？高花费、没有设备和延长手术时间通常是不愿意使用IVUS的原因（或者借口）。在ULTIMATE研究中IVUS的花费并没有被评估，但是既往的研究已经显示了IVUS引导的策略是节省费用的。在既往研究中，包括ULTIMATE研究，IVUS引导带来的并发症都很少，不足以成为担忧。考虑到病变的复杂性，IVUS组手术时间增加15min是可以接受的，造影剂增加17ml可能与研究方案有关。在临床实践中，IVUS引导甚至可以带来最少量的造影剂。轻松地使用腔内影像目前仍然是个问题，这个问题可能需要将来更好的软件解决。

回顾所有的RCT证据，IVUS引导优化PCI手术可以改善患者预后是明确的。我们有充分的理由推动IVUS在冠状动脉介入(尤其是在复杂冠状动脉介入)中的深入运用。

（张俊杰　高晓飞　陈绍良）

参考文献

[1] Zhang JJ, Gao XF, Kan J, Ge Z, Han L, Lu S, Tian N, Lin S, Lu Q, Wu X, Li Q, Liu Z, Chen Y, Qian X, Wang J, Chai D, Chen C, Li X, Gogas BD, Pan T, Shan S, Ye F and Chen SL. Intravascular Ultrasound Versus Angiography-Guided Drug-Eluting Stent Implantation: The ULTIMATE Trial. J Am Coll Cardiol, 2018, 72:3126-3137.

[2] Di Mario C, Koskinas KC, Räber L. Clinical Benefit of IVUS Guidance for Coronary Stenting: The ULTIMATE Step Toward Definitive Evidence? J Am Coll Cardiol, 2018, 72(24):3138-3141.

[3] Xiaofei Gao, Zhimei Wang, Feng Wang, Yue Gu, Zhen Ge, Xiangquan Kong, Guangfeng Zuo, Junjie Zhang, Shaoliang Chen. Intravascular Ultrasound Guidance Reduces Cardiac Death and Coronary Revascularization in Patients Undergoing Drug-Eluting Stents Implantation: Results from a Meta-analysis of 9 Randomized Trials and 4,724 patients. The International Journal of Cardiovascular Imaging, 2019.

26. 中国 ST 段抬高型心肌梗死救治的现状及对策思考

STEMI 基本概念是：时间就是心肌，时间就是生命。因此，尽快开通闭塞的冠状动脉，恢复其血流供应以减少心肌细胞死亡，保护心脏功能，是抢救的核心思想。

恢复闭塞血流的再灌注措施有药物溶栓治疗与直接介入治疗两种措施。相比之下，显然通过静脉完成药物注射更加简便易行，也更快捷，问题是静脉溶栓后由于病变没有解除，只是把血栓融化，因此容易再闭塞，并不完全。而介入治疗是把病变一起用支架给覆盖掉，显然更为完全彻底，缺点是需要设备（大型 DSA 机器）与有经验的专科医生，而且容易因为各种因素导致时间延搁，相比之下与“时间就是心肌，时间就是生命”这一概念相左。近年来，随着人们对微循环障碍的认识深入以及对心肌梗死心肌保护意识的增强，通过溶栓这种办法争取心肌早灌注，减轻血栓负荷，对其后介入治疗时的微循环功能完整，心肌保护可能更加有利，也逐步被人们所接受。

直接 PCI 优于溶栓的证据主要来源于 2003 年的一项纳入 7700 人左右的荟萃分析，与溶栓相比，直接介入死亡率 6% 而溶栓 8%，差别 2 个百分点；而复合终点(包括出血与其他心血管事件)则分别为 8% 与 14%，介入明显优于溶栓。而且那个年代正好是冠状动脉介入治疗蓬勃发展的时代，在介入医生眼里，这个荟萃分析被解读为，介入是救命的，溶栓是不得已而为之的方法（尽管死亡率只有 2 个百分点的差异）。直接 PCI 被追捧的另一个重要原因是，在相当长的时间里，介入与溶栓被作为对立的两种抢救方法，因为溶栓后的患者再做介入，并发症比不溶栓者都增加，无论溶栓是否成功（如果溶栓成功后马上做介入，叫作立即 PCI；溶栓不成功的介入治疗，叫作补救性 PCI；如果已经准备好做 PCI，事先用一点诸如溶栓药或者血小板糖蛋白抑制剂等，则被称之为易化 PCI）。因此，只要 PCI 能在短时间里完成，各种指南共识，都建议尽量做 PCI。并对入院后进行介入治疗的时间进行了规定，即所谓的“Door to Balloon time”(门 - 球时间)概念，即患者进入医院大门，到医生把球囊扩起来(代表血流恢复)所需要的时间。近年来随着急救体系的建立，人们转而追求从首次医疗接触（FMC）到血流恢复的时间了，这一观念转变更加强调了总缺血时间的概念，对临床抢救有积极的指导意义。

虽然我们知道介入治疗更加彻底完全，也知道一旦确诊要立即介入治疗。但是并不是所有患者老师会在大医院周围发病，因此心肌梗死的抢救始终贯穿着一个“快而不彻底的溶栓治疗与慢而彻底的介入治疗之间的矛盾”，并且由于地理，经济，社会发展，医疗资源可及性等因素，使得这一矛盾在一定程度上会变得很突出。在这种情况下，完全不像其他疾病的治疗，最多只是人种差别，要指望美国或者欧洲的指南完全适合于所有国家，是不太现实的。甚至一个国家的不同地区，也可以有很大差别。比如，同样是欧洲，挪威的峡湾山地，使得其高速公路只有一来一回两条车道，跟德国的高速公路根本就不是一回事，患者的转运速度差别很大。印尼的海岛之间转运，受到天气影响很大，要在指南规定的 90min 内完成转运，进行介入治疗恢复血流，每个地区的确千差万别。

由于实际的患者需求永远存在，人们还是不懈地追求心肌梗死早期再灌注及其疗效，因此，一个重要的问题逐渐浮出水面，就是，对于那些确实没有条件享受好的医疗资源进行介入治疗的患者，能不能先溶栓，然后转运到有条件的医院进行介入治疗呢？人们在过去的 10 年内中，进行了很多探索性研究，在那些反正没有条件介入治疗的患者中，得到了结论，这些患者先溶栓，不管成功与否，都进行早期的转运，到有条件的医院做介入，比不转运留在本地好得多。后来通过这些患者的实践，专家们研究发现，原来早期那些研究结论，说溶栓后不能做 PCI 的研究，都有一个问题，就是溶栓后太快(过早）做 PCI。而这些“被迫”先溶栓的患者，由于离有条件做介入治疗的医院远，转运时间往往较长，故而“歪打正着地”在溶栓后 3h 以上才接受 PCI 治疗，反而不像早期的刻意做研究的试验结果那样，增加并发症。那为什么溶栓后过早做 PCI 效果不好呢？因为溶栓后纤维蛋白被降解掉，会导致体内的负反馈机制，激活凝血酶，而凝血酶本身又是最强的血小板激活的刺激剂，而血小板激活是所有介入治疗手术中最最忌讳的事，任何血管内的介入治疗，必须先抑制血小板的功能（这就是为什么需要阿司匹林与 $P2Y_{12}$ 抑制剂负荷剂量的道理）。因此，美国指南规定溶栓成功后必须 3h 以上做 PCI，但必须在 24h 内接受 PCI 治疗，这就把心肌梗死的可接受 PCI 延长了可贵的 12h，使得患者可以接受溶栓的早期灌注优势又接受 PCI 的稳定灌注优势。至于新近欧洲指南把溶栓后可以接受 PCI 的时间提前到 2h，目前尚没有很强的证据支持之，不建议盲目跟风。

我国的心肌梗死救治现状应该怎样实施，一直是令人关注的问题，一方面我们要跟踪国际前沿水平，吸收欧美先进的治疗手段与经验；另一方面，我们也要注意到，我国是一个幅员辽阔、人口众多、经济社会、地理条件差异性甚大的国度，各地的医疗资源可及性也存在明显的差异。我们在根据欧美指南实施医疗行为的同时，不能漠视各地存在的这种差异。首先我们看一组数据，我们国家每年有多少新发生的 STEMI 呢？这个问题虽然不能有很准确的答案，但我们从下列三个数据来源进行推测：①最新的中国心血管病报告，选择天津市居民 1999 ～ 2013 年的 AMI 发病率，粗发病率为 80.5 ～ 81.3/10 万；标化发病率为 64.9 ～ 44.6/10 万；有逐年下降趋势，而 45 岁以下人群有逐年上升趋势，45 岁以上人群逐年下降趋势；这里面的 AMI 发病率可能包含了 STEMI 与非 STEMI。因此可能高估，即使按照 STEMI ／ NSTEMI 比例为 1：3 计算，标化发病率按照 50 计算，13 亿人口应该有 21.6 万的 STEMI。②蒋立新教授的 China-Peace 研究，2011 年从样本向总体推测的 STEMI 住院总人数 21.3 万，与此非常接近。当然，这两个指标中都有可能被低估，就是 2011 年以后至今的 STEMI 年发病率究竟改变多少？（未必一定上升），还有多少没有住院或者院外死亡的人数？③霍勇教授的 PCI 直报系统，囊括了全国大部分高质量医院，2016 年 STEMI 总人数 143 509 例，当然这里面一定会有遗漏未报的，按照 1/3 漏网，推测起来每年也是 21 万～ 22 万。因此，我们可以说，不包括院外死亡或者无法住院的患者，每年全国新发生的 STEMI 应该在 21 万左右，这是非常保守的估计了。

那么我们做了多少直接 PCI 呢？ 2016 年 55 833，这还没有甄别这些患者是否接受指南规定时间里的介入治疗，假设它全是，也只有占 26.6% 左右（55 833/210 000）。反过来说，至少 73% 的 STEMI 患者因为各种原因无法接受 PCI 治疗。因此，摆在卫生管理部门或者政府面前的主要议题就是：应该无限制地投资导管室，发展各级县乡镇医院开展心导管做支架，还是鼓励广大基层医生投入到心肌梗死抢救流程中来，对没办法及时做 PCI 的患者，先溶栓再早期转运进行介入治疗？我想这个答案是显而易见的。

那么另一个必须回答的科学问题就来了，如果把患者先溶栓再来接受早期的 PCI，是否能达到与直接 PCI 相媲美的疗效？至少不亚于直接 PCI？这是十分重要而迫切的科学问题，需要有循证医学的证据来回答。

我们在 4 年前启动了一项 RCT 研究，我们将它命名为 EARLY-MYO-I 研究，试图回答这一重要科学问题。EARLY-MYO-I 是一项前瞻性多中心随机对照研究，旨在比较“溶栓后早期介入治疗（AF-PCI）”与“直接介入治疗（PPCI）”两种治疗策略，对于发病 6h 内的急性 ST 段抬高型心肌梗死（STEMI）患者的疗效和安全性。研究结果表明，对于症状发作 6h 内、介入治疗相关延迟超过 1h 的 STEMI 患者，与现有指南推荐的 PPCI 策略相比，先给予半量阿替普酶溶栓，溶栓成功后 3 ～ 24h 行早期介入治疗的 AF-PCI 策略，具有相似的疗效和安全性，AF-PCI 甚至比 PPCI 在早期获得了更优异的心外膜和心肌再灌注水平，以心电图 ST 段回落 70% 以上，并 PCI 后心外膜与心肌血流均分别达到 TIMI 与 TMPG3 级为完全再灌注，这一比例在溶栓后 PCI 达到 34.2% 而直接 PCI 组为 22.8%，达到了非劣效终点。相关成果在 2017 年欧洲心脏大会被邀为 LBS（Late Breaking Science）主场发言，并同时发表于国际心血管领域最有影响力的期刊 Circulation 上。

研究证明了“溶栓后早期介入治疗”策略的有效性和安全性，立体强化了对整个心肌梗死抢救过程的认识，提出了因地制宜、因时制导，根据不同国家、不同经济社会发展水平、不同技术可及性的情况，采取最有益于患者的治疗策略的医疗理念，对全球范围内的心肌梗死救治具有重要的学术意义与现实意义，因此该研究在会议预告阶段就受到了国际心血管界的广泛关注和高度评价。

综上，急性 STEMI 的抢救与再灌注措施目前的认识为：①时间就是心肌，时间就是生命的原则没有变化。②为了争取再灌注时间，如果没有条件直接 PCI，先溶栓后早期 PCI 被新进的指南进一步强调与认可。③溶栓后合适的间隔时间进行早期 PCI，安全有效，且疗效并不亚于直接 PCI。④溶栓治疗后的 PCI，微循环障碍更少，心肌保护更好。

我国作为一个人口大国，各地经济社会发展不平衡，医疗资源可及性差异很大，目前 STEMI 实际再灌注比例很低，因此，应该两条腿走路，在有条件的医疗中心建立胸痛中心，加强直接 PCI 的效能的同时，应该在没有条件的医疗机构大力提倡溶栓再灌注治疗，缩短再灌注时间，再进行转运 PCI，提高抢救效率。

（何　奔）

27. 立足证据确定稳定性冠心病的获益人群

稳定性冠心病是否可以从 PCI 中获益一直是个争议的问题，在大众媒体，甚至一些专业场合常可听到诋毁的声音。2017 年 ORBIT 研究在 TCT 上发布，与发布时会场人头稀少，冷冷清清相比，会后却在心血管界引起了很大的议论，不少专家认为应该更新指南，将稳定性冠心病 PCI 的推荐力度降级（现在是 I A）。

与其他相关研究相比，该研究首次采用了假手术方法，同时还在随机分组前对所有与进行研究的患者进行了为期 6 周的充分的药物及生活干预治疗，之后再分为 PCI 组和最佳药物治疗组，主要终点是 6 周时的运动试验总运动时间的差别。结果显示 PCI 组运动时间平均仅增加了 17s，差别没有达到统计学意义，其他的次级终点如生活质量、心绞痛缓解等同样也没有达到统计学意义。这个结果提示在最佳药物治疗的基础上，再给予 PCI 并没有效用，PCI 只不过是个很好的安慰剂而已。我们是否能因为这一项研究就否认 PCI 在稳定性冠心病中的治疗地位呢？显然不行。因为这项研究所纳入的患者很少，仅 200 例，且都为单支病变的病情很轻的患者，主要终点事件是软终点（主观指标，很易产生安慰剂效应），且随访的时间也很短。其结果显然不能推广至其他的稳定性冠心病患者，尤其是那些缺血范围大，预后风险高的主干及多支病变的患者。

安慰剂效应普遍存在于医学研究中，器械或手术的安慰剂效应比药物更加突出。消除安慰剂效应正是临床研究公正、准确的基础。ORBITA 研究证实了 PCI 的安慰剂效应，这种安慰剂效应的来源也很快被证实。在刚刚结束的 ErouPCI 上，研究者 Al-Lamee R 又报告了基于 FFR/iFR 分析负荷心超运动试验及心绞痛改善的数据，结果又引起轰动，被有人认为是 PCI 的胜利，为 PCI 又注入了活力。基于 FFR/iFR 的再分析的数据显示，PCI 组室壁运动异常的改善明显好于药物治疗组（多增加了 1.07 个节段，$P < 0.001$），PCI 组的心绞痛缓解率也明显高于药物组。室壁运动异常的改善与 FFR/iFR 值明显相关，值越低改善的越显著。而心绞痛的缓解和运动时间的延长却与 FFR/iFR 值的高低没有相关性。这表明以主观指标，如心绞痛、运动时间等易于产生安慰剂效应，而相对客观的指标，如室壁运动的改善则少有安慰剂效应。

在 ORBITA 公布的同时，FAME2 五年结果以及 FFR 指导的 PCI 的荟萃分析也在 EuroPCI 上报告，但却没有引起足够的关注。这两个报告都看到在 FFR 的指导下，准确地选择患者或病变，除了可以缓解症状，还可以改善预后，包括降低主要终点的发生（死亡、心肌梗死和再次血运重建），甚至降低硬终点发生，死亡和心肌梗死 (HR：0.77，P=0.041)，心肌梗死 (HR：0.71，P=0.03)。而 ORBITA 研究看到的 FFR/iFR 越低，室壁运动异常改善越明显的现象也表明，FFR 可以挑选出能从 PCI 获益的患者。

自 2008 年 COURAGE 研究发表之后，稳定性冠心病行 PCI 受到了广泛的质疑，在美国进行的不恰当 PCI 调查研究竟显示，近 50% 的稳定性冠心病 PCI 为不恰当。经过近 10 年的规范，美国稳定性冠心病不恰当 PCI 的比率下降到了 6% 左右，与此同时稳定性冠心病患者择期 PCI 的数目也明显下降，而同期冠心病的死亡率是下降而不是上升，表明 COURAGE 研究带来的观念已深入人心，稳定性冠心病强化的保守治疗是合理的，有意义的。但是，在保守治疗效果不佳，病变缺血范围大，日后心脏缺血事件风险高的患者，在 FFR 的指导下行 PCI 则可以改善患者的预后，FAME2 长期随访的结果已给予证实。

我国 PCI 的数量仍在快速增长，其中 AMI 比例并不高，主要是所为不稳定性心绞痛（UA），这与国际的趋势很不一样。原因在于我国 UA 的诊断过于宽泛，由此 PCI 的指征可能不严格，而术前评估缺血范围或术中检查 FFR 更加稀少。因此，我国不恰当 PCI 的发生率可能很高，还有很大的改进空间。

ORBITA 和 FAME2 研究虽然完全不一样，但却通过 FFR 将两者关联。我们可以认定 PCI 具有安慰剂效应，但其影响的主要是那些主观观察指标；FFR 指导的 PCI 可以发现真正的缺血，指导治疗不仅能改善症状，还可以改善预后。因此，合理地选择患者，挑选缺血的高危的稳定性冠心病行 PCI 是有意义的。

（魏　盟）

28. 心肌梗死后心脏重塑：病理机制和多模态影像学的临床探查

随着再灌注治疗、新型药物和血流动力学支持设备的迅速发展，心肌梗死患者的院内存活率显著提高。然而，对梗死后心力衰竭的诊疗进展却相对踯躅。梗死后心力衰竭的病理生理过程源自复杂和持续的心脏结构改变，被称为“不良心室重构”。理解心室重构的机制并进行早期发现和干预可能延缓心力衰竭的进展，改善患者生活质量并提高长期预后。

心室重构现象最早由 Tennant 和 Wiggers 在 20 世纪 30 年代所描述，主要表现为左心室的扩张和形态改变（从椭圆形变成接近球形），伴随持续的左心室收缩功能下降。当代病理学研究发现，这仅是对心室重构宏观表现的认识。随着缺血导致的心肌细胞损伤和死亡，微观层面的心室重构几乎和梗死发生同步。

正常情况下，细胞外基质中成纤维和胶原降解维持着动态平衡，是保持细胞骨架完整，维持心脏几何构型的关键因素。心肌梗死早期，大量炎症细胞，主要包括巨噬细胞和其他抗原呈递细胞进入梗死区并在 3 ～ 4 天达到高峰。在大量炎症介质的作用下，用于降解胶原成分的基质金属蛋白酶（matrix metalloproteinase，MMPs）和组织 MMP 抑制物（tissue inhibitor of metalloproteinase，TIMP）之间出现失衡。在动物和人类研究中，梗死区 TIMP 都在缺血 2 天内达到分泌高峰，而 MMP 和其他胶原酶的激活高峰却持续到 7 天以后，从而推动梗死区胶原成分的迅速降解。虽然这一过程有助于巨噬细胞对坏死组织的清除和成纤维细胞展开瘢痕修复，但细胞骨架破坏后形成的局部薄弱区域容易在心室压力作用下发生急性扩张，从而导致部分患者出现明显的急性期心室重构特征。

在梗死晚期，重构表现为心室整体结构的改变，由于非梗死区承受了额外的负荷，心室开始呈现偏心性肥厚和扩张，以代偿和保持心脏的正常输出量。然而，随着收缩末和舒张末心室容量增大，室壁张力升高，前负荷决定的心肌氧耗持续升高，增加了非梗死区心肌缺血的风险。同时，持续扩张的心室可以导致缺血性和（或）功能性的二尖瓣反流，引起血流动力学的进一步紊乱。这些因素推动了心肌代谢 / 受力和心室结构改变之间的恶性循环。最终，由于心肌没有足够的收缩力泵出增多的舒张末血容量，导致左室射血分数（LVEF）持续下降。

心肌梗死后心室重构由心腔内应力改变促发，随之引发的交感神经系统和肾素 - 血管紧张素 - 醛固酮系统（RAAS）的过度激活对维持重构过程发挥了关键的驱动作用。交感神经系统在心肌梗死后通过增加心率和提高残余心肌收缩力维持正常搏出量。但持续的交感神经系统激活反而会损伤心室结构和功能。持续高表达的心肌 β-1 受体导致左心室肥厚并诱发心力衰竭。其主要机制是破坏了心肌激动 - 收缩电耦联并直接介导心肌凋亡。持续的儿茶酚胺水平增高也可以降低心脏功能，诱导氧化损伤并促进心肌纤维化。 交感神经也是 RAAS 系统最重要的激活途径。RAAS 系统在冠状动脉闭塞后迅速上升，其介导心室重构的直接效应因子是血管紧张素Ⅱ，可导致心脏间质内胶原含量明显增加并对心肌细胞有直接毒性作用，引发细胞肥大和凋亡。血管紧张素Ⅱ的生活学作用与其结合的受体相关。AR-1R（一型受体）促进重构，AR-2R（二型受体）却起到拮抗作用，从而达到平衡，在心肌梗死时，RAAS 系统更多与 AR-1R 受体相结合。RAAS 系统还通过影响细胞外基质内炎症因子的表达调控基质的重构。

临床检出心室重构主要依赖于心脏影像，目标是尽快发现与不良事件风险相关的心室重构征象。单独的影像学技术都存在一定使用局限。应用多种心脏影像的结合可以更利于发现早期心室重构迹象，对于心肌梗死患者的早期危险分层具有重要临床意义。

心室形态学评价是影像学判断左室不良重构的经典方法。其中左室容积增加是与预后最为相关的指标。在早期使用心室造影的心肌梗死研究就发现，左室收缩末容量（LVESV）及其经过身体质量指数（BMI）的校正值（LVESVi）是患者 6 个月死亡率的强预测因子。心超是目前测量左室容积最便捷和经济的方法。当代心肌梗死诊疗指南目前推荐在心肌梗死后 24 ～ 48h 对患者行经胸心超检查（TTE），以发现早期左室容量改变。在一项 284 例的心肌梗死研究中，Bolognese 等发现左室舒张末容积（LVEDV）增加超过正常值 20% 与随访 60 个月的心血管不良事件密切相关。Lee 等也发现，经 BMI 校正的左室舒张末容积指数（LVEDVi）独立于 LVEF 预测梗死后心力衰竭患者的死亡率。在 VALIANT 研究的心超亚组分析中，LVESV 和 LVEDV 都与临床不良事件发生率相关。心超中其他评价左心室形态的指标也与预后可能相关。在 VALIANT 研究的另一项亚组分析中，不规则的左室几何形态（以左室心肌质量和相对室壁厚度来定义）增加心血管不良事件发生率。SAVE 研究的心超亚组分析发现，心肌梗死后收缩期心室面积增加与不良事件发生相关。和心超相比，心脏磁共振可以更精确的测定左室容积参数。Bulluck 等发现，磁共振测得 LVEDV 增加 12% 以上与预后事件最为相关。尽管目前尚没有统一的影像学判定左室重构的形态学界定值，但梗死后左室扩大程度与临床预后的关联性已经得到公认。

心肌应力是心肌在张力作用下发生形变的能力。心肌梗死后心肌应变的改变符合 Frank-starling 机制，反映了梗死后心室从代偿到失代偿的过程，可以作为心室形态变化的起始标志。因而，利用心超和心脏磁共振测定心肌应变（strain）损害程度可能在心室出现明显形态改变前发现心室重构。Joyce 等的研究发现，STEMI 患者出院前的左室整体纵向应变值（LVGLS）和梗死后 3 ～ 6 个月左室容积增加独立相关。Lacalzada 等发现，STEMI 患者急诊 PCI 完成后的即刻 LVGLS 损害就可以独立预测梗死后 6 个月左室重构和 3 年内的心脏不良事件。Holmes 等也发现，STEMI 一周内经心脏磁共振测定的左心室径向应变（LVCS）损害与梗死后 3 个月左室显著重构相关。但是，通过心肌应变损害预测不良预后事件的最佳指标和界定值仍需要进一步明确，其测定方法也有待优化。

心脏组织学显像将心肌梗死后细胞水平的微观改变与宏观形态学改变联系起来，使得临床医生可能通过特定的组织学特征提前预测左室不良重构发生的概率，因而迅速成为心血管影像学的热点之一。心脏磁共振可以探查心肌水肿、测定心肌梗死范围、发现微循环障碍以及细胞外基质改变。部分组织学特征已经被证实与左室重构和心脏不良事件密切相关，使得磁共振成为目前心肌梗死患者心脏组织学成像的首选方法。

通过延迟的钆剂增强显像，心脏磁共振可以精确定量低至 1g 的心肌梗死。理论上梗死范围越大，左室室壁承受张力越大，更容易发生扩张以代偿性维持每搏输出量。一项纳入 10 个随机对照研究共 2632 例 STEMI 患者的荟萃分析表明，急性期 CMR 或者 SPECT 测量的梗死面积与梗死后 1 年死亡率呈明显的正相关：梗死面积占左心室比例每增加 5%，1 年心力衰竭住院和死亡率增加 20%。

心肌的微循环障碍是触发重构的另一项重要组织学特征。心脏磁共振探查到的微循环堵塞（MVO）和心肌内出血（IMH）是两项可靠的微循环障碍标志。前者表现为增强时钆剂无法进入梗死区，对应病理样本中微血管的堵塞；后者表现为水肿区内明显的低信号区域，病理表现为微血管的破坏和血红蛋白的漏出。Van Kranenburg 等在一项荟萃分析中发现，MVO 是梗死后 2 年左室重构和不良心血管事件的独立预测因子。而在另外一项 1688 人的荟萃分析中，Symons 等证实 MVO 与预后的相关性高于心肌梗死面积。ORN 等进一步发现，MVO 的持续时间也可能影响左室重构，心肌梗死 1 周后仍可由磁共振探查到 MVO 的患者，比只在心肌梗死后前 2 天出现 MVO 的患者更容易发生左室不良重构。IMH 是局部微循环崩解的标志，代表了不可逆微循环障碍。相比 MVO，IMH 与心室重构和不良临床事件关联更加密切。一些研究发现：IMH 导致的组织内铁沉积可以延长梗死区炎症持续时间。Carberry 等在 203 例梗死急性期存在 IMH 的患者中发现，59% 的患者可在 6 个月磁共振随访时继续探查到心肌梗死区铁信号，这些患者的左室重构更严重，预后更差。与之对应，IMH 造成比 MVO 更严重的心肌应变损害。因而，微循环障碍可能既导致了更大范围的心肌梗死，从而使心室承受更大张力，同时也阻碍了梗死组织的修复机制，使梗死区更易发生显著的形态改变。

然而，心肌梗死范围和微循环障碍的存在与左室重构之间也并不完全对应，小面积心肌梗死且不存在微循环障碍的患者也可能发生显著左室重构。提示更多复杂因素参与了左室重构的机制。譬如，心肌缺血后心肌首先发生水肿改变，一般认为其代表了初始的最大缺血范围。接受再灌注治疗的患者最终的梗死面积通常小于梗死区，未梗死的水肿区域心肌被认为获得了挽救。正电子发射计算机断层显像（PET）可以显示心肌细胞的代谢状态。

Bulluck 等利用 PET 和心脏磁共振对梗死区进行同步成像却发现存活但出现水肿表现的心肌摄取葡萄糖能力明显下降，甚至接近梗死区。这些低代谢顿抑心肌的范围及其恢复速度也是决定心肌梗死后早期室壁张力重要因素之一并可能影响心室重构。此外，晚期心室重构不仅是存活心肌在室壁张力作用下的形变过程，心肌细胞和基质本身也发生重构。磁共振可利用 T_1 信号来探查纤维组织，基于钆剂增强前后 T_1 信号差值计算的细胞外基质容积（ECV）是定量组织纤维化的有效指标。研究发现，非梗死区自然 T_1 值和 ECV 增高都与梗死后 6 个月内 LVEDV 增加显著相关。Bulluck 等在 40 名发生明显左室重构的 STEMI 患者中发现非梗死区 ECV 持续增高，提示患者的非梗死区发生了明显的纤维化过程。而 Garg 等的研究证明，ECV 增高的非梗死区心肌收缩活动明显受损。因而，存活心肌在梗死后的组织学特征改变有望成为判断心室重构风险的新指标。

利用磁共振进行心脏组织学显像预测左室重构风险的一个关键点在于寻找合适的成像时间点。心肌的水肿、微循环障碍乃至梗死范围都随时间延长不断变化，但不同研究的结论存在差异，Carrick 等发现：心肌水肿在 3 天达到高峰，在 10 天后逐步消退。而 Dall’Armellina 等则认为水肿面积在梗死 1 周内保持稳定，在 2 周后逐渐消退。而 Fernández-Jiménez 等更是提出了心肌水肿的“双峰”形态，既水肿在心肌梗死后 3h 出现第一次高峰，在 24h 消退，之后再次出现一个新的高峰。对心肌梗死面积的变化也存在争议，在 Carrick 的研究中心肌梗死面积在 1～3 天保持一致，10 天后开始缩小。而 Ibrahim 等在 17 位 STEMI 患者中的连续磁共振扫描发现，延迟钆剂显像定义的梗死面积从梗死后第 1 天到第 7 天有明显的缩小，而在 7 天后保持基本稳定，这一结果得到了猪心肌梗死模型研究的支持：CMR 测定的梗死面积在第 1 天明显高于病理切片染色对照，而在第 7 天后没有显著差别。不同的磁共振技术对组织学改变的成像效果也有差异，譬如不同磁共振序列对 IMH 和 MVO 的诊断敏感性和特异性有较为明显的不同。确定最佳成像时间点和技术的标准化是未来应用磁共振技术诊断左室重构的重点。

利用 PET 的分子显影技术可以发现更为微观的心室重构相关征象。Thackeray 等发现 PET 显示的心肌梗死区巨噬细胞浸润数量和活性与左室重构相关。Ohte 等发现 PET 探查的非梗死区 β 肾上腺素能受体密度与左室容积增大相关。但在转化为临床常规应用前，这些分子征象与心室重构和临床不良事件的关联度仍需进一步确认。

总之，心肌梗死后心室重构是由神经内分泌系统不当激活驱动的，从心肌组织学改变到心肌应变损害，最终引起明显的心脏形态学改变的过程。常规心脏影像发现的形态学重构与患者预后最为相关，但可能错过最佳干预点。探查心肌应变损害和组织学特征可以为探查心室重构提供更长的预警时间，并且成像技术趋于稳定和普及。更先进的分子影像技术可以反映心肌梗死后神经内分泌和炎症系统的激活程度，有望更早提示心室重构的蛛丝马迹。通过多源性心脏影像技术，临床检测或预测心室不良重构的时间点得以不断前移，也大大加深了临床医生对于梗死后心室重构病理生理过程的理解。

（葛　恒　卜　军）

参考文献

[1] Pfeffer, M. A. & Braunwald, E. Ventricular remodeling after myocardial infarction. Experimental observations and clinical implications. Circulation, 1990, 81:1161-1172.

[2] Cleutjens, J. P., Kandala, J. C., Guarda, E., Guntaka, R. V. & Weber, K. T. Regulation of collagen degradation in the rat myocardium after infarction. J Mol Cell Cardiol, (1995), 27: 1281-1292.

[3] Webb CS, et al. Specific temporal profile of matrix metalloproteinase release occurs in patients after myocardial infarction: relation to left ventricular remodeling. Circulation, 2006, 114:1020-1027, doi:10.1161/CIRCULATIONAHA.105.600353.

[4] Warren, S. E., Royal, H. D., Markis, J. E., Grossman, W. & McKay, R. G. Time course of left ventricular dilation after myocardial infarction: influence of infarct-related artery and success of coronary thrombolysis. J Am Coll Cardiol, 1998, 11. 12-19.

[5] Anversa, P., Beghi, C., Kikkawa, Y. & Olivetti, G. Myocardial response to infarction in the rat. Morphometric measurement of infarct size and myocyte cellular hypertrophy. Am J Pathol, 1985, 118. 484-492, 1991.

[6] Pfeffer, J. M., Pfeffer, M. A., Fletcher, P. J. & Braunwald, E. Progressive ventricular remodeling in rat with myocardial infarction. Am J Physiol, 1991, 260: H1406-1414, DOI:10.1152/ajpheart, 1991, 260:5.

H1406.

[7] McKay, R. G. et al. Left ventricular remodeling after myocardial infarction: a corollary to infarct expansion. Circulation, 1986, 74: 693-702.

[8] Benjamin, M. M., Smith, R. L. & Grayburn, P. A. Ischemic and functional mitral regurgitation in heart failure: natural history and treatment. Curr Cardiol Rep, 2014, 16: 517, doi:10.1007/s11886-014-0517-0.

[9] Bohm, M. et al. Beta-adrenergic signal transduction following carvedilol treatment in hypertensive cardiac hypertrophy.

[10] Olivetti, G. et al. Apoptosis in the failing human heart. N Engl J Med, 1997, 336:1131-1141, doi:10.1056/NEJM199704173361603.

[11] Osadchii, O. E., Norton Gr Fau-McKechnie, R., McKechnie R Fau-Deftereos, D., Deftereos D Fau-Woodiwiss, A. J. & Woodiwiss, A. J. Cardiac dilatation and pump dysfunction without intrinsic myocardial systolic failure following chronic beta-adrenoreceptor activation.

[12] Sigusch, H. H., Campbell, S. E. & Weber, K. T. Angiotensin II-induced myocardial fibrosis in rats: role of nitric oxide, prostaglandins and bradykinin. Cardiovasc Res, 1996, 31:546-554.

[13] White Hd Fau - Norris, R. M. et al. Left ventricular end-systolic volume as the major determinant of survival after recovery from myocardial infarction.

[14] Bolognese, L. et al. Left ventricular remodeling after primary coronary angioplasty: patterns of left ventricular dilation and long-term prognostic implications. Circulation, 2002, 106: 2351-2357.

[15] Lee, T. H. et al. Impact of left ventricular cavity size on survival in advanced heart failure. Am J Cardiol, 1993, 72:672-676.

[16] Solomon, S. D. et al. in Circulation Vol., 2005, 111: 3411-3419.

[17] Verma, A. et al. Prognostic implications of left ventricular mass and geometry following myocardial infarction: the VALIANT (VALsartan In Acute myocardial iNfarcTion) Echocardiographic Study. JACC Cardiovasc Imaging, 2008, 1:582-591, doi:10.1016/j.jcmg.2008.05.012.

[18] St John Sutton, M. et al. Quantitative two-dimensional echocardiographic measurements are major predictors of adverse cardiovascular events after acute myocardial infarction. The protective effects of captopril. Circulation, 1994, 89: 68-75.

[19] Hoffmann, R. et al. Analysis of regional left ventricular function by cineventriculography, cardiac magnetic resonance imaging, and unenhanced and contrast-enhanced echocardiography: a multicenter comparison of methods. J Am Coll Cardiol, 2006, 47:121-128, doi:10.1016/j.jacc.2005.10.012.

[20] Bulluck, H. et al. Defining left ventricular remodeling following acute ST-segment elevation myocardial infarction using cardiovascular magnetic resonance. J Cardiovasc Magn Reson, 2017, 19:26, doi:10.1186/s12968-017-0343-9.

[21] Joyce, E. et al. Association between left ventricular global longitudinal strain and adverse left ventricular dilatation after ST-segment-elevation myocardial infarction. Circ Cardiovasc Imaging, 2014, 7:74-81, doi:10.1161/CIRCIMAGING.113.000982.

[22] Lacalzada, J. et al. Left ventricular global longitudinal systolic strain predicts adverse remodeling and subsequent cardiac events in patients with acute myocardial infarction treated with primary percutaneous coronary intervention. Int J Cardiovasc Imaging, 2015, 31:575-584, doi:10.1007/s10554-015-0593-2.

[23] Holmes, A. A. et al. Circumferential strain acquired by CMR early after acute myocardial infarction adds incremental predictive value to late gadolinium enhancement imaging to predict late myocardial remodeling and subsequent risk of sudden cardiac death. J Interv Card Electrophysiol, 2017, 50:211-218, doi:10.1007/s10840-017-0296-9.

[24] Tarantini, G. et al. Influence of transmurality, infarct size, and severe microvascular obstruction on left ventricular remodeling and function after primary coronary angioplasty. Am J Cardiol, 2006, 98:1033-1040, doi:10.1016/j.amjcard.2006.05.022.

[25] Stone, G. W. et al. Relationship Between Infarct Size and Outcomes Following Primary PCI: Patient-Level Analysis From 10 Randomized Trials.

[26] van Kranenburg, M. et al. Prognostic value of microvascular obstruction and infarct size, as measured by CMR in STEMI patients. JACC Cardiovasc Imaging, 2014, 7:930-939, doi:10.1016/j.jcmg.2014.05.010.

[27] de Waha, S. et al. Relationship between microvascular obstruction and adverse events following primary percutaneous coronary intervention for ST-segment elevation myocardial infarction: an individual patient data pooled analysis from seven randomized trials.

[28] Orn, S. et al. Microvascular obstruction is a major

determinant of infarct healing and subsequent left ventricular remodelling following primary percutaneous coronary intervention.

[29] Hamirani, Y. S., Wong, A., Kramer, C. M. & Salerno, M. Effect of microvascular obstruction and intramyocardial hemorrhage by CMR on LV remodeling and outcomes after myocardial infarction: a systematic review and meta-analysis. JACC Cardiovasc Imaging, 2014, 7:940-952, doi:10.1016/j.jcmg.2014.06.012.

[30] Eitel, I. et al. Comprehensive prognosis assessment by CMR imaging after ST-segment elevation myocardial infarction. J Am Coll Cardiol, 2014, 64:1217-1226, doi:10. 1016/j.jacc.2014.06.1194.

[31] Carrick, D. et al. Myocardial Hemorrhage After Acute Reperfused ST-Segment-Elevation Myocardial Infarction: Relation to Microvascular Obstruction and Prognostic Significance. Circ Cardiovasc Imaging, 2016, 9, e004148, doi:10.1161/CIRCIMAGING.115.004148.

[32] Kali, A. et al. Persistent Microvascular Obstruction After Myocardial Infarction Culminates in the Confluence of Ferric Iron Oxide Crystals, Proinflammatory Burden, and Adverse Remodeling. Circ Cardiovasc Imaging, 2016, 9, doi:10.1161/CIRCIMAGING.115.004996.

[33] Kali, A. et al. Chronic manifestation of postreperfusion intramyocardial hemorrhage as regional iron deposition: a cardiovascular magnetic resonance study with ex vivo validation.

[34] Bulluck, H. et al. Residual Myocardial Iron Following Intramyocardial Hemorrhage During the Convalescent Phase of Reperfused ST-Segment-Elevation Myocardial Infarction and Adverse Left Ventricular Remodeling. Circ Cardiovasc Imaging, 2016, 9, doi:10.1161/CIRCIMAGING.116.004940.

[35] Carberry, J. et al. Persistent Iron Within the Infarct Core After ST-Segment Elevation Myocardial Infarction Implications for Left Ventricular Remodeling and Health Outcomes. Jacc-Cardiovascular Imaging, 2018, 11: 1248-1256, doi:10.1016/j.jcmg.2017.08.027.

[36] Zhao, H. et al. Impact of Intramyocardial Hemorrhage and Microvascular Obstruction on Cardiac Mechanics in Reperfusion Injury: A Speckle-Tracking Echocardiographic Study. J Am Soc Echocardiogr, 2016, 29:973-982, doi:10.1016/j.echo.2016.06.011.

[37] Westman, P. C. et al. Inflammation as a Driver of Adverse Left Ventricular Remodeling After Acute Myocardial Infarction. Journal of the American College of Cardiology, 2016, 67:2050-2060, doi:10.1016/ j.jacc.2016.01.073.

[38] Bulluck, H. et al. Quantifying the Area at Risk in Reperfused ST-Segment-Elevation Myocardial Infarction Patients Using Hybrid Cardiac Positron Emission Tomography-Magnetic Resonance Imaging. doi:D-NLM: EMS66717 OTO - NOTNLM.

[39] Reinstadler, S. J. et al. Prognostic Significance of Remote Myocardium Alterations Assessed by Quantitative Noncontrast T1 Mapping in ST-Segment Elevation Myocardial Infarction. JACC Cardiovasc Imaging, 2018, 11, 411-419, doi:10.1016/ j.jcmg.2017.03.015.

[40] Carberry, J. et al. Remote Zone Extracellular Volume and Left Ventricular Remodeling in Survivors of ST-Elevation Myocardial Infarction. Hypertension, 2016, 68:385-391, doi:10.1161/HYPERTENSIONAHA.116.07222.

[41] Bulluck, H. et al. Automated Extracellular Volume Fraction Mapping Provides Insights Into the Pathophysiology of Left Ventricular Remodeling Post-Reperfused ST-Elevation Myocardial Infarction. LID - 10.1161/JAHA.116.003555 [doi] LID - e003555 [pii].

[42] Garg, P. A.-O. h. o. o. X. et al. Extra-cellular expansion in the normal, non-infarcted myocardium is associated with worsening of regional myocardial function after acute myocardial infarction.

[43] Carrick, D. et al. Temporal Evolution of Myocardial Hemorrhage and Edema in Patients After Acute ST-Segment Elevation Myocardial Infarction: Pathophysiological Insights and Clinical Implications. J Am Heart Assoc, 2016, 5, doi:10.1161/JAHA. 115. 002834.

[44] Dall' Armellina, E. et al. Dynamic changes of edema and late gadolinium enhancement after acute myocardial infarction and their relationship to functional recovery and salvage index. Circ Cardiovasc Imaging, 2011, 4: 228-236, doi:10.1161/CIRCIMAGING.111.963421.

[45] Fernandez-Jimenez, R. et al. Effect of Ischemia Duration and Protective Interventions on the Temporal Dynamics of Tissue Composition After Myocardial Infarction. Circ Res, 2017, 121:439-450, doi:10.1161/ CIRCRESAHA.117.310901.

[46] Ibrahim, T. et al. Acute myocardial infarction: serial cardiac MR imaging shows a decrease in delayed enhancement of the myocardium during the 1st week after reperfusion. Radiology, 2010, 254:88-97, doi:10.1148/radiol.09090660.

[47] Jablonowski, R. et al. Contrast-Enhanced CMR

Overestimates Early Myocardial Infarct Size: Mechanistic Insights Using ECV Measurements on Day 1 and Day 7. JACC Cardiovasc Imaging, 2015, 8:1379-1389, doi:10.1016/j.jcmg.2015.08.015, 2012.

[48] Thackeray, J. T. et al. Myocardial Inflammation Predicts Remodeling and Neuroinflammation After Myocardial Infarction. J Am Coll Cardiol, 2018, 71:263-275, doi:10.1016/j.jacc.2017.11.024.

[49] Ohte, N. et al. Cardiac beta-adrenergic receptor density and myocardial systolic function in the remote noninfarcted region after prior myocardial infarction with left ventricular remodelling. Eur J Nucl Med Mol Imaging, 2012, 39:1246-1253, doi:10.1007/s00259-012-2138-4.

29. STEMI 伴多支血管病变治疗指南变迁

急性 ST 段抬高型心肌梗死（STEMI）患者中约 41% ～ 67% 合并多支血管病变（MVD），较单支血管病变患者的死亡率和再次心肌梗死（MI）发生率更高，临床预后更差。对这类患者是仅对心肌梗死相关动脉进行血运重建（IRA-PCI）还是同时对多支血管进行完全血运重建（MV-PCI）抑或择期处理非梗死相关血管（SR）？完全血运重建(Complete Revascularization，CR）的处理策略和时机是目前介入领域争议的热点问题，近十多年针对这一问题开展了一些临床研究，研究结果的发布推动了指南更新。

一、支持仅处理罪犯血管

2013 年 ACCF/AHA 指南将 STEMI 合并 MVD 患者急诊 PCI 同一个手术周期的完全血运重建列为Ⅲ级推荐。

在心肌梗死急性期，同时干预非梗死血管可能增加手术并发症的概率、增加手术难度、增加手术时间和造影剂用量、增加造影剂性肾病及支架内血栓形成的风险，因此在临床实践中，对于 STEMI 患者直接 PCI 时往往仅处理罪犯血管。2012 年 ESC 指南建议 :STEMI 患者合并多支血管病变，在直接 PCI 时应仅限于罪犯血管，除非合并心源性休克和对推测的罪犯病变 PCI 后仍存在持续性心肌缺血 (Ⅱa，B)。2013 年 ACCF/AHA STEMI 指南指出 : 血流动力学稳定的 STEMI 患者直接 PCI 时对非梗死相关动脉 PCI 有害 (Ⅲ，B)，并将其列为禁忌证。中国 2015 年 STEMI 指南建议仅对梗死相关动脉 (IRA) 进行干预，除非合并心源性休克或心肌梗死 IRA 行 PCI 后仍有持续性缺血征象，不应对非 IRA 行急诊 PCI。上述指南获得诸多循证医学数据支持。APEX-AMI 研究共纳入 2201 例病例，其中 MV-PCI 组 217 例，IRA-PCI 组 1984 例，MV-PCI 组 90 天病死率 (12.5% vs 5.6%, $P < 0.01$) 明显升高，具有显著的统计学差异，同时充血性心力衰竭、休克发生率也明显高于 IRA-PCI 组 (17.4% vs 12.0%，P=0.020)。一项包括 4 项前瞻性研究和 14 项回顾性研究、共纳入 40 280 例患者的荟萃分析发现，与同时处理 non-IRA 组相比，仅处理 IRA 组的短期和长期死亡率更低。研究说明 STEMI 患者直接 PCI 时仅处理 IRA 更具优势。

二、支持同时处理非罪犯血管

2015 年 ACC/AHA/SCAI 指南将 STEMI 合并 MVD 患者 non-IRA 同一个手术周期或择期 PCI 列为Ⅱb 级推荐。

多支血管病变会增加心力衰竭和心律失常发生的概率，开通罪犯血管同时积极干预非梗死血管的策略更加经济，预防再次住院和手术的发生，可能降低心源性休克发生率，改善这部分患者的预后。随着介入治疗技术的日益精进，介入器材的更新换代以及抗栓药物的进展，STEMI 合并 MVD 完全血运重建的可行性也相应增加。

2013 年发表于 NEJM 的 PRAMI 研究纳入 465 例 STEMI 合并 MVD 患者，随机分为 MV-PCI 组 234 例和 culprit PCI 组 231 例，平均随访 23 个月，MV-PCI 组与 culprit PCI 组相比较，心血管不良事件发生率下降了 65%，心血管不良事件包括 : 心源性死亡、非致死性心肌梗死、顽固性心绞痛。2015 年发表在 JACC 的 CvLPRIT 研究入选 296 例 STEMI 直接 PCI 患者，随机给予完全血运重建或仅梗死相关动脉血运重建，随访 12 个月，主要不良心脏事件定义为全因死亡、再发心肌梗死、心力衰竭和缺血驱动的血运重建，结果显示 MV-PCI 组的 MACE 事件率比 culprit PCI 组显著降低 55%（P=0.009），该研究因较大的临床预后差异而提前终止。PRAMI 和 CvLPRIT 这两项研究得出了相似的结论，对以往的研究是一个挑战，推进了指南的更新，研究的局限在于样本量较小、临床终点事件数量少。2015 年公布的 DANAMI-3-PRIMULTI 研究纳入 627 例合并 MVD 的 STEMI 患者，随机分为 IRA-PCI 组（313 例）和 FFR 指导下的 CR 组（314 例），主要复合终点包括全因死亡、非致死性心肌梗死、缺血导致的 non-IRA 血运重建，随访 27 个月后发现，FFR 引导下的 CR 组预后显著优于 IRA-PCI 组，主要终点减少 44%(13%，22%，P=0.004)，其中主要获益来源于缺血所致的血运重建风险降低 69%（$P < 0.001$）。因此，对于有功能学意义的 non-IRA，早期完全血运重建对合并 MVD 的 STEMI 患者减少终点事件的效果更为明显。随着多项相关随机对照研究结果公布和证据的不断累积，2015 年 ACC/AHA/SCAI 指南建议对 STEMI 合并多支病变、血流动力学稳定患者，可考虑干预非 IRA(可与直接 PCI 同时或择期完成)，Ⅱb 级推荐。中国 2016 年指南推荐合并多支病变的 STEMI 患者在血流动力学稳定情况下择期完成非 IRA 的 PCI（Ⅱa，B），也可考虑非 IRA 的 PCI 与直接 PCI 同期完成（Ⅱb，B）。对于合并心源性休克和严重心力衰竭的 STEMI 患者，应由经验丰富的医师完成 PCI。然而需要强调的是，这一推荐中的关键词是“选择性”。指南撰写委员会不提倡将这种介入策略作为常规治疗手段应用于每一位 STEMI 患者。因为，临床决策的拟定必须根据患者的年龄、合并症和病变的复杂性，也需要考虑患者的血管及肾脏对手术强度的耐受能力。另外在 STEMI 急性期特殊状态下，冠状动脉造影检查发现的有意义狭窄并不一定需要择期干预，而如没有功能学评价，可能会导致一部分不需要择期干预的非梗死相关血管病变在急诊 PCI 时就干预了，因此有可能夸大了 CR 策略的效果，正在进行的 COMPLETE 研究可能会为 STEMI 患者的 CR 策略提供更多的依据。

三、STEMI 合并 MVD 患者完全血运重建提升为同期分次 PCI

2017 年 ESC 指南特别推荐：存在多支血管病变的 STEMI 患者出院前考虑对非 IRA 进行常规血运重建，IIA 级推荐，A 类证据。

分期完全血运重建可分为：院内 staged PCI(开通罪犯血管后，同次住院期间择期完成 PCI)、院外 staged PCI (开通罪犯血管后，出院后择期完成 PCI)。2015 年发表在美国心脏病学杂志上的注册研究共纳入了 STEMI 合并 MVD 患者 1038 例，要求处理的非犯罪血管狭窄程度＞ 50%，culprit PCI 组 779 例，分期 PCI 组 259 例，随访 180 天，结果显示，全因死亡率 staged PCI 显著低于 culprit PCI (0.8%vs5.0% P=0.03)。院内再梗死率分别为 (0.8%vs 1.3%) (P=0.50)；支架血栓形成 (0.8% vs 1.3%) (P=0.50)；脑卒中 (0.4% vs 1.3%，P=0.31)，研究表明分期 PCI 在降低全因死亡率、院内再发心肌梗死率、支架血栓形成率及脑卒中率均具有优势，患者获益更多。2016 年发表在美国心脏病学杂志的一项荟萃分析共纳入了 32 项研究（13 项前瞻性研究和 19 项回顾性研究），总共 54 148 个病例，其中 Culprit PCI 组 42 112 例，MV-PCI 组 8138 例，Staged PCI 组 3898 例，结果发现 Staged PCI 组的短期死亡率及长期死亡率均低于 Culprit PCI 组和 MV-PCI 组。根据目前研究成果，院内择期 PCI 在 2017 年 ESC 指南特别推荐：存在多支血管病变的 STEMI 患者出院前考虑对非 IRA 进行常规血运重建。证据等级 A，推荐等级ⅡA。

四、合并 MVD 的 AMI 伴心源性休克患者 PCI 策略尚无定论

上述研究不包括心源性休克患者，在此背景下，由欧洲 83 家中心参与的 CvLPRIT-SHOCK 研究首次纳入合并心源性休克的 MVD 急性心肌梗死患者 706 例（STEMI 和 NSTEMI），对 PCI 同期处理非靶血管策略和仅处理靶血管的策略进行比较。2017 年在美国 TCT 上 CvLPRIT-SHOCK 的最新结果公布：单分析全因死亡率，Culprit only PCI 组与 Multivessel PCI 组分别为 43.3% vs 51.5%（P=0.03）。术后第 3、4 天，Culprit only PCI 组 GFR 水平优于 Multivessel PCI 组，二者相比有显著差异（P=0.04）。研究表明在急性心肌梗死合并心源性休克的多支血管病变患者中接受 Culprit only PCI 策略可降低 30 天死亡及肾替代疗法的发生率（主要为 30 天死亡率的降低），一年随访时两组的死亡率没有显著差异。该项研究得出了与先前研究不同的结论，再次引发了关于 STEMI 合并 MVD 患者 non-IRA 应择期处理还是紧急处理的广泛讨论。

指南工作组建议，STEMI 伴心源性休克患者在合并多支血管病变时，直接 PCI 应仅限于“罪犯”血管，但是在以下情况时需要立即进行多支血管 PCI：①难以确定“罪犯”血管、初始时定位不准确或存在多支罪犯血管；②非“罪犯”血管严重狭窄，血流受限，但需要向较大的心肌区域供血。

综上所述，合并 MVD 的 STEMI 患者处理非罪犯血管的策略和时机需要遵循个体化原则，综合考虑患者的整体情况（年龄、心律失常、心肾功能、伴随疾病等），冠状动脉病变解剖特点及血管生理学功能情况，手术团队的经验技术水平、患者及其家

属的意愿等等因素全面评估后制订合理的血运重建策略。

（尹桂芝　张大东）

参考文献

[1] Steg PG, James SK, Atar D,et al. ESC Guidelines for the management of acute myocardial infarction in patients presenting with ST-segment elevation. Eur Heart J,2012,33(20):2569-2619.

[2] Levine GN, O ' Gam PT, Bates ER, et al. 2015 ACC/AHA/SCAI focused update on primary percutaneous coronary intervention for patients with ST elevation myocardial infarction: an update of the 2011 ACCF/AHA/SCAI guideline for percutaneous coronary intervention and the 2013 ACCF/AHA guideline for the management of ST-elevation myocardial infarction. J Am Coll Cardiol, 2016, 67(10): 1235-1250.

[3] Hannan EL, Samadashvili Z, Walford G,et al. Culprit vessel percutaneous coronary intervention versus multivessel and staged percutaneous coronary intervention for ST-segment elevation myocardial infarction patients with multivessel disease. JACC Cardiovasc Interv，2010,3(l):22-31

[4] Vlaar PJ, Mahmoud KD, Holmes DR Jr, et al. Culprit vessel only versus multivessel and staged percutaneous coronary intervention for multivessel disease in patients presenting with ST-segment elevation myocardial infarction: a pairwise and network metaanalysis. J Am Coll Cardiol, 2011, 58 (7): 692-703.

[5] Toma M, Buller CE, Westerhout CM, et al. Non-culprit coronary artery percutaneous coronary intervention during acute ST-segment elevation myocardial infarction: insights from the APEX-AMI trial. Eur Heart J, 2010, 31 (14): 1701-1707.

[6] Wald DS, Morris JK, Wald NJ, et al. PRAMI investigators. Randomized trial of preventive angioplasty in myocardial infarction. N Engl J Med, 2013, 369(12): 1115-1123.

[7] Gershlick AH, Khan JN, Kelly DJ, et al. Randomized trial of complete versus lesion-only revascularization in patients undergoing primary percutaneous coronary intervention for STEMI and multivessel disease: the CvLPRIT trial. J Am Coll Cardiol, 2015, 65(10): 963-972.

[8] Levine GN, O' Gara PT, Bates ER, et al. 2015 ACC/AHA/SCAI focused update on primary percutaneous coronary intervention for patients with ST elevation myocardial infarction: an update of the 2011 ACCF/AHA/SCAI guideline for percutaneous coronary intervention and the 2013 ACCF/AHA guideline for the management of ST-elevation myocardial infarction. J Am Coll Cardiol, 2016, 67: 1235-1250.

[9] Bravo CA, Hirji SA, Bhatt DL, et al. Complete versus culprit-only revascularization in ST elevation myocardial infarction with multi-vessel disease. Cochrane Database Syst Rev, 2017, 5 : CD011986.

[10] Russo JJ, Wells GA, Chong A, et al. Safety and efficacy of staged percutaneous coronary intervention during index admission for ST-elevation myocardial infarction with multivessel coronary disease (insights from the University of Ottawa Heart Institute STEMI Registry). Am J Cardiol, 2015,116(8):1157-1162.

30. 心血管健康饮食：PURE 研究的启示

谈到心血管健康饮食，多数临床医生知道的是“低脂、低盐、低油、大量蔬菜水果”的饮食模式，那么这一膳食模式是否合理、是否有科学依据，不同国家和不同地区的膳食模式建议是否应有所不同，目前缺乏研究证据。前瞻性城乡流行病学研究(Prospective Urban and Rural Epidemiology，PURE)是一项大规模的前瞻性队列研究，纳入全球 25 个高中低收入国家 15 万余人群，主要研究目的是观察不同的社会结构、经济水平下，社会因素（环境、营养和相关的食品政策、社会心理和社会经济因素、烟草环境）、危险因素（如肥胖、高血压、高血糖、高血脂、吸烟等）与心血管疾病等之间的关系。目前为止 PURE 研究发表与营养膳食相关的文章共 6 篇。这些文章一经发表，在学术界和大众媒体上掀起了轩然大波。既往对脂肪、碳水化合物、乳制品、盐摄入的认识被挑战，这其中不乏对 PURE 研究结果的错误理解或断章取义。本文就 PURE 研究发表的系列营养膳食文章做一梳理，希望为大家理解 PURE 研究提供更多思路，进而为患者推荐合理的心血管健康饮食。

一、PURE 研究的研究方法

PURE 研究为一项大型前瞻性队列研究，共纳入 155 875 例研究个体，分别来自五大洲的 25 个高、中、低收入国家（阿根廷、巴西、加拿大、智利、孟加拉国、中国、哥伦比亚、印度、伊朗、哈萨克斯坦、吉尔吉斯斯坦、马来西亚、巴基斯坦、巴勒斯坦、菲律宾、波兰、俄罗斯、沙特阿拉伯、南非、苏丹、瑞典、坦桑尼亚、土耳其、阿拉伯联合酋长国、津巴布韦），中国参与研究人数为 4 万余人。参与者入组时均无心血管疾病，年龄为 35 ～ 70 岁。纳入人群起止时间为 2003 年 1 月 1 日～ 2013 年 3 月 1 日，随访时间各研究略有不同，平均随访时间为 7.3 年，最终随访截止时间为 2017 年 3 月 31 日。研究人员采用地区特异性的标准化食物频率问卷考察参与者的饮食结构以及频率，采用标准化问卷收集有关人口因素、社会经济地位（教育、收入和就业）、生活方式（吸烟、体力活动和酒精摄入量）、健康史和用药情况，以及心血管疾病家族史的信息。研究的主要终点是心血管疾病，包括总死亡率、心血管疾病死亡和非致命性心肌梗死、脑卒中和心力衰竭。采用随机效应的 Cox 模型评估食物中水果、蔬菜和豆类、碳水化合物、膳食脂肪与心血管疾病事件和死亡风险之间的关系。

二、PURE 研究中关于膳食水果蔬菜和豆类的启示

目前指南建议膳食中蔬菜水果的摄入量为每日 5 份及以上，这项推荐主要来源于观察性研究和欧美人群，少部分数据来自日本和中国，尚缺乏全球其他地区人群的数据。PURE 研究中全人群平均每日摄入水果、蔬菜和豆类量为 3.91 份。每份的定义为水果或蔬菜 125g 或烹饪后的豆类 150g。研究发现，水果、蔬菜和豆类摄入量在中国、南亚、东南亚和非洲人群明显低于北美、南美和中东人群，远没有达到目前指南的蔬菜水果日推荐量。居住在城市、文化程度在高中以上以及有运动习惯的人群摄入量相对较高。校正年龄和性别后的多因素分析显示，每日水果、蔬菜和豆类摄入量越高，主要心血管疾病 (HR：0.90)，心肌梗死 (HR：0.99)，心血管死亡 (HR：0.73)，卒中 (HR：0.92)，非心血管疾病死亡率 (HR：0.84) 和总死亡率 (HR：0.81) 相对风险越低。但进一步加入更多的校正因素，包括：地区、能量摄入、吸烟、糖尿病、城市或农村居住、体力活动、受教育程度、白肉、红肉、面包、谷物和蔬菜的摄入后，蔬菜水果和豆类的摄入量只与全因死亡率和非致死性心血管死亡相关。其中每日 3 ～ 4 份水果、蔬菜和豆类摄入（相当于 375 ～ 500g/d）人群的全因死亡相对风险最低 (HR：0.78)，再进一步增加每日水果、蔬菜和豆类的摄入量，并不能进一步增加获益（如 5 ～ 10 份水果蔬菜和豆类的摄入，个体的全因死亡相对风险分别为 HR：0.78 和 HR：0.84 ）。

针对水果、蔬菜和豆类的单项分析表明，每天 1 ～ 2 份的水果摄入，心血管死亡相对风险降低了

14%，非心血管死亡相对风险降低了 22%，全因死亡相对风险降低 21%，并且增加摄入量并没有进一步降低风险；每天 4 份以上的水果摄入，主要心血管疾病相对风险可降低 21%，校正生活方式和危险因素后降至 11%，但失去了统计学意义；关于豆类，仅校正年龄和性别，豆类摄入与心血管死亡和主要心血管疾病呈负相关，但校正其他生活方式和危险因素后，这种负相关性失去统计学意义，同时发现多因素校正后，每周 3 份以上到每天 1 份豆类摄入，可使非心血管死亡相对风险降低 22%，但进一步增加摄入量并没有进一步降低非心血管死亡风险，其中每天 1 份以上豆类摄入（本研究每日平均豆类摄入为 66g，最高摄入量约为每日 1.4 份），全因死亡相对风险可降低 26%。

对蔬菜摄入而言，既往研究没有将蔬菜的食用方法加入研究分析，在欧美国家蔬菜生食和熟食都很常见，在亚洲和中国蔬菜多数为熟食，蔬菜加热后可以导致营养成分活性的改变（包括维生素、矿物质、纤维素等），因此生食和熟食蔬菜对健康的影响可能不同，本研究证实了这一推测。对于生食蔬菜而言，每天摄入 1 ～ 2 份生蔬菜与总死亡率风险降低显著相关，而每天 1 ～ 2 份熟蔬菜摄入量与死亡风险降低仅中等相关；每天 2 ～ 3 份生蔬菜摄入可使主要心血管疾病风险降低 21%，而每天 2 ～ 3 份熟蔬菜摄入与主要心血管疾病无相关 (HR：1.17，P=0.0853)。

本研究获得的结果，就心血管死亡、全因死亡而言，与既往大多数研究结果相一致，少数不一致结果经分析发现多与既往研究样本量和数据采集方法不恰当有关。一项荟萃分析显示，每日蔬菜水果摄入量最多 400g，可使全因死亡相对风险降低 24%，但进一步将每日蔬菜水果摄入量增加至 800g，全因死亡相对风险仅进一步下降 7%，并没有显著降低全因死亡风险，与本研究结果高度一致，进一步证实了本研究的科学性和可重复性。

对于脑卒中与蔬菜水果和豆类的关系，既往研究不多，本研究并没有发现蔬菜水果摄入量与脑卒中有明确的相关性，既往研究包括医疗保健人员随访研究、荷兰危险因素和慢性病控制监测项目以及多种族队列研究结果，与本研究结果亦相似，提示膳食水果、蔬菜对脑卒中预防的获益还需要进一步研究明确。

本研究结果结合既往研究结果提示，每日蔬菜水果豆类摄入量 3 ～ 4 份，相当于 375 ～ 500g，无论从心血管健康角度还是非心血管健康角度讲，都是非常适合的摄入量。其中水果每日 1 ～ 2 份、蔬菜每日 2 ～ 3 份、豆类每周 3 份即可，就蔬菜做法而言，建议以生食为主，熟食蔬菜要避免长时间烹煮煎炸。

三、PURE 研究中关于摄入膳食脂肪的启示

关于膳食脂肪与心血管健康的关系，仍然处于探讨阶段。由于对低密度脂蛋白胆固醇与心血管疾病关系的重视，目前指南关于健康饮食的建议集中在食物对低密度脂蛋白胆固醇的影响，建议饮食中总脂肪摄入低于每日总能量的 30%，饱和脂肪摄入量低于每日总能量 10%，但这一饮食建议没有考虑到低脂对其他血脂成分的影响，例如将食物中饱和脂肪替换为其他脂肪成分，对血脂成分有何影响尚缺乏研究。目前指南中关于膳食脂肪的建议主要来自于欧美生活富裕国家，然而全球部分地区居民仍处于贫困线以下，对这些人群限制脂肪摄入是否使心血管获益尚不明确。PURE 研究纳入人群来自低、中、高收入国家，有机会对上述问题进行探讨。PURE 研究观察了膳食总脂肪、饱和脂肪、多不饱和脂肪酸、单不饱和脂肪酸、碳水化合物、蛋白质、膳食胆固醇对血脂成分的影响，同时探讨了脂肪和碳水化合物对心血管疾病和全因死亡的影响。该项研究共纳入观察对象 125 287 例个体，随访平均 7.3 年。

PURE 研究探讨了膳食脂肪对血脂成分的影响，结果显示，膳食总脂肪与总胆固醇、低密度脂蛋白胆固醇、高密度脂蛋白胆固醇、ApoA1、ApoB、收缩压和舒张压呈正相关，与甘油三酯、TC/HDL、TG/HDL、ApoB/ApoA1 呈负相关；进一步分析发现，膳食中饱和脂肪、单不饱和脂肪酸、多不饱和脂肪酸与总胆固醇、低密度脂蛋白胆固醇、高密度脂蛋白胆固醇、ApoA1 呈正相关，与甘油三酯、TC/HDL、TG/HDL、ApoB/ApoA1 呈负相关；膳食蛋白质与总胆固醇、低密度脂蛋白胆固醇、HDL 和 ApoA1 呈正相关；膳食胆固醇与总胆固醇、低密度脂蛋白胆固醇、甘油三酯、高密度脂蛋白胆固醇、ApoA1 和 TC/HDL 呈正相关，与 ApoB/ApoA1 呈负相关。将 3% 的能量摄入由饱和脂肪转变为碳水化合物，血液中指标包括总胆固醇、低密度脂蛋白胆固醇、高密度脂蛋白胆固醇、ApoA1、ApoB 均下降，

但甘油三酯、TC/HDL、TG/HDL 均升高。将膳食中饱和脂肪替换为单不饱和脂肪酸和多不饱和脂肪酸，血液中总胆固醇、低密度脂蛋白胆固醇、高密度脂蛋白胆固醇浓度下降，血液中 TG 和 TG/HDL 水平升高；将膳食中饱和脂肪替换为单不饱和脂肪酸，血液中 TC/HDL、ApoA1、ApoB 和 Apo B/ApoA1 均下降；相反，将膳食中饱和脂肪替换为多不饱和脂肪酸，血液中 TC/HDL 和 ApoB 升高。结果提示，就多种血脂成分的调节而言，牵一发而动全身，改变一种饮食成分可能对多种血脂成分有很大影响。同时发现，增加单不饱和脂肪酸可能比增加多不饱和脂肪酸有价值，大幅度改变膳食中饱和脂肪摄入量，血 LDL-C 水平仅有轻度下降，饱和脂肪与血液 LDL-C 水平相关，但也与 HDL-C 水平升高和甘油三酯、ApoB/ApoA 水平降低相关，根据 PURE 研究结果不建议膳食中饱和脂肪摄入量低于 10%，尤其对于低收入国家，膳食中碳水化合物摄入量 60% 以上的人群，应降低膳食中碳水化合物的摄入，而不是降低脂肪的摄入。

进一步分析膳食脂肪对心血管预后和全因死亡率的影响，结果显示，每日总脂肪摄入量占总能量比 35.3%（中位数 33.3% ～ 38.3%）的人群和占比 10.6% 的人群相比，总死亡相对风险降低 23%，脑卒中相对风险降低 18%，非心血管死亡相对风险降低 30%，与主要心血管事件、心血管死亡、心肌梗死无统计学相关性；每日膳食饱和脂肪占总能量比 13.2%（中位数 11.9% ～ 15.1%）的人群与 2.8% 的人群比较，总死亡相对风险比为 0.86，卒中相对风险比为 0.79，非心血管疾病死亡相对风险比为 0.86，与主要心血管事件、心血管死亡、心肌梗死无统计学相关性。上述研究结果与既往护士健康研究、医疗保健人员随访研究结果不一致，但与一项随机对照研究结果相一致，降低膳食中饱和脂肪的摄入量，并没有降低总死亡率。分析多个观察性队列研究结果不一致的原因，PURE 研究中全人群平均每日碳水化合物摄入量占总热量的 61.3%，脂肪占 23.4%，蛋白占 15.2%。75% 的人群饱和脂肪摄入量低于 10%，而既往研究中 50% 以上的人群饱和脂肪摄入量大于 10%。目前指南建议将饱和脂肪替换为碳水化合物和不饱和脂肪酸的摄入，依据主要来源于欧美国家，而这些国家人群总脂肪摄入量占每日总热量的 40% 以上，饱和脂肪占 20% 以上，与 PURE 研究人群的膳食脂肪每日摄入量完全不同。因此 PURE 研究的结果更能体现不同地区的差异化，结果更具有普遍实用价值。PURE 研究的结果提示，从整体健康和脑卒中预防角度，膳食中饱和脂肪摄入不应低于 10%，但不应高于 15%，膳食总脂肪摄入不应高于 40%。但 PURE 研究中膳食脂肪每日摄入量与心血管事件、心血管死亡无相关，因此本研究结论尚不能认为适用于心血管健康膳食。

PURE 研究同时探讨了膳食单不饱和脂肪酸和多不饱和脂肪酸对心血管死亡和全因死亡的影响，结果显示，膳食单不饱和脂肪酸摄入量占比 12.5% 的人群和 3.4% 的人群相比，全因死亡和非心血管死亡相对风险比分别为 0.81 和 0.79，多不饱和脂肪酸摄入量占比 8.5% 与占比 2.1% 的人群比较，全因死亡和非心血管死亡相对风险比分别为 0.80 和 0.75，但与主要心血管事件、心血管死亡、心肌梗死、脑卒中均无统计学相关性。上述研究结果与既往研究，包括护士健康研究、医疗保健人员随访研究以及地中海饮食随机对照研究的结果相一致。提示每日摄入一定量的不饱和脂肪酸具有心血管保护作用。然而 PURE 研究中，单不饱和脂肪酸占每日摄入量比不超过 12.5%、多不饱和脂肪酸占每日摄入量比不超过 8.5%，高于上述摄入量是否更好，尚没有研究结论。

四、PURE 研究中关于膳食碳水化合物的启示

既往研究更多关注了膳食饱和脂肪、不饱和脂肪、全麦谷物与心血管发病和预后的关系，对每日碳水化合物摄入量与心血管预后和全因死亡率的关系缺乏研究，尤其是加工后的碳水化合物与心血管预后和全因死亡的关系数据较少。PURE 研究纳入人群包括欧美国家和亚洲、中东人群，分别处于全球低、中、高收入国家，因此每日碳水化合物的摄入量和摄入种类更具有代表性。结果显示，膳食碳水化合物在中国、亚洲、南美人群的摄入量远高于欧洲和北美国家，65% 的人群每日摄入碳水化合物 60% 以上，33% 的人群每日摄入碳水化合物 70% 以上。而欧洲和北美国家每日碳水化合物平均摄入量仅为 52.4%。膳食碳水化合物与总胆固醇、低密度脂蛋白胆固醇、高密度脂蛋白胆固醇、ApoA1、ApoB 和舒张压升高呈负相关，与甘油三酯、TC/HDL、TG/HDL 和收缩压呈正相关；经过平均 7.3 的随访，膳食中每日碳水化合物占总能量比 66.7% 和 77.2% 的人群和每日碳水化合物摄入量 46.4% 的人群相比，总死亡的相对风险比分别为 1.17 和 1.28，

非心血管死亡相对风险比分别为 1.22 和 1.36。同时发现，膳食中每日碳水化合物摄入量与主要心血管疾病或心血管疾病死亡的风险无相关性。进一步将膳食中每日总热量的 5% 从碳水化合物替换为多不饱和脂肪酸，发现总死亡率可降低 11%，这一研究结果与既往护士健康研究和医疗保健人员随访研究结果相一致；将膳食中每日总热量的 5% 从碳水化合物替换为饱和脂肪，脑卒中风险可降低 20%，这一发现与既往研究中发现的精制碳水化合物与脑卒中风险增加相关的结果相一致。

PURE 研究提示，高碳水化合物饮食（大于每日总热量的 60%）可导致全因死亡和非心血管死亡风险增加。正是这一结论在中国大众媒体引发了热议，被曲解为碳水化合物不利于心脑血管健康。实际上，PURE 研究中高碳水化合物的定义为碳水化合物能量比超过 60%，也就是每日摄入碳水化合物超过 60%，对全因死亡和非心血管病死亡将有不良影响。本研究中对照组每日摄入碳水化合物总量占比为 46.4%，提示膳食中每日碳水化合物占比 50%，从健康角度讲可能是适当的。

五、小结

2019 年 ACC/AHA 更新心血管疾病一级预防指南，关于心血管健康饮食推荐如下：膳食中应包含水果、蔬菜、谷类、坚果、全麦和鱼类。饱和脂肪替换为多不饱和脂肪酸和单不饱和脂肪酸对于降低动脉粥样硬化性心血管疾病风险是获益的，证据级别为Ⅱa；减少饮食中胆固醇和钠盐的摄入，证据级别为Ⅱa；尽可能减少加工肉类、精制碳水化合物和含糖饮料的摄入，证据级别为Ⅱa，避免反式脂肪酸的摄入，证据级别为Ⅲ类。

关于心脏保护性饮食，目前研究最多的是地中海饮食模式，其特征为：①橄榄油作为脂肪的主要来源；②大量摄入植物性食物（蔬菜，水果，全谷物，土豆，豆类，坚果等）；③低至中等量的动物性食物（乳制品，鱼类，家禽，红肉和鸡蛋）；④适量饮用葡萄酒。2013 年发表在新英格兰杂志的《地中海饮食与心血管疾病一级预防》研究文章显示，与常规饮食比较，地中海饮食可显著降低全因死亡风险 30%。

总之，PURE 研究的结果、地中海饮食模式、ACC/AHA 心血管疾病一级预防的推荐与《中国居民膳食指南 2016 版》的推荐基本一致，总原则仍然为“均衡、适量、多样”。关于心血管健康饮食，有四句话与大家共享：每餐 8 分饱，食物多样化，什么都能吃，什么都不要多吃。

（丁荣晶）

31. 美国冠心病患者心脏康复现状

《中国心血管病报告 2017》数据显示：心血管疾病在我国的发病率及死亡率并不乐观，与发达国家相比，仍处在较高的水平，而心血管疾病相关的死亡占居民疾病死亡构成 40% 左右。目前，预计我国各类心血管病患者共 2.9 亿，其中冠心病（coronary artery disease，CAD）达到 1100 万。根据国家卫生和计划生育委员会经皮冠状动脉介入（PCI）网络申报数据，我国大陆地区冠心病介入治疗的总例数呈逐年增加的趋势。冠心病，特别是 PCI 术后的患者，住院医疗费用高，出院后治疗周期长，不但给患者个人，同时也对国家基本医疗保险带来了极大的经济负担，已成为重大的公共卫生问题。以美国为代表的西方发达国家提出了心脏康复（cardiac Rehabilitation，CR）的理念，经过多年的研究，逐渐被普遍认为是治疗稳定期心血管疾病以及预防再发心血管事件的重要手段，被广泛应用于临床，取得了十分显著的效果。我国在这方面尚处于早期阶段，有必要深入的学习美国心脏康复，并结合我国实际，为我国心血管疾病的防治做出贡献。

一、心脏康复在美国 CAD 患者治疗中的地位

在美国进行心脏康复训练的患者中，CAD 患者所占比例最高。研究表明，运动锻炼和心脏康复可以增加 CAD 患者的运动耐量、改善生活质量，减少心绞痛，以及心肌缺血事件的发生，从而减少再住院率和死亡率。循证医学证据也证实，对急性心肌梗死后、冠状动脉血运重建后及稳定型心绞痛的患者进行心脏康复可以减少冠心病患者的死亡率。一项纳入了自 1974 ～ 2014 年 40 年间共 63 个 RCT 研究（包含 14 486 患者）的荟萃分析结果显示：相对于一般患者，进行心脏康复的 CAD 患者心血管疾病相关死亡率明显减少（10.4% vs 7.6%，CI 0.64 ～ 0.86)，1 年住院率也显著下降 (31% vs 26%，CI 0.70 ～ 0.96)，患者的生活质量明显改善，同时减少了疾病相关医疗费用的支出。可以想象，医疗费用支出过大势必会影响患者对药物治疗的依从性，从而导致 CAD 复发，形成恶性循环，而心脏康复则可以有效地避免这种情况的发生。更有研究表明，即便向急性心肌梗死患者免费提供药物治疗，虽然依从性显著增加，仍未达到理想的结果，心脏康复的重要性可见一斑。

心脏康复包括危险因素（二级预防）控制及运动锻炼等。关于强化 CAD 二级预防的研究有很多，1994 年，Haskell 等将 300 例 CAD 患者随机分组，进行强化治疗降低 CAD 危险因素。与常规治疗相比，随访 4 年后发现：强化治疗组的 CAD 患者冠状动脉病变程度、死亡率、CAD 相关事件及再住院率均优于一般治疗组。2009 年 COURAGE 研究进一步表明，在经过 CAD 危险因素治疗后，平均随访 4 ～ 6 年，在入组的 2287 例患者中，行 PCI 术与未行 PCI 术的患者在全因死亡率、非致命性心肌梗死、(脑卒中、心肌梗死与死亡的）复合事件及 ACS 再住院发生率无明显差异。同样有研究证实，运动锻炼不但可以减轻 CAD 患者的心绞痛症状，并且在短期内可能与 PCI 获益程度相当：101 位稳定型心绞痛的男性被随机分为 PCI 组和心脏康复组，随访 12 个月，结果证实两组运动耐量均增加，同时冠状动脉事件均减少，而运动锻炼组的患者无心绞痛症状的生存率更高（88% vs 70%，P=0.023)，同时医疗花费更少（$3429 vs $6956）。对于业已完成 PCI 的患者，心脏康复的优势也非常明显：2395 例 PCI 患者（急诊或择期）被随机分为运动锻炼组和观察组，平均随访 6.3 年后，可见心脏康复组患者全因死亡率下降了 46% (CI 0.41 ～ 0.71)，结果与年龄、性别及 PCI 术式无关，再发心肌梗死及重复 PCI 的发生率则无明显差异。另一研究也证实，随访 6 个月，发现运动锻炼可以增加患者的氧饱和度 (+26%，P < 0.001)、生活质量 (+26.8%，P=0.001)，并且减少心脏事件 (11.9% vs 32.2%，P=0.008)、再住院 (18.6% vs 46%，P=0.001) 的发生，运动锻炼的患者冠状动脉狭窄病变更轻、心肌缺血程度更轻（核素显像证实）。一项纳入了 36 项 RCT 研究

的荟萃分析证实了心脏康复在心肌梗死患者中的效应：进行了心脏康复的患者心源性死亡率下降36%（CI 0.46 ～ 0.88），全因死亡率下降了26%（CI 0.85 ～ 0.95），再心肌梗死率下降了47%（CI 0.38 ～ 0.76）。由此可见，无论何种CAD，都可以在有效的心脏康复中获益，而控制了血糖、血压、血脂等危险因素，并戒除了吸烟、饮酒、久坐等不良生活习惯的患者，发生脑血管等其他慢性疾病的风险同样会减少，形成良性循环。而美国AHA/ACCF也在指南中指出：所有符合条件的ACS患者、紧急CABG或PCI术后的患者、慢性心绞痛的患者，均应当在出院前或第一次后续随访时转到综合性门诊进行心脏康复项目。心脏康复不但可以显著改善CAD患者的预后，同样可以减少国家医疗保险花费，增强医疗保险效果，心脏康复具有效益和（或）成本比高、患者依从性较强以及等特点，应当在CAD乃至所有心血管疾病患者中大力推广。

二、美国CAD患者心脏康复基本组成以及流程

经过多年发展，心脏康复已经从仅仅进行运动锻炼延伸至心血管疾病危险因素控制、健康教育、社会支持与运动锻炼多方面综合的系统康复流程。包括美国心脏协会（AHA）、美国心肺康复协会（AACVPR）以及美国卫生保健政策与研究局在内的多个组织达成共识：一个完善的心脏康复流程应该可以帮助患者降低心血管风险、减少致残率、鼓励患者运动并督促患者改善生活方式，并且在心脏康复疗程结束后让患者保持健康的生活习惯。他们规定，心脏康复的流程中必须包括以下几个方面：①患者评估及营养学咨询；②体重管理；③血压管理；④血脂管理；⑤糖尿病管理；⑥戒烟管理；⑦心理管理；⑧体力活动咨询；⑨运动训练。

一个完整的心脏康复团队应当由以下人员组成：患者、患者家属、医生团队（心科医生、外科医生、康复医师等）、药师、护士、物理治疗、职业治疗师、行为治疗师、营养师以及病例管理人员。在进行心脏康复活动之前目前，有必要给患者设定目标（表1）。心脏康复基本分为三个阶段，第一阶段：住院期间的治疗：由于近年来CAD患者的住院时间持续下降（一般5 ～ 7天），所以心脏康复的重点越来越放在之后两个阶段，这一阶段一般在患者心血管事件发生后或介入治疗后开始，首先评估患者运动耐量状态以及对心脏康复的积极性；对患者的治疗和护理可以从指导患者在床上或床旁进行非剧烈运动开始，注意对活动量的把控，同时需避免患者肌肉失用性萎缩的发生。心脏康复团队需指导患者进行日常活动（表2）；同时避免其过度紧张。需要注意的是，在合并症以及术后并发症治疗结束前，建议患者以休息为主。在患者出院前，心脏康复团队会对患者进行详细的评估，例如：是否需要辅助装置、患者及其家属的健康教育情况（强调对心血管危险因素的干预，例如体重、血压、血糖、血脂的管理，心理健康及戒烟等）、以及出院计划等。第二阶段：患者前来门诊，在医生监督下进行体力活动，一般持续至出院后4个月。在此期间，患者一般会进行36个逐渐增量的训练项目。一旦患者病情稳定出院后，院外心脏康复（即第二阶段）就应当立即开始。首先，需要评估患者体力活动的能力，明确患者是否因并发症而不能进行某项活动。接下来，心脏康复团队就会为患者指定一个更加严格的，同时也更加适合患者的治疗方案，此方案包含三个方面：健康咨询、量身定做的训练计划及放松计划。此阶段目的是帮助患者改变生活方式并且独立进行运动康复，逐渐回到正常的生活中去。在此之后是第三阶段：患者坚持在非监督状态下进行运动锻炼，同时，心脏康复团队会在营养、心理、戒烟、血脂及血压管理方面给予患者帮助。此阶段的核心在于患者自律，重点在于加强患者运动的协调性、强度以及有氧训练。心脏康复团队会鼓励患者保持更加积极的生活方式并坚持运动。建议患者规律门诊就诊，监测心血管功能以及调整药物治疗方案，若患者病情出现反复则及时进行干预。

表1　心脏康复的短期和长期目标

短期目标	长期目标
· 控制心血管疾病症状	· 改善CAD的预后
· 降低心血管疾病造成的心理和生理方面的损害	· 控制、甚至逆转冠状动脉粥样硬化病理过程
· 提高运动耐量 · 提升社会心理和职业地位	· 降低猝死及再次心肌梗死的风险

表 2　适用于早期心脏康复的常见活动类型

活动	方法	代谢当量
如厕	便盆、尿壶	1.5 ～ 2.5
洗澡	床上洗澡、盆浴、淋浴	1.5 ～ 2.0
走路	平坦路面	2 ～ 2.5
运动	站立、上肢或躯干运动	2.5 ～ 3.0
爬楼梯	1 层楼梯	3.0 ～ 4.0

近期有研究显示，间歇的高强度运动训练方案可以更加有效地增加患者的运动耐量。一项纳入 27 例稳定型心绞痛患者，随机分为常规运动组以及高强度运动组，结果显示高强度运动组患者最大耗氧量显著增加（46% vs 14%，$P < 0.001$），最大耗氧量与 CAD 患者的死亡率呈负相关。与常规运动相比，高强度运动还可以改善内皮功能、减轻左室心肌重构、并且提升 EF 值，还有其他相关研究也得出了相似的结果。但值得注意的是，一些荟萃分析也指出，心脏康复可以减少 CAD 患者的死亡率以及再住院率，但这些研究中患者运动锻炼使用的是常规运动量。

三、心脏康复目前存在问题

此前一项美国的研究报道：在所有进行心脏康复计划的患者中，运动康复每进行 111 996 小时，就有 1 名患者发生心室颤动，每 294 118 小时就有 1 名患者发生心肌梗死。这些研究结果引起了人们对心脏康复并发症的讨论，高危 CAD 的患者应不应该进行、到底何时进行心脏康复？不稳定型心绞痛、未控制的室性心律失常以及严重心功能不全（NYHA Ⅲ级或Ⅳ级，EF ＜ 35%）被认为是高危患者，这些患者在参与心脏康复计划之前，应当由有经验的临床医师进行危险分层（包括心律失常病史以及运动耐量等），表 3 列出了患者的危险分层。但是，近期的一项荟萃分析证实：没有证据显示运动锻炼计划会增加慢性稳定型心力衰竭患者（NYHA Ⅰ～Ⅲ级）的全因死亡率（无论短期或长期）。

如前文所述，尽管许多研究已经证实了心脏康复对 CAD 患者预后的意义，但事实是仅仅有 14% 的急性心肌梗死患者以及 31% 的冠状动脉搭桥术后患者参与了心脏康复计划。这就为以后的研究指明了方向，我们应当致力于让更多的心血管疾病患者参与到心脏康复计划中来，这也是许多疾病控制中心与医疗保险中心努力的方向。同时，我们还需做更多的工作去克服来自社会、经济以及患者依从性等多方面的阻力来推行心脏康复。而为了那些由于地理位置等因素无法参加心脏康复计划的患者，相关人员正在研究家庭心脏康复计划。与此同时，有很多研究正在证实心脏康复在瓣膜病术后、经导管主动脉瓣置换术后以及射血分数保留型心力衰竭患者中的应用。

表 3　运动期间出现心脏时间的危险分层

- 参加运动低危患者的特点（必须具备表中所有的特点）
  - 在运动测试和恢复过程中不存在复杂的室性心律失常
  - 不存在心绞痛或其他明显症状（例如：运动测试和恢复过程中出现头晕、气短、眩晕）
  - 在运动测试和恢复期间显示正常的血流动力学（例如：随着负荷的增加和在恢复期间，收缩压和心率适当的增加或减少）
  - 功能能力≥ 7 代谢当量（METs）
  - 静息射血分数≥ 50% 没有合并症的心肌梗死（MI）或血运重建过程
  - 静息时不存在复杂的室性心律失常
  - 不存在充血性心力衰竭（CHF）
  - 不存在事件后或术后缺血症状
  - 不存在临床抑郁症
- 参加运动的中危患者的特点（具备任何一个或多个特点）
  - 存在心绞痛或其他明显症状［例如：呼吸急促、头晕或仅在活动量最大时出现头晕（≥ 7METs）］
  - 运动测试中或恢复期间出现中等水平的无症状性心肌缺血（ST 段较基线下降 2mm 以内）
  - 功能能力≤ 5METs
  - 非运动测试发现
  - 静息射血分数为 40% ～ 49%
- 参加运动的高危患者的特点（具备任何一个或多个特点）
  - 运动测试中或恢复期间出现复杂的室性心律失常
    - 出现心绞痛或其他明显症状［例如：少量活动（＜ 5METs）或恢复期出现偶发呼吸急促、头晕、眩晕］
    - 运动测试中或恢复期间出现明显的无症状心肌缺血（ST 段较基线下降≥ 2mm）
    - 运动测试中血流动力学异常（即随着负荷的增加出现变动时的功能不全或收缩压无变化），或在恢复期间出现（如严重的运动后低血压）

续表

• 非运动性测试发现
－静息射血分数＜ 40%
－有心脏骤停或猝死
－休息时出现复杂的心律失常
－合并心肌梗死或再血管化
－出现心力衰竭
－出现心肌梗死后或运动后缺血症状或体征
－存在临床抑郁

四、美国心脏康复管理

心脏康复项目能够为患者带来益处，离不开有效的管理。为了给患者提供更佳优质的服务，提高临床疗效 / 花费比，美国心肺康复协会遵循标准和指南，形成了一套相对比较成熟的治疗和管理办法：①绩效考核：如前所述，目前 CAD 患者参加心脏康复项目的比例明显不足，AACVPR 建议新的绩效考核办法已被政府以及医疗保险部门采纳，促使内科医生更积极地将患者转诊至早期康复门诊；②项目利用最大化：绩效改革促使更多的医生将患者转诊，此外，通过尽早实行门诊康复方案、增大空间、增加卫星站点等方式让心脏康复门诊得到最大化地利用；③项目设计基于效果，医保方面明显增加康复的赔付项目，例如前述的强化运动治疗方案，若能取得显著效果，医保的赔付也会相应增加；④确保项目的全面性：AACVPR 要求康复团队由一个多学科的医疗专家小组指导，这种模式通过各种学科的综合运用，提供了广泛的专业知识，对整个行业起到了积极的作用。

五、总结

对于心血管疾病（包括 CAD），心脏康复是治疗中必不可少的一环，有效的心脏康复可以提升患者心肺功能、心理健康、生活质量，并且降低心血管疾病的发病率及死亡率。同时也是降低再住院率，减轻患者经济负担、医疗保险压力的法宝。在平日的临床工作中，我们要重视心脏康复的推动，使我国心血管疾病的防控更上一层楼。

（朱　海　曹云山　范慧敏）

参考文献

[1] 陈伟伟，高润霖，刘力生，等 . 中国心血管病报告 2017 概要 . 中国循环杂志，2018，33：1-8.

[2] Leon S, Franklin BA, Costa F, et al. Cardiac rehabilitation and secondary prevention of coronary heart disease: an American Heart Association scientific statement from the Council on Clinical Cardiology (Subcommittee on Exercise, Cardiac Rehabilitation, and Prevention) and the Council on Nutrition, Physical Activity, and Metabolism (Subcommittee on Physical Activity), in collabo-ration with the American Association of Cardiovascular and Pulmonary Rehabilitation [published correction appears in Circu-lation, 2005, 111:1717]. Circulation, 2005, 111:369Y376.

[3] Thornton J. MI：secondary prevention：secondary prevention in primary and secondary care for patients following a myocardial infarction.

[4] Board J . Joint British Societies' consensus recommendations for the prevention of cardiovascular disease (JBS3). Heart, 2014, 100 Suppl 2(Suppl 2):ii1.

[5] Piepoli M F, Corrà U, Adamopoulos S, et al. Secondary prevention in the clinical management of patients with cardiovascular diseases. Core components, standards and outcome measures for referral and delivery. Case studies in oceanography and marine affairs, 2012.

[6] Keteyian, Steven J,Hibner, et al. Greater Improvement in Cardiorespiratory Fitness Using Higher-Intensity Interval Training in the Standard Cardiac Rehabilitation Setting. J CardiopulmRehabilPrev, 2014, 34(2):98-105.

[7] Anderson L, Thompson DR, Oldridge N, et al. Exercise-based cardiac rehabilitation for coronary heart disease. Cochrane Database of Systematic Reviews. Elsevier Inc, 2016.

[8] Ades P A, Grunvald M H, Weiss RM, et al. Usefulness of myocardial ischemia as predictor of training effect in cardiac rehabilitation after acute myocardial infarction or coronary artery bypass grafting. American Journal of Cardiology, 1989, 63(15):1032-1036.

[9] Belardinelli R, Paolini I, Cianci G, et al. Exercise training intervention after coronary angioplasty: the ETICA trial. Journal of the American College of Cardiology, 2001, 37(7):1891-1900.

[10] Taylor RS, Brown A, Ebrahim S, et al. Exercise-based rehabilitation for patients with coronary heart disease: a systematic review and meta-analysis of randomized controlled trials. Am J Med; 2004, 116(10):682-692.

[11] Oldridge NB, Guyatt GH, Fischer ME, et al. Cardiac rehabilitation after myocardail infarction: combined experience of randomized clinical trials. JAMA, 1988,

260:945-950.

[12] Choudhry N K, Avorn J, Glynn R J, et al. Full coverage for preventive medications after myocardial infarction. N Engl J Med, 2011, 365(22):2088-2097.

[13] Haskell W L, Alderman E L, Fair J M, et al. Effects of intensive multiple risk factor reduction on coronary atherosclerosis and clinical cardiac events in men and women with coronary artery disease. The Stanford Coronary Risk Intervention Project (SCRIP). Circulation, 1994, 89(3):975-990.

[14] Boden W E, O' Rourke R A, Teo K K, et al. Impact of optimal medical therapy with or without percutaneous coronary intervention on long-term cardiovascular end points in patients with stable coronary artery disease (from the COURAGE Trial). American Journal of Cardiology, 2009, 104(1):1-4.

[15] Hambrecht R, Walther C, Mobius-Winkler S . Percutaneous coronary angioplasty compared with exercise training in patients with stable coronary artery disease. A randomized tria. ACC Current Journal Review, 2004, 13(6):41-42.

[16] Rogers MA, Yamamoto C, Hagberg JM, Holloszy JO, Ehsani AA. The effect of 7 years of intense exercise training on patients with coronary artery disease. J Am Coll Cardiol, 1987, 10:321-326.

[17] BelardinelliR, Paolini I, Cianci G, et al. Exercise training intervention after coronary angioplasty: the ETICA trial. Journal of the American College of Cardiology, 2001, 37(7):1891-1900.

[18] Lawler PR,Filion KB, Eisenberg MJ. Efficacy of exercise-based cardiac rehabilitation post-myocardial infarction: A systematic review and meta-analysis of randomized controlled trials. American Heart Journal, 2011, 162(4):0-58400.

[19] Jr SS, Benjamin EJ, Bonow RO, et al. AHA/ACCF Secondary Prevention and Risk Reduction Therapy for Patients with Coronary and other Atherosclerotic Vascular Disease: 2011 update: a guideline from the American Heart Association and American College of Cardiology Foundation. Journal of the American College of Cardiology, 2011, 58(23):2432-2446.

[20] 美国心肺康复协会 . 美国心脏康复和二级预防项目指南 . 上海 ：上海科学技术出版社 .

[21] Ainsworth B E, Haskell W L, Herrmann S D, et al. 2011 Compendium of Physical Activities: A Second Update of Codes and Met Values. Medicine & Science in Sports & Exercise, 2011, 43(8):1575.

[22] Keteyian, Steven J,Hibner, et al. Greater Improvement in Cardiorespiratory Fitness Using Higher-Intensity Interval Training in the Standard Cardiac Rehabilitation Setting. J CardiopulmRehabilPrev, 2014, 34(2):98-105.

[23] Wisloff U, Stoylen A, Loennechen JP, et al. Superior Cardiovascular Effect of Aerobic Interval Training Versus Moderate Continuous Training in Heart Failure Patients: A Randomized Study. Circulation, 2007, 115(24):3086-3094.

[24] Keteyian SJ, Brawner CA, Savage PD, et al. Peak aerobic capacity predicts prognosis in patients with coronary heart disease. American Heart Journal, 2008, 156(2):0-300.

[25] Van Camp SP, Peterson RA. Cardiovascular complications of outpatient cardiac rehabilitation programs. Jama, 1986, 256(9):1160.

[26] Suaya JA, Shepard DS, Normand S L T, et al. Use of Cardiac Rehabilitation by Medicare Beneficiaries After Myocardial Infarction or Coronary Bypass Surgery. Circulation, 2007, 116(15):1653-1662.

[27] Ades PA, Keteyian SJ, Wright JS, et al. Increasing Cardiac Rehabilitation Participation From 20% to 70%: A Road Map From the Million Hearts Cardiac Rehabilitation Collaborative. Mayo Clinic Proceedings, 2017, 92(2):234-242.

32. 冠状动脉微血管疾病研究的最新进展

冠状动脉微血管疾病(coronary microvascular disease，CMVD)是指在多种致病因素的作用下，冠状前小动脉和小动脉的结构和(或)功能异常所致的劳力性心绞痛或存在心肌缺血客观证据的临床综合征。对该病较早的认知源于20世纪70年代提出的X综合征，其后随着循证医学、冠状动脉介入技术和功能学，以及医学影像学等技术的发展，人们对微血管病变在冠心病发病过程中的重要意义有了更多的认识。2013年，欧洲心脏病学会(ESC)稳定性冠状动脉疾病治疗指南中正式将此病命名为“微血管功能异常”；2017年我国推出了国际上首部针对CMVD的专家共识，对于CMVD的病理生理以及临床特征和治疗，形成了比较完整的知识体系。本文将对CMVD的主要相关研究内容进行回顾，并关注近年来该领域的研究新进展，以期对于临床工作及科研有所助益。

一、微循环障碍的病理生理学及相关基础研究进展

冠状动脉微循环由血管直径小于0.5mm的前小动脉和小动脉共同构成，分别通过流量和压力的变化，以及心肌代谢的需求变化，调节血管张力和血流量。物理、代谢和神经因素调节微血管冠状动脉血流。冠状动脉血流则由主动脉窦和冠状窦（或右心房压力）之间的压差驱动。在无阻塞性狭窄的情况下，心外膜动脉产生的冠状动脉血流阻力很小(10%)，主要用作传导血管。毛细血管和小静脉主要作为容量血管（占心肌总血容量的90%），也仅仅负责10%的冠状动脉血流阻力。在正常情况和大多数病理条件下，冠状动脉血管阻力主要由前小动脉和小动脉控制。前小动脉是心外膜(心肌外)血管，对剪切应力和血管内压力的变化做出反应，以维持远端小动脉床的足够灌注压力，它们贡献了冠状动脉总阻力的25%。小动脉是冠状动脉循环中真正的心肌内调节成分，这些血管占冠状动脉总阻力的最大比例（55%)。在较大的小动脉中普遍存在内皮依赖性血管反应，这种反应将与血流相关的刺激转化为血管舒缩反应，即随着血流量的增加血管扩张，反之亦然。中等大小的微血管（直径40～100cm）主要对血管平滑肌细胞的牵拉受体感知到管腔内压力的变化做出反应（即肌源性控制，通过磷脂酶C和蛋白激酶C和钙稳态介导的信号)，当管腔内压力增加时收缩；当压力降低时舒张。较小的小动脉(直径40cm的血管）的张力受心肌代谢活动的调节。心肌代谢活性的增加导致小微动脉的血管扩张，从而导致中等大小微血管的压力降低和肌源性扩张，进而增加逆流，从而形成内皮依赖性血管扩张。这些机制有效地保证了微循环在静止和不同水平的心肌代谢需求下调节心肌灌注。

冠状动脉微血管的异常包括结构和功能两方面。结构异常多见于高血压或肥厚性心肌病，主要表现为室壁间小动脉平滑肌增厚及胶原沉积，有时伴有内皮增厚；功能性异常比较复杂，既有一氧化氮产生和释放异常，其他血管活性物质导致的血管平滑肌血管舒张功能异常，也有如栓塞或左心室内压升高导致的物理压迫等。

冠状动脉微循环功能并非保持恒定不变的状态，而是会根据组织心肌灌注的需求而不断改变其病理生理特点。 Polyxeni Gkontra等利用共聚焦显微镜和厚组织切片，开发了一组全新的3D全自动流程，可以精确重建微血管系统，提取并量化其所有主要特征、与平滑肌肌动蛋白阳性细胞和毛细血管扩散区域的关系的参数。研究者将该方法应用于猪心肌梗死（MI）后不同阶段健康组织的冠状动脉微血管分析。结果显示，心肌梗死后1天，梗死区域的微血管数量、血管密度均增加，随后表现出持续性的减少趋势。同时，梗死区域内的血管直径差异性出现变化。血管直径＜6.9cm的血管比例持续降低，而直径＞6.9cm的血管比例在心肌梗死后7天反而升高。在远离梗死区域的部位，其血管数量和分布密度则未见明显变化，直径差异性也呈现类似的变化趋势，但不如梗死区域明显。提示了心肌梗死后第1天炎症高峰以及其后心脏重构对于微循环的影响趋势。

在心脏血管重构的过程中，也发现了一些新的蛋白和基因的参与。Sirtuin 是一种高度保守的去乙酰化酶类，哺乳动物 Sirtuin 参与调控细胞应激反应、代谢、衰老和凋亡等过程。人类 Sirtuin 家族中公认的成员有 7 个，即 sirt1 ～ sirt7。有研究显示在糖尿病大鼠模型中，sirt3 水平的降低与糖尿病引起的血管新生减少有关；而过表达 sirt3 则可以增加血管密度。Xiao 等发现，sirt3 敲除小鼠的内皮细胞相关的血管生成能力显著降低，同时心脏毛细血管周围细胞丢失，并出现舒张期峰值血流速度和冠状动脉血流储备（CFR）降低，表现出冠状动脉微血管功能障碍和微血管稀疏。在对左前降支冠状动脉（LAD）结扎后，sirt3 敲除小鼠表现出更严重的心功能不全和更低的血管周围细胞 / 内皮细胞覆盖率。提示了 sirt3 的缺失可能会引起微血管稀疏和冠状动脉微血管功能障碍，加重心肌梗死后心功能不全，延缓心肌恢复。

Notch3 基因突变与神经系统发育及血管完整性密切相关。Yong 等的研究结果提出，Notch3 敲除的小鼠的毛细血管覆盖率和 CFR 明显减低。结扎 LAD 后，Notch3 敲除小鼠的 CXCR-4 和 VEGF/Ang-1 表达显著降低，伴随着毛细血管覆盖率和小动脉成熟度的显著降低。上述结果均导致了更大的梗死面积和更差的心功能恢复。提示 Notch3 敲除可能从降低基础 CFR 以及影响心肌梗死后血管新生和小动脉成熟等方面，影响心肌梗死面积和心脏功能。

二、微循环障碍临床评估方法的研究进展

临床上可以通过无创性的和有创性的方法对 CMVD 进行诊断。目前，PET 测量 CFR 依然被认为是无创性检查中的金标准，在无创性检查方法中，另一重要的技术是心脏磁供振（cardiovascular magnetic resonance，CMR）。该技术由于和 PET 结果较好的拟合性，得到了较高的认可和关注。过往的研究结果，基本是通过半定量（semi-quantitative）CMR 来完成的，但是由于半定量评估的钆浓度高，血池中的信号过饱和会使评估结果产生偏移。全定量心肌灌注核磁显像（fully quantitative CMR MP mapping）则通过曲线拟合到造影剂首过灌注的终点来避免此类偏移。2017 年，Henrik Engblom 等的研究显示，全定量心肌灌注核磁显像与 13N–NH_3 PET 结果具有较高的拟合性，提示该方法已经可以较为成熟地应用于临床评估。在 2018 年，Benjamin Zorach 等公布了首个使用全定量法对 CMVD 进行评估的研究结果。该研究纳入了 46 例冠状动脉造影证实无＞ 50% 狭窄的典型心绞痛患者和 20 例健康对照。其中，超过半数的心绞痛患者存在糖尿病、高血压、高脂血症以及吸烟等 CMVD 的危险因素。结果显示，不论是冠状动脉灌注储备 [2.21（1.95，2.69）vs 2.93（2.76，3.19），$P < 0.001$]，还是使用瑞加德松（Regadenoson，A2A 腺苷受体激动剂）诱导的负荷心肌灌注（2.65±0.62ml/(min•g)，vs 3.17±0.49ml/(min • g)，$P < 0.002$），心绞痛患者均明显低于健康对照。同时，也提出上述微循环功能的降低与心肌肥厚和纤维化程度并无明显关联。

Alexander Liu 等的研究提供了一种新型负荷 CMR T1 标测，无须造影剂即可检测缺血和心肌血容量变化。研究者在 90 例参与者(60 例心绞痛患者，30 例健康对照）中，对腺苷应激 T1 标测和钆增强现象进行了比较，并在 CMR 后 7 天评估 FFR 和 IMR。结果显示：阻塞性冠状动脉下游处于缺血状态的存活心肌 T_1 反应性几乎消失（CT1=0.7%±0.7%）。微血管功能障碍的非阻塞性冠状动脉下游心肌 T_1 反应性减弱（CT1=3.0%±0.9%）。在检测梗阻性 CAD 时，负荷 T_1 标测明显优于基于钆的首次灌注检测。1.5% 的 T_1 变化率能准确检测梗阻性 CAD（敏感性 93%，特异性 95%，$P < 0.001$），而 4.0% 的 T_1 减弱能准确检测微血管功能障碍（敏感性，94%；特异性，94%，$P < 0.001$）。该结果显示负荷 CMR T_1 标测可以用于阻塞性冠心病和微循环障碍的诊断及鉴别诊断。

有创性微循环检测主要包括通过热稀释原理测量微循环阻力指数（index of microcirculatory resistance，IMR）以及冠状动脉内多普勒血流检测多普勒微血管阻力（hyperemic microvascular resistance，hMR）。二者均对于心肌梗死面积、微循环阻塞、室壁运动及心脏重构等方面具有预测性。Rupert 等对上述 2 种微血管阻力侵入性指标在预测微血管功能障碍方面的诊断准确性进行了比较。研究共分析了 54 例因稳定冠状动脉疾病（n=10）或急性心肌梗死（n=44）接受心导管检查的患者。参考的指标包括：CFR、CMR 测量的心肌灌注储备指数、CMR 测量的微血管阻塞。结果显示，hMR 与 IMR 存在一定的相关性（rho=0.41，$P < 0.0001$）。在预测病死率方面，hMR 和 IMR 的 AUC 分别为 0.82 和 0.58，$P < 0.001$；在预测心肌灌注储备指数方面，二者的 AUC 分别为 0.85 和 0.72，P=0.19；在急性心肌梗死患者中，hMR 和 IMR 在预

测广泛性微血管梗阻方面的AUC分别为0.83和0.72，*P*=0.22。该结果显示，hMR和IMR仅表现为中度的相关，因此不能被认为是等效的；hMR与无创性测量的相关性更好，可能在预测预后和微循环检测准确性上优于IMR。

三、微循环障碍与临床疾病相关研究进展

已知微循环障碍可以出现于阻塞或非阻塞性冠心病、高血压病、糖尿病、肥厚性心肌病、心力衰竭等多种疾病的患者中。此外，在一些特殊人群中，如女性、肥胖人群等也可出现微循环障碍。以下将对微循环障碍与相关临床情况的研究进展进行阐述。

（一）微循环障碍与阻塞性冠心病

微循环障碍参与了具有明确冠状动脉狭窄的冠心病发病过程，包括急性心肌梗死和稳定性冠心病的患者，以及接受冠状动脉介入治疗的患者。已经有很多研究提示，急性心肌梗死患者由于严重的心肌水肿、微栓塞、痉挛等因素，常常伴有严重的微循环障碍，并因此影响再灌注治疗效果和临床预后。近年的研究更加深入地探讨了冠状动脉微循环功能学指标与病理改变之间的关系，以及如何发现更好的功能学指标进行危险分层及预测预后。

David Carrick等比较了283名急性心肌梗死急诊PCI术后的CFR和IMR指标与心肌梗死后2天及6个月的CMR结果。结果显示，IMR和CFR的中位数分别为25（15～48）和1.6（1.1～2.1）。IMR＞40是心肌内出血的多变量相关因素（OR：2.10，*P*=0.042）、与微血管阻塞密切相关、与左室射血分数（left ventricle eject fraction，LVEF）变化相关（*r*=－2.12，*P*=0.028），与左心室舒张末期容积相关（*r*=7.85，*P*=0.039），与梗死面积无关。IMR＞40与全因死亡及心力衰竭明显相关（OR：4.36，*P*＜0.001）。与单纯IMR＞40相比，IMR＞40和CFR≤2.0联合并没有进一步增加对预后的预测价值。与标准临床指标相比，IMR与心肌内出血及微血管阻塞的相关性更高，具有较高的风险分层临床价值，可作为心肌再灌注失败的参考标准。

通过热稀释原理测量微循环阻力时，除了可以直接得到IMR数值，还可以分析热稀释曲线波形。Shu等对STEMI患者进行冠状动脉热稀释测量，将热稀释曲线分为窄单峰[*n*=143（51%）]、宽单峰[*n*=100（36%）]或双峰[*n*=35（13%）]三种类型，并在2～6个月后通过CMR评估心脏功能和病理变化。结果显示微血管阻塞和心肌出血在双峰型中更为常见，且双峰热稀释波形与全因死亡和心力衰竭住院独立相关（OR：2.70，*P*=0.031）。

（二）微循环障碍与非阻塞性冠心病

非阻塞性冠状动脉疾病（non-obstructive coronary artery disease, NOCAD）是指症状、体征及辅助检查结果均提示存在心肌缺血，但影像学检查并没有发现阻塞性冠状动脉疾病（冠状动脉狭窄≥50%），或在经皮冠状动脉介入治疗（PCI）后心绞痛仍持续存在。NOCAD在临床表现为稳定性冠心病的患者中非常常见。英国的一项多中心研究对63名稳定性心绞痛的患者中的85根冠状动脉血管进行了有创的IMR、CFR以及阻力储备比（resistance reserve ratio，RRR）的检测。结果显示40%（25/63）的稳定性冠心病患者表现为NOCAD，其中68%（17/25）的患者存在至少一项微血管功能参数的异常（IMR≥25、CFR＜2.0或RRR＜2.0），各自的发生率分别为40%（10/25）、48%（12/25）和44%（11/25），证实了NOCAD在临床表现为稳定性心绞痛的患者中较为常见，且近50%合并为循环障碍。而对于存在明确冠状动脉狭窄的稳定性心绞痛患者中，有相当一部分同样存在着微循环障碍，其IMR、CFR和RRR异常的比例分别为：39%（15/38）、53%（20/38）和32%（12/38）。该研究结果显示，稳定性心绞痛患者不论是否存在心外膜冠状动脉的阻塞，均有较高概率合并冠状动脉微循环障碍。此外，该部分患者同时合并外周小动脉异常。Thomas等的研究结果显示，微血管性心绞痛的患者，其外周小动脉由乙酰胆碱诱发（内皮依赖）的最大血管松弛度降低（中位数77.6% vs 98.7%，*P*=0.0047），内皮素-1（ET-1）诱导最大收缩反应升高（中位数125% vs 100%；*P*=0.02），提示了冠状动脉微循环障碍的患者，可合并以内皮功能障碍和血管收缩增强为特征的全身小动脉异常。

（三）微循环障碍与心力衰竭

有研究者报道了对124例HFpEF死亡患者进行尸检的结果，发现他们大多表现为较低的微血管密度（microvascular density，MVD），且心肌纤维化程度随着MVD的降低而增加。同时，HFpEF患者的心肌肥厚以及冠状动脉狭窄程度也更加明显。这些结果为HFpEF的左室舒张功能障碍和心脏储备功能损害提供了病理基础。

近年来公布的关于微循环障碍与心力衰竭之间

关系的研究更多地关注在射血分数保留的心力衰竭（HFpEF）方面。2018 年公布的一项研究，对冠状动脉无明显狭窄且 LVEF 正常的患者（n=201）进行 CFR 评估，在进行了平均 4.1 年的随访之后，基线 CFR ＜ 2.0 的患者（n=108）出现左心室舒张功能减低（e/e’增高，P ＜ 0.0001）。在校正分析中，较低的 CFR 与舒张功能障碍（e/e’＞ 15，OR：2.58），以及复合心血管事件或单纯 HFpEF 住院（校正后 HR 2.47）均独立相关。CFR 降低合并舒张功能不全患者因 HFpEF 住院的风险增加了 5 倍以上（P ＜ 0.001）。因此，对于无明显冠状动脉病变的患者，冠状动脉微循环功能受损可能是引起左心室舒张功能障碍的重要原因，并导致 HFpEF 相关临床事件的增加。

基础研究结果提示，规律锻炼有可能延缓微循环障碍相关的心室舒张功能减低。研究者选取了 20 ～ 21 个月龄的老年大鼠模拟老年相关的舒张功能障碍。年轻和年老的大鼠或接受 10 周的运动训练，或作为静坐、笼控动物。结果显示，在训练结束时，评估各组冠状动脉血流和血管舒张反应。老年静坐大鼠与年轻静坐大鼠相比，心室的等容舒张时间（IVRT）增加 42%；而在运动训练组，老年大鼠与青年大鼠的 IVRT 没有差别。静坐组老年大鼠早期舒张充盈（E/A）降低 64%，运动训练则逆转了 E/A 的降低，改善了主动脉硬度，并且使内皮依赖性血管扩张功能损害得到了改善。与从功能上提出，年龄相关的舒张功能和微血管功能障碍可通过晚年运动训练得到逆转。研究者还发现，老年大鼠的血管平滑肌从分化的收缩表型转变为分泌表型，并伴随着小动脉壁平滑肌增殖。老年大鼠小动脉平滑肌肌球蛋白重链 1（SM1）表达减少，而磷酸组蛋白 H3 和合成蛋白核糖体蛋白 S6(RPS6)表达增加。运动训练可改善收缩反应，减少平滑肌增生和 RPS6 的表达，并增加老年大鼠小动脉中 SM1 的表达。因此，年龄相关的冠状动脉收缩功能障碍和分泌性平滑肌表型的出现可能会导致冠状动脉血流反应受损，但通过运动训练，小动脉收缩反应和年轻的平滑肌表型可能得到恢复。

此外，还有一些新的注册研究也在近期公布了其研究设计，比如由英国心脏协会支持的着眼于 NOCAD 的 Coronary Microvascular Angina (CorMicA) 研究及其微循环子课题等。虽然我们触碰到冠状动脉微循环的领域已经有数十年之久，但真正深入研究的时间却很短暂，对于其病理生理以及临床意义的理解仍然非常有限，对于很多医生而言，微循环依然是一个比较陌生的领域。但这部分内容却是整个心血管知识构架中不可或缺的，理解微循环对于临床诊疗具有非常重大的意义。

（徐昕晔　高　炜）

参考文献

[1] 冠状动脉微血管疾病诊断和治疗的中国专家共识 . 中国循环杂志 , 2017, 32(5): 421-430.

[2] Carlo Dal Lin, Francesco Tona, Elena Osto. Coronary Microvascular Function and Beyond: The Crosstalk between Hormones, Cytokines, and Neurotransmitters. Inter Int J Endocrinol, 2015, 2015: 312848.

[3] Polyxeni Gkontra, Kerri-Ann Norton, Magdalena M. Zak, et al. Deciphering microvascular changes after myocardial infarction through 3D fully automated image analysis. Sci Rep, 2018, 8: 1854.

[4] Xiaochen He, Heng Zeng, Jian-Xiong Chen. Ablation of SIRT3 Causes Coronary Microvascular Dysfunction and Impairs Cardiac Recovery Post Myocardial Ischemia. Int J Cardiol, 2016, 15, 215: 349-357.

[5] Yong-Kang Tao, Heng Zeng, Guo-Qiang Zhang, et al. Notch3 deficiency impairs coronary microvascular maturation and reduces cardiac recovery after myocardial ischemia. Int J Cardiol, 2017, 01, 236: 413-422.

[6] Henrik Engblom, Hui Xue, Shahnaz Akil, et al. Fully quantitative cardiovascular magnetic resonance myocardial perfusion ready for clinical use: a comparison between cardiovascular magnetic resonance imaging and positron emission tomography. J Cardiovasc Magn Reson, 2017, 19: 78.

[7] Benjamin Zorach, Peter W. Shaw, Jamieson Bourque, et al. Quantitative cardiovascular magnetic resonance perfusion imaging identifies reduced flow reserve in microvascular coronary artery disease. J Cardiovasc Magn Reson, 2018, 20: 14.

[8] Alexander Liu, Rohan S. Wijesurendra, Joanna M. Liu, et al. Gadolinium-Free Cardiac MR Stress T1-Mapping to Distinguish Epicardial From Microvascular Coronary Disease. J Am Coll Cardiol, 2018, 71(9): 957-968.

[9] Rupert P. Williams, Guus A. de Waard, Kalpa De Silva, et al. Doppler Versus Thermodilution-Derived Coronary Microvascular Resistance to Predict Coronary Microvascular Dysfunction in Patients with Acute Myocardial Infarction or Stable Angina Pectoris. Am J Cardiol, 2018, 121:1-8.

[10] David Carrick, Caroline Haig, Nadeem Ahmed, et al. comparative Prognostic Utility of indexes of Microvascular Function alone or in combination in Patients With an acute st-segment–elevation Myocardial infarction. Circulation, 2016, 134:1833-1847.

[11] Shu Ning Yew, David Carrick, David Corcoran, et al. Coronary thermodilution waveforms after acute reperfused ST-eegment-elevation myocardial infarction: relation to microvascular obstruction and prognosis. J Am Heart Assoc, 2018, 7: e008957.

[12] David Corcoran, Robin Young, David Adlam, et al. Coronary microvascular dysfunction in patients with stable coronary artery disease: The CE-MARC 2 coronary physiology sub-study. Int J Cardiol, 2018, 266: 7-14.

[13] Thomas J. Ford, Paul Rocchiccioli, Richard Good, et al. Systemic microvascular dysfunction in microvascular and vasospastic angina. Eur Heart J, 2018, 39(46): 4086-4097.

[14] Selma F. Mohammed, Saad Hussain, Sultan A. Mirzoyev, et al. Coronary Microvascular Rarefaction and Myocardial Fibrosis in Heart Failure with Preserved Ejection Fraction. Circulation, 2015, 131(6): 550-559.

[15] Viviany R Taqueti, Scott D Solomon, Amil M Shah, et al. Coronary microvascular dysfunction and future risk of heart failure with preserved ejection fraction. Eur Heart J, 2018, 39(10): 840-849.

[16] Kazuki Hotta, Bei Chen, Bradley J. Behnke, et al. Exercise training reverses age-induced diastolic dysfunction and restores coronary microvascular function. J Physiol, 2017, 595(12): 3703-3719.

[17] Judy M. Muller-Delp, Kazuki Hotta, Bei Chen, et al. Effects of age and exercise training on coronary microvascular smooth muscle phenotype and function. J Appl Physiol (1985), 2018, 124(1): 140-149.

[18] Thomas J. Ford, David Corcoran, Keith G. Oldroyd, et al. Rationale and design of the British Heart Foundation (BHF) Coronary Microvascular Angina (CorMicA) stratified medicine clinical trial. Am Heart J, 2018, 201: 86-94.

[19] David Corcoran, Thomas J Ford, Li-Yueh Hsu, et al. Rationale and design of the Coronary Microvascular Angina Cardiac Magnetic Resonance Imaging (CorCMR) diagnostic study: the CorMicA CMR sub-study. Open Heart, 2018, 5(2): e000924.

33. 低密度脂蛋白越低越好吗

心血管疾病已成为我国人群的第一位死亡原因，近 20 余年冠状动脉粥样硬化性心脏病发病率和病死率逐年上升。血脂异常是重要的心血管风险因素。流行病学调查研究均表明低密度脂蛋白胆固醇（LDL-C）是导致动脉粥样硬化斑块形成的主要原因之一。故而治疗动脉粥样硬化（athemsclerosis，As）的基础和重要环节就是降脂治疗。

随着对血脂治疗研究的深入，血脂的调节从最初的单纯降低脂治疗发展为调脂治疗（如降低 LDL-C，升高 HDL），“the lower，the better”的理念深入人心。一定范围内使用他汀等药物使 LDL 每降低 1mmol/L，其所带来的心血管事件风险降低约 20%，且在这一范围内 LDL 越低，临床获益更大。而且无论是 IMPROVE-IT 研究提出 LDL-C 降到 1.4 mmol/L 安全有效，还是 FOURIER 研究发现他汀联合 PCSK-9 抑制剂 Evolocumab 患者 LDL-C 降至 0.78mmol/L，主要复合终点事件、关键二级终点事件（心血管死亡、非致死性心肌梗死和非致死性脑卒中）发生率进一步降低 15% ～ 20%，均提示加强降脂治疗，是正确的治疗措施，强化调脂有显著临床意义。

虽然在越来越多的研究认为降低 LDL-C 是改善预后的可靠指标时，但越来越多的循证医学证据同时显示，强化降脂，甚至使 LDL-C 低于标准后心血管风险仍不容忽视。因此 LDL-C 是否越低越好，是否能让患者更受益，仍是困扰心内科医生的难题。

LDL-C 是动脉粥样硬化病变的重要原因，但其同样是人体组织细胞不可或缺的物质。胆固醇不仅是细胞膜结构的重要组分，也是合成胆汁酸、维生素 D 及甾体激素的关键底物。因此从理论上讲，将胆固醇降到极低的水平，势必会对人体健康产生不利影响。

而且目前针对血脂调控的研究表明，LDL-C 的降低固然使患者心血管疾病及并发症风险下降，但过度降低 LDL-C 并未使冠心病患者完全获益，甚至可能带来不良影响。一项发表在 JAMA 的以色列的队列研究发现：在罹患心肌缺血且正在服用他汀类药物患者中，虽然 LDL-C 70 ～ 100mg/dl 的患者与 LDL-C 100 ～ 130mg/dl 的患者相比，其发生不良心血管预后的风险较低，但将 LDL-C 降至 70mg/dl 或以下，额外获益并无增加。提示心脏病患者伴有较低的 LDL-C 目标值并无益处。

另外过度强调降低 LDL-C 可能伴随强效他汀类药物的应用，而后者的应用或可带来较大副作用。Colin R Dormuth 等在评估强效和低效他汀类药物对二级预防时糖尿病发生率有无影响时发现，与低效他汀类药物相比，强效的他汀类药物使新发糖尿病的风险（rate ratio 1.15，95% confidence interval 1.05 to 1.26）显著增加，而且在前 4 个月的使用后，患者罹患风险增加达到最高（rate ratio 1.26，1.07 to 1.47）。提示对接受心血管疾病二级预防治疗的患者，使用强效他汀类药物可增加新发糖尿病的风险。临床医生在针对二级预防患者应考虑强效他汀类药物时需评估其所带来的罹患糖尿病风险。

而且因过度降脂而使用强效他汀不仅会使糖尿病风险增加，其对泌尿系统也存在不良影响。在探讨他汀类药物与急性肾损伤的关系的队列研究发现，200 多万他汀类药物使用者在治疗的 120 天内，有 4691 名因急性肾损伤住院，1896 名慢性肾损伤患者住院。在非慢性肾病患者中，使用强效他汀类药物（强效他汀治疗定义为 10mg 瑞舒伐他汀，20mg 阿托伐他汀，40mg 辛伐他汀；其他他汀类药物治疗均被定义为低效）的患者在开始治疗后 120 天内因急性肾损伤住院的可能性增加 34%，使用高效他汀类药物治疗慢性肾病的患者的入院率并没有显著提高。与低效他汀类药物相比，强效他汀类药物的使用可提高急性肾损伤的住院诊断率，而该效果在他汀类药物治疗开始后的 120 天内最为明显。故而因过度强调降脂治疗而使用强效他汀类药物还需谨慎。

在强化降脂的同时，药物代谢的安全性问题也须关注。PROVE-IT（8，9）和 TNT（10）研究中，强化降脂时肝损害的发生风险均显著提高。与常规剂量他汀相比，大剂量他汀明显增加肝脏不良事件发生率。而且一项关于血脂研究的研究显示，与中等剂量他汀相比，大剂量他汀可减少ACS患者的总死亡率，但是不能降低稳定性冠心病患者的总死亡率。此外因使用强效他汀药物导致肌肉、肌腱炎症的风险上升亦有报道。

上述临床研究皆说明血脂下降程度与临床获益间是呈现曲线关系并非单纯的线性关系。其实当LDL-C明显升高时，心血管事件的发生率随着LDL-C下降而下降，呈现一种“the lower, the better”的现象，当LDL-C轻度增高时，心血管事件发生率仍然随着LDL-C下降而下降，但幅度较之前降低。而更低的LDL-C水平是否使患者受益目前缺乏更多的循证医学证据支持，因此需强调，降脂治疗应适可而止，而非越低越好。

LDL-C只是造成动脉粥样硬化原因之一，多种原因导致了动脉粥样硬化产生，其他血脂种类如HDL过低、高甘油三酯（TG）血症等在其发生发展上也具有重要作用。故而调脂治疗应是综合调脂治疗而非某种血脂越低越好。再者血脂在动脉粥样硬化发病过程仅是原因之一，遗传、年龄，不良的嗜好如吸烟、饮酒，血压、血糖控制不佳，不规律的生活方式等因素与血脂也存在协同作用。因此，对冠心病患者在进行调整血脂同时还应加强其他危险因素的处理，做到精准的个体化调脂治疗。

（梁　春　牛文豪）

参考文献

[1] C B, L B, J E, LE H, C R, N B, et al. Efficacy and safety of more intensive lowering of LDL cholesterol: a meta-analysis of data from 170,000 participants in 26 randomised trials. Lancet (London, England), 2010, 376(9753):1670-1681.

[2] JC L, SM G, DD W, C S, P B, JC F, et al. Intensive lipid lowering with atorvastatin in patients with stable coronary disease. The New England journal of medicine, 2005, 352(14):1425-1435.

[3] CM M, A V, BG N. Unmet need for primary prevention in individuals with hypertriglyceridaemia not eligible for statin therapy according to European Society of Cardiology/European Atherosclerosis Society guidelines: a contemporary population-based study. European heart journal, 2018, 39(7):610-619.

[4] J Š, L Š, J V. [IMProved Reduction of Outcomes: Vytorin Efficacy International Trial (studie IMPROVE-IT)]. Vnitrni lekarstvi, 2014, 60(12):1095-1101.

[5] KK R, HE B, AL C, ND L, LT B, LR S, et al. Safety and Efficacy of Bempedoic Acid to Reduce LDL Cholesterol. The New England journal of medicine, 2019, 380(11):1022-1032.

[6] M L, T K, CJ C-S, BS F, M H, H B, et al. Association Between Achieved Low-Density Lipoprotein Levels and Major Adverse Cardiac Events in Patients With Stable Ischemic Heart Disease Taking Statin Treatment. JAMA internal medicine, 2016, 176(8):1105-1113.

[7] CR D, BR H, JM P, MT J, GF T, CB R, et al. Use of high potency statins and rates of admission for acute kidney injury: multicenter, retrospective observational analysis of administrative databases. BMJ (Clinical research ed), 2013, 346(undefined):f880.

[8] S A, CP C, SA M, E B. Acute coronary syndromes and diabetes: Is intensive lipid lowering beneficial? Results of the PROVE IT-TIMI 22 trial. European heart journal, 2006, 27(19):2323-2329.

[9] CP C, MA B, RP G, A M, JA W, P T, et al. Ezetimibe Added to Statin Therapy after Acute Coronary Syndromes. The New England journal of medicine, 2015, 372(25):2387-2397.

[10] A T, H T, MCU C, S K, L K, P G, et al. Carboplatin in BRCA1/2-mutated and triple-negative breast cancer BRCAness subgroups: the TNT Trial. Nature medicine, 2018, 24(5):628-637.

[11] KB H, C K, M D, BA G. A survey of the FDA's AERS database regarding muscle and tendon adverse events linked to the statin drug class. PloS one, 2012, 7(8):e42866.

34. 中国稳定性冠心病诊断与治疗指南解读

2018 年 9 月，由中华医学会心血管病学分会发布了《稳定性冠心病诊断与治疗指南》，该指南是对 2007 版的《慢性稳定性心绞痛诊断与治疗指南》进行了内容更新。近 10 年来，由于循证医学证据的持续更新，对于稳定性冠心病（stable coronary artery disease，SCAD）病理生理机制的认识、疾病的诊断方法及治疗手段有了更加深入的理解，在近年发布的新技术和新药物临床应用循证证据的基础上，充分采用中国人群流行病学和临床研究证据、结合国外研究结果及指南建议，结合我国实际情况，制定了本指南，为我国 SCAD 患者的诊治提供依据和原则，帮助临床医生做出医疗决策，对我国 SCAD 的防治工作起到了重要的指导作用。对比 2007 年指南，本指南主要有以下几点更新。

一、明确稳定性冠心病的概念

与 2007 版《慢性稳定性心绞痛诊断与治疗指南》不同，新版指南为“稳定性冠心病指南”，给出了稳定性冠心病的定义、诊断、危险分层及治疗方面的详细内容。本指南所指的 SCAD 包括 3 种情况，即慢性稳定性劳力型心绞痛、缺血性心肌病和急性冠状动脉综合征（acute coronary syndrome，ACS）之后稳定的病程阶段。以上均有共同的发病机制和病理生理基础（心外膜冠状动脉粥样硬化造成的固定狭窄），临床上症状稳定或无症状，在缺血治疗上有共同之处。新指南所指的 SCAD 不包括痉挛引起的心绞痛和微循环障碍引起的心绞痛。

首先从名称就可以发现新版指南所针对的是 SCAD，而不仅局限于稳定性心绞痛，SCAD 是一个更为广泛的概念，可以理解为除了 ACS 之外的冠状动脉粥样硬化导致的一系列综合征，从病理生理学角度来说，这 3 种情况是冠心病发展的不同阶段，这些临床表现稳定的情况与 ACS 并没有截然的界限，在临床治疗上具有一致性。这也决定了对于 SCAD 患者需要进行评估，根据患者的危险分层决定治疗策略，降低其进展为 ACS 的风险。因此该定义可以明确这一系列疾病治疗规范，一定程度地简化并易于推广稳定性冠心病治疗的治疗规范。

新版指南并没有采用“慢性冠状动脉综合征”这一概念，2019 年，欧洲心脏病学会（ESC）将颁布慢性冠状动脉综合征管理指南，以取代 2013 年的稳定性冠状动脉疾病管理指南。笔者认为指南所采用的 SCAD 的概念与“慢性稳定性冠状动脉综合征”具有很大程度上的一致性，但 SCAD 的概念更简单并有针对性，适合我国的实际情况，易于在基层医疗机构中开展并规范稳定性冠心病的治疗。

二、首次将验前概率用于稳定性冠心病的诊断

新版指南首次对有胸痛症状的患者推荐临床验前概率（pre-test probability,PTP）。根据胸痛性质（3 个等级）、性别、年龄（6 段）3 个参数，综合推断 SCAD 的 PTP，评估罹患 SCAD 的临床可能性。冠心病的高概率因素为男性、高龄和典型心绞痛。

PTP 可用于合理规划 SCAD 的诊断路径。对于左心室射血分数（LVEF）＜ 50%，并且胸痛典型者，建议直接行冠状动脉造影（CAG），必要时行血运重建。LVEF ≥ 50% 者，可根据 PTP 决定后续诊断路径：

（1）PTP ＜ 15%（低概率）：基本可除外心绞痛。

（2）15% ≤ PTP ≤ 65%（中低概率）：建议行运动负荷心电图作为初步检查。若诊疗条件允许进行无创性影像学检查，则优先选择后者。

（3）66% ≤ PTP ≤ 85%（中高概率）：建议行无创性影像学检查以确诊 SCAD。

（4）PTP ＞ 85%（高概率）：可确诊 SCAD，对症状明显者或冠状动脉病变解剖呈高风险者应启动药物治疗或有创性检查和治疗。

验前概率可以对负荷试验 / 影像学检查的诊断准确性产生影响，它是理论验后概率的重要决定因素。同一负荷试验 / 影像学检查，对于高验前概率患者，得到阳性结果的可以冠心病患者验后概率相当较高，正确诊断后的潜在收益提高，而阴性结果亦可相对可靠地排除冠心病，不必进行进一

步检查；对于低验前概率患者，得到阳性结果的可疑冠心病患者较少，正确诊断后的潜在收益小，但是各项检查的药物不良反应或电离辐射等潜在危险却同样存在。因此，正确使用验前概率评估指导可疑冠心病患者选择合适的负荷试验/影响学检查，能够提高检查的效率，避免不必以的检查，减少医疗费用。

三、细化了心肌缺血负荷试验及冠状动脉CTA对SCAD诊断的推荐

新版指南与2007年版指南相似，仍强调了负荷试验用于SCAD的诊断，并进一步细化了运动负荷心电图和负荷影像学检查的推荐，依据PTP对不同患者进行相应的负荷试验。新指南推荐对有心绞痛症状及中低PTP（15%～65%）的疑似SCAD患者，暂不服用抗缺血药物，首先行运动负荷心电图试验以协助诊断，除非患者不具备完成运动试验的能力，或心电图改变难以评估者（如左束支传导阻滞、预激综合征或心脏起搏器置入术者，Ⅰ类推荐，B级证据）。对65%＜PTP≤85%或LVEF＜50%无典型症状患者推荐首先负荷影像学检查以协助诊断，对静息心电图有ST段改变或可能影响负荷心电图波形解读的患者推荐负荷影像学检查（Ⅰ类推荐，B级证据）。并且指南强调，只要条件允许，建议行运动负荷试验，而非药物负荷试验。

运动负荷试验对诊断SCAD有重要价值，但负荷试验可能诱发严重心律失常、急性心肌缺血和心肌梗死，有报道运动负荷试验诱发心肌梗死和死亡的发生率为1/2500，国内不少医生对此项检查心存顾虑，另外由于负荷试验的敏感性及特异性均存在一定的不足，因此限制了负荷试验的进一步推广，但只要严格选择适应证及禁忌证，运动负荷试验总体上是安全的。

冠状动脉CTA由于操作的简便及结果的直观，更容易为医生和患者接受，近年来各级医院均大力开展，应用也越来越广泛。2007年指南中由于当时冠状动脉CTA技术尚不十分成熟，相关研究也比较缺乏，因此在指南中涉及较少。经过十余年的时间，随着技术与设备的发展和证据的积累，新版指南给出了更为明确的推荐。冠状动脉CTA作为无创评价手段得到越来越多的应用，其敏感性高，可达95%～99%，而特异性较低，为64%～83%。由于其敏感性高而特异性相对较低，因此建议用于SCAD中低可能性（冠心病可能性，PTP15%～65%）患者的排除诊断（Ⅱa类推荐，C级证据）。同时，对于中低可能性患者，如负荷试验的结果不能提供肯定性的结论或者患者有负荷试验的禁忌证，为了避免进行侵入性检查，如估计可获得清晰的影像，也可选择冠状动脉CTA（Ⅱa类推荐，C级证据）。若冠状动脉CTA未见狭窄病变，一般可不进行有创性检查。该指南不建议冠状动脉CTA用于经皮冠状动脉介入治疗(percutaneous coronary intervention, PCI)术后复查或者无任何冠状动脉疾病征象无症状个体的筛查（Ⅲ类推荐，C级证据）。

目前临床上似乎有过度应用冠状动脉CTA的趋势，而新指南对冠状动脉CTA的推荐优先程度低于负荷试验，新指南对冠状动脉CTA的应用能起到一定的规范作用。

四、强调对SCAD进行危险分层，并对SCAD患者进行再评估

冠心病危险评估和分层也是新指南明确强调的内容。危险分层方法包括临床情况、左心室功能、负荷试验和冠状动脉造影等。新版指南为危险分层提供了统一的标准：低风险是指年死亡率＜1%，中等风险指年死亡率1%～3%，高风险指年死亡率＞3%。危险分层可以进一步指导SCAD患者的治疗策略。新指南对危险分层的方法、标准进行了详细陈述，详细就无创性检查及冠状动脉造影检查用于危险分层做了详细的推荐，对临床工作具有很强的指导性。

同时，新指南首次就SCAD的长期动态评估做出了详细推荐，SCAD患者的病情可能长期稳定，也可能出现变化，此时往往需要进一步地评估，部分患者可能需要进行血运重建治疗。对首次评估为低危，但其危险程度可能发生了变化的患者，建议定期再次评估，以便准确掌握其病情变化。目的是早期发现转变为ACS及心功能变化等情况，以早期干预。指南指出，制定SCAD治疗方案的第1年，建议每4～6个月随访一次，其后随访间期延长至1年，已排除不稳定性冠心病的患者，如出现新发症状，建议行运动负荷心电图或负荷影像学检查。

五、关于稳定性冠心病的药物治疗推荐的更新

新指南仍强调药物治疗是SCAD的治疗基石，药物治疗包括改善预后药物[如抗血小板药物、调脂药、血管紧张素转化酶抑制剂和（或）血管紧张素

Ⅱ受体阻滞剂、β受体阻滞剂等］及缓解症状、改善缺血药物（如硝酸酯、β受体阻滞剂、钙通道阻滞剂、尼可地尔、曲美他嗪和伊伐布雷定等）。两类药物的合理搭配、达到优化的药物治疗是 SCAD 治疗的基础。新指南对尼克地尔和伊伐布雷定在改善症状方面做出了较高级别地推荐，指南中指出尼可地尔可用于治疗微血管性心绞痛，当使用β受体阻滞剂禁忌、效果不佳或出现不良反应时，可使用尼可地尔缓解症状（Ⅱa 类推荐，B 级证据）。在慢性稳定性心绞痛患者中，如不能耐受β受体阻滞剂或β受体阻滞剂效果不佳时，窦性心律且心率＞ 60 次 / 分的患者可选用此药物（Ⅱa 类推荐，B 级证据）。

近年来国内及国外抗血小板治疗新的循证医学证据层出不穷，依据新近的循证医学研究成果，新指南对抗血小板治疗做了较多更新。如置入药物洗脱支架后可接受双联抗血小板治疗 (DAPT)6 个月（阿司匹林 + 氯吡格雷）；能耐受 DAPT 且无出血并发症、其出血风险低而血栓风险高者，可考虑 DAPT（阿司匹林 + 氯吡格雷）＞ 6 个月而≤ 30 个月；择期 PCI 特定高风险的 SCAD 患者（如有支架血栓史或左主干支架置入）可考虑应用替格瑞洛联合阿司匹林；根据 PEGASUS 研究，既往 1 ～ 3 年有心肌梗死病史且合并至少 1 项以上缺血高危因素（＞ 65 岁、糖尿病、再梗死、多支病变、肾功能不全）的患者可考虑采用替格瑞洛 (60mg，2 次 / 日) 联合阿司匹林治疗，最长可至 36 个月。

六、稳定性冠心病患者的血运重建推荐

PCI 治疗 SCAD 的价值存在一定的争议，新指南强调，对强化药物治疗下仍有缺血症状及存在较大范围心肌缺血证据的 SCAD 患者，如预判选择 PCI 或冠状动脉旁路移植术 (coronary artery bypass grafting，CABG) 治疗的潜在获益大于风险，可根据病变特点选择相应的治疗策略。强调对 SCAD 是否考虑血运重建以及采用何种血运重建方法 (CABG 或 PCI)，必须建立在理性分析的基础上。

对左主干病变和多支病变患者治疗策略的选择，目前仍有争议，新指南对于左主干病变和多支病变患者的血运重建策略推荐，根据 SYNTAX 评分和 SYNTAX Ⅱ评分评估其中、远期风险，选择合适的血运重建策略。但对于此类患者，尤其对于左主干病变，由于 PCI 技术及药物洗脱支架等器械的不断改进，PCI 术后不良事件的发生率越来越低，近期研究认为 PCI 治疗不劣于 CABG，因此 PCI 治疗的适应证不断拓展，而且我国多数地区 PCI 技术的推广与发展较 CABG 更快，因此临床中对于复杂病变血运重建策略的制定应由包括心脏外科的心脏团队研究决定，同时在医学原则允许的情况下也要考虑患者意愿。

FAME 和 FAME-2 研究奠定了血流储备分数 (fractional flow reserve, FFR) 指导（生理学指导）的 PCI 治疗的地位，近年来欧美多项指南均提高了 FFR 指导 PCI 治疗的推荐。过去多年来研究未能显示对稳定性冠心病患者血运重建可减少死亡和心肌梗死发生。最近研究表明，FFR 指导的介入治疗与药物治疗相比，能够降低患者心绞痛事件发生率，提高患者生存质量，减少急性血运重建，降低自发心肌梗死事件发生率。随着随访时间的延长，介入治疗的获益越显著；生理学诊断的狭窄病变缺血越明显，介入治疗的获益越大。新指南指出，在临床实践中对冠状动脉造影显示临界狭窄而未获得无创检查缺血证据者，均建议行 FFR 检查，仅处理 FFR ≤ 0.80 的缺血病变。对有典型心绞痛症状或无创性检查有心肌缺血证据的患者，建议以 CAG 显示的心外膜下冠状动脉病变的直径狭窄程度和（或）FFR 作为是否干预的决策依据。病变直径狭窄≥ 90% 时，可直接干预；当病变直径狭窄＜ 90% 时，建议仅对有相应缺血证据，或 FFR ≤ 0.8 的病变进行干预。

虽然 FFR 指导 PCI 治疗的理念已为心血管介入医师广泛接受，但目前限于国内实际情况，如设备、检查费用、腺苷药物的不良反应等，目前 FFR 的应用仍不普遍，常规开展 FFR 检查的中心较少，因此能够参照指南实行存在一定的困难，还需要包括政府和心血管介入医师的共同努力，进一步推广并常规实施 FFR 检查。

七、推荐加强危险因素管理

危险因素的管理往往为临床心血管医师忽视，但对 SCAD 患者控制危险因素（如血压、血脂、血糖、体重，戒烟、限酒）至关重要，新指南用了较大篇幅做了具体推荐。二级预防和危险因素管理贵在达标和坚持，在患者随诊时医生应予以特殊关注。除了危险因素的控制外，新指南还对体育锻炼做了具体推荐，康复治疗对改善患者生活质量和预后有重要意义，近年来已逐渐引起重视。新指南推荐首

诊时发现具有缺血风险的患者参与医学监督项目(如心脏康复)和由医生指导下基于家庭的锻炼项目（I类推荐，A级证据)，坚持适度的有氧运动是体力康复的核心，应在医生指导下根据缺血程度确定运动强度和方式。对缺血较重及血运重建治疗后的系统康复应在有经验的医生指导下或在康复中心进行。

新版指南在2007年指南的基础上，结合最新的循证医学证据和我国国情，将进一步规范SCAD临床诊疗行为，有助于医生为患者提供更优质的诊疗方案，使广大心血管疾病患者及医务工作者受益，提高我国SCAD的诊治水平。

（钱菊英　陆　浩）

参考文献

[1] 中华医学会心血管病学分会介入心脏病学组，中华医学会心血管病学分会动脉粥样硬化与冠心病学组，中国医师协会心血管内科医师分会血栓防治专业委员会，等．稳定性冠心病诊断与治疗指南．中华心血管病杂志 ,2018,46(9): 680-694.

[2] 中华医学会心血管病学分会，中华心血管病杂志编辑委员会．慢性稳定性心绞痛诊断与治疗指南．中华心血管病杂志 ,2007,35(3):195-206.

[3] Montalescot G, Sechtem U, Achenbach S, et al. 2013 ESC guidelines on the management of stable coronary artery disease: the Task Force on the management of stable coronary artery disease of the European Society of Cardiology. Eur Heart J, 2013, 34(38): 2949-3003.

[4] Fihn SD, Gardin JM, Abrams J, et al. 2012 ACCF/AHA/ACP/AATS/PCNA/SCAI/STS guideline for the diagnosis and management of patients with stable ischemic heart disease: a report of the American College of Cardiology Foundation/American Heart Association task force on practice guidelines, and the American College of Physicians, American Association for Thoracic Surgery, Preventive Cardiovascular Nurses Association, Society for Cardiovascular Angiography and Interventions, and Society of Thoracic Surgeons. Circulation, 2012, 126(25): e354-471.

[5] 中华医学会心血管病学分会介入心脏病学组，中国医师协会心血管内科医师分会血栓防治专业委员会，中华心血管病杂志编辑委员会．中国经皮冠状动脉介入治疗指南 (2016). 中华心血管病杂志 , 2016, 44(5):382-400.

[6] 中国成人血脂异常防治指南修订联合委员会．中国成人血脂异常防治指南 (2016 年修订版)[J]. 中华心血管病杂志 , 2016, 44(10): 833-853.

[7] Bonaca MP, Bhatt DL, Cohen M, et al. Long-term use of ticagrelor in patients with prior myocardial infarction. N Engl J Med, 2015, 372(19): 1791-1800.

[8] Glacoppo D, Colleran R, Casses S, et al. Percutaneous Coronary Intervention vs Coronary Artery Bypass Grafting in Patients With Left Main Coronary Artery Stenosis: A Systematic Review and Meta-analysis. JAMA Cardiol. 2017, 2(10): 1079-1088.

[9] Xaplanteris P, Fournier S, NHJ P, et al. Five-year outcomes with PCI guided by fractional flow reserve. N Engl J Med, 2018,379(3):250-259.

35. 抗肿瘤治疗相关心脏毒性的药物保护研究进展

心血管疾病和恶性肿瘤是对公共健康造成极大负担的两类疾病。据估计，目前美国约有 1500 万人患心血管疾病、1400 万人有肿瘤史。这两类疾病有着诸多共同的危险因素和生物学机制，随着人口老龄化，心血管疾病和恶性肿瘤已进入临床交叉状态，催生出一门蓬勃发展的新学科——肿瘤心脏病学（Cardio-Oncology)。肿瘤心脏病学的范围包括：心血管疾病患者复又罹患肿瘤的、恶性肿瘤患者和因肿瘤治疗而面临心血管病变风险的、恶性肿瘤患者及其幸存者逐步发展为显性心血管疾病的、同时也涵盖各种原发与继发的心脏良恶性肿瘤患者。

与肿瘤治疗相关的心血管损害常被称为心脏毒性。心脏毒性不仅指心力衰竭和左心室功能不全，还有包括许多其他损害，如高血压、心肌缺血、心律失常、肺动脉高压、心包疾病、瓣膜疾病、外周血管疾病及动静脉栓塞等。

当今抗肿瘤治疗引起心脏毒性的发生率不断增加，这其中原因很多。首先，目前的肿瘤患者接受的都是优化的治疗方案，患者生存期延长，肿瘤治疗相关的迟发效应就能越来越多地被观察到。其次，肿瘤治疗手段正迅速发展，新药的发展方向愈来愈多地应用“靶向”策略，而靶向药物所针对的“靶点”会对一些基本信号通路造成影响，而这些信号通路对维持心肌和内皮细胞的功能和稳态来说也是必需的。

为此，心血管医师必须关注和了解与常用肿瘤化疗药物、靶向治疗、激素治疗以及放射治疗相关的心血管病变的流行病学、临床表现和病理生理学特点；此外，本章重点探讨药物保护制剂对抗肿瘤相关心脏毒性的作用及研究进展。

一、抗肿瘤治疗与心脏毒性

当前所有的抗肿瘤治疗措施均可引发不同程度的心脏毒性，除了常见的传统化疗药物及新兴的靶向治疗药物之外，内分泌治疗及放射治疗等也会对心血管造成损伤。

（一）以蒽环类药物为代表的传统化疗药物

蒽环类药物（anthracyclines）增加患者心脏毒性的风险较为肯定，主要表现为心力衰竭和左室收缩功能障碍。美国心脏病学会和美国心脏协会的心力衰竭指南把暴露于蒽环类等具有心脏毒性药物的情况归类为心力衰竭 A 阶段。基于目前的认识，心脏毒性分为急性、亚急性和慢性。急性心脏毒性在治疗的早期即出现，通常比较罕见（≈ 1%)，表现为心律失常、心电图改变、心包炎，也有可能出现重症心肌炎和心力衰竭。亚急性心脏毒性（通常发生在治疗后一年内）和慢性（或迟发性）心脏毒性的发生率更高，不同文献报道的发生率相差很大，为 1.6% ～ 23%。迟发性心脏毒性在治疗后的 10 ～ 20 年发生，可能发生在额外的应激刺激（或称“第二次打击”）之后。

一项对 2625 名接受蒽环类药物治疗的肿瘤患者进行的为期 5.2 年（四分位间距 IQR 2.6 ～ 8.0 年）的心脏超声监测随访研究（分别对基线水平、化疗期间及化疗结束后 1 年内每 3 个月、随后 4 年内每 6 个月、之后每年 1 次进行监测）指出了以下问题：心脏毒性的总发生率，即左心室射血分数（LVEF）相比基线下降 10%，LVEF ＜ 50% 的发生率为 9%；98% 的病例在化疗结束后 1 年内检测到心脏毒性，发生心脏毒性的中位时间为采用蒽环类药物治疗结束后的 3.5 个月（IQR，3 ～ 6 个月）；有 5 名患者的心脏毒性在治疗结束后 5.5 年后才被监测到。化疗结束时，患者的 LVEF 以及蒽环类药物的累积剂量与心脏毒性的风险独立相关。这些患者中仅有少数住院治疗，大部分为门诊随访。所有发生心脏毒性的患者都立即开始接受抗心力衰竭措施，其中 82% 的患者 LVEF 完全或部分恢复。这些研究结果提示我们，在化疗完成后有必要对患者的心功能进行监测和筛选，尽管有观点认为此类 LVEF 下降不可逆转，但实际上早期的药物干预对 LVEF 的恢复可能还是有所帮助的。

蒽环类药物引发心脏毒性的基本机制有如下几种解释。第一，通过阿霉素醌环的氧化还原、蒽环 - 铁复合物的形成以及拓扑异构酶 -2β（Top2β）的抑制而形成活性氧（ROS)、增强氧化应激。第二，蒽环类药物可造成钙通道受损和细胞内隔离，从而影响心肌细胞的舒张、使心脏祖细胞数量减少，并改变神经核蛋白（NRG）/ErbB 信号传导途径。在这些潜在的机制中，最广为提及和被认可的机制是ROS 的形成，从而导致心肌细胞和内皮细胞的氧化应激和损伤。蒽环类药物的醌基进入细胞并进行氧化还原循环，通过涉及线粒体呼吸链的酶途径以及涉及蒽环类与细胞内铁的直接相互作用的非酶途径而产生自由基。蒽环类铁复合物的有毒的羟基自由基起到细胞毒性信使的作用，最终导致线粒体功能受损、细胞膜受损以及细胞毒性。一氧化氮合酶（NOS）也参与了蒽环类介导的活性氮的产生，加剧了亚硝化应激。

（二）靶向治疗

在过去这几年中，对一些恶性肿瘤的治疗策略发生了极大变化，出现了我们现在所说的靶向治疗。传统的化疗药物作用于大多数细胞共有的基本细胞过程，而靶向治疗针对的是肿瘤细胞中特有的失调的因子。人们希望通过这种方法减少传统化疗药物的毒性（如脱发、胃肠道毒性、骨髓毒性等），同时更有效地控制肿瘤。然而，一些靶向药物如 ErbB 拮抗剂（曲妥珠单抗等）也具有一定的心脏毒性。

曲妥珠单抗（trastuzumab）是一种人源化的单克隆抗体，它与人表皮生长因子受体 2（HER2）的子域Ⅳ结合，阻断 HER2 的切割而发挥抗肿瘤效应，产生抗体依赖的、细胞介导的细胞毒作用，并且抑制非配体依赖的、由 HER2 介导的信号通路，进而影响下游的信号传导，如：磷酸肌醇三激酶（PI3K）、丝氨酸 / 苏氨酸特异性蛋白激酶 Akt、丝裂原活化蛋白激酶（MAPK）、胞外信号 – 调节激酶 1/2（ERK1/2）以及雷帕霉素的作用靶点（mTOR）等。曲妥珠单抗还具有抗血管生成作用。

Ⅲ期临床试验表明，使用曲妥珠单抗发生严重心力衰竭的风险很低，在 1.7% ～ 4.1%，但 LVEF 下降的风险较大，为 7.1% ～ 18.6%。因此，美国 FDA 建议在曲妥珠单抗治疗期间，应每 3 个月进行一次心脏监测。但患者对于心脏监测的依从性较低，一些临床医生也倾向于只在高危人群中进行监测。这一现状亟需改变，大型回顾性分析表明，采用曲妥珠单抗治疗的患者的心力衰竭和心肌病的发病率可能更高。例如，对 SEER 患者的分析显示，使用蒽环类药物和曲妥珠单抗联合治疗 3 年后心力衰竭发生率为 41.9%；在 Cancer Research Network 中，这种联合治疗所致心力衰竭和（或）心肌病的发病率为 20.1%。安大略省肿瘤登记处的数据表明，3 ～ 5 年内重大心血管事件（心力衰竭住院、急诊就诊或因心血管疾病死亡）的发生率为 4.8% ～ 5.2%。与单用曲妥珠单抗治疗的患者相比（危险比：1.76，95% 可信区间：1.19 ～ 2.60），序贯使用蒽环类药物与曲妥珠单抗治疗的患者发生心力衰竭的风险相应增大（危险比 3.96，95% 可信区间为 3.01 ～ 5.22）。心力衰竭和心肌病的发生风险在序贯使用蒽环类药物和曲妥珠单抗的情况下最大，同时，肥胖、基线 LVEF 低、高血压、糖尿病、抗高血压治疗和年龄增大也是其危险因素。

值得引起关注的是，曲妥珠单抗治疗导致的 LVEF 下降通常发生在治疗期间，且多数是可逆的。但目前尚缺乏有力的证据来证明蒽环类药物和曲妥珠单抗所致心脏毒性的生物学基础和临床表现确有不同；且并非所有曲妥珠单抗所致 LVEF 下降均为可逆。在一项Ⅲ期有关曲妥珠单抗的随机临床试验 HERA 中，20% ～ 30% 的患者 LVEF 没有恢复，而且，有些患者在最初恢复后又出现了 LVEF 的下降。与之相反，蒽环类药物所致 LVEF 的下降却反而被发现有些能够恢复。另外，药物剂量延迟和中断也与总体生存率的降低有关，这说明了肿瘤治疗中给药方式的重要性。观察表明，暂停治疗和（或）应用心脏药物（例如 ACEI 和 β 受体阻滞剂）与左室功能的恢复相关。着重反映左室大小和功能的随访数据则显示，左心室大小、收缩末期容积、超声心动图斑点追踪显像测量的纵向和周向应变、心室动脉血管协同（后负荷）的测值与 LVEF 的下降和左室功能恢复独立相关。

二、抗肿瘤治疗前后心脏保护制剂的研究现状

目前已有大量研究正在探索传统治疗心力衰竭和心肌病的药物的潜在心脏保护作用，包括右雷佐生、β 受体阻滞剂、ACEI/ARBs、醛固酮拮抗剂和三羟基三甲基戊二酸单酰辅酶 A（HMG-CoA）还原酶抑制剂等。这些药物可应用于成人及儿童肿瘤患者抗肿瘤治疗之前、期间或者之后。不过，目前对于这些药物心脏保护作用的研究规模都比较小。

（一）右雷佐生

已有一种针对蒽环类药物心脏毒性的保护制剂（右雷佐生，Dexrazoxane，一种乙二胺四乙酸螯合

剂的衍生物）被用于儿童肿瘤患者，不过目前美国FDA还没有批准这一适应证。右雷佐生通过多种机制发挥心脏保护作用。其中一个可能的机制是，右雷佐生通过从多柔比星-铁复合物中结合并除去游离和结合的铁，以阻止ROS产生。也有人认为，右雷佐生能抑制Top2β，而如前文所述，Top2β被认为介导了蒽环类药物心脏毒性。在儿童和成人中进行的多项临床试验评估了右雷佐生的作用，总体数据表明心力衰竭和LVEF及节段收缩下降的发生率有所降低。不过，右雷佐生的使用仍受到限制，主要是由于它可能增加包括急性髓系白血病和骨髓增生异常综合征在内的恶性血液病的风险。

（二）β 受体阻滞剂

β受体阻滞剂也是受到较多关注的一类药物。尽管目前β受体阻滞剂对心血管保护作用的确切机制尚未完全得到阐述，但其能够降低心力衰竭患者的死亡率，近几年也被应用于减少化疗引起的心脏毒性作用。某些β受体阻滞剂（如卡维地洛，尼必伏洛）抑制β肾上腺素能受体介导的G蛋白偶联受体信号通路，而保留负调节蛋白β-arrestin的招募和ErbB1的激活。β抑制蛋白的心脏保护作用，在长期儿茶酚胺刺激下，通过ErbB1受体激活促生存信号通路，其下游介质可减弱蒽环类药物诱导的心脏毒性作用。

卡维地洛，特别是非选择性β受体阻滞剂和具有抗氧化作用的 α_1 肾上腺素能拮抗剂，可以减少蒽环类药物诱导的心血管毒性。同时卡维地洛还通过减少氧化应激反应和细胞凋亡，从而保护细胞减轻阿霉素诱导的心脏毒性。一项卡维地洛与阿替洛尔的比较研究，阿替洛尔是一种无抗氧化性的β1选择性拮抗剂，结果显示卡维地洛能防止线粒体损伤并减少阿霉素对心脏组织病理学变化的影响。这可能说明卡维地洛的抗氧化活性，而不是其β受体阻断作用，使其拥有心脏保护作用。

蒽环类药物可能通过肌联蛋白水解和影响细胞内集钙作用，从而导致心脏舒张功能下降。而β受体阻滞剂可以预防心肌钙超载，从而改善心脏舒张功能。一个小型随机对照研究显示，蒽环类药物的起始，对照组较卡维地洛组出现LVEF下降，并在6个月时出现舒张功能减退。最新的OVERCOME研究数据（依那普利和卡维地洛预防接受化疗治疗的恶性血液病患者左心室功能不全），结果显示卡维地洛联合依那普利可能有助于预防蒽环类药物诱导的心脏毒性，但与安慰剂相比，LVEF、死亡率、心力衰竭发生率无明显统计学意义。Prada研究（预防新辅助化疗乳腺癌患者的心功能障碍）表明β受体阻滞剂可减轻接受蒽环类药物化疗的乳腺癌患者的早期心肌损伤，但其是否具有长期的降低心力衰竭发生风险的作用尚不明确。

奈比洛尔（nebivolol）是第三代选择性β1受体阻滞剂，可以通过一氧化氮途径介导的外周血管扩张，起到额外的心脏和血管保护作用。同时奈比洛尔还能提供抗氧化作用。一项临床研究证明，对于接受蒽环类药物治疗的乳腺癌患者，预防性使用奈比洛尔6个月后，未观察到任何LVEF下降和BNP的升高。另外，β受体阻滞剂可以增加ERK激活从而预防索拉非尼（sorafenib）引起的心脏毒性。

传统的ACEI和β受体阻滞剂已证明可以改善心肌能量学，从而部分起到心脏保护作用。受损的心肌能量学可能与舒尼替尼（sunitinib）引起的心脏功能障碍有关，说明促进改善心肌能量学或许能让化疗毒性相关的心肌获益。主动引入AMPK进入心肌细胞，导致这部分细胞对舒尼替尼诱导的细胞凋亡具有耐受性，说明AMPK活性可能减弱舒尼替尼诱导的心脏毒性。

非随机数据表明，ACEI和β受体阻滞剂有益于恢复曲妥珠单抗引起的LVEF恶化。一项回顾性研究提示对于接受曲妥珠单抗治疗患者，联合ACEI和β受体阻滞剂治疗12个月与患者LVEF的恢复直接关联。不过需要大规模随机对照研究的数据，以便明确开始服用这些药物的时间，以及告知如何能使这部分患者从该类药物中最大受益。目前已有多项研究正在进行之中。

（三）ACEI 与 ARB

蒽环类药物引发的迟发性心脏毒性对儿科肿瘤治愈后长期生存患者的影响尤其值得重视，而大多数患者在突发急性充血性心力衰竭或肺水肿前并没有明显的临床表现。迟发性心脏毒性导致的心排血量减少，激活RAAS，导致全身血管阻力及左室壁应力（LVESWS）增加，使心脏代偿性做功陷入恶性循环，最终引发心力衰竭。因此，不少专家建议采用ACEI降低无症状急性心力衰竭的发生率，并认为ACEI可以降低患者在接受蒽环类药物治疗过程中的LVESWS，从而减缓心功能不全的发展。Silber等的双盲临床随机对照试验以依那普利作为ACEI类药物的代表，以最大心指数（MCI）和LVESWS作为评价心功能的主要指标，结果发现，依那普利组的 MCI 年变化率与对照组没有明显差异，而两组 LVESWS 改变有明显差异。美托洛尔在这些小规模研究中疗效并不显著，但若与 ACEI 联用，则对减缓恶性血液病患者 LVEF 下降具有中等成效。依那普利不能预防化疗期间 LVEF 下降，但能够降低 TnI 水平升高患者接受高剂量化疗 1 个月后的心血管事件风险。

最近发表的两项随机安慰剂对照试验研究了 ARBs 在接受蒽环类药物化疗的乳腺癌患者中的作用，研究人群包括单独应用蒽环类药物以及联合应用曲妥珠单抗的患者。其中较小的一项研究样本量为 130 例，这项研究得出的结论是坎地沙坦可轻微减少患者 LVEF 下降的比例（约为 2%）。另一项样本量较大的试验则纳入了 206 例接受蒽环类药物化疗及曲妥珠单抗治疗的乳腺癌患者。与对照组相比，坎地沙坦组患者的心血管事件或 LVEF 下降的程度没有明显的差异。

（四）醛固酮拮抗剂

一项醛固酮拮抗剂对于化疗后心肌保护作用的研究显示，83 例接受蒽环类药物治疗的乳腺癌患者随机分为螺内酯（spironolactone）组或安慰剂组。在至少 24 周的治疗期间，包括含蒽环类药物治疗方案完成后 3 周，螺内酯能保护心肌缩和舒张功能。此外，一项小型研究显示，螺内酯可改善接受蒽环类药物化疗患者的 LVEF 与舒张功能测值。

（五）3- 羟基 -3 甲基戊二酰辅酶 A 还原酶抑制剂

氧化应激是介导环境毒性到多级致癌物的关键过程。他汀类药物具有多效性，包括抗氧化和抗炎作用。一项对 628 例乳腺癌患者的回顾性队列研究显示，用曲妥珠单抗治疗乳腺癌患者，不间断应用他汀类药物具有心脏保护和抗心力衰竭效应。HMG-CoA 还原酶抑制剂与减缓血液恶性肿瘤患者的 LVEF 的下降程度有关，而它在蒽环类化疗肿瘤患者中的作用还在研究中。

（六）其他药物

维生素 E 能否保护心脏免受蒽环类药物的毒害一直有争议，不同条件下的急慢性临床试验往往取得截然相反的结果。虽然维生素 E 在体外有强抗氧化能力，但在动物实验和临床试验中未能证实。此外，维生素 E 对线粒体功能的保护作用较弱。

银杏叶提取物 EGb761 因具有清除氧自由基、抑制膜脂质过氧化的作用而广泛用于治疗心脑血管疾病。易善永等发现，接受多柔比星化疗的乳腺癌患者中，用 EGb761 预处理者的心电图异常发生率远低于未用 EGb761 预处理者。

西红花中的主要成分西红花苷（crocin）是否能减轻阿霉素引起的心脏毒性目前尚不明确。一项研究评估西红花苷对阿霉素诱导的大鼠心脏毒性的影响。结果表明西红花苷可以明显改善阿霉素引起的心脏损伤、心肌结构改变和心室功能。同时，西红花苷对阿霉素体外抗肿瘤活性无影响。

非二氢吡啶钙通道拮抗剂，如维拉帕米或地尔硫䓬，应避免和如索拉非尼和舒尼替尼使用。因为这些药物抑制细胞色素 p450 3a4 代谢途径及血管内皮生长因子，引起血浆抗血管生成药物浓度增加。

三、针对化疗相关心脏毒性的保护制剂的大规模临床试验研究进展

迄今为止，最大规模的探究 β 受体阻滞剂用于预防化疗相关心肌毒性的前瞻性临床试验为 CECCY 研究。自 2013 年 4 月～ 2017 年 1 月，CECCY 研究共计纳入了 192 例因 HER2 阴性乳腺癌接受化疗且 LVEF 正常的成年患者。排除标准包括：不能规律评估心功能者，既往放化疗史，入组时已有心力衰竭症状，既往心肌病、冠心病或中 - 重度瓣膜病史，日常应用 ACEI/ARB 或 β 受体阻滞剂，有 β 受体阻滞剂应用禁忌及 HER2 阳性患者。随机分为卡维地洛组和安慰剂组（各 96 例），接受蒽环类（240 mg/m^2）药物化疗，随访 6 个月。主要终点为超声心动图测量的 LVEF 较基线下降超过 10%，次要终点包括 cTnI、BNP 水平升高和心力衰竭舒张功能障碍。结果显示，卡维地洛组与安慰剂组在主要终点事件发生率方面并无显著统计学差异（卡维地洛 14.5% vs 安慰剂 13.5%，P=1.00），但卡维地洛组 cTnI 升高（P=0.003）及心室舒张功能障碍（P=0.039）的发生率较安慰剂组明显减少。随访过程中，两组患者 BNP 水平和临床不良事件发生率无差异。

这一结果似乎有些令人失望，因为蒽环类药物相关心肌毒性主要表现为左室收缩功能下降和左心室扩张，而 CECCY 研究未发现卡维地洛对 LVEF 和左室内径具有统计学意义的保护作用。但是，既往研究提示，蒽环类药物对心功能的损害可能是从影响左室的松弛功能开始的，继而出现 LVEF 下降，最终导致心力衰竭症状出现。CECCY 研究在乳腺癌化疗患者中观察到卡维地洛对心室舒张功能是具

有保护作用的，这提示β受体阻滞剂对于延缓症状性心力衰竭发生还是起到了积极作用。另外，作为体现心肌损伤的敏感指标，肌钙蛋白水平的变化在两组中也具有显著差异，卡维地洛对于心肌的保护作用显然对保留患者的心室功能有所助益。

另外一项前瞻性、双盲、安慰对照、大型社区随机研究评估了行一年曲妥珠单抗治疗的早期乳腺癌患者的心脏毒性比率，随访时间为 2 年。自接受曲妥珠单抗治疗第 1 天起，将其随机分入每天一次赖诺普利 10mg，卡维地洛 10mg 组或安慰剂组，共计 52 周。50% 患者曾经或正在接受蒽环类药物为基础的化疗。心脏毒性定义为随访中 LVEF 较基线下降至少 10%，或随访中 LVEF 低于 50% 的患者，LVEF 下降至少 5%。主要研究终点为 52 周曲妥珠单抗治疗期间和治疗完成后 1 年的心脏毒性率。次要研究终点包括毒性、耐受性、生活质量、BNP、肌钙蛋白等。

该研究纳入了 468 例符合条件的患者，189 例患者接受了蒽环类药物治疗，每 12 周评价一次心脏功能，在整个研究人群和非蒽环类组患者中，曲妥珠单抗中断应用的数量上并无差异。三组患者心脏不良事件的发生率相似：卡维地洛治疗患者、赖诺普利治疗患者、安慰剂治疗患者心脏不良反应发生率分别为 29%、30% 和 32%。在接受曲妥珠单抗和蒽环类药物治疗的队列研究中，安慰剂组的心脏事件发生率较高（47%），而赖诺普利（37%）和卡维地洛（31%）组的心脏事件发生率均降低。曲妥珠单抗治疗的中断在安慰剂组的心脏事件发生率为 40%，而赖诺普利组为 23%，卡维地洛组为 20%，与安慰剂相比，卡维地洛和赖诺普利均可显著降低的 LVEF 从基线的变化。此研究的结果提示在接受曲妥珠单抗和蒽环类药物的 HER-2 阳性乳腺癌患者中，治疗期间应用赖诺普利和卡维地洛均可降低患者的心脏毒性，但对未应用蒽环类药物的曲妥珠单抗治疗患者效果不明显；而使用赖诺普利或卡维地洛还可以帮助一些可能从蒽环类药物中获益的患者使用蒽环类药物，且同时也不会影响曲妥珠单抗治疗。

四、展望

肿瘤心脏病学是一门持续发展的学科。肿瘤和心血管疾病仍然为常见疾病，因此对肿瘤患者进行专门心血管医疗照顾的需求还将继续增长。肿瘤存活人数正不断增加，新的肿瘤疗法正不断出现，其造成的亚临床心功能损害和明显的心毒性影响不容忽视。

面对这种情况，我们需要：①提高我们对基本病理生理机制的认识；②将这些认识转化为肿瘤治疗和心脏保护的策略；③了解肿瘤治疗引起心脏毒性和心血管重构的自然病程；④建立强有力的机制来识别心血管疾病高危的肿瘤患者；⑤使治疗的实施个体化，以最大限度地提高肿瘤治疗的疗效，并最大限度地减少心脏毒性（表 1）。这需要心脏科医生、肿瘤科医生、医疗卫生行业从业者、患者以及国家医疗卫生系统的共同努力，积极并坚持开展相关临床和科研工作，获得强有力的循证医学证据，建立起肿瘤心脏病学的框架，弥补现今这一领域认识上的欠缺，为患者提供安全有效的个体化的治疗。

表 1　肿瘤治疗相关心脏毒性

药物	心脏毒性	注释
蒽环类药物		
阿霉素，柔红霉素，表阿霉素，去甲氧柔红霉素，米托蒽醌	心律失常，心肌病，心力衰竭	危险因素包括蒽环类药物的累积剂量（低剂量时性别因素与其相关）、其他心血管危险因素及心血管疾病、其他心脏毒性治疗包括放疗及曲妥珠单抗
紫杉醇类药物		
紫杉醇	心律失常，心肌缺血	可能增加蒽环类药物基于药代动力学的心脏毒性风险
烷化剂		
环磷酰胺	心包炎，心律失常	少见，心血管并发症仅见于大剂量使用时
顺铂，卡铂，奥沙利铂	内皮功能障碍，动脉血管痉挛，高血压	

续表

药物	心脏毒性	注释
抗代谢药物		
5- 氟尿嘧啶，卡培他滨	冠状动脉痉挛，心肌缺血，心肌梗死，心电图改变，猝死	可能与内皮损伤、血管收缩以及血管痉挛有关，常使用硝酸酯类及钙通道阻滞剂治疗
单克隆抗体酪氨酸激酶抑制剂		
贝伐单抗	高血压，心肌病，心力衰竭，血栓	心肌病与心力衰竭少见
曲妥珠单抗	心肌病，心力衰竭	与蒽环类联用时心肌病及心力衰竭的风险增加；高血压、肥胖以及基线 LVEF 临界值亦为其危险因素；多数 LVEF 降低可逆，但在约 20% 的患者中其下降不可逆
帕妥珠单抗	心肌病，心力衰竭	心肌病及心力衰竭的危险因素仍未完全明确，但其心脏毒性不容忽视
蛋白酶体抑制剂		
硼替佐米	心肌病，心力衰竭及水肿	可逆蛋白酶体抑制剂
卡非唑米	心肌病，心力衰竭及水肿	不可逆蛋白酶体抑制剂，心脏毒性的发生率更高
小分子酪氨酸激酶抑制剂		
舒尼替尼	高血压，心肌病，心力衰竭及血栓形成	高血压的发生时间较早；后负荷与心肌病之间的关系尚待进一步研究
索拉非尼	高血压，心肌病，心肌缺血，血栓形成	与高血压及心肌缺血有关
伊马替尼	心肌病，水肿，心包积液	心肌病的发生率非常低
尼洛替尼	外周血管疾病与缺血性心脏病	
帕纳替尼	外周血管疾病与缺血性心脏病	
达沙替尼	肺动脉高压，心包积液	
免疫调节剂		
沙利度胺	水肿，血栓形成，心律失常	
来那度胺	水肿，血栓形成，心律失常	
免疫检查点抑制剂	心肌炎	
雄激素阻断疗法		
亮丙瑞林、戈舍瑞林、曲普瑞林、氟他胺、比卡鲁胺	代谢综合征，心肌缺血，冠心病	
雌激素受体调节剂		
他莫昔芬	血栓形成	影响血脂
芳香化酶抑制剂（阿那曲唑，来曲唑，依西美坦）	高胆固醇血症，高血压，心律失常，瓣膜病，心包炎	
放疗		
	瓣膜病，心包疾病，血管病，心肌缺血，冠心病，心肌病，心力衰竭	心血管事件发生时间通常比较晚，但心功能及灌注的异常可在早期发现

（马元吉　程蕾蕾）

参考文献

[1] Bloom MW, Hamo CE, Cardinale D, et al. Cancer Therapy-Related Cardiac Dysfunction and Heart Failure: Part 1: Definitions, Pathophysiology, Risk Factors, and Imaging. Circ Heart Fail, 2016, 9(1):e002661.

[2] Cardinale D, Colombo A, Bacchiani G, et al. Early detection of anthracycline cardiotoxicity and improvement with heart failure therapy. Circulation, 2015, 131(22):1981-1988.

[3] Ky B, Vejpongsa P, Yeh ET, et al. Emerging paradigms in cardiomyopathies associated with cancer therapies. Circ Res, 2013, 113(6):754-764.

[4] Hahn VS, Lenihan DJ, Ky B. Cancer therapy-induced cardiotoxicity: basic mechanisms and potential cardioprotective therapies. J Am Heart Assoc, 2014, 3(2):e000665.

[5] Procter M, Suter TM, de Azambuja E, et al. Longer-term assessment of trastuzumab-related cardiac adverse events in the Herceptin Adjuvant (HERA) trial. J Clin Oncol, 2010, 28(21):3422-3428.

[6] Advani PP, Ballman KV, Dockter TJ, et al. Long-Term Cardiac Safety Analysis of NCCTG N9831 (Alliance) Adjuvant Trastuzumab Trial. J Clin Oncol, 2016, 34(6):581-587.

[7] Dang C, Guo H, Najita J, et al. Cardiac Outcomes of Patients Receiving Adjuvant Weekly Paclitaxel and Trastuzumab for Node-Negative, ERBB2-Positive Breast Cancer. JAMA Oncol, 2016, 2(1):29-36.

[8] Aurit Sarah J, Devesa Susan S, Soliman Amr S, et al. Inflammatory and other breast cancer incidence rate trends by estrogen receptor status in the Surveillance, Epidemiology, and End Results database (2001-2015). Breast Cancer Res. Treat., 2019, undefined: undefined.

[9] Chen J, Long JB, Hurria A, et al. Incidence of Heart Failure or Cardiomyopathy After Adjuvant Trastuzumab Therapy for Breast Cancer. J Am Coll Cardiol, 2012, 60(24):2504-2512.

[10] GoldharHA, YanAT, KoDT, et al. The Temporal Risk of Heart Failure Associated With Adjuvant Trastuzumab in Breast Cancer Patients: A Population Study. J Natl Cancer Inst, 2016, 108(1).

[11] Hamo CE, Bloom MW, Cardinale D, et al. Cancer Therapy-Related Cardiac Dysfunction and Heart Failure: Part 2: Prevention, Treatment, Guidelines, and Future Directions. Circ Heart Fail, 2016, 9(2):e002843.

[12] Nohria A. Beta-adrenergic blockade for anthracycline- and trastuzumab-induced cardiotoxicity: is prevention better than cure? Circ Heart Fail, 2013, 6:358-361.

[13] Erickson CE, Gul R, Blessing CP, et al. The beta-blocker nebivolol is a grk/beta-arrestin biased agonist. PLoS One, 2013, 8:e71980.

[14] Kim IM, Tilley DG, Chen J, et al. Beta-blockers alprenolol and carvedilol stimulate beta-arrestin-mediated egfr transactivation. Proc Natl Acad Sci U S A, 2008, 105:14555-14560.

[15] Arozal W, Watanabe K, Veeraveedu PT, et al. Protectiveeffect of carvedilol on daunorubicin-induced cardiotoxicity and nephrotoxicity in rats. Toxicology, 2010, 274:18-26.

[16] Spallarossa P, Garibaldi S, Altieri P, et al. Carvedilol prevents doxorubicin-induced free radical release and apoptosis in cardiomyocytes in vitro. J Mol Cell Cardiol, 2004, 37:837-846.

[17] Oliveira PJ, Bjork JA, Santos MS, et al. Carvedilol-mediated antioxidant protection against doxorubicin-induced cardiac mitochondrial toxicity. Toxicol Appl Pharmacol, 2004, 200:159-168.

[18] Lim CC, Zuppinger C, Guo X, et al. Anthracyclines induce calpain-dependent titin proteolysis and necrosis in cardiomyocytes. J Biol Chem, 2004, 279: 8290-8299.

[19] Zhang X, Szeto C, Gao E, et al. Cardiotoxic and cardioprotective features of chronic beta-adrenergic signaling. Circ Res, 2013, 112:498-509.

[20] Kalay N, Basar E, Ozdogru I, et al. Protective effects of carvedilol against anthracycline-induced cardiomyopathy. J Am Coll Cardiol, 2006, 48:2258-2262.

[21] Bosch X, Rovira M, Sitges M, et al. Enalapril and carvedilol for preventing chemotherapy-induced left ventricular systolic dysfunction in patients with malignant hemopathies: the overcome trial (prevention of left ventricular dysfunction with enalapril and carvedilol in patients submitted to intensive chemotherapy for the treatment of malignant hemopathies). J Am Coll Cardiol, 2013, 61:2355-2362.

[22] Gulati G, Heck SL, Rosjo H, et al. Neurohormonal blockade and circulating cardiovascular biomarkers during anthracycline therapy in breast cancer patients: results from the prada (prevention of cardiac dysfunction during adjuvant breast cancer therapy) study. J Am Heart Assoc, 2017, 6(11):e006513.

[23] Shibata MC, Flather MD, Bohm M, et al. Study of the effects of nebivolol intervention on outcomes and rehospitalisation in seniors with heart failure (seniors). Rationale and design. Intl J Cardiol, 2002, 86:77-85.

[24] Munzel T, Gori T. Nebivolol: the somewhat-different beta-adrenergic receptor blocker. J Am Coll Cardiol, 2009, 54:1491-1499.

[25] Katsi V, Zerdes I, Manolakou S, et al. Anti-vegf anticancer drugs: mind the hypertension. Recent Adv Cardiovasc Drug Discov, 2014, 9:63-72.

[26] Kaya MG, Ozkan M, Gunebakmaz O, et al. Protective effects of nebivolol against anthracycline-induced cardiomyopathy: cardiomyopathy: a randomized control study. Intl J Cardiol, 2013, 167:2306-2310.

[27] Sanbe A, Tanonaka K, Kobayasi R, et al. Effects of long-term therapy with ace inhibitors, captopril, enalapril and trandolapril, on myocardial energy metabolism in rats with heart failure following myocardial infarction. J Mol Cell Cardiol, 1995, 27:2209-2222.

[28] Eichhorn EJ, Bedotto JB, Malloy CR, et al. Effect of beta-adrenergic blockade on myocardial function and energetics in congestive heart failure. Improvements in hemodynamic, contractile, and diastolic performance with bucindolol. Circulation, 1990, 82:473-483.

[29] Kerkela R, Woulfe KC, Durand JB, et al. Sunitinib-induced cardiotoxicity is mediated by off-target inhibition of amp-activated protein kinase. Clin Translat Sci, 2009, 2:15-25.

[30] Ewer MS, Vooletich MT, Durand JB, et al. Reversibility of trastuzumab-related cardiotoxicity: new insights based on clinical course and response to medical treatment. J Clin Oncol, 2005, 23:7820-7826.

[31] Oliva S, Cioffi G, Frattini S, et al. Administration of angiotensin-converting enzyme inhibitors and beta-blockers during adjuvant trastuzumab chemotherapy for nonmetastatic breast cancer: marker of risk or cardioprotection in the real world? Oncologist, 2012, 17:917-924.

[32] Silber JH, Cnaan A, Clark BJ, et al. Enalapril to prevent cardiac function decline in long-term survivors of pediatric cancer exposed to anthracyclines. J Clin Oncol, 2004, 22(5): 820-828.

[33] Witteles RM, Bosch X. Myocardial Protection During Cardiotoxic Chemotherapy. Circulation, 2015, 132(19):1835-1845.

[34] Akpek M, Ozdogru I, Sahin O,et al. Protective effects of spironolactone against anthracycline-induced cardiomyopathy. Eur J Heart Fail, 2015, 17:81-89.

[35] Boekhout AH, Gietema JA, Milojkovic Kerklaan B, et al. Angiotensin II-Receptor Inhibition With Candesartan to Prevent Trastuzumab-Related Cardiotoxic Effects in Patients With Early Breast Cancer: A Randomized Clinical Trial. JAMA Oncol, 2016, 2(8):1030-1037.

[36] Seicean S, Seicean A, Plana JC, et al. Effect of statin therapy on the risk for incident heart failure in patients with breast cancer receiving anthracycline chemotherapy: an observational clinical cohort study. J Am Coll Cardiol, 2012, 60:2384-2390.

[37] 易善永，南克俊，陈圣杰，等 . 银杏叶提取物对多柔比星所致乳腺癌患者心脏毒性的干预作用 . 中国中西医结合杂志，2008，28(1): 68-70.

[38] Razmaraii Nasser,Babaei Hossein,Mohajjel Nayebi Alireza，et al. Crocin treatment prevents doxorubicin-induced cardiotoxicity in rats. Life Sci, 2016, 157: 145-151.

[39] Small HY, Montezano AC, Rios FJ, et al. Hypertension due to antiangiogenic cancer therapy with vascular endothelial growth factor inhibitors: understanding and managing a new syndrome. Can J Cardiol, 2014, 30:534-543.

[40] Avila Mônica Samuel,Ayub-Ferreira Silvia Moreira,de Barros Wanderley Mauro Rogerio，et al. Carvedilol for Prevention of Chemotherapy-Related Cardiotoxicity: The CECCY Trial. J. Am. Coll. Cardiol, 2018, 71: 2281-2290.

[41] Guglin Maya,Munster Pamela,Fink Angelina，et al. Lisinopril or Coreg CR in reducing cardiotoxicity in women with breast cancer receiving trastuzumab: A rationale and design of a randomized clinical trial. Am. Heart J, 2017, 188: 87-92.

[42] Douglas P. Zipes, Peter Libby, Robert O. Bonow, et al. Braunwald' s Heart Disease-A Textbook of Cardiovascular Medicine(11th Edition). Elsevier, 2018: 1641-1650.

36. 急性心力衰竭的药物优化治疗进展

近 20 年来，EF 降低的慢性心力衰竭（HFrEF）的药物治疗取得了一些可喜的进展，依普拉酮、依伐布雷定、ARNI 在某些特定患者的应用，显著改善了这些 HFrEF 患者的远期预后。但急性失代偿性心力衰竭的治疗依然局限于七字箴言“强心、利尿、扩血管”，预后很差，住院病死率约 3%，新型药物米力农、左西孟旦、重组人脑利钠肽均未能降低死亡风险。出院后 1～3 个月内死亡率和再住院率很高，被称为“易损期（vulnerable stage）”，6 个月的再住院率约 50%，5 年病死率高达 60%。这些近年来在 HFrEF 治疗中取得可喜进展的药物，是否可用于急性失代偿性心力衰竭的治疗？并改善其预后？

依伐布雷定通过阻断窦房结细胞膜的 If 通道，减慢窦房结细胞的自动除极化速率，降低窦性心率，延长心室舒张期，减少心肌能耗。2010 年发布的 SHIFT 研究显示，在充分应用 β 阻滞剂、RAS 拮抗剂，窦性心率≥ 70 次 / 分，LVEF ≤ 35% 的慢性心力衰竭患者，在常规治疗基础上加用伊伐布雷定治疗，较安慰剂组降低 18% 的主要终点事件（心血管死亡或心力衰竭入院）。因此，2012 年 ESC、2013 年 ACC/AHA、2014 年中国心力衰竭诊断与治疗指南均给出的适应证为：NYHA 心功能Ⅱ～Ⅳ级、LVEF ≤ 35% 的窦性心律患者，合并以下情况之一可加用伊伐布雷定：①已使用 ACEI/ARB/ARNI、β 受体阻滞剂、醛固酮受体拮抗剂，β 受体阻滞剂已达到目标剂量或最大耐受剂量，心率仍≥ 70 次 / 分（Ⅱa，B）；②心率≥ 70 次 / 分，对 β 受体阻滞剂禁忌或不能耐受者（Ⅱa，C）。或可以理解为慢性心力衰竭的加载治疗药物。那么，在急性心力衰竭经静脉强心、利尿、扩血管药物处理，血流动力学稳定后启动 β 受体阻滞剂治疗时，是否可同时启动依伐布雷定治疗呢？是否更加有利于心率的控制并更快地改善心功能呢？

2015 年乌克兰医生 Bagriy 单中心、非随机观察了 69 例未接受过 β 受体阻滞剂治疗的心功能 NYHA Ⅱ～Ⅲ级，EF ＜ 40%，窦性心率＞ 70 次 / 分的慢性心力衰竭患者的治疗，88% 在接受 ACEI 治疗，86% 在接受利尿剂治疗。对照组（36 例）加用卡维地洛 3.125mg，每日 2 次起始治疗并向上滴定剂量；观察组（33 例）在同样启动卡维地洛治疗后 1～2 天即合用依伐布雷定 5mg，每日 2 次治疗。卡维地洛最大滴定剂量为 25mg，每日 2 次，依伐布雷定最大滴定剂量为 7.5mg，每日 2 次。如果患者静息心率＜ 55 次 / 分，则依伐布雷定首先向下滴定，以保证 β 受体阻滞剂的应用。观察第 2、3、6 周、第 3～5 个月心率控制情况，及第 5 个月的 6min 步行试验。结果显示，第 2 周，观察组心率即显著低于对照组 [(72.9±6.9 vs 78.7±8.4) 次 / 分，$P < 0.05$]，第 5 个月时，观察组较对照组更接近目标心率 [(61.6±3.1 vs 70.2±4.4) 次 / 分，$P < 0.01$]，且 6min 步行距离显著延长 [(574.4±102.3 vs 527.2±90.6) m，$P < 0.05$]，观察组卡维地洛的最终耐受剂量高于对照组 [(37.8±16.3 vs 30.9±15.3) mg/d，$P < 0.05$]。该研究是一个非随机、非盲法的观察性研究，其证据强度较弱，但在心力衰竭治疗中启动 β 受体阻滞剂治疗时，同时合用依伐布雷定治疗更有利于心力衰竭患者心率的控制，尽早合用依伐布雷定并不影响 β 受体阻滞剂的剂量滴定，反而因心功能的改善而提高患者对 β 受体阻滞剂的耐受剂量。

2017 年西班牙 Hidalgo 医生应用随机对照的方法观察了 71 例急性失代偿性心力衰竭单用 β 受体阻滞剂或早期合用依伐布雷定的治疗。入选条件为：急性心力衰竭住院（初发或慢性加重），EF ＜ 40%，年龄＞ 18 岁，住院后 24～48h，血流动力学已稳定，窦性心率＞ 70 次 / 分，既往未用过依伐布雷定。入组后启动小剂量 β 阻滞剂，干预组加用依伐布雷定 5mg/12h；已在用 β 阻滞剂者，入院后不停药，根据血流动力学状况，必要时下调；既往未用 β 阻滞剂者，入院病情稳定后（通常入院 24～48h 后）启动低剂量 β 阻滞剂（卡维地洛 3.125mg/12h 或比索洛尔 1.25mg/d）。两组住院期间每 48h 上调卡维地洛 3.125mg/d 或比索洛尔 1.25mg/d，如果能耐受。干预组每 48 小时上调依伐布雷定 2.5mg/d，至达到 7.5mg/12h。目标心率＜ 70 次 / 分，≥ 60 次 / 分；

如果心率＜ 60 次 /min，则回复至前一剂量。第 14d，28d 随访，如果 HR ＞ 70 次 /min，常规向上滴定剂量。依伐布雷定最高剂量 7.5mg/12h；卡维地洛最高剂量 25mg/12h；比索洛尔最高剂量 10mg/d。28 天后，如对照组 β 阻滞剂已至最高剂量，HR 仍＞ 70 次 / 分，则加用依伐布雷定。一级终点为第 28 天 HR；二级终点为第 4 个月 HR；LVEF；BNP；NYHA 分级。结果显示，第 28 天 HR：依伐布雷定组 vs 对照组 [(64.3±7.5 vs 70.3±9.3) bpm，P=0.01]。第 4 个月 HR：依伐布雷定组 vs 对照组 [(60.6±7.5 vs 67.8±8) 次 /min，P=0.004]；第 4 个月随访，依伐布雷定组 LVEF 显著高于对照组（44.8%±14.4% vs 38.1%±6.1%，P=0.039）；BNP 显著低于对照组 [(259±78 vs 554± 192) pg/ml，P=0.02]。研究提示，急性心力衰竭住院期间，早期联合应用 β 阻滞剂和依伐布雷定是可行的、安全的，可显著降低第 28 天和第 4 个月的心率，且可能改善心脏收缩功能和心功能参数。

2014 年 ESC 年会发布的 PARADIGM-HF 研究在心力衰竭研究领域激起一层涟漪。研究共从 47 个国家 985 个中心随机入选 8442 例慢性心力衰竭患者，平均年龄（64±11）岁，NYHA 分级Ⅱ级及Ⅲ级者分别占 70% 和 24%，平均 LVEF 29%±6%。中位随访至 27 个月提前终止研究，2014 年 3 月 31 日宣布“数据监查委员会（DMC）基于 PARADIGM-HF 研究中期分析结果推荐提前结束研究”。结果显示，与依那普利 20mg/d 相比，接受 LCZ696（ARNI）400mg/d 治疗者的主要终点发生率显著降低，主要终点事件减少 20%（21.8% 对 26.5%；HR：0.73 ～ 0.87；P ＜ 0.001）；心血管死亡减少 20%（13.3% 对 16.5%；HR：0.71 ～ 0.89；P ＜ 0.001）；全因死亡减少 16%（17.0% 对 19.8%；HR：0.76 ～ 0.93；P ＜ 0.001）；心力衰竭住院率降低 21%（P ＜ 0.001）。可见，LCZ696 在降低心血管死亡和心力衰竭住院方面是显著优于 ACEI，PARADIGM-HF 研究是慢性心力衰竭治疗中重要的里程碑，LCZ696 双重阻断 RAS 和利钠肽的降解所获得的临床疗效的惊喜，促使 ESC、ACC/AHA 均于 2016 年、2017 年重新修订、更新了心力衰竭治疗指南，对于 NYHA Ⅱ级或Ⅲ级有症状的慢性 HFrEF 患者，如能耐受 ACEI 或者 ARB，推荐使用 ARNI 替代治疗以进一步降低发病率与死亡率（I B-R）。那么，急性心力衰竭血流动力学稳定后启动 RAS 拮抗剂治疗时，直接应用 ARNI 以替代传统的 ACEI 或 ARB 是否更有利于心功能及预后改善？

2018 年 AHA 发布了 PIONEER-HF 研究结果，该研究旨在观察沙库巴曲 - 缬沙坦在急性失代偿性心力衰竭（ADHF）住院患者中的安全性及有效性。入选条件为：因 ADHF 住院治疗（有液体潴留的症状和体征），在过去的 6 个月 LVEF ≤ 40%，NT-proBNP ≥ 1600pg/mL 或 BNP ≥ 400pg/mL（在筛选时）。住院期间病情稳定，标准为：在随机化前 6h 内 SBP ≥ 100mm Hg，无症状性低血压；利尿剂的静脉注射剂量未增加；未静脉注射血管扩张剂；前 24h 内未静脉注射正性肌力药物。887 例患者随机予以沙库巴曲 - 缬沙坦或依那普利口服治疗，主要终点为 8 周 NT-proBNP 的变化水平。结果显示，治疗第一周末，与基线值相比，沙库巴曲 - 缬沙坦组 NT-proBNP 较依那普利组多下降 24%；治疗第 8 周与依那普利相比，沙库巴曲缬沙坦显著降低 NT-proBNP 水平，降幅高达 46.7% vs 25.3%，P ＜ 0.001，心力衰竭再入院率显著低于依那普利组（8.0% vs 13.8%，P=0.005）。严重不良事件（肾功能恶化、高钾血症、症状性低血压和血管性水肿）两组发生率相似。PIONEER-HF 研究结果提示，在射血分数降低的急性失代偿性心力衰竭患者血流动力学稳定后，在院内起始沙库巴曲缬沙坦治疗，无论患者既往是否使用过 ACEI/ARB，无论既往是否被诊断过心力衰竭，与依那普利相比，沙库巴曲缬沙坦治疗能够更快、更显著的降低代表心力衰竭严重程度和预后的 NT-proBNP 水平，短期内即可显著降低严重临床结局终点［死亡、心力衰竭住院、需置入左心室辅助装置（LVAD）或列入等待心脏移植名单］风险 46%（P=0.001），NNT=13。

从以上依伐布雷定和 ARNI 的小样本临床研究结果，可以给临床实践这样的提示：虽然促使近年心力衰竭治疗指南更新的高级别循证强度的 SHIFT 研究和 PARADIGM 研究均是在门诊的稳定的 HFrEF 患者中完成的，但是，依伐布雷定和 ARNI 也可用于住院的急性心力衰竭血流动力学稳定后的患者，可以优化目前的急性心力衰竭的药物治疗。即在 HR ＞ 70 次 / 分的窦性心率患者，启动 β 受体阻滞剂的同时合用依伐布雷定，有利于尽快控制心率，改善心功能；直接以 ARNI 替代传统的 RAS 拮抗剂，更有利于早期降低 NT-proBNP，改善出院后“易损期”的死亡和再住院风险。

（施海明）

参考文献

[1] ESC Guidelines for the diagnosis and treatment of acute and chronic heart failure 2012. European Heart Journal, 2012, 33:1787-1847.

[2] 2013 ACCF/AHA Guideline for the Management of Heart Failure. DOI: 10.1016/j.jacc.2013.05.019

[3] 中国心力衰竭诊断和治疗指南 2014. 中华心血管病杂志 , 2014, 42(2):98.

[4] Bagriy AE, Schukina EV. Samoilova OV, et al. Addition of Ivabradine to b-Blocker Improves Exercise Capacity in Systolic Heart Failure Patients in a Prospective, Open-Label Study. Adv Ther, 2015, 32:108-119.

[5] Hidalgo FJ, Anguita M, Castillo JC, et al. Effect of early treatment with ivabradine combined with beta-blokers versus beta-blokers alone in patients hospitalized with heart failure and reduced left ventricular ejection fraction (ETHIC-AHF): A randomized study. International J Cardio, 2017, (2016): 7-11.

[6] John J.V. M, Milton P,Akshay S, et al. Angiotensin–Neprilysin Inhibition versus Enalapril in Heart Failure. N Engl J Med, 2014, 371:993-1004.

[7] Velazquez EJ, Morrow DA, DeVore AD, et al. Angiotensin-Neprilysin Inhibition in Acute Decompensated Heart Failure. DOI: 10.1056/NEJMoa1812851.

37. 重度心力衰竭合并利尿剂抵抗

一、概述

利尿剂消除水钠潴留，有效缓解心力衰竭患者的呼吸困难及水肿，改善运动耐量。恰当使用利尿剂是心力衰竭药物取得成功的关键和基础。但在临床实践中发现，很多患者应用利尿剂后出现利尿剂抵抗。临床注册研究显示，心力衰竭住院患者中利尿剂的使用率为 76.3% ～ 92%，50% 患者服用利尿剂后，出院时体重下降不足 5 磅。当前的研究发现产生利尿剂抵抗的机制复杂多样，包括利尿剂药动学改变、肾功能不全、与其他药物相互作用、利尿后钠潴留、低钠血症、低氯血症、低蛋白血症、远端小管的改变、肾小管阻力等。针对这种现象，研究者们也提出了许多应对利尿剂抵抗的措施，如严格限制钠的摄入、排除影响利尿剂作用的药物、增加利尿剂的剂量或更换袢利尿剂种类、改变利尿剂的给药方式、联合使用其他类型的利尿剂、联用增加肾血流的药物、超滤等。本文就利尿剂抵抗的机制、临床意义和治疗策略作一简述。

容量超负荷是急慢性心力衰竭发生发展的重要病理生理过程，是心力衰竭住院的主要原因。水钠潴留和容量负荷增加是心力衰竭的标记，充分缓解心力衰竭患者的钠水潴留是减轻症状、降低再住院率、提高生活质量的重要措施；同时达到干体重也是神经内分泌激素拮抗剂发挥正常疗效的基础。2018 年中国心力衰竭诊断和治疗指南建议，利尿剂是目前充血 / 容量超负荷的第一步治疗（I，B）。在国际上，目前也认为利尿剂是治疗急慢性心力衰竭伴液体负荷过重和有充血征象患者的基石。但是利尿剂抵抗、利尿效果不佳、电解质紊乱、神经内分泌系统激活，以及与利尿剂相关的致残或死亡等，一直是利尿剂难以避免的缺点。既使规范化治疗的住院患者，多数慢性心力衰竭患者的容量负荷过重也没有得到充分的控制。临床上利尿剂抵抗的发生率可以高达 20% ～ 35%。发生利尿剂抵抗时，心力衰竭患者的近期及远期死亡率均会明显升高。这部分患者最终会进展为难治性心力衰竭，甚至诱发急性心肾综合征。Neuberg 等评价了 PRAISE（Prospective Randomized Amlodipine Survival Evaluation）研究中 1153 例心力衰竭患者利尿剂的反应，结果发现利尿剂抵抗与总死亡率、猝死和泵衰竭导致的死亡独立相关，且大剂量袢利尿剂 (呋塞米＞ 80mg/d 或布美他尼＞ 2mg/d) 与进展性心力衰竭患者的死亡率独立相关，从而认为利尿剂抵抗可作为 CHF 患者的预后指标。因此研究利尿剂抵抗的发生机制和探索其应对措施具有良好的现实意义。

1. *利尿剂抵抗的定义* 目前对利尿剂抵抗的定义尚未达成共识，通常是指在使用足量袢利尿剂的情况下，心力衰竭患者体内水钠潴留的状态未得到改善而不能达到水钠摄入和排泄平衡的状态。其他定义包括：①尽管使用了大剂量利尿剂 (静脉应用呋塞米≥ 80mg/d) 仍持续存在淤血；②滤过钠排泄分数 (FENa) ＜ 0.2%；③每天口服呋塞米 320mg，但 72h 内尿钠排泄量＜ 90mmol；④静脉使用袢利尿剂，体重不减少或不出现液体负平衡。

2. *利尿剂抵抗的发生机制*

(1) 利尿剂药代动力学的改变：袢利尿剂在肾脏中发生作用时存在一个明显的 S 形的剂量 - 效应曲线。在慢性心力衰竭患者中，由于药动学和药效学的改变，该剂量 - 效应曲线向右下移动，使得阈剂量增加，达峰时间和半衰期延长，而利尿剂必须在浓度达到一定的阈值才可产生作用，因此，相同的利尿剂剂量更难达到之前的效果，从而产生利尿剂抵抗。

但这不能完全解释心力衰竭患者的利尿剂抵抗，因为如果仅是药代动力学改变的原因，则可以通过增加剂量或改变用药途径来克服利尿剂抵抗。

(2) 肾功能不全：包括心肾综合征 (CRS)、低血容量及肾毒性药物所致的急性肾损伤。CRS 是指心脏、肾脏在病理生理上的功能紊乱，其中一个器官的急慢性病变导致另一个器官的急慢性病变，这里着重指出了心肾双向作用的本质。经典心力衰竭综合征是根据 RONCO 的分类方法，依据原发损伤器官及疾病进展快慢。

另外根据心力衰竭综合征的病理生理特征，其中血流动力学异常导致的心力衰竭综合征最为常见，该种分类方法对于指导治疗可能更有帮助。

心力衰竭综合征的发生机制主要为：①肾血流灌注不足和静脉压力增加及循环负荷增加；缺血、缺氧是导致肾脏损伤的直接原因，既往曾认为低心排是导致肾损伤的关键因素，Mullens 的研究显示：充血才是导致肾损伤的主要原因，他分析了多个因素和肾损伤的关系，发现中心静脉压具有统计学意义，中心静脉压越高代表患者淤血严重。那么淤血是怎么导致肾脏缺血，继而导致肾损伤的呢？肾淤血导致肾脏细胞间液增加，压力增加。肾脏是有膜包裹的，液体增加肯定导致压力增加，增加的压力压迫肾脏的血管和肾小管，导致供血不足。②神经体液因子激活。心功能不全时肾灌注不足、交感神经紧张性增高促进肾素分泌，激活 RAAS 系统。RAAS 系统活化促进炎症因子如肿瘤坏死因子 -α(TNF-α)、白细胞介素 -6(IL-6)、转化生长因子 (TGF)、核转录因子 -κB(NF-κB)、单核细胞趋化蛋白 -1(MCP-1) 分泌，从而促进细胞增殖和纤维化，导致心室重构及纤维化，进一步加重肾功能损伤。RAAS 系统还可激活蛋白激酶 C 通路生成大量 ROS，后者在体内蓄积，造成 NO 生物利用度降低，NO/ROS 失衡，促进氧化应激，导致肾单位坏死凋亡、肾小球内高血压、肾小球硬化、肾小管间质纤维化及蛋白尿。

心力衰竭导致的神经激素激活和肾血管收缩可导致肾衰竭；导致肾脏衰竭的直接原因，或者最后通路是肾脏的缺血、缺氧。肾脏是人体器官中的耗氧大户，心排血量的 20% ～ 25% 流向肾脏，但是其中 90% 是供应皮质的，即便在肾脏灌注降低的时候，依然能维持比较多的血流。

肾脏的髓质只有肾脏血流的 10% 或更少，比较缺血，而且肾脏髓质的循环的自我调节功能并不是很好，所以肾脏灌注低的时候髓质最容量受损。心力衰竭患者合并肾功能不全时容易出现利尿剂抵抗；当 Ccr ＜ 30ml/min，噻嗪类利尿剂治疗通常无效；Ccr ＜ 10ml/min，对袢利尿剂 (如呋塞米、利尿酸钠) 的反应已极差；若血肌酐＞ 442.0μmol/L(5mg/dl)，或极低 GFR 者，可出现少尿或无尿。肾髓质的顶部，或者内髓，平素耗氧低，对缺血、缺氧比较耐受，托伐普坦所作用的集合管在此部位；肾髓质的外侧，也就外髓部，平素耗氧多，灌注降低时，最容易受到损失的就是外髓。袢利尿剂的作用部位 - 亨利袢升支粗段就位于这个位置；动物实验显示：肾脏缺血首先受损的是外髓部。

(3) 利尿剂与其他药物的相互作用：前列腺素能使血管平滑肌松弛，具有扩血管能力。因此，它可以扩张肾小球动脉，加大肾灌注，增加肾血流量，从而加强肾的滤过。阿司匹林等非甾体抗炎药能抑制体内环氧化酶的活性，从而抑制前列腺素合成，减少肾脏血流量，降低利尿剂在肾小管中的浓度，导致利尿作用减弱。另外，与利尿剂有相同转运的药物 (如丙磺舒、青霉素) 损害有机阴离子转运体时利尿剂分泌不足，在髓袢中的浓度降低，达不到有效治疗剂量。

(4) 利尿后钠潴留：袢利尿剂是“阈药物”，只有超过阈剂量才能达到治疗效果。呋塞米等短效利尿剂在小管液中通过抑制髓袢上的 Na^+ -K^+-$2Cl^-$ 而发挥利尿作用，当肾小管内药物浓度达不到所需浓度时，肾小管就会出现代偿性钠重吸收增加，这种现象称之为利尿后钠潴留。有研究证实长时间使用袢利尿剂会导致肾小管 Na^+ 重吸收增加，来抵消其利尿作用。袢利尿剂给药次数不合适也可导致大量利尿后的钠潴留发生，尤其在未限制饮食中钠摄入患者更常见。

(5) 低钠血症、低蛋白血症和酸性内环境：低钠血症会引起远曲小管钠盐转运减弱或继发性醛固酮增加，醛固酮有保钠的作用，故常伴有利尿作用减低。低钠血症可能是由于利尿剂的应用所致，尤其是噻嗪类，但更多的是由于严重心力衰竭对渴感的刺激，加之非渗透性刺激血管加压素系统，使自由水排出受损。发生低钠血症的患者生存率低，是病情进展的标志。

袢利尿剂需要与白蛋白结合才能发挥出作用。呋塞米在血液中需要与白蛋白结合，在肾脏近曲小管处，通过 OAT-1 和 OAT-4 从血管面转运至肾小管的管腔，游离的呋塞米随原尿运行到亨利袢的升段发挥作用；如果肾脏灌注不足，肾血流下降、白蛋白水平低，就没有足够的呋塞米被分泌到肾小管；如果有蛋白尿，管腔中的游离呋塞米与原尿中蛋白结合，就不能发挥作用；肾外髓是最容易被损伤的，袢利尿剂的作用靶点 Na^+-K^+-$2Cl^-$ 泵位于肾脏外髓。心力衰竭患者长期胃肠道及肝淤血导致蛋白吸收及合成能力减弱，或合并肾衰竭、肝硬化腹水等引起血浆蛋白降低，血浆蛋白减少或者分子构象改变，均可造成白蛋白对其亲和力降低，未被结合的药物被代谢和排泄，导致药物生物利用度降低，从而产生利尿剂抵抗。

心力衰竭及慢性肾功能不全患者体内循环性有机酸水平较高，如尿素氮。这种酸性环境会阻断有机酸离子转运体（将利尿剂转运进肾小管细胞的转运体），进一步减少利尿剂在功能部位发挥作用。

（6）远曲小管的改变　研究表明长期给予袢利尿剂可导致远曲小管上皮细胞代偿性肥大和增生，使此部位 Na^+ 重吸收能力增强，减弱了利尿剂的作用，并导致剂量 - 反应曲线右移。

此外，肠道吸收利尿剂障碍、过量使用血管扩张剂、低氯血症、肾小管水平的缺陷、食物影响及服药依从性差等，均可导致利尿剂抵抗的发生。

3. 利尿剂抵抗的处理策略

（1）加大利尿剂剂量及转变利尿剂使用方式：根据心力衰竭时袢利尿剂的药动学特点，最常用的有效治疗策略是增加利尿剂的剂量，这样能有效地达到利尿剂“阈剂量”。重度心力衰竭时，通常合并胃肠道淤血，导致利尿剂吸收障碍，将口服利尿剂改为静脉利尿剂通常在这类患者中可以改善利尿效果。尽管目前指南和临床研究都没有明确静脉使用利尿剂是采取连续输注还是间断推注，但临床中可考虑优先选择连续静脉输注。国内外有相关学者通过比较持续输注大剂量呋塞米与相同总剂量弹丸式注射的效果，发现持续输注法在尿排量、钠盐排泄等方面均显著高于弹丸式注射法。连续静脉输注的优点包括：①可降低钠潴留风险，确保利尿剂的浓度处于剂量 - 效应曲线的较高水平，延长利尿效应；②临床中可能排钠和排水的效率更高、疗效更好；③血容量波动较小，能够避免神经内分泌激活，降低肾功能恶化风险；④耳毒性更低。

（2）利尿剂联用或换用更高级的利尿剂：由于袢利尿剂的长期使用可出现利尿后钠潴留和远端小管的改变，因此，联用作用于其他部位的利尿剂可产生相加或协同作用。已证实在 CHF 患者加用噻嗪类利尿剂、美托拉宗或乙酰唑胺以抑制髓袢升支粗段远端和（或）近端钠的重吸收，从而可以抵消代偿性远端肾小管肥大。但是，联用噻嗪类利尿剂也会诱导严重的低钠血症、低钾血症、低血压和肾功能恶化等不良后果，因此需监测电解质和肾功能。甘露醇也可用于近端小管，通过渗透促进利尿。螺内酯则是保钾利尿剂，可改善由于袢利尿剂引起的 RAAS 系统激活和继发性醛固酮增多症产生的效应。然而这些利尿剂联用都没有进行过较大规模的对照盲法试验，其效益还有待考察。此外，可以换用生物利用度更好的托拉塞米。托拉塞米是一种新型的长效袢利尿剂，在改善患者心力衰竭症状、降低左心室质量指数和脑钠肽（BNP）、减轻心肌纤维化和减少尿钾等方面似乎均优于呋塞米，且在安全性上不弱于呋塞米。

（3）联用改善肾血流量药物：小剂量 [＜ 3μg/(kg・min)] 多巴胺可选择性作用于肾动脉，扩张肾动脉，增加肾血流量，提高肾小球滤过率。因此，呋塞米联合多巴胺静脉泵入可有效改善患者心功能和利尿剂抵抗的作用。此外，前列地尔也可以在增加心排出量的同时扩张肾小球动脉，增加肾血流量，促进水、钠排泄，加强利尿作用。前列地尔在袢利尿剂低剂量持续泵入的基础上静脉滴注（20μg/d）在慢性心力衰竭伴利尿剂中有较好的疗效，且可提高慢性心力衰竭的良好预后。研究者们还发现袢利尿剂联合血管紧张素转化酶抑制剂 / 血管紧张素受体阻滞剂（ACEI/ARB）类药物可成功治疗有利尿剂抵抗患者的难治性水肿。这类药物能改善心脏做功，抑制血管紧张素Ⅱ刺激引起的口渴，抑制血管加压素的释放，减少肾小管重 吸收钠，使患者的水肿消退，体重减轻，血浆肌酐水平下降，低钠血症改善，故对利尿剂抵抗的难治性心力衰竭患者有效。

（4）托伐普坦和重组人脑利钠肽：托伐普坦是一种用于容量超负荷心力衰竭患者的选择性血管加压素（抗利尿激素，AVP)V2 受体抑制剂。AVP 能够与肾小管上的 V2 受体结合，增加肾小管对水的通透性，影响水的重吸收。而托伐普坦能通过抑制 AVP 与 V2 受体的结合而促进水的排出，但不会改变心房利钠肽、体内去甲肾上腺素的浓度，不激活 RAAS，是一种有效的血管加压素 V2 受体拮抗剂。心力衰竭的患者在应用袢利尿剂后，约 8% 的患者可能发生低钠血症。研究表明，对于失代偿性心力衰竭发生利尿抵抗且合并低钠血症的患者，服用托伐普坦不会降低尿液中钾与钠的排泄，可以在改善短期内的心力衰竭症状基础上纠正低钠血症。托伐普坦在心肾动物模型 (Dahl 大鼠）身上显示能降低心 - 肾损伤，且不影响血压、心率和电解质。神经激素没有明显变化，肾素的 mRNA 表达显著降低，显示托伐普坦有抑制 RAAS；托伐普坦通过不同途径减轻肾淤血，增加排尿，减少总容量，继而减少腔静脉和肾静脉的压力，肾组织间液由肾髓质向皮质流动，托伐普坦作用于内髓的集合管，减少水的重吸收，肾脏组织间液压力降低、肾脏血流改善，研究表明，每天口服 15 ～ 60mg 托伐普坦片安全性好，在合并难治性充血和肾功能不全的心力衰竭患者中，托伐普坦相比呋塞米不会导致进一步肾损伤。

当发生心力衰竭时，血浆 BNP 呈爆发性升高，但是与体内过度激活的神经激素相比，其分泌量表现为绝对或相对不足。重组人脑利钠肽是由重组 DNA 合成的新药，与内源脑利钠肽具有相同的氨基酸序列、空间结构，具有相同的生物活性，当补充几倍甚至十几倍的外源性脑利钠肽时，能迅速有效治疗心力衰竭，改善预后。研究表明，利钠肽调节心血管稳态主要通过 3 种膜受体：2 种为鸟苷酸环化酶偶联受体，称为利钠肽受体 A（NPR-A）和利钠肽受体 B（NPR-B）。利钠肽受体 C（NPR-C）是细胞表面非鸟苷酸环化酶受体。当利钠肽与 NPR-A 和 NPR-B 结合相互作用时可以引起细胞内 cGMP 的产生，其产生的正性舒张功能推测与促进钙离子进入肌细胞内相关。同时，该效应无利钠、利尿作用，可以舒张血管、降低肺毛细血管楔压，并起到促进血管生长的作用。

（5）超滤：在目前的指南中，利尿剂用于急慢性心力衰竭仍是 I 级推荐，临床注册研究显示心力衰竭住院患者中利尿剂的使用率 76.3% ～ 92%。但使用利尿剂也会产生一些问题：直接激活 RAAS 系统；增加心肌醛固酮摄取；K^+、Mg^{2+}、Ca^{2+} 丢失继发心肌细胞钙超载；间接降低心排量；增加血管阻抗；降低尿钠排泌和肾小球滤过率；与致残率、病死率增加；利尿剂抵抗等。

超滤治疗是指用机械装置从外周或中心静脉把血液抽出，通过第二个泵产生的静水压对血液进行过滤，过滤后再输送回患者静脉的过程。能够消除血管内、外过多的体液，恢复血管内和间隙容量正常化，且不会导致电解质异常或神经激素激活。研究显示，心力衰竭患者超滤治疗与利尿剂药物治疗相比，在体重变化、清除液量的变化、对于再住院率的影响优于药物治疗；在肌酐的变化、对于死亡率的影响方面与药物治疗相似。超滤治疗与利尿剂对电解质的影响比较显示：超滤治疗清除钠的比率明显优于利尿剂，对钾和镁的影响小于利尿剂。因此，超滤不会产生类似于使用利尿剂的低钾血症或低镁血症。血液超滤也有其不足之处，如滤过治疗之后患者容易出现低血压、低血钾、乏力、气短等症状。在使用超滤治疗急性心力衰竭过程中，推荐采用 AVOID-HF 研究的 6h 观察法对患者进行评价：每 6 小时评价血压、心率、尿量、净入 / 出量、肌酐。如果在 6h 后，肌酐水平较上次升高超过 30% 或 0.4mg/dl，建议暂停超滤治疗。

此外，避免使用降低利尿剂作用的药物（如非甾体类抗炎药、青霉素等）、调整饮食中钠的摄入量（钠摄入量＜ 100mmol/L）、少量糖皮质激素的应用等也是针对利尿剂抵抗的有效策略。

二、总结

心力衰竭已成为 65 岁以上老年人住院的主要原因。目前，我国城乡居民总病死原因中，心血管病占首位，明显高于肿瘤及其他系统疾病 35 ～ 74 岁人群中，慢性心力衰竭患病率为 0.9%，估测我国目前心力衰竭患者人数已达 450 万人，并呈不断上升趋势。而利尿剂作为指南 I，B 类推荐用药，可明显缓解呼吸困难症状，减轻机体水肿，提高运动耐量，在心力衰竭治疗中占重要地位。因此，要十分重视对利尿剂抵抗相关课题的研究。这也要求临床工作者与研究人家需要深入的认识和探讨该现象产生的机制，探索更具针对性的有效处理方法。这些方面都是值得我们进一步探索的。

（张　敏）

参考文献

[1] Iqbal J,Javaid MM.Diuretic resistance and its management.Br J Hosp Med(Lond),2014,75: C103-C107.

[2] Cox ZL,Lenihan DJ.Loop diuretic resistance in heart failure: resistance etiology-based strategies to restoring diuretic efficacy. J Card Fail,2014,20:611-622.

[3] Shchekochikhin D, Al Ammary F,Lindenfeld JA,et al.Role of diureti-cs and ultrafiltration in congestive heart failure. Pharmaceutical-s (Basel),2013,6: 851-866.

[4] Mecklai A,Subacius H,Katz S.Diuretic resistance and clinical outcomes in patients hospitalized for worsening heart failure:insights from the EVEREST(efficacy of vasopressin antagonism in heart failure: outcome study with tolvaptan)trial. J Card Fail,2013,19(8 Suppl) : S33-S34.

[5] Cleland JG,Coletta A,Witte K.Practical applications ofintravenous diuretic therapy in decompensated heart failure[J]. Am J Med, 2006, 119(12 Suppl 1):S26-36.

[6] Neuberg GW,Miller AB,O' Connor CM,et al.Diuretic

resistance predicts mortality in patients with advanced heart failure. Am Heart J,2002,144:31-38.
[7] Aronson D.The complexity of diuretic resistance. Eur J Heart Fail, 2017, 19(8):1023-1026.
[8] de Bruyne LK.Mechanisms and management of diuretic resistance in congestive heart failure. Postgrad Med J, 2003,79(931):268-271.
[9] Prieto-Garcia L,Pericacho M,Sancho-Martinez SM,et al. Mechanisms of triple whammy acute kidney injury. Pharmacol Ther, 2016, 167:132-145.
[10] Cleland JG, Coletta A, Witte K.Practical applications of intravenous diuretic therapy in decompensated heart failure. Am J Med, 2006, 119(12Suppl 1):S26-36.
[11] Asare K.Management of loop diuretic resistance in the intensive care unit. Am J Health Syst Pharm, 2009, 66(18):1635-1640.
[12] Brewster UC, Setaro JF, Perazella MA. The reninangiotensin-aldosterone system: cardiorenal effects and implications for renal and cardiovascular disease states. AmJ Med Sci, 2003, 326(1):15-24.
[13] Virzi GM,Clementi A,De Cal M,et al.Oxidative stress: dual pathway induction in cardiorenal syndrome type 1 pathogenesis. Oxid Med Cell Longev, 2015, 2015:391790.
[14] Hewitson TD,Holt SG,Smith ER.Animal models to study links between cardiovascular disease and renal failure and their relevance to human pathology. Front Immunol,2015,6:465.
[15] Shamseddin MK,Parfrey PS.Mechanisms of the cardiorenal syndromes. Nat Rev Nephrol,2009, 5(11):641-649.
[16] Virzi GM,Torregrossa R,Cruz DN,et al.Cardiorenal syndrome type 1 may be immunologically mediated:apilot evaluation of monocyte apoptosis. Cardiorenal Med, 2012, 2(1):33-42.
[17] Kaissling B,Stanton BA.Adaptation of distal tubule and collecting duct to increased sodium delivery. I.Ultrastructure. Am J Physiol, 1988, 255(6Pt 2): F1256-1268.
[18] Bowman BN, Nawarskas JJ,Anderson JR.Treating diuretic resistance:an overview. Cardiol Rev, 2016, 24(5):256-260.
[19] Mentz RJ, Hasselblad V, Devore AD, et al.Torsemide versus furosemide in patients with acute heart failure (from the ASCEND-HF Trial). Am J Cardiol, 2016, 117(3):404-411.
[20] 耿继光 .ACEI ARB 联合多巴胺及速尿持续泵入治疗慢性心力衰竭患者利尿剂抵抗 50 例临床观察 . 河北医学 , 2012, 18(1):38-40.
[21] 杜锦权 . 前列地尔联合利尿剂在慢性心力衰竭伴利尿剂抵抗中的临床疗效分析 . 检验医学与临床 , 2015, 12(16):2450-2452.
[22] Kinugawa K, Inomata T, Sato N, et al. Who needs longer tolvaptan treatment?. Int Heart J, 2017,58(1):30-35.
[23] Inomata T, Ikeda Y, Kida K, et al. effects of additive tolvaptan vs.increased furosemide on heart failure with diuretic resistance and renal impairment-results from the KSTAR study. Circ J, 2017, 82(1):159-167.
[24] Zhang S, Wang Z.Effect of recombinant human brain natriuretic peptide (rhBNP)versus nitroglycerin in patients with heart failure:a systematic review and meta-analysis. Medicine, 2016, 95(44):e4757.
[25] Zhang J,Zhang L,Wu Q,et al. Recombinant human brain natriuretic peptide therapy combined with bone mesenchymal stem cell transplantation for treating heart failure in rats. Mol Med Rep, 2013,7(2):628-632.
[26] Stryjewski PJ,Nessler B,Cubera K,et al.Natriuretic peptides.History of discovery,chemical structure,mechanism of action and the removal routes.Basis of diagnostic and therapeutic use. Przegl Lek, 2013, 70(7):463-467.
[27] Costanzo MR, Ronco C,Abraham WT, et al. Extracorporeal ultrafiltration for fluid overload in heart failure:current status and prospects for further research. J Am Coll Cardiol, 2017, 69(19): 2428-2445.
[28] Teo LY,Lim CP,Neo CL, et al.Ultrafiltration in patients with decompensated heart failure and diuretic resistance: an Asian centre's experience. Singapore Med J, 2016, 57(7):378-383.

38. 2018 中国高血压防治指南更新要点

2018 年 9 月 20 日，《中国高血压防治指南 2018 年修订版（征求意见稿）》在第 27 届国际高血压学会科学会议（ISH 2018，北京）发布，2018 年 12 月由中国医药科技出版社正式出版发。新指南在 2010 年版的基础上，对中国高血压流行数据，影响心血管预后的危险因素，高血压心血管危险分层，降压启动及目标值，降压药物应用原则等方面进行了全面的修改和更新。本文将对新指南更新要点做一总结。

一、我国人群高血压流行情况

我国人群高血压的患病率仍呈升高趋势。中国高血压调查最新数据显示，2012 ～ 2015 年我国 18 岁及以上居民的高血压患病粗率为 27.9%（标化率 23.2%）。我国高血压患者的知晓率、治疗率和控制率，较 2002 年明显提高，但总体仍然处于较低水平，分别为 51.6%、45.8%、16.8%。除了 2010 版指南就指出的高钠、低钾膳食、超重和肥胖、过量饮酒、长期精神紧张是我国人群重要的高血压危险因素外，近年来，大气污染也备受关注，暴露于 PM2.5、PM10、SO_2、O_3 等污染物中均伴随高血压发生风险和心血管病的死亡率增加。

二、血压测量方式推荐

诊室血压推荐使用经过验证的上臂式医用电子血压计，水银柱血压计将被逐渐淘汰。虽然诊室血压仍然是我国目前诊断高血压、进行血压水平分级以及观察降压疗效的常用方法，但与 2010 指南相比，新指南更强调有条件者应进行诊室外血压测量，包括动态血压监测及家庭血压测量，用于诊断白大衣高血压及隐蔽性高血压，评估降压治疗的疗效，辅助难治性高血压的诊治。动态血压监测可评估 24h 血压昼夜节律、直立性低血压、餐后低血压等。家庭血压监测可辅助调整治疗方案。基于互联网的远程实时血压监测是血压管理的新模式。精神高度焦虑的患者，不建议频繁自测血压。

三、更新了高血压的分类，危险分层及影响高血压患者心血管预后的重要因素

新版指南中高血压的定义不变，即在未使用降压药物的情况下，诊室 SBP ≥ 140mmHg 和（或）DBP ≥ 90mmHg。根据血压升高水平，将高血压分为 1 级、2 级和 3 级。根据血压水平、心血管危险因素、靶器官损害、临床并发症和糖尿病进行心血管风险分层，分为低危、中危、高危和很高危 4 个层次。但新指南增加 130 ～ 139/85 ～ 89mmHg 范围，列入危险分层表；将糖尿病区分为无并发症的糖尿病和有并发症的糖尿病；疾病史增加了慢性肾脏病（CKD），并按照 CKD 3 期和 CKD 4 期进行区分。

心血管危险因素包括高血压（1 ～ 3 级）、男性 ＞ 55 岁或女性 ＞ 65 岁、吸烟或被动吸烟、糖耐量受损和（或）空腹血糖异常、血脂异常、早发心血管疾病家族史（一级亲属发病年龄 ＜ 50 岁）、腹型肥胖或肥胖、高同型半胱氨酸血症（诊断标准提高为 ≥ 15μmol/L）。靶器官受损将超声心动图评价左室重量指数（LVMI）改为男 ≥ 115g/m^2，女 ≥ 95g/m^2。伴发的临床疾病将糖尿病分为新诊断与已治疗但未控制两种情况，分别根据血糖（空腹与餐后）与糖化血红蛋白的水平诊断；新增心房颤动列入伴发的临床疾病。

四、修改了降压治疗策略

降压达标的方式：除高血压急症和亚急症外，对大多数高血压患者，应根据病情，在 4 ～ 12 周将血压逐渐降至目标水平。

降压药物治疗的时机：在改善生活方式的基础上，血压仍 ≥ 140/90mmHg 和（或）高于目标血压的患者应启动药物治疗。

降压药物治疗的时机取决于心血管风险水平：①高危和很高危的患者，应及时启动降压药物治疗，并对并存的危险因素和合并的临床疾病进行综合治疗；②中危患者，可观察数周，评估靶器官损害，改善生活方式，如血压仍不达标，则应开始药物治

疗；③低危患者，可对患者进行 1 ～ 3 个月的观察，密切随诊，尽可能进行诊室外血压监测，评估靶器官损害，改善生活方式，如血压仍不达标，则应开始药物治疗。

围术期高血压的血压管理控制原则：基本原则是保证重要脏器灌注，降低心脏后负荷，维护心功能。术前服用 β 受体阻滞剂和 CCB 可以继续维持，不建议继续使用 ACEI 及 ARB。

五、更新了高血压的起始及降压目标值

1. *一般高血压患者* 一般高血压患者血压 ≥ 140/90 mmHg 时启动降压，应降至＜ 140/90mmHg；能耐受和部分高危及以上的患者可进一步降低至＜ 130/80mmHg。可以理解为，双目标，分阶段，两步走。

2. *老年高血压* 65 ～ 79 岁的普通老年人，血压≥ 150/90mmHg 时推荐开始药物治疗，≥ 140/90mmHg 时可考虑药物治疗；≥ 80 岁的老年人，SBP ≥ 160mmHg 时开始药物治疗。65 ～ 79 岁的老年人，首先应降至＜ 150/90mmHg；如能耐受，可进一步降至＜ 140/90mmHg。≥ 80 岁的老年人应降至＜ 150/90mmHg。

3. *妊娠高血压* 对于妊娠高血压患者，推荐血压≥ 150/100mmHg 时启动药物治疗，治疗目标为 150/100mmHg 以下。如无蛋白尿及其他靶器官损伤存在，也可考虑≥ 160/110mmHg 时启动药物治疗。

4. *脑血管病患者* 病情稳定的脑卒中患者，血压≥ 140/90mmHg 时应启动降压治疗，降压目标为＜ 140/90mmHg。急性缺血性脑卒中并准备溶栓者的血压应控制在＜ 180/110mmHg。急性脑出血的降压治疗：SBP ＞ 220mmHg 时，应积极使用静脉降压药物降低血压。患者 SBP ＞ 180mmHg 时，可使用静脉降压药物控制血压，160/90mmHg 可作为参考的降压目标值。

5. *冠心病和心力衰竭的患者* 冠心病患者＜ 140/90mmHg，如果能耐受可降至＜ 130/80mmHg，应注意 DBP 不宜降得过低。对于高血压合并心力衰竭的患者，推荐的降压目标为＜ 130/80mmHg。

6. *糖尿病患者* 血压≥ 140/90mmHg 的患者，应在非药物治疗基础上立即开始药物治疗。伴微量白蛋白尿的患者应该立即使用药物治疗。建议糖尿病患者的降压目标为＜ 130/80mmHg。SBP 在 130 ～ 139mmHg 或者 DBP 在 80 ～ 89mmHg 的糖尿病患者，可进行不超过 3 个月的非药物治疗。如血压不能达标，应采用药物治疗。

7. *慢性肾脏病患者* 建议 18 ～ 60 岁的 CKD 合并高血压患者在≥ 140/90mmHg 时启动药物降压治疗。无蛋白尿＜ 140/90mmHg，有蛋白尿＜ 130/80mmHg。

六、修改了降压药物应用基本原则

1. *起始剂量* 一般患者采用常规剂量；老年人及高龄老年人初始治疗时通常应采用较小的有效治疗剂量。根据需要，可考虑逐渐增加至足剂量。

2. *长效降压药物* 优先使用长效降压药物，以有效控制 24h 血压，更有效预防心脑血管并发症发生。如使用中、短效制剂，则需每天 2 ～ 3 次给药，以达到平稳控制血压。

3. *联合治疗* 对血压≥ 160/100mmHg、高于目标血压 20/10mmHg 的高危患者，或单药治疗未达标的高血压患者应进行联合降压治疗，包括自由联合或单片复方制剂。对血压≥ 140/90mmHg 的患者，也可起始小剂量联合治疗。

4. *个体化治疗* 根据患者合并症的不同和药物疗效及耐受性，以及患者个人意愿或长期承受能力，选择适合患者个体的降压药物。

5. *药物经济学* 高血压是终身治疗，需要考虑成本 / 效益。

七、修改了联合治疗的适应证及流程图

联合应用降压药物已成为降压治疗的基本方法。为了达到目标血压水平，大部分高血压患者需要使用 2 种或 2 种以上降压药物。联合用药的适应证：血压≥ 160/100mmHg 或高于目标血压 20/10mmHg 的高危人群，往往初始治疗即需要应用 2 种降压药物。如血压超过 140/90mmHg，也可考虑初始小剂量联合降压药物治疗。如仍不能达到目标血压，可在原药基础上加量，或可能需要 3 种甚至 4 种以上降压药物。

单片复方制剂是常用的高血压联合治疗药物，与随机处方的联合治疗相比，其有服用方便，改善依从性等优点，是联合治疗的新趋势。

八、对继发性高血压进行了更新

与 2010 版相比，新指南要求新诊断高血压患者应该进行常见的继发性高血压筛查。难治性高血压

应考虑继发性高血压的可能性，必要时建议到相关专科就诊。

九、小结

2018 年新指南在 2010 年指南基础上，借鉴国际先进经验，结合我国高血压防治工作特点，充分应用中国证据及临床实践，进行了更新和细化，形成具有中国特色的高血压预防干预、诊断评估、分类分层、治疗管理指南。这一符合我国国情的新指南，对规范临床医生的高血压诊治行为将起到积极的指导作用。

（许建忠　高平进）

参考文献

[1] Wang Z, Chen Z, Zhang L, Wang X, Hao G, Zhang Z, et al. Status of Hypertension in China: Results From the China Hypertension Survey, 2012-2015. Circulation, 2018, 137(22): 2344-2356.

[2] Dong GH, Qian ZM, Xaverius PK, Trevathan E, Maalouf S, Parker J, et al. Association between long-term air pollution and increased blood pressure and hypertension in China. Hypertension, 2013, 61(3): 578-584.

[3] Parati G, Stergiou G, O' Brien E, Asmar R, Beilin L, Bilo G, et al. European Society of Hypertension practice guidelines for ambulatory blood pressure monitoring. J Hypertens, 2014, 32(7): 1359-1366.

[4] Parati G, Stergiou GS, Asmar R, Bilo G, de Leeuw P, Imai Y, et al. European Society of Hypertension guidelines for blood pressure monitoring at home: a summary report of the Second International Consensus Conference on Home Blood Pressure Monitoring. J Hypertens, 2008, 26(8): 1505-1526.

[5] Getsios D, Wang Y, Stolar M, Williams G, Ishak KJ, Hu MY, et al. Improved perioperative blood pressure control leads to reduced hospital costs. Expert Opin Pharmacother, 2013, 14(10): 1285-1293.

[6] Liu L, Zhang Y, Liu G, Li W, Zhang X, Zanchetti A. The Felodipine Event Reduction (FEVER) Study: a randomized long-term placebo-controlled trial in Chinese hypertensive patients. J Hypertens, 2005, 23(12): 2157-2172.

[7] Zhang Y, Zhang X, Liu L, Zanchetti A. Is a systolic blood pressure target ＜140mmHg indicated in all hypertensives? Subgroup analyses of findings from the randomized FEVER trial. Eur Heart J, 2011, 32(12): 1500-1508.

[8] Cushman WC, Evans GW, Byington RP, Goff DC, Jr., Grimm RH, Jr., Cutler JA, et al. Effects of intensive blood-pressure control in type 2 diabetes mellitus. N Engl J Med, 2010, 362(17): 1575-1585.

[9] Wright JT, Jr., Whelton PK, Reboussin DM. A Randomized Trial of Intensive versus Standard Blood-Pressure Control. N Engl J Med, 2016, 374(23): 2294.

[10] Lonn EM, Bosch J, Lopez-Jaramillo P, Zhu J, Liu L, Pais P, et al. Blood-Pressure Lowering in Intermediate-Risk Persons without Cardiovascular Disease. N Engl J Med, 2016, 374(21): 2009-2009.

[11] Fox KM. Efficacy of perindopril in reduction of cardiovascular events among patients with stable coronary artery disease: randomised, double-blind, placebo-controlled, multicentre trial (the EUROPA study). Lancet, 2003, 362(9386): 782-788.

[12] Zheng L, Li J, Sun Z, Zhang X, Hu D, Sun Y. Relationship of Blood Pressure With Mortality and Cardiovascular Events Among Hypertensive Patients aged ＞/= 60 years in Rural Areas of China: A Strobe-Compliant Study. Medicine (Baltimore), 2015, 94(39): e1551.

[13] Beckett NS, Peters R, Fletcher AE, Staessen JA, Liu L, Dumitrascu D, et al. Treatment of hypertension in patients 80 years of age or older. N Engl J Med, 2008, 358(18): 1887-1898.

[14] Aronow WS, Fleg JL, Pepine CJ, Artinian NT, Bakris G, Brown AS, et al. ACCF/AHA 2011 expert consensus document on hypertension in the elderly: a report of the American College of Cardiology Foundation Task Force on Clinical Expert Consensus Documents. Circulation, 2011, 123(21): 2434-2506.

[15] Magee LA, Pels A, Helewa M, Rey E, von Dadelszen P. Diagnosis, evaluation, and management of the hypertensive disorders of pregnancy. Pregnancy Hypertens, 2014, 4(2): 105-145.

[16] Hypertension in pregnancy. Report of the American College of Obstetricians and Gynecologists' Task Force on Hypertension in Pregnancy. Obstet Gynecol, 2013, 122(5): 1122-1131.

[17] Ettehad D, Emdin CA, Kiran A, Anderson SG, Callender T, Emberson J, et al. Blood pressure lowering for prevention of cardiovascular disease and death: a systematic review and meta-analysis. Lancet, 2016, 387(10022): 957-967.

[18] Emdin CA, Rahimi K, Neal B, Callender T, Perkovic V, Patel A. Blood pressure lowering in type 2 diabetes:

a systematic review and meta-analysis. JAMA, 2015, 313(6): 603-615.

[19] Thomopoulos C, Parati G, Zanchetti A. Effects of blood-pressure-lowering treatment on outcome incidence in hypertension: 10-Should blood pressure management differ in hypertensive patients with and without diabetes mellitus? Overview and meta-analyses of randomized trials. J Hypertens. 2017, 35(5): 922-944.

[20] Tsai WC, Wu HY, Peng YS, Yang JY, Chen HY, Chiu YL, et al. Association of Intensive Blood Pressure Control and Kidney Disease Progression in Nondiabetic Patients With Chronic Kidney Disease: A Systematic Review and Meta-analysis. JAMA Intern Med, 2017, 177(6): 792-799.

[21] Wang W, Ma L, Zhang Y, Deng Q, Liu M, Liu L. The combination of amlodipine and angiotensin receptor blocker or diuretics in high-risk hypertensive patients: rationale, design and baseline characteristics. J Hum Hypertens, 2011, 25(4): 271-277.

[22] Franklin SS, Lopez VA, Wong ND, Mitchell GF, Larson MG, Vasan RS, et al. Single versus combined blood pressure components and risk for cardiovascular disease: the Framingham Heart Study. Circulation, 2009, 119(2): 243-250.

[23] Corrao G, Parodi A, Zambon A, Heiman F, Filippi A, Cricelli C, et al. Reduced discontinuation of antihypertensive treatment by two-drug combination as first step. Evidence from daily life practice. J Hypertens, 2010, 28(7): 1584-1590.

[24] Gupta AK, Arshad S, Poulter NR. Compliance, safety, and effectiveness of fixed-dose combinations of antihypertensive agents: a meta-analysis. Hypertension, 2010, 55(2): 399-407.

39. 肾动脉去神经治疗在顽固性高血压治疗中的进展

高血压是目前临床上最为常见的慢性疾病之一，高血压的发生发展是冠心病、肾脏疾病及脑血管疾病等众多疾病的基础。目前高血压的治疗随着药物研发的进展已经得到了长足的进步，大部分的患者在接受正规药物治疗后其血压能够控制在满意的水平。然而仍然有一大部分人群在接受了大量的抗高血压药物后血压水平仍然没有达到令人满意的效果。2008 年美国心脏病学会（American Heart Association，AHA）将接受 3 种以上最大剂量降压药物治疗（包括利尿剂）仍然无法达到降压目标的这类患者（一般人群≤ 104/90mmHg，合并糖尿病及肾脏疾病人群≤ 140/85mmHg）定义为顽固性高血压（resistant hypertension，RH）。如何降低这部分患者的血压是高血压治疗中最为关键的难点之一。既往认为顽固性高血压的发生主要是由于血管紧张素醛固酮系统（renin–angiotensin-aldosterone system，RAAS）中的醛固酮导致血管收缩所致，因此醛固酮拮抗剂在顽固性高血压的治疗中一度被推上了至关重要的位置。虽然大量研究证实在多种药物治疗基础上联用醛固酮拮抗剂能够有效降低血压仍然有部分的 RH 患者血压无法得到有效控制。交感神经系统（sympathetic nervous system，SNS）的过度激活已经在大量研究中被证实是导致血压升高的重要因素，在合并肥胖、睡眠呼吸暂停综合征等顽固性高血压的高危人群中其 SNS 水平均存在过度激活的问题。因此 2009 年 Krum 首次在临床应用肾动脉去神经消融（Renal denervation，RDN）技术对顽固性高血压患者进行了治疗并取得了令人满意的结果后该技术一度被认为是未来治疗顽固性高血压的主要手段之一。然而随着这项技术在临床逐步开展，对于其在顽固性高血压治疗中的优劣性在近年来也始终处在争论的焦点。在此，本文就 RDN 技术的发展做一概述。

早在 1930 年去交感神经治疗高血压就已经在临床应用用以治疗高血压，不同的只是当时主要仍然采用外科内脏交感神经切除术而非现在的微创手术。Smithwick 对 3500 余例高血压患者中的 2400 余例进行了该项手术。5 ～ 14 年的随访发现 1266 例接受内脏交感神经切除术的患者中约有 45% 的患者在 1 ～ 5 年血压具有显著的下降表现。Grimson 随后的研究同样发现在 172 例接受内脏交感神经切除术的患者中有 140 例患者能够将血压维持在相对正常的水平。当然这样的降压手段对于患者而言除了血压的降低同样带来不少的副作用，其中包括肠道功能紊乱、体位性心动过速、无汗症、直立性低血压、胸导管的损伤等，更有甚者严重的手术并发症会造成患者的死亡。因此，随着高血压药物在 20 世纪 70 年代的飞速发展，内脏交感神经切除术逐渐淡出了高血压治疗的舞台。

如前文所述，虽然抗高血压药物不断在进步，但仍然有很大一部分人群在服用了多种高剂量抗高血压药物后仍然无法将血压控制在指南要求的水平。因此去交感神经的方法再次成为顽固性高血压治疗的选择方案之一。基础研究表明在肾脏水平上，传出交感神经可以导致肾脏血流量的降低、肾素释放以及钠离子的潴留与此同时肾脏的传入交感神经将这些信号传入中枢刺激中枢交感神经的激动从而导致血压的升高。肾动脉去神经消融正是建立在这一病理生理学基础之上。随着不断的探索及器械的优化，通过微创手段 RDN 术经由动脉系统将消融导管送至肾脏动脉后通过不同形式能量的释放，导致肾动脉周围交感神经的坏死从而达到降低血压目的的技术在坚实的理论基础支持上再次绽放了第二春。

2009 年 Krum 等在 Lancet 上首次发表了经皮肾动脉消融治疗高血压里程碑式的研究（SYMPLICITY HTN-1）。研究入选了 45 例高血压患者，该研究 1 个月随访结果发现与基线诊室血压（177/101mmHg）相比血压下降明显，其中收缩压（SBP）下降 14mmHg，舒张压（DBP）下降 10mmHg。1 年随访结果发现，SBP 及 DBP 的下降更为明显，分别降低了 27mmHg 和 17mmHg，除此之外用于衡量交感神经活性的去甲肾上腺素分泌情况在 RDN 患者中同样表现出明显的降低趋势。随后在 2014 年 HTN-1 研究者发表的36个月随访结果表明在未服用额外降压药物情况下153例，接受RDN的患者其平均血压较基线水平要降低32/14mmHg。同时在进行RDN术后这部分患者的心率情况并未受到显著影响。SYMPLICITY HTN-2研究作为第一项随机对照临床研究（RCT）同样为RDN在高血压治疗中的地位加上了重要的砝码。该研究通过多中心最终入选了106例患者，其中52例患者接受了RDN治疗，54例患者进入对照组。其6个月随访发现RDN组诊室血压由基线水平的178/97mmHg降低了32/12mmHg（$P<0.0001$）而对照组则未见明显降低。家中自测血压及24h动态血压的比较中RDN组同样具有更为显著的降压效果。36个月随访时则发现RDN组（n=40）及6个月随访转入RDN组的对照组患者（n=30）血压降低了34/13mmHg，而原先RDN组的患者（n=40）血压降低了33/14mmHg。这一结果与SYMPLICITY HTN-1结果相差无几。伴随着前两项研究令人鼓舞的阳性结果，SYMPLICITY HTN-3研究纳入了535例，患者进行随机对照单盲的研究，相比较前两项研究HTN-3研究在对照组中引入了假手术治疗。研究结果发现，RDN组及假手术组（Sham）患者的诊室收缩压较基线水平均有显著降低，然而RDN较Sham组无论是在诊室收缩压[（-14.13 ± 23.93）mmHg vs（-11.74 ± 25.94）mmHg，95% CI：-6.89 to 2.12；P=0.26]或是24h动态血压[（-6.75 ± 15.11）mmHg vs（-4.79 ± 17.25）mmHg，95% CI：-4.79 to 1.06；P=0.98]的比较中均没有显著差异。在New England Journal发表的这一结果使得当时对于RDN的热情被迅速地冷却。其后HTN-3发表的1年随访研究更是指出虽然RDN在诊室收缩压的降低效果较6个月是来的更为显著，但在24h动态血压的改善中并没有体现出显著差异。可以说SYMPLICITY HTN系列研究在肯定和质疑RDN技术中均起到了至关重要的作用。

除了最先开展的SYMPLICITY HTN系列研究外，其他各种不同类型的消融导管同样在各自领域探索着这一技术在高血压治疗中的应用效果。EnligHTN消融导管改进了SYMPLICITY单极消融导管采用了网状的多极导管从而达到了同时多点消融效果，理论上而言该导管消融效果较单极消融导管更为有效和彻底。24个月的随访发现诊室血压（$-29/-13$mmHg）、动态血压（$-13/-7$mmHg）、家庭自测血压（$-11/-6$mmHg）较基线水平均有持续降低的表现（$P<0.05$）；另一项采用球囊式消融导管进行的REDUCE-HTN研究入选了146例患者，6个月的随访发现诊室血压降低了$24.7\pm22.1/10.3\pm12.7$mmHg（$P<0.0001$），同时动态血压降低了$8.4\pm14.4/5.9\pm9.1$mmHg（N=69；$P<0.0001$）。然而上述两项研究虽然采用了不同方式的消融导管，但由于都是非随机对照研究其RDN在高血压治疗中的阳性结果并不具有HTN-3那样的说服力。此外，还有研究者尝试应用RDN+标准序贯高血压药物治疗（SSAHT）对顽固性高血压进行治疗。DENERHTN研究入选了106例患者，随访6个月发现RDN+SSAHT组较对照组（单纯SSAHT治疗）仅在24h动态收缩压的降低中较对照组具有显著差异（P=0.0238）。

当然，由于RDN技术本身在机制上的合理性，仍然有大量的研究者不断投身RDN技术在顽固性高血压的疗效中。鉴于SYMPLICITY HTN-3研究的阴性结果，不少研究者也指出其存在实验设计本身的一些问题。Sham组的设立使得对照组的患者可能出现安慰剂效应或是Hawthorne效应从而影响最终的结果，统计也确实发现在Sham组中患者更多的会增加药物种类或增加药物剂量而在RDN组中则正好相反；此外随着研究的深入也发现肾动脉周围神经的分布在肾动脉的近中远段并不相同，早期的Simplicity消融导管受到器械的影响可能并不能对远端血管甚至远端分叉部位的神经进行完全消融；最后，研究者指出操作术者的经验也是RDN技术成功的重要因素，SYMPLICITY HTN-3研究中经验较少的术者较其他研究的比例要明显增高。因此，虽然RDN技术在SYMPLICITY HTN-3研究结果发表后进入了冷冻期，但对于该技术的探讨从未停止。

2017年和2018年的Lancet杂志相继发表了Simplicity导管的升级SPYRAL导管进行RDN研究的结果。SPYRAL导管采用了螺旋多极导管的设计使得器械本身能够更容易进入远端血管进行彻底的消融。2017年SPYRAL HTN-OFF MED研究入选了80例高血压患者，患者随机进入RDN及Sham组，治疗后无高血压药物的介入治疗。最终3个月的随访发现RDN组在诊室血压及24h动态血压的指标中不仅较基线显著降低，与Sham组比较同样具有显著差异。随后SPYRAL HTN-ON MED研究结果于2018年发表于Lancet杂志，在同时接受正规服药的情况下 6 个月的随访结果与之前发表的 SPYRAL HTN-OFF MED 研究结果完全类似，RDN 组的主要终点 24h 动态血压均较基线显著降低（收缩压：–7.0mmHg，95% CI –12.0 to –2.1；P=0.005 9，舒张压：–4.3mmHg，–7.8 to –0.8；P=0.017 4）。与 Sham 组相比较 RDN 组同样体现出了显著差异。同时在次要终点诊室血压的比较中 RDN 组同样显现了较 Sham 组更有效的降压作用。另一项在 2018 年公布在 Lancet 杂志上的 RDN 结果是采用超声消融导管的 RADIANCE-HTN SOLO 研究。该研究使用了不同于原有电消融的能量，采用超声能量导管（paradise system）对肾动脉进行去神经治疗。研究入选了 146 例高血压患者，进行随机对照假手术研究。2 个月的随访发现在日间血压及 24h 动态血压的比较中 RDN 组较 Sham 组明显更具有优势。当然该研究的随访时间较短，其长期的随访研究结果可能会为 RDN 带来更多的证据。

在 2018 年欧洲心脏病学年会（ESC）发布了最新的动脉高血压指南，其中对于 RDN 的推荐级别定于ⅢB。指南认为在仍然缺乏大量 RCT 研究的数据前对顽固性高血压患者进行常规的 RDN 治疗仍然不值得推荐。而就在数月后的美国经导管治疗大会（TCT）上 REDUCE HTN：REINFORCE 研究公布了 6 个月的随访结果，其结果并未达到主要的终点目标。而另一项 RADIOSOUND-HTN 研究入选了 120 例患者，随机分为射频消融主支组、射频消融主支 + 分支组以及超声消融主支组。其 3 个月随访的结果进一步肯定了 SPYRAL 导管及 Paradise 导管进行 RDN 消融后能有效降低患者的动态血压，同时揭示了不同消融导管对不同消融部位进行治疗后的不同效果。

虽然近期的研究给 RDN 技术再次提供了全新的舞台，但 RDN 技术是否能够完全应用于顽固性高血压的治疗目前仍然是一个未知的课题，在这个新兴的领域无论是医者或是患者都充满了对于这项技术的期许。从机制上而言肾脏交感神经在高血压的发生发展中的作用已经得到了大量的研究证实，然而 RDN 技术本身在患者人群的选择、射频导管及能量的选择以及如何即刻评判手术的成功性上仍然存在较多问题有待解决。因而笔者认为虽然 RDN 技术的发展之路曲折，但随着器械的进步、技术的成熟以及对于高血压疾病本身进一步的认识该技术最终在顽固性高血压的治疗中会逐渐成为一种有效的治疗手段。

（韩文正　曲新凯）

参考文献

[1] Costas Tsioufis, Athanasios Kordalis, Dimitris Flessas, et al. Pathophysiology of Resistant Hypertension: The Role of Sympathetic Nervous System. Int J Hypertens, 2011 Jan 20, 2011:642416.

[2] Morganti A, Mancia G. Resistant hypertension: Renal denervation or intensified medical treatment? Eur J Intern Med, 2018 Apr, 50:6-11.

[3] Smithwick RH, Thompson JE. Splanchnicectomy for essential hypertension; results in 1,266 cases. J Am Med Assoc, 1953 Aug 15,152(16):1501-1504.

[4] Grimson KS, Orgain ES, Anderson B, et al. Total thoracic and partial to total lumbar sympathectomy, splanchnicectomy and celiac ganglionectomy for hypertension. Ann Surg, 1953 Oct, 138(4):532-547.

[5] Krum H, Schlaich M, Whitbourn R, et al. Catheter-based renal sympathetic denervation for resistant hypertension: a multicentre safety and proof-of-principle cohort study. Lancet, 2009 Apr 11, 373(9671):1275-1281.

[6] Krum H, Schlaich MP, Sobotka PA, et al. Percutaneous renal denervation in patients with treatment-resistant hypertension: final 3-year report of the Symplicity HTN-1 study. Lancet, 2014 Feb 15, 383(9917):622-629.

[7] Esler MD, Böhm M, Sievert H, et al. Catheter-based renal denervation for treatment of patients with treatment-resistant hypertension: 36 month results from the SYMPLICITY HTN-2 randomized clinical trial. Eur Heart J, 2014 Jul, 35(26):1752-1759.

[8] Symplicity HTN-2 Investigators. Renal sympathetic denervation in patients with treatment-resistant hypertension (The Symplicity HTN-2 Trial): a randomised controlled trial. Lancet, 2010, 376: 1903–1909.

[9] Bhatt DL, Kandzari DE, O' Neill WW, et al. A controlled trial of renal denervation for resistant hypertension. N Engl J Med, 2014 Apr 10, 370 (15): 1393-1401.

[10] Bakris GL, Townsend RR, Flack JM, et al. 12-month blood pressure results of catheter-based renal artery denervation for resistant hypertension: the SYMPLICITY HTN-3 trial. J Am Coll Cardiol, 2015 Apr 7, 65(13):1314-1321.

[11] Tsioufis CP, Papademetriou V, Dimitriadis KS, et al. Catheter-based renal denervation for resistant

hypertension: Twenty-four month results of the EnligHTN I first-in-human study using a multi-electrode ablation system. Int J Cardiol, 2015 Dec 15, 201: 345-350.

[12] Worthley SG, Wilkins GT, Webster MW, et al. Safety and performance of the second generation EnligHTN ™ Renal Denervation System in patients with drug-resistant, uncontrolled hypertension. Atherosclerosis, 2017 Jul, 262:94-100.

[13] Stephen G.W, Costas P. T, Matthew I.W, et al. Safety and efficacy of amulti-electrode renal sympathetic denervation systemin resistant hypertension: the EnligHTN I trial. European Heart Journal, 2013, 34, 2132-2140.

[14] Sievert H, Schofer J, Ormiston J, et al. Renal denervation with a percutaneous bipolar radiofrequency balloon catheter in patients with resistant hypertension: 6-month results from the REDUCE-HTN clinical study. EuroIntervention, 2015 Feb, 10(10):1213-1220.

[15] Sievert H, Schofer J, Ormiston J, et al. Bipolar radiofrequency renal denervation with the Vessix catheter in patients with resistant hypertension: 2-year results from the REDUCE-HTN trial. J Hum Hypertens, 2017 May, 31(5):366-368.

[16] Azizi M, Sapoval M, Gosse P, et al. Optimum and stepped care standardised antihypertensive treatment with or without renal denervation for resistant hypertension (DENERHTN): a multicentre, open-label, randomised controlled trial. Lancet, 2015 May 16, 385(9981):1957-1965.

[17] Azizi M, Pereira H, Hamdidouche I, et al. Adherence to Antihypertensive Treatment and the Blood Pressure-Lowering Effects of Renal Denervation in the Renal Denervation for Hypertension (DENERHTN) Trial. Circulation, 2016 Sep 20, 134(12):847-857.

[18] Azizi M, Schmieder RE, Mahfoud F, et al. Endovascular ultrasound renal denervation to treat hypertension (RADIANCE-HTN SOLO): a multicentre, international, single-blind, randomised, sham-controlled trial. Lancet, 2018 Jun 9, 391(10137):2335-2345.

[19] Kandzari DE, Böhm M, Mahfoud F, et al. Effect of renal denervation on blood pressure in the presence of antihypertensive drugs: 6-month efficacy and safety results from the SPYRAL HTN-ON MED proof-of-concept randomised trial. Lancet, 2018 Jun 9, 391(10137):2346-2355.

[20] Townsend RR, Mahfoud F, Kandzari DE, et al. Catheter-based renal denervation in patients with uncontrolled hypertension in the absence of antihypertensive medications (SPYRAL HTN-OFF MED): a randomised, sham-controlled, proof-of-concept trial. Lancet, 2017 Nov 11, 390(10108):2160-2170.

[21] Fengler K, Rommel KP, Blazek S, et al. A Three-Arm Randomized Trial of Different Renal Denervation Devices and Techniques in Patients with Resistant Hypertension (RADIOSOUND-HTN). Circulation, 2018 Sep 25. doi: 10.1161.

40. VEST 研究点评：可穿戴式除颤器减少 MI 后猝死

心肌梗死后早期，特别是合并左室收缩功能下降者，心脏性猝死发生率显著增加。ICD 已经明确可以降低心肌梗死合并左室射血分数下降患者心脏性猝死的发生。但 DINAMIT 及 IRIS 等研究结果均表明，急性心肌梗死后早期置入 ICD 并不能有效降低远期死亡率。且有研究提示，部分心肌梗死患者的 LVEF 在心肌梗死后数月可能有所恢复。那么，可穿戴式转复除颤器（WCD）是否可以作为 ICD 的替代降低心肌梗死急性期低 LVEF 患者心脏性猝死的发生率？ESC 2014 年会上公布的 WEARIT- Ⅱ研究已经显示 WCD 降低心脏性猝死的安全性与有效性，但入选人群中包括缺血性心肌病、非缺血性心肌病及遗传性心脏病患者。而近期 ACC 2018 年会上公布的 VEST 研究结果显示，对于心肌梗死后 40 日或血运重建后 90 日内、LVEF ≤ 35% 患者，WCD 虽不能有效降低心脏性猝死发生率，但可显著降低全因死亡率。

VEST 是一多中心、随机对照临床研究。研究者于 2008 ～ 2017 年从美国、德国、波兰和匈牙利共 108 家中心入选了急性心肌梗死（AMI）且 LVEF ≤ 35% 患者 2302 例，随机 2∶1 进入标准药物 +WCD 治疗组（n=1524）和单纯标准药物治疗组（n=778）。主要研究终点为心肌梗死后 90 日内猝死发生与室性心律失常致死事件发生的复合终点；次要终点为全因死亡率、非致死性室性心律失常发生率、因心肌梗死、房颤、充血性心力衰竭、脑卒中、非持续性室速再住院率、WCD 穿戴时间、不良事件。

中位随访时间 84.3 天。与单纯标准药物治疗组相比，标准药物联合 WCD 组主要终点事件发生率（猝死与室性心律失常事件致死）无明显差异（1.6%vs2.4%，P=0.18），但全因死亡率显著降低（3.1%vs4.9%，P=0.04）。

值得注意的是，进一步对具体临床事件进行分析看出，标准药物 +WCD 治疗组较单纯标准药物治疗组显著降低脑卒中相关死亡率（0.0%vs0.5%，P=0.01）；而此可能为两组间在全因死亡率方面存在显著差异的主要来源。另外，WCD 可以提供对缓慢性心律失常事件、非持续性室速事件的预警，减少患者焦虑、提高患者依从性、提供更佳疾病管理等，从而有效降低 90 日内全因死亡率。

VEST 研究结果图 2，表 1 表明，在 LVEF 降低的心肌梗死患者中，WCD 虽然可以降低全因死亡率，

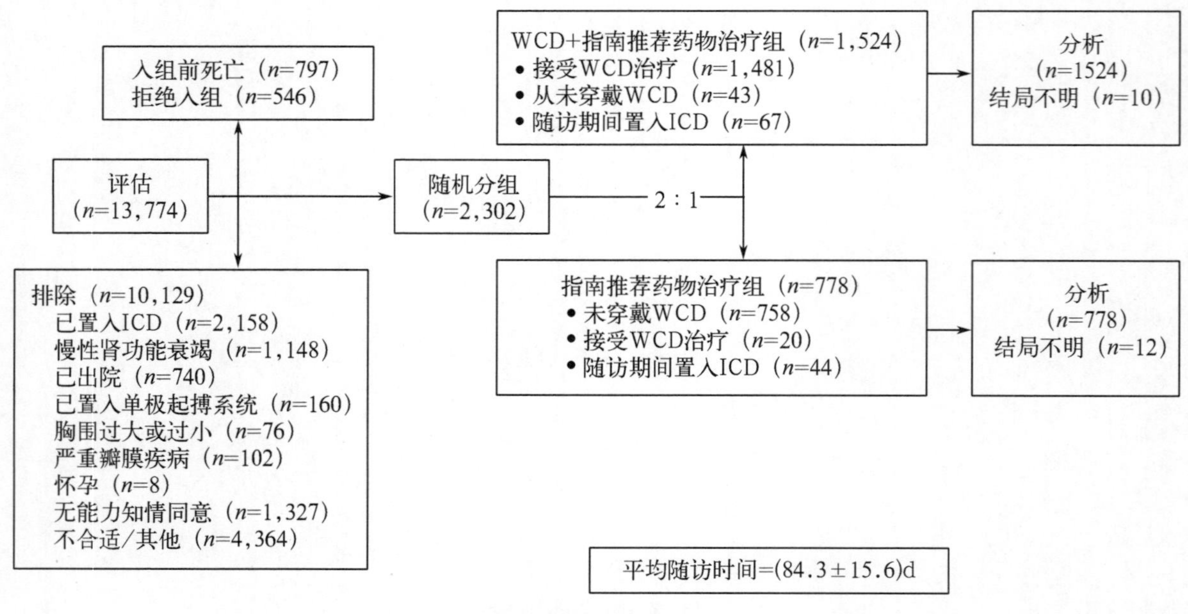

图 1　VEST 研究流程

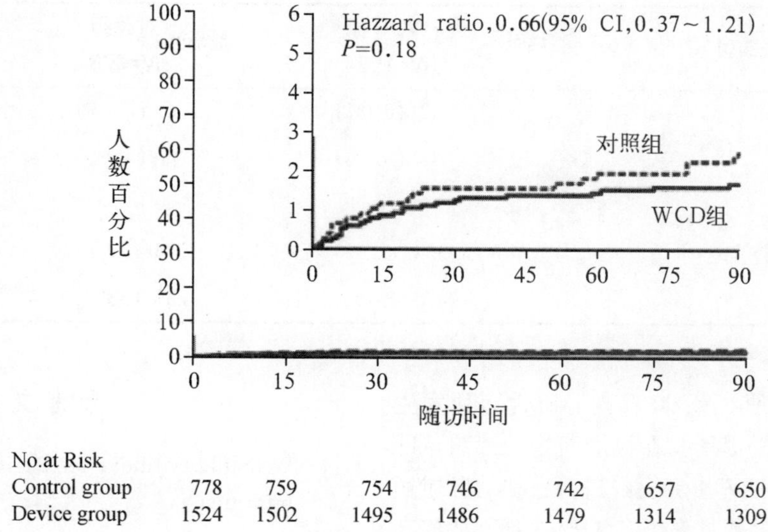

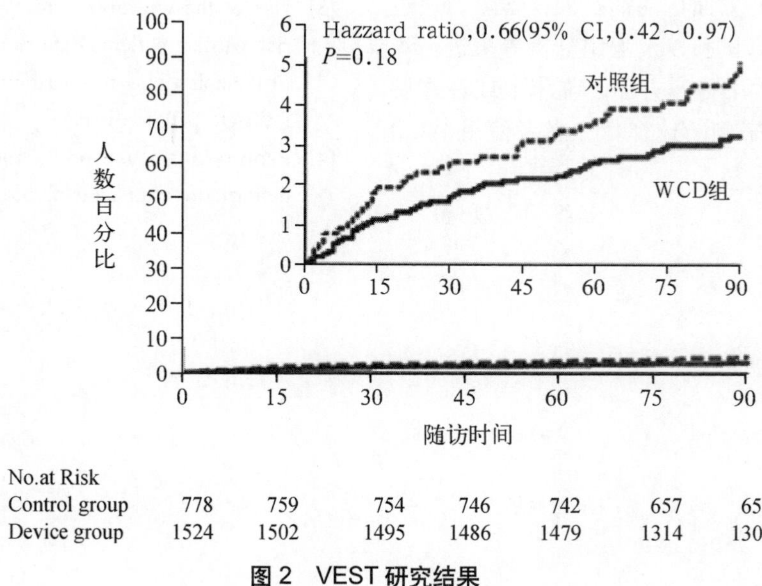

图 2 VEST 研究结果

表 1 VEST 研究具体临床事件分析

临床事件	WCD 组 (*N*=1524)	对照组 (*N*=778)	*P* 值 *
致死性事件，*n*（%）			
• 猝死	25（1.6%）	19（2.4%）	0.18
• 非突发死亡	21（1.4%）	17（2.2%）	0.15
充血性心力衰竭死亡	10（0.7%）	5（0.6%）	1.0
再发心肌梗死死亡	1（0.1%）	1（0.1%）	1.0
脑卒中死亡	0（0.0%）	4（0.5%）	0.01
其他心血管原因死亡	5（0.3%）	3（0.4%）	1.0
其他	5（0.3%）	4（0.5%）	0.72

续表

临床事件	WCD 组 (N=1524)	对照组 (N=778)	P 值 *
• 原因不明死亡	2（0.1%）	2（0.3%）	0.83
• 死亡，任何原因	48（3.1%）	38（4.9%）	0.04
非致死事件，n（%）			
• 因心血管事件再住院	334（22%）	174（22%）	0.81
• 任何原因再住院	475（31%）	253（33%）	0.51

但不能有效减少心肌梗死 90 日内心脏性猝死发生率。同时该研究数据提示，在标准药物治疗组，即使 84% 的急性心肌梗死患者已经进行冠状动脉血运重建，90 日内随访的死亡率仍有 4.9%。那么如何有效预防心肌梗死 90 日内左室收缩功能障碍患者心脏性猝死事件发生？一方面可能需扩大样本量，通过前瞻性随机对照双盲试验以及亚组分析等来进一步验证 WCD 的有效性；另一方面，临床上或许需要通过一定风险评估来判断选择什么患者使用 WCD 会获益。

（李若谷　张魏巍）

参考文献

[1] Wearable Cardioverter-Defibrillator after Myocardial Infarction.

[2] One-year follow-up of the prospective registry of patients using the wearable defibrillator (WEARIT-II Registry).

[3] Use of the wearable cardioverter defibrillator in high-risk cardiac patients data from the Prospective Registry of Patients Using the Wearable Cardioverter Defibrillator (WEARIT- Ⅱ Registry).

[4] Prophylactic use of an implantable cardioverter-defibrillator after acute myocardial infarction.

41. QLV 间期指导的靶向左室电极置入方法在非左束支阻滞患者中的应用——ENHANCE CRT 研究的启示

一、概述

再同步化治疗(cardiac resynchronization therapy, CRT)，是通过电学提前刺激左心室最晚激动部位来促进双心室同步收缩，从而提高心功能的技术。在 CRT 研究的一些亚组分析和 Meta 分析中显示，相比左束支阻滞(left bundle branch block, LBBB)患者，CRT 在非左束支阻滞(non-left bundle branch block, non-LBBB)，并没有显示临床获益。这种 CRT 的无反应（non-response）也许和心肌基质的差异、以及缺少可以通过器械纠正的显著电学延迟部位有关，或是因为左室电极未置入最佳的部位所致。一些研究显示，左室侧壁电极置入的常规解剖位置，在 non-LBBB 患者中并不是较好的位置。因此更加需要一种个性化的技术来指导左室电极的置入。

近年来，QLV 间期逐渐进入研究人员的视野。QLV 间期，指从体表心电图导联上自 QRS 波起点到左室电极单极电图上第一个主要转折（first major deflection）的时间间期。该指标反映了左心室局部激动的时间。研究显示，QLV 间期(QLV interval)作为左室电位延迟的评估方法，其与 CRT 的急刻反应（评估 LV dp/dt max）和长期反应（评估临床结局)均有显著的相关性。ENHANCE CRT 研究(NCT 注册号 01983293)，旨在使用 QLV 间期评估 non-LBBB 患者行 CRT 治疗时左室电极在非传统置入部位的有效性，研究终点是置入后 12 个月的临床复合评分（clinical composite score，CCS)。

二、研究设计

ENHANCE CRT 研究，是一项前瞻性、双盲、随机对照的上市后研究，在美国 40 个中心开展。患者经过筛选及记录病史后，需要行二维心超检查及接受 MLWHF 问卷调查（Minnesota Living with Heart Failure questionnaire)。自 2018 年开始入组，拟纳入最多 250 例。患者将以 2∶1 随机到 QLV 组和标准治疗组（standard of care，SOC)。研究中设计了预估 23.5% 的退出率，因此期望将有 192 例患者(QLV 组 128 例、SOC 组 64 例)完成随访。研究由雅培公司(Abbott）赞助。

三、入排标准

入选标准，患者必须同时符合如下几条：

1. 根据 2013 年 ACC/AHA/HRS 指南需要行 CRT 治疗：LVEF ≤ 35%、窦性心律、缺血或非缺血型心肌病、药物治疗后心功能 NYHA Ⅲ级 / 非卧床Ⅳ级。

2. 心电图为 non-LBBB（包括完全性 RBBB、完全性 RBBB 合并一种束支阻滞、室内传导延迟 [interventricular conduction delay，IVCD] QRS ≥ 120ms)。

3. 按照指南制定的药物治疗方法无效。

4. 如果是对已有 ICD 或起搏器升级为 CRT 治疗，现有起搏器的右室起搏比例≤ 10%。

排除标准，包括满足如下任意一条：心电图为 LBBB、非完全性 RBBB、QRS 波宽度在 110 ～ 119ms、不可逆的静脉通路阻塞致不能通过上肢静脉置入 CRT、左室电极通过外科手术或经心尖途径置入、因不可修复或置换的瓣膜性疾病导致的心肌病、存在持续房颤、或原有起搏器右室起搏比例＞ 10%。

四、置入方法

使用已上市的兼容四级起搏导线的CRT（如 Quartet™ 1458Q LV lead with Unify Quadra™, Quadra Assura™ CRT-D)。通过四级起搏导线校正 QLV 测量，QLV 间期设定为心电图走纸速度 200mm/s（分辨率 5ms）情况下，同一心动周期上，肢体导联上 QRS 最早起始点到左室单级腔内电图上主波顶峰的时间（正向或负向波均可）(图 1)。

随机入组 QLV 组后，拟置入左室电极时测量 QLV，术者需要至少测量冠状窦两个主要分支。首先测量非传统的血管（包括前壁区域），然后再测量传统的侧壁区域血管分支。测量时，需要使用电生理记录仪分析记录每个左室电极至少 5s 的心动周期，然

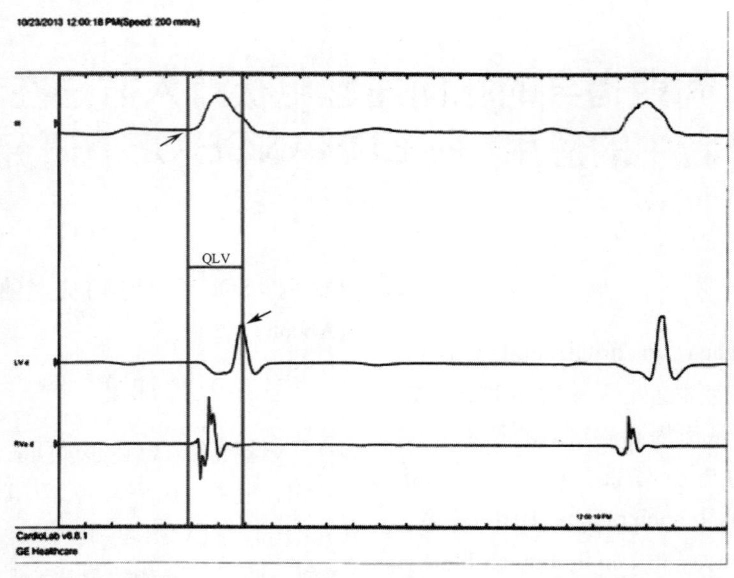

图 1　QLV 测量方法［引用 ESC Heart Fail. 2018, 5(6): 1184-1190.(1)］

后把左室电极置于记录到最长 QLV 的血管。假如有多个电极均具有较长的 QLV，术者需要选择最长 QLV 的电极并测试膈神经刺激（10V 输入电压）。假如存在膈神经刺激，术者选择 QLV 第二长的电极，以此类推，直到不存在膈神经刺激。在 SOC 组，左室电极采用术者常规置入方法，不测量 QLV。也需要使用 10V 输出电压排除膈神经刺激。

两组的阈值测定设定在脉宽 0.5ms，左室电极阻抗采集为最后使用的电极向量。两组的左室电极置入前，均需要在右前斜（RAO）及左前斜（LAO）20° ～ 40° 行静脉造影，并在置入后相同体位及角度记录影像。假如置入不成功，术者可根据自身经验，再次尝试置入。假如非成功置入（左室四级电极没有置入）或左室电极尝试置入非经静脉的途径，患者将被剔出本项研究。

五、随访及研究终点

患者在出院前、术后 3、6、12 个月将会随访。SOC 组常规随访，QLV 组还需要程控测量 QLV。在术后 6 个月及 12 个月，将由未参加之前研究的心内科医生对患者作总体评估（patient global assessment，PGA）和 NYHA 分级评估及二维心超及 MLWHF 问卷。

研究终点是采用结论算法（decision algorithm）评估置入术后 12 个月患者的 CRT 反应（图 2），包括了心源性死亡、心力衰竭导致住院、NYHA 分级和 PGA。亚组分析包括基线资料、QLV 测定及 QLV/QRS（%）、QRS 形态（RBBB, RBBB 合并左前分支阻滞，RBBB 合并左后分支阻滞及非特异性 IVCD）、MLWHF 分，PGA、心超测量结果、心力衰竭导致住院、总的照射时间和死亡率等。

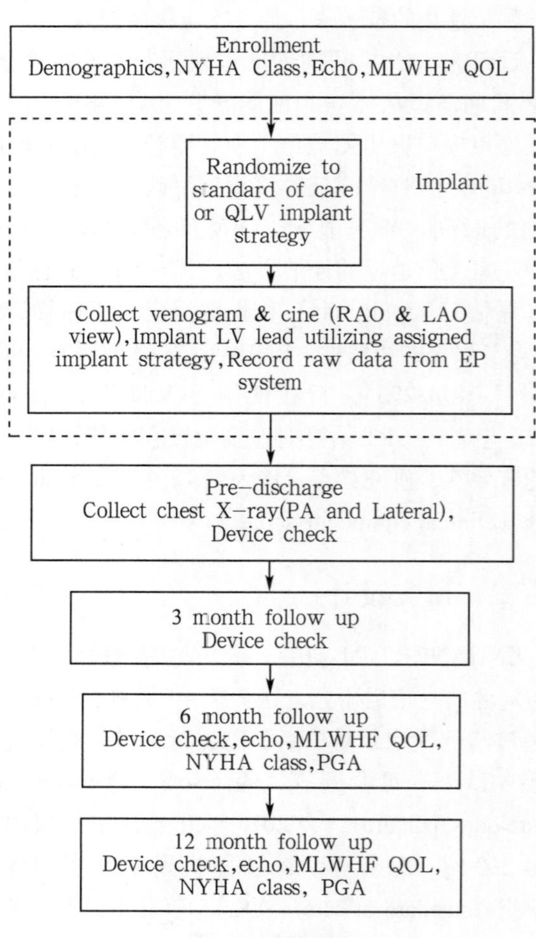

图 2　研究流程图

六、研究结果

纳入病例

ENHANCE CRT（NCT01983293）研究结果，暂未公布在杂志中。在登记注册的 https://clinicaltrials.gov/ 可查询到相关结果。研究自 2013 年 11 月开始至 2018 年 1 月结束。实际在美国 32 个中心纳入了 248 例，247 例尝试置入 CRT，其中 3 例因 LBBB 剔除，2 例因 QRS ＜ 120ms 剔除，所以最终 242 例纳入研究，QLV 组 161 例，SOC 组 81 例。其中 QLV 组最终 128 例（79.5%），SOC 组 62 例（76.5%）完成随访（表 1）。

表 1　纳入病例基线资料（来自 clinicaltrials.gov）

	QLV 组	SOC 组	总数
纳入病例	162	81	242
完成随访	128（79%）	62（76.5%）	190（78.5%）
没有完成	33	19	52
研究者剔除	29	15	44
12 个月随访缺失	3	3	6
缺少 NYHA 及 PGA 评分	1	1	2
年龄，岁	65.7±12.1	64.1±13.3	65.2±12.5
男性	134（83.2%）	60（74.1%）	194（80.2%）
NYHA 分级			
NYHA Ⅱ	0	1（1.2%）	1（0.4%）
NYHA Ⅲ	157（97.5%）	71（87.7%）	228（94.2%）
NYHA Ⅳ	4（2.5%）	9（11.1%）	13（5.4%）
术前 QRS 形态 N（占比）			
RBBB	86（53.4%）	36（44.4%）	122（50.4%）
RBBB 合并左前分支阻滞	15（9.3%）	9（11.1%）	24（9.9%）
RBBB 合并左后分支阻滞	2（1.2%）	1（1.2%）	3（1.2%）
非特异性 IVCD	55（34.2%）	33（40.7%）	88（36.4%）
QRS 间期			
120～149ms	75（46.6%）	33（40.7%）	108（44.6%）
≥150ms	86（53.4%）	48（59.3%）	134（55.4%）

七、研究结果

ENHANCE CRT（NCT01983293）研究正在随访中，研究结果暂未公布在杂志中。在登记注册的 https://clinicaltrials.gov/ 可查询到相关结果。

已公布的严重不良事件（SAE）中，QLV 组 79% 已完成 12 个月随访，SOC 组 76.5% 完成随访，QLV 全因死亡 7.03%，SOC 组为 6.45%，两组是否具有统计学差异未公布。两组在出血、心律失常事件、心脏压塞、心脏穿孔、导线移位、导线折断等事件上似乎也没有明显差别（表 2）。

表 2　严重不良事件（来自 clinicaltrials.gov）

	QLV 组	SOC 组	总数
纳入病例	162	81	242
完成随访	128(79%)	62(76.5%)	190(78.5%)
全因死亡	9/128 (7.03%)	4/62 (6.45%)	
严重不良事件			
出血和（或）血肿	0/128	1/62 (1.61%)	
心脏压塞	0/128	1/62 (1.61%)	
导线移位	4/128 (3.13%)	1/62 (1.61%)	
房性或室性	1/128 (0.78%)	0/62	
心律失常事件			
心脏穿孔	1/128 (0.78%)	0/62	
电极导线折断	0/128	0/62	

八、结论

虽然 ENHANCE CRT 研究的结果尚未完全公布。但从现有发布的临床资料看，QLV 间期指导的靶向左室电极置入方法对非左束支阻滞患者置入 CRT 已显示出其临床意义。

（李　双　唐　恺　徐亚伟）

参考文献

[1] Singh JP, Berger RD, Doshi RN et al. Rationale and design for ENHANCE CRT: QLV implant strategy for non-left bundle branch block patients. ESC Heart Fail,

2018, 5:1184-1190.

[2] Birnie DH, Ha A, Higginson L et al. Impact of QRS morphology and duration on outcomes after cardiac resynchronization therapy: Results from the Resynchronization-Defibrillation for Ambulatory Heart Failure Trial (RAFT). Circulation Heart failure, 2013, 6:1190-1198.

[3] Zareba W, Klein H, Cygankiewicz I et al. Effectiveness of Cardiac Resynchronization Therapy by QRS Morphology in the Multicenter Automatic Defibrillator Implantation Trial-Cardiac Resynchronization Therapy (MADIT-CRT). Circulation, 2011, 123:1061-1072.

[4] Gold MR, Thebault C, Linde C et al. Effect of QRS duration and morphology on cardiac resynchronization therapy outcomes in mild heart failure: results from the Resynchronization Reverses Remodeling in Systolic Left Ventricular Dysfunction (REVERSE) study. Circulation, 2012, 126:822-829.

[5] Stockburger M, Moss AJ, Klein HU et al. Sustained clinical benefit of cardiac resynchronization therapy in non-LBBB patients with prolonged PR-interval: MADIT-CRT long-term follow-up. Clin Res Cardiol, 2016, 105:944-952.

[6] Sipahi I, Chou JC, Hyden M, Rowland DY, Simon DI, Fang JC. Effect of QRS morphology on clinical event reduction with cardiac resynchronization therapy: meta-analysis of randomized controlled trials. Am Heart J, 2012, 163:260-7 e3.

[7] Cunnington C, Kwok CS, Satchithananda DK et al. Cardiac resynchronisation therapy is not associated with a reduction in mortality or heart failure hospitalisation in patients with non-left bundle branch block QRS morphology: meta-analysis of randomised controlled trials. Heart, 2015, 101:1456-1462.

[8] Zanon F, Baracca E, Pastore G et al. Determination of the longest intrapatient left ventricular electrical delay may predict acute hemodynamic improvement in patients after cardiac resynchronization therapy. Circulation Arrhythmia and electrophysiology, 2014, 7:377-383.

[9] Gold MR, Birgersdotter-Green U, Singh JP et al. The relationship between ventricular electrical delay and left ventricular remodelling with cardiac resynchronization therapy. Eur Heart J, 2011, 32:2516-2524.

[10] Singh JP, Fan D, Heist EK et al. Left ventricular lead electrical delay predicts response to cardiac resynchronization therapy. Heart Rhythm, 2006, 3:1285-1292.

[11] Butter C, Auricchio A, Stellbrink C et al. Effect of resynchronization therapy stimulation site on the systolic function of heart failure patients. Circulation, 2001, 104:3026-3029.

[12] Packer M. Proposal for a new clinical end point to evaluate the efficacy of drugs and devices in the treatment of chronic heart failure. J Card Fail, 2001, 7:176-182.

42. 抗心律失常药物分类和应用进展

一、概述

心律失常是心血管疾病的常见疾病，药物治疗是心律失常治疗的基石，随着心律失常研究的深入，抗心律失常药物的研究也取得很大进展，然而由于抗心律失常药物的毒性作用和致心律失常作用，临床上应用顾虑较多。本文对抗心律失常药物进展作一综述。

心律失常的治疗包括病因治疗、药物治疗、非药物治疗。抗心律失常药物（AAD）在控制心律失常症状治疗、预防心律失常发作、维持心脏功能上作用重大。尽管过去在AAD领域的研究很多，但随着CAST、SWORD及PALLAS等临床试验结果公布，AAD的应用价值遭到人们质疑。AAD机制复杂、治疗窗窄，药物间相互作用及副作用大，具有致心律失常作用，也成为临床应用的难点。本文对目前抗心律失常药物进展作一综述。

二、AAD分类进展

目前临床上最常应用的AAD分类是改良的Vaughan Williams分类方法，该方法于1984年提出，根据药物的作用机制将AAD分为4类，分别为Ⅰ类快钠离子通道阻滞剂、Ⅱ类β肾上腺素能受体阻滞剂、Ⅲ类延迟整流钾离子通道阻滞剂、Ⅳ类L型钙离子通道阻滞剂。但是对心律失常由治疗作用的药物如洋地黄类、腺苷、肾上腺素、阿托品并未纳入分类中。而且胺碘酮同时具有四类药物的作用机制，因此该分类方法具有一定局限性。1991年心律失常专家提出西西里分类方法，基于药物的的作用靶点进行分类，详细描述了每个药物的通道、受体和离子泵，但由于药物的复杂性，临床应用存在很大难度。

随着抗心律失常药物的进展，既往的分类方法已经不能满足临床需要。在Vaughan Williams的百年诞辰之际，2018年Lei等通过全面系统回顾AAD的发展历程，整理临床和在研的抗心律失常药物分子靶点、电生理、药理机制以及临床应用现状，提出了最新的AAD分类系统，将抗心律失常药物分为八大类32种，扩展并增加了原有Vaughan Williams的分类方法（表1）。

0类AAD：HCN通道阻滞剂。代表药物伊伐布雷定，可以通过拮抗窦房结慢反应自律细胞的I_f离子通道，降低自动去极化Ca^{2+}内流，降低窦房结自律性。临床应用于心室率控制不佳的窦性节律心力衰竭患者。

Ⅰ类AAD：在原有Ⅰ类抗心律失常药物基础上增加Id类，$Na_{1.5}$通道晚电流阻滞剂。通过抑制$Na_{1.5}$，代表药物雷诺嗪，通过拮抗$Na_{1.5}$通道晚电流，缩短动作电位时程和QT间期，主要用于心绞痛、室速。

Ⅱ类AAD：交感神经的激动剂与抑制剂，扩展为5种，改变心肌细胞的自律性、传导性、收缩性。Ⅱa类非选择性β和$β_1$受体拮抗剂；Ⅱb类非选择性β受体激动剂，代表药物异丙肾上腺素；Ⅱc类毒蕈碱型M2受体抑制剂，代表药物阿托品；Ⅱd类毒蕈碱型受体激动剂，代表药物地高辛；Ⅱe类腺苷A1受体激动剂，代表药物腺苷、氨茶碱。

Ⅲ类AAD：K^+通道阻滞剂，包括Ⅲa类电压依赖K^+通道阻滞剂，Ⅲb类代谢依赖K^+通道开放剂，Ⅲc类递质依赖K^+通道阻滞剂。其中Ⅲa类药物包括非选择性K^+通道阻滞剂（胺碘酮、决奈达隆等），Kv11.1介导的I_{kr}阻断剂（伊布利特、多非利特、索他洛尔），Kv7.1介导的I_{ks}阻断剂，Kv1.5介导的I_{kur}阻断剂（维纳卡兰），Kv1.4和Kv4.2介导的I_{to}阻断剂（替地沙米）。Ⅲa类抗心律失常药包括I_{kATP}通道开放剂（尼可地尔、吡那地尔），Ⅲc类主要为KAch和GIRK4阻滞剂。

Ⅳ类AAD：Ca^{2+}调节剂，扩展为5种。Ⅳa类膜表面Ca^{2+}通道阻滞剂，包括非选择性膜表面Ca^{2+}通道阻滞剂（苄普地尔），I_{CaL}通道阻滞剂（维拉帕米、地尔硫䓬），主要用于心绞痛和室上性心律失常；Ⅳb类细胞内Ca^{2+}通道阻滞剂，包括RyR2受体阻滞剂（氟卡尼及普罗帕酮）及IP3R阻滞剂，用于儿茶酚胺敏感性多形性室速；Ⅳc类为肌质网钙泵激动剂；Ⅳd为膜表面离子交换抑制剂；Ⅳe为磷酸激酶及磷酸化酶抑制剂。

表 1　抗心律失常新的分类、作用靶点、电生理机制、电生理影响、代表药物

分类	亚类（靶点）	电生理影响	机制	代表药物	临床应用
0 (HCN 通道阻滞剂)		降低窦房结自律性	抑制 If 电流，降低窦房结 4 期自动除极速率，减慢心率	HR ≥ 70 次 / 分（心力衰竭、心绞痛）	伊伐布雷定
Ⅰ（电压门控离子通道阻滞剂）	Ⅰa（Nav 1.5 通道开放，中速解离）	提高兴奋阈值，降低钠电流峰，动作电位产生和 dV/dt；减慢心房、心室、心室传导束动作电位传导；延长动作电位时程和有效不应期，延长 QT 间期	降低异位心房、心室自律性，减慢旁路传导，延长有效不应期，减少折反倾向	室上性心律失常：房颤；室速、室颤	奎尼丁、阿义马林、丙吡胺
	Ⅰb（Nav 1.5 通道开放，快速解离）	提高兴奋阈值，降低钠电流峰，动作电位产生和 dV/dt；减慢心房、心室、心室传导束动作电位传导；缩短心室肌和浦肯野纤维动作电位时程和相对不应期；延长有效不应期和复极后不应期，降低缺血细胞和部分除极细胞窗电流；轻度缩短 QT 间期	降低异位心房、心室自律性；减低 DAD 诱导触发活动；单向和双向阻滞减少折反	室性心律失常（室速、室颤）特别心肌梗死及缺血后去极化心肌	利多卡因、美西律
	Ⅰc（Nav 1.5 通道非活跃状态，慢速解离）	提高兴奋阈值，降低钠电流峰，动作电位产生和 dV/dt；减慢心房、心室、心室传导束动作电位传导；降低整体兴奋性，心率快时延长动作电位时程；延长 QRS 时间	降低异位心房、心室自律性；减低 DAD 诱导触发活动；单向和双向阻滞减少折反，快速心室率时降低传导和兴奋性，阻断折反旁路	室上性心动过速（房早、房速、房扑、房颤）旁路参与的心动过速；在没有结构性心脏病、室早、CPVT 情况下的室性心动过对其他治疗不敏感	普罗帕酮、氟卡胺
	Ⅰd（Nav 1.5 晚电流拮抗剂）	降低晚钠电流，影响动作电位恢复、有效不应期、复极储备和 QT 间期	减少动作电位恢复时间，减少早后除极和延迟后除极的触发活性	心绞痛、室速	雷诺嗪
Ⅱ（交感神经抑制与激活剂）	Ⅱa（非选择性 β 和 $β_1$ 受体拮抗剂）	降低 If 和 ICaL，减低窦房结心率，延长房室结不应期和房室传导时间，降低窦房结起搏和触发活性，延长 PR 和 RR 间期；降低 RyR2 介导的肌质网钙离子释放和触发活性	减低窦房结、房室结自律性，减低异位心室、心房自律性；减低早后除极和延迟后除极的触发活性，减低窦房结折反，减慢房室结传导，终止折反	窦速和其他室上性心动过速；房颤、室速、室早的控制；LQTS、CPVT	卡维地洛、普萘洛尔、萘羟心安、阿替洛尔、比索洛尔

续表

分类	亚类（靶点）	电生理影响	机制	代表药物	临床应用
Ⅱ（交感神经抑制与激活剂）	Ⅱb（非选择性β受体激动剂）	增加腺苷酸激酶活性，降低PR间期和RR间期	增加室性逸搏节律；抑制缓慢性心律失常基础上早后除极的触发活性	三度房室传导阻滞时增加室性逸搏心律；获得性的（药物相关的）缓慢性心律失常基础上的Tdp	异丙肾上腺素
	Ⅱc（毒蕈碱型M2受体抑制剂）	抑制室上性（窦房结、心房、房室结）毒蕈碱型M2受体；降低RR间期和PR间期	增加窦房结自律性和房室结传导	阿托品、山莨菪碱、东莨菪碱	轻中度症状性窦缓，希氏束上的、房室结传导阻滞（下壁心肌梗死、迷走性晕厥）
	Ⅱd（毒蕈碱型受体激动剂）	窦房结超极化，缩短心房和房室结阻滞的动作电位时程，降低If和ICaL，抑制腺苷环化酶和CAMP活性；延长PR间期和RR间期	降低窦房结自律性和折反，降低房室结传导，终止折反	窦速或室上性心动过速	卡巴胆碱、毛果芸香碱、乙酰甲胆碱、地高辛
	Ⅱe（腺苷A1受体激动剂）	窦房结超极化，缩短心房和房室结阻滞的动作电位时程，降低If和ICaL，抑制腺苷环化酶和CAMP活性；降低交感神经兴奋心室阻滞的活性；延长PR间期和RR间期	降低窦房结自律性；降低房室结传导，终止折反，降低早后除极和延迟后除极介导的触发活性	终止房室结心动过速和CAMP介导的触发性室性心动过速；鉴别窦速和房速	腺苷、ATP、氨茶碱
Ⅲ（钾离子通道阻断剂）	Ⅲa（电压门控钾离子通道阻断剂） （Kv 11.1介导快速钾离子流阻断剂） （Kv 7.1介导慢速钾离子流阻断剂） （Kv 1.5介导的超速钾离子流阻断剂） （Kv 1.4和Kv 4.2介导的瞬时外向钾离子通道阻断剂）	延长心房、浦肯野纤维、心室肌细胞的动作电位恢复，增加有效不应期，缩短复极储备，延长QT间期	延长动作电位恢复时间，延长有效不应期，减少折反；胺碘酮可降低窦房结心率和房室传导	室性心律失常（陈旧性心肌梗死或无结构性心脏病）；合并预激综合征的心动过速；室颤、室早；室上性心律失常、房颤	氨巴利特、胺碘酮、决奈达隆 多非利特、伊布利特、索他洛尔

续表

分类	亚类（靶点）	电生理影响	机制	代表药物	临床应用
Ⅲ（钾离子通道阻断剂）	Ⅲb 代谢依赖的钾离子通道开放剂（Kir6.2 开放剂）	缩短除窦房结细胞以外的其他细胞动作电位恢复期、有效不应期和复极储备；缩短 QT 间期	降低动作电位恢复期间的电压	心绞痛 高血压	尼可地尔、吡那地尔
	Ⅲc 转运门控钾离子通道阻断剂（GIRK1 和 GIRK4（IKAch）阻断剂）	延长窦房结、房室结、心房细胞的动作电位时程和有效不应期，降低复极储备	降低窦房结自律性		
Ⅳ（钙离子触控调节剂）	Ⅳa（膜表面钙离子阻滞剂） 非选择性表面膜钙离子通道阻断剂 Cav1.2 和 Cav1.3 通道介导的 ICaL 阻断剂 Cav3.1 通道介导的 ICaT 阻断剂	抑制窦房结起搏，房室结传导，延长有效不应期，增加动作电位恢复时间和相对不应期，弱化复极储备，抑制细胞内钙离子信号通路，延长 PR 间期 抑制窦房结起搏，延长希氏束 4 期复极	减慢房室传导，终止折反，降低早后除极和延迟后除极的触发活动	心绞痛 室上性心律失常 无结构性心脏病的室上性心律失常和室性心律失常；房颤心室率控制	苄普地尔 维拉帕米 地尔硫䓬
	Ⅳb 胞内钙离子通道阻断剂 （SR RyR2-Ca^{2+} 通道阻断剂） （IP3R-Ca^{2+} 通道阻断剂）	减少肌质网钙离子的释放，降低胞质和肌质网内钙离子		CPVT	氟卡胺 普罗帕酮
	Ⅳc 类肌质网钙离子 -ATP 酶激动剂				
	Ⅳd（类膜表面离子交换抑制剂）				
	Ⅳe 磷酸激酶和磷酸化酶抑制剂				

续表

分类	亚类（靶点）	电生理影响	机制	代表药物	临床应用
Ⅴ（机械敏感通道阻断剂）	（瞬时受体电位通道 TRPC3/TRPC6 阻断剂）	细胞内钙离子信号通路	降低早后除极和延迟后除极诱导的触发活动		N-(对戊二酰氨基)蒽酸
Ⅵ（缝隙连接通道阻断剂）	Cx (Cx40, Cx43, Cx45) 阻断剂	降低细胞偶联，动作电位传播，Cx40:心房、房室结、心室传导系统；Cx43：心房、心室、远端传导系统；Cx45：窦房结、房室结传导束	减慢心室、心房、房室结、旁路传导		甘珀酸
Ⅶ（上游靶点调节剂）	ACEI	心脏电重构和结构重构	减少结构重构和电重构，动作电位传导和再重入倾向	高血压，心力衰竭；改善心律失常基质	ACEI 类
	ARB	心脏电重构和结构重构	减少结构重构和电重构，动作电位传导和再重入倾向	高血压，心力衰竭；改善心律失常基质	ARB 类
	ω-3 脂肪酸	心脏电重构和结构重构	减少结构重构和电重构，动作电位传导和再重入倾向	高血压，心力衰竭；改善心律失常基质	ω-3 脂肪酸等
	他汀	心脏电重构和结构重构	减少结构重构和电重构，保证动作电位传导和折反倾向	高血压，心力衰竭；改善心律失常基质	他汀类

Ⅴ类 AAD：机械敏感性通道阻断剂。瞬态受体电压通道 TRPC3/TRPC6 阻断剂。通过阻断 TRPC 介导的 Ca^{2+} 内流，减少早后除极和晚后除极引起的触发活动，发挥抗心律失常作用。

Ⅵ类 AAD：缝隙连接通道阻滞剂，缝隙连接蛋白（Cx）作为缝隙连接的重要组成部分，阻断 Cx 可以降低心肌传导性，代表药物为 Cx(Cx40，Cx43，Cx45) 阻断剂甘珀酸。

Ⅶ类 AAD：心律失常上游靶点调节剂，包括 ACEI、ARB、ω-3 脂肪酸、他汀类药物，通过抑制心肌的结构重构和电重构减少动作电位传导和折返倾向，产生抗心律失常作用。

三、AAD 应用进展

AAD 可用于减轻心律失常症状，改善心脏功能，预防恶性心律失常。临床医生不仅仅要对心律失常进行正确诊断，还要认识心律失常的可能机制，选择合理有效的 AAD。临床上仅仅依据心律失常的诊断和 AAD 分类选择用药是不够的，还要考虑 AAD 的作用机制、药代动力学特点、易损电生理参数，而且对心律失常症状、负荷和 AAD 的不良反应的随访以及相关化验检查、心电图、心脏彩超、影像学等指标的监测也至关重要。2018 年欧洲心律学会和欧洲心脏病学会共同发布《抗心律失常药物的临床用药及决策制定共识》，该共识对抗心律失常的分类仍依照 Vaughan Williams 的分类方法。对 AAD 的临床实践具有指导作用。

1. *AAD 药物的启用*　目前抗心律失常药物的适应证包括：缓解症状、改善心律失常引起的心功能恶化、预防恶性心律失常、预防 ICD 置入患者 ICD 频繁放电或电风暴。不推荐因不应用抗凝药物而启动 AAD 治疗。

2. *AAD 的新靶点*　新的 AAD 靶点的发现基于心律失常发生机制的深入研究，心律失常的易损电生理参数是寻找 AAD 靶点的基石。有关房颤药物治疗的新靶点（表 2）也取得巨大进展。维纳卡兰可以高选择阻断心房肌 INa，对心室肌和心脏的传导性影响更小，降低致心律失常发生。IK_{ur} 可以缩短 APD，促进房颤的发生和维持，IK_{ur} 阻断剂可以延长 APD。双孔钾通道 TASK-1 在心房内高特异性表达，抑制 TASK-1 可以延长 APD，产生 Vaughan Williams Ⅲ AAD 效果，此外 IK_{ur} 阻断剂可以抑制 TASK-1 通道，发挥抗心律失常作用。INa_L 可以延长 APD，引起 EAD，触发房颤。雷诺嗪是一种治疗心绞痛用药，与 INa_L 有高亲和力，同时阻断 IK_{ur}。RAID 研究显示雷诺嗪可以显著降低室性心律失常发生。由肌质网中 Ca^{2+} 释放引起的延迟后除极可以引起房性和室性心律失常，RyR 成为 AAD 的新的靶点，丹曲洛林、伊伐布雷定、氟卡胺、普罗帕酮、丁卡因等均可以调节 RyR 功能发挥抗心律失常作用。其他 AAD 靶点包括小电导钙激活钾通道(IsK)，Ca^{2+} 信号分子，TRP 通道。

表 2　AAD 在房颤治疗中的新靶点

机制	易损参数 / 药物靶点
兴奋性和有效不应期	缝隙连接，心房特异性离子通道调控（IK_{ur}、IK、IK_{Ach}、SK，K_2P/TASK 通道）
兴奋性和异位活性	心房选择性 INa 抑制剂，INa_L 抑制剂，RyR_2，CaMKII 抑制剂，NCX
重构	Ca^{2+} 信号通路，激酶，磷酸酶，TRP 通道，miRNA

3. *AAD 监测*　AAD 具有致心律失常作用，且可能为致命性，因此启用抗心律失常药物前应评估个体风险获益比，急性和慢性心律失常风险及对患者症状和预后的影响，尤其对于存在结构性心脏病且同时服用其他可致心律失常药物的患者。影响抗心律失常药物的因素包括种族、年龄、性别、基因、药物相互作用、触发因素、神经改变、疾病状态和严重性以及疾病诱导的基质重构等，接受 AAD 的患者应监测心电图、动态心电图、超声心动图，评估肝、肾功能、电解质等，对于心肌病患者应评估磁共振成像，缺血性心肌病患者应评价冠状动脉影像、运动平板。胺碘酮治疗之前应评估甲状腺功能，并在治疗 6 个月后复查，当导致甲亢发生时应立即停止胺碘酮。在特定情况下应进行药物代谢动力学监测（表 3）。

表 3　AAD 药代动力学监测指征

• 治疗起始或者剂量调整后
• 治疗失败
• 怀疑未遵守医嘱用药或者药物毒性
• 临床相关的生理改变后（肝功能或肾功能不全进展）
• 启用或停用潜在相互作用的药物
• 确认或排除药物的戒断

4. 特定人群 AAD 推荐

(1) 性别年龄：AAD 的效果在性别中无明显差异，但在女性的致心律失常发生风险可能高于男性，女性应用Ⅰ类和Ⅲ类 AAD 尖端扭转性室速风险增高，建议女性应用最低有效剂量 AAD，避免持续应用 QT 间期延长药物。老年人胃酸分泌减少、胃肠道功能减弱、血流量和吸收面积的减少可影响药物在胃肠道内的溶解和吸收，同时体重降低、体内水分减少、体脂增加、白蛋白减低也会影响脂溶性和水溶性药物的分布，肝肾功能下降可影响药物的代谢和排泄，因此老年人更容易出现 AAD 的致心律失常作用。

(2) 潜在心脏疾病：结构性心脏病患者室性心律失常发生率更高，同时 AAD 的致心律失常可能增加。明显结构性心脏病（心肌病、左室功能障碍、心肌梗死、心肌缺血）避免使用Ⅰa、Ⅰc 和Ⅲ类 AAD，除外胺碘酮或索他洛尔，索他洛尔适用于置入 ICD 的冠心病患者（表 4）。

表 4 结构性心脏病患者 AAD 推荐

- 明显结构性心脏病（心肌病、左室功能障碍、心肌梗死、心肌缺血）避免使用Ⅰa、Ⅰc 和Ⅲ类 AAD，除外胺碘酮或索他洛尔（Ⅲ）
- 左心室明显肥厚（≥ 14mm）患者避免使用Ⅰa、Ⅰc 和Ⅲ类 AAD，除外胺碘酮、决奈达隆、索他洛尔和丙吡胺（Ⅲ）
- 推荐丙吡胺用于改善梗阻性肥厚型心肌病患者症状（可以与 β 受体阻断剂联用），房颤因可能加快心室率慎用（Ⅰ）
- 先天性心脏病患者 AAD 耐受性差，且缺乏安全有效性研究，因此 AAD 仅用于部分特定先天性心脏病患者（Ⅱ）

(3) ICD 患者：ICD 患者 AAD 治疗首选胺碘酮联合 β 受体阻滞剂。

(4) 缓慢性心律失常或传导障碍：快速性心律失常和缓慢性心律失常的病理生理机制通常是相似的，AAD 在治疗快速性心律失常同时，可能会有导致缓慢性心律失常的潜在风险，这些在快慢和慢快综合征更为常见（表 5）。

(5) 妊娠患者：AAD 对胎儿存在潜在风险，妊娠期间 AAD 限用于复发且显著影响血流动力学的心律失常，药物治疗无效情况下可考虑最低透视剂量下的射频消融，母胎专家应协助确定最佳手术时机，减少对母亲和胎儿的风险。

表 5 缓慢性心律失常患者 AAD 推荐

- 由于窦房结功能失常或者房室传导异常，所有 AAD 可以导致缓慢心率或者缓慢心律失常加重，在有晕厥史、窦缓、PR 间期延长、房室传导异常的患者中，开始抗心律失常治疗可以导致显著的缓慢性心律失常，对于存在传导障碍的患者慎用 AAD（Ⅱ）
- 如果患者有症状性心动过缓，应用 AAD 之前置入永久起搏器，Ⅰa 和Ⅰc 类药物可能会提高起搏阈值，但很少有临床意义（Ⅰ）
- QRS 宽度＞ 130ms 患者，慎用Ⅰc 类 AAD

(6) 肾脏病患者：所有 AAD 治疗的患者均应评估肾功能。当肾功能不全时，经肾脏排泄的 AAD 容易引起药物浓度聚集，导致毒性作用和致心律失常作用，甚至出现危及生命的并发症。该类患者避免应用普鲁卡因胺和索他洛尔。对于透析患者，AAD 应用取决于药物的筛分系数，筛分系数接近 1，药物清除越好。

(7) 围术期 AAD 治疗（表 6）

①心脏外科手术围术期 AAD：心脏术后房性心律失常发生率高，常发生于术后 48 ～ 96h，主要为阵发性，房颤发生于 20% ～ 25% 的 CABG 患者，50% 的 CABG 联合瓣膜手术患者。如果可以耐受，推荐以控制心室率为主，因为房颤通常均为自限性。β 受体阻滞剂为一线用药，地高辛的治疗地位降低。如果症状明显或者血流动力学不稳定，可以考虑电复律或药物复律。术后房颤患者节律控制与心率控制方案在 2 个月内的并发症、住院情况和持续性房颤发生并无区别。β 受体阻断剂、索他洛尔、胺碘酮可以减少术后房颤发生 50% ～ 65%，如无禁忌证，术前 24h 可以启动治疗。

心脏术后室早和非持续性室速也较常见，并无特别的 AAD，建议在电解质平衡基础上应用 β 受体阻滞剂，静脉应用胺碘酮、利多卡因、美西律对减少和预防稳定的室速有效，胺碘酮可预防复发性室颤。

②非心脏外科手术围术期 AAD：心律失常可以影响围术期结果，VT 或者 AF 出现也提示异常的心脏结构基质。术前出现心律失常应该评估并纠正诱因，多形性室速通常提示急性心肌缺血。对于持续性多形性室速患者，静脉用胺碘酮是有效，可以预防复发性室速。胺碘酮是治疗持续性单形性室速最有效的 AAD，可以预防室速的复发。

表6　围术期心律失常的AAD推荐

- 手术后房颤患者，节律控制是首选，因为心律失常通常为自限性，β受体阻滞剂是房颤伴快速心室率的首选治疗（Ⅰ）
- 手术后血流动力学不稳定或者症状明显的房颤，可以采用节律控制策略，包括电复律和药物复律，预防性AAD治疗（Ⅱ）
- 术后稳定性的房颤患者，转律优选胺碘酮和维纳卡兰（Ⅰ）
- β受体阻滞剂（一线）、胺碘酮（二线）、索他洛尔（三线）用于预防术后房颤的复发（Ⅰ）
- 硫酸镁可与β受体阻滞剂或AAD联合预防心律失常复发（Ⅱ）
- 术后患者，室性心律失常和室速无特异性AAD，保持电解质平衡（包括镁的补充）和β受体阻滞剂提供足够的保护（Ⅰ）
- 静脉应用胺碘酮、利多卡因和美西律对于抑制和预防稳定性室性心律失常发作,胺碘酮可以预防室颤的复发（Ⅱ）

5. 心律失常的AAD治疗

（1）室早和非持续性室速的AAD治疗：单形性室早最常见于右室和左室流出道，一般不伴有结构性心肌病，预后良好，通常不需要特别的AAD治疗，β受体阻滞剂和非二氢吡啶类钙离子拮抗剂即可。室早负荷与心肌病的联系差异很大，关于需要AAD干预的室早负荷界点并不明确。无结构性心脏病患者出现室早可使用ⅠC和ⅠA类抗心律失常药物，但是消融治疗仍为一线治疗方案。对于无心律失常心肌病依据的无症状性室早不推荐使用抗心律失常药物。当怀疑进展为心律失常心肌病时，消融室早或者非持续性室速作为一线治疗。

非持续性室速患者需要评估心脏情况和诱发猝死风险。特发性室速、左室分支室速、二尖瓣环室速，β受体阻滞剂或者非二氢吡啶类钙拮抗剂有效，对于β受体阻滞剂无效者，可应用索他洛尔、氟卡尼、美西律、普罗帕酮或胺碘酮，大多数特发性室速对于消融治疗有效。结构性心肌病的单形室速患者，β受体阻滞剂仍作为最主要AAD，但是预防持续性单形性室速疗效差。OPTIC研究显示，β受体阻滞剂联合胺碘酮、单用索他洛尔均优于β受体阻滞剂。ARVC患者索他洛尔较其他抗心律失常药物更有效。

对于结构性心肌病的多形性室速和室颤，同时不伴有QT间期延长的患者，反复发作的室速和室颤多提示进行心肌缺血或者不完全的再灌注，推荐应用β受体阻滞剂、利多卡因、胺碘酮治疗，对于药物无反应者可应用深度麻醉、神经调节、机械通气和导管消融治疗。对于短联律间期的多形性室速可静脉应用维拉帕米。

（2）房早和非持续性房速的AAD治疗：频发房早和非持续性房速常见于老年人中，并且频发房早是房颤发作的预测因素。对于房早和非持续性房速的治疗是否减少房颤发作并不明确。无结构性心脏病患者出现症状性频发房早或非持续性房速可使用β受体阻滞剂、索他洛尔、氟卡尼、普罗帕酮。但是药物对频发房早和非持续性房速的治疗并不能减少心血管疾病的发病率和死亡率。在左室收缩功能障碍的患者里胺碘酮和β受体阻滞剂是优先的选择，积极治疗原发病可能会减少心律失常负荷并且防止心律失常性心肌病的进展。

（3）持续性室上性心律失常

①血流动力学稳定匀齐性心动过速的急性管理：首先通过心电图、超声心动图、影像学检查除外结构性心脏疾病，对于与运动相关的心律失常可以尝试运动监测。对于一过性无心电图依据的快速性心律失常，可以应用动态心电图、可穿戴式心电记录仪、掌上心电图，对于发作不频繁并且伴有严重症状且心脏电生理检查阴性的患者可以置入Loop。对于有心电图证据患者应该对窄和宽QRS进行正确鉴别，窄QRS心动过速推荐应用迷走神经刺激疗法、腺苷、维拉帕米或地尔硫䓬治疗。对于宽QRS心动过速，如为室上性心动过速和束支传导阻滞，推荐同上;有预激波的室上性心动过速,推荐应用氟卡胺、伊布利特、普鲁卡因胺或电复律；病因不明，左室功能保留患者推荐应用胺碘酮、普鲁卡因胺、伊布利特或电复律；病因不明，左室功能差患者推荐胺碘酮或电复律（表7）。

表7　血流动力学稳定的匀齐性心动过速的AAD推荐

心电图	AAD	推荐级别	证据水平
窄QRS心动过速	迷走刺激	Ⅰ	B
	腺苷	Ⅰ	A
	维拉帕米/地尔硫䓬	Ⅰ	A
	β受体阻滞剂	Ⅱb	C
	胺碘酮	Ⅱb	C
	地高辛	Ⅱb	C

续表

心电图	AAD	推荐级别	证据水平
宽 QRS 心动过速			
室上性心动过速合并束支阻滞	同上		
	氟卡胺	Ⅰ	B
预激前传的室上速	伊布利特	Ⅰ	B
	普鲁卡因胺	Ⅰ	B
	直接电复律	Ⅰ	C
起源不明合并射血分数正常	普鲁卡因胺	Ⅰ	B
	索他洛尔	Ⅰ	B
	胺碘酮	Ⅰ	B
	直接电复律	Ⅰ	B
	利多卡因	Ⅱb	B
	腺苷	Ⅱb	C
	β 受体阻断剂	Ⅰ	C
	维拉帕米	Ⅰ	B
起源不明合并射血分数减低	胺碘酮	Ⅰ	B
	直流电复律	Ⅰ	B
	利多卡因		

②阵发性室上性心动过速 AAD 治疗：对于反复发作、耐受性差、血流动力学差的房室结折返性心动过速（AVNRT），建议在导管消融前应用维拉帕米、地尔硫䓬或 β 受体阻滞剂转律，对以上药物无反应者可应用普罗帕酮、索他洛尔或胺碘酮（表 8）。

对于预激综合征耐受良好的房室折返性心动过速（AVRT），首选射频消融治疗，可应用普罗帕酮、索他洛尔、胺碘酮、β 受体阻滞剂、维拉帕米、地尔硫䓬转律。当预激综合征合并房颤建议导管消融。AVRT 耐受差且不伴预激，建议导管消融，也可应用氟卡尼、普罗帕酮、索他洛尔、胺碘酮、β 受体阻滞剂治疗（表 9）。

表 8　AVNRT 患者长期治疗的方案推荐

AVNRT	推荐	推荐级别	证据水平
血流动力学无法耐受	导管消融	Ⅰ	A
	维拉帕米、地尔硫䓬	Ⅱa	C
	β 受体阻断剂	Ⅱa	C
	索他洛尔、胺碘酮	Ⅱa	C
	氟卡胺	Ⅱa	C
	普罗帕酮	Ⅱa	C
反复发作	导管消融	Ⅰ	A
	维拉帕米	Ⅰ	B
	地尔硫䓬	Ⅰ	C
	β 受体阻断剂	Ⅰ	C
	地高辛	Ⅱb	C
反复发作，对 β 阻滞剂和 Ca^{2+} 拮抗剂无反应，拒绝消融	氟卡胺	Ⅱa	C
	普鲁帕酮	Ⅱa	C
	索他洛尔	Ⅱa	C
	胺碘酮	Ⅱb	C
不频繁的或仅发作 1 次，拒绝长期药物治疗	导管消融	Ⅰ	B
心电图记录的房室结双径路或心脏电生理检查诱发，无心律失常可逆诱因	维拉帕米	Ⅰ	C
	地尔硫䓬		
	β 体阻断剂		
	氟卡胺		
	普鲁帕酮		
	导管消融	Ⅰ	B
	不治疗	Ⅰ	C
不频繁，耐受良好	迷走刺激	Ⅰ	B
	单剂量 AAD	Ⅰ	B
	维拉帕米、地尔硫䓬	Ⅰ	B
	β 受体阻断剂	Ⅰ	B
	导管消融		

表 9　AVRT 患者长期治疗的方案推荐

AVRT	推荐	推荐级别	证据水平
预激合并房颤快速传导无法耐受	导管消融	Ⅰ	A
AVRT 无法耐受（不合并预激）	导管消融	Ⅰ	B
	氟卡胺、普鲁帕酮	Ⅱa	C
	索他洛尔、胺碘酮	Ⅱa	C
	β 受体阻滞剂	Ⅱb	C
	维拉帕米、地尔硫䓬	Ⅲ	C
	地高辛	Ⅲ	C
预激综合征（耐受良好）	导管消融	Ⅰ	B
	氟卡胺、普鲁帕酮	Ⅱa	C
	索他洛尔、胺碘酮	Ⅱa	C
	β 受体阻断剂	Ⅱa	C
	维拉帕米、地尔硫䓬	Ⅱa	C
	地高辛	Ⅲ	C

续表

AVRT	推荐	推荐级别	证据水平
不频繁或仅发作1次（无预激）	迷走刺激	Ⅰ	B
	单剂量 AAD	Ⅰ	C
	维拉帕米、地尔硫䓬	Ⅱa	B
	β受体阻断剂	Ⅱb	B
	导管消融	Ⅱb	C
	索他洛尔、胺碘酮	Ⅲc	C
	氟卡尼、普罗帕酮	Ⅰ	C
	地高辛	Ⅱa	B
不频繁的或仅发作1次，拒绝长期药物治疗	导管消融	Ⅰ	B
无症状预激	无须导管消融		

③其他室上性心动过速的 AAD 治疗：对于窦房结折反性心动过速推荐迷走神经刺激、腺苷、β受体阻滞剂、非二氢吡啶 Ca^{2+} 拮抗剂。

对于局灶性房性心动过速，血流动力学不稳定推荐直流电复律；血流动力学稳定建议应用腺苷、β受体阻滞剂、维拉帕米、地尔硫䓬、普鲁卡因胺、普罗帕酮、索他洛尔、胺碘酮。控制心室率推荐应用β受体阻滞剂、维拉帕米、地尔硫䓬。反复发作的症状性房速推荐β受体阻滞剂、维拉帕米、地尔硫䓬或者导管消融治疗；持续性房速推荐导管消融治疗。对于非持续性和无症状的房速无须治疗。

④房颤或房扑的 AAD 治疗：在老年合并心脏疾病的症状性房颤或房扑患者中，节律控制和室率控制的临床预后并无差异。应用导管消融或者联合 AAD 进行早期的节律控制是否会提高年轻患者的临床预后仍处于研究中，期待 EAST 和 CABANA 临床研究结果公布。对于伴有血流动力学紊乱的患者应该紧急行电复律，快速恢复窦律可以改善短期预后。对于血流动力学稳定患者复律方式可以根据临床情况灵活选择。房颤的药物复律推荐应用氟卡尼、普罗帕酮、胺碘酮、伊布利特、维纳卡兰和索他洛尔。房颤的节律维持推荐应用胺碘酮、氟卡尼、普罗帕酮、决奈达隆、索他洛尔、丙吡胺、β受体阻滞剂。房颤的心率控制推荐应用β受体阻滞剂、非二氢吡啶 Ca^{2+} 拮抗剂、地高辛或胺碘酮，也可联合用药。

⑤ AAD 预防高危心源性猝死（SCD）（表10）：急性心肌梗死和急性冠状动脉综合征患者 SCD 预防主要取决于血管再通、β受体阻断剂。不建议对无室性心律失常患者预防应用 AAD。对于心肌梗死后射血分数保留的稳定性冠心病患者，AAD 并不能降低心肌梗死后室性心律失常患者的死亡率。左室功能不全，同时伴或不伴有心力衰竭症状，β受体阻断剂可以降低 SCD，胺碘酮可以用于预防 SCD，尤其对于未置入 ICD 患者。雷诺嗪可以在预防和治疗左室功能不全的室速患者有效。ACEI 提高心力衰竭患者存活率，但是没有证据表明减低 SCD。

AAD 在治疗遗传性心律失常疾病和离子通道病中发挥重要作用。AVRC 患者应用胺碘酮、索他洛尔治疗室速有效。肥厚性心肌病患者应用胺碘酮可以预防和治疗房颤、房扑、室颤。LQTS 患者应用普萘洛尔、美托洛尔、比索洛尔、纳多洛尔有效，美西律、氟卡胺、雷诺嗪可以缩短 LQT3 型的 QTC。在 Brugada 患者中，奎尼丁可以辅助 ICD 治疗，对于未置入 ICD 患者也有良好效果。在 CPVT 患者中，β受体阻滞剂是一线用药，研究表明纳多洛尔比美托洛尔效果更佳。早复极综合征、短 QT 综合征和 Brugada 综合征，奎尼丁可用于治疗电风暴。

表10　高危 SCD 预防的 AAD 推荐

- 在近期急性心肌梗死后，急性和慢性冠状动脉疾病不推荐除β受体阻滞剂外的其他 AAD 常规预防性治疗（Ⅲ）
- 血运重建、β受体阻滞剂、他汀和消除诱因（例如电解质紊乱）是预防冠状动脉疾病心源性猝死的关键，推荐β受体阻滞剂用于复发性多形性室速（Ⅰ）
- 利多卡因可以减少心肌缺血相关的室性心律失常，但未降低早期死亡率，因此不建议利多卡因常规用于心源性猝死预防（Ⅱ）
- 室速、室颤发作频繁，电复律或电除颤无法控制，可使用胺碘酮。胺碘酮可以减少 ICD 的干预，对于无法置入 ICD 患者，胺碘酮可以用于降低心源性猝死风险（Ⅱ）
- 心力衰竭治疗最优化是预防左室功能不全患者心源性猝死的基础，醛固酮受体拮抗剂和可能的 ACEI 显著减少终末期心力衰竭的全因死亡和心源性猝死风险（Ⅰ）

四、结束语

AAD 种类多，作用机制复杂，在临床中未得到规范准确的应用，此外药物毒性、药物相互作用、药物的致心律失常作用等给医生在临床中造成带来更多的困惑，随着越来越多种类抗心律失常药物的出现和新的靶点和作用机制的不断发现，人们对心律失常研究的深入，传统的 AAD 的分类和使用建议不能满足临床需求，需要新的分类方法和应用规范指导临床，更有效为患者服务。

（张树龙　张志鹏）

参考文献

[1] Vaughan Williams EM． A classification of antiarrhythmic actions reassessed after a decade of new drugs. The Journal of Clinical Pharmacology, 1984, 24 (4) :129.

[2] Task Force of the Working Group on Arrhythmias of the European Society of Cardiology. A new approach to the classification of antiarrhythmic drugs based on their actions on arrhythmogenic mechanisms. Circulation,1991,84(4):1831-1851.

[3] Lei M,Wu L,Terrar DA,Huang CL. Modernized classification of cardiac antiarrhythmic drugs.Circulation, 2018, 138(17):1879-1896.

[4] Dan GA,Martinez-Rubio A,Agewall S,etc. Antiarrhythmic drugs-clinical use and clinical decision making:a consensus document from the European Heart Rhythm Association(EHRA) and European Society of Cardiology(ESC) Working Group on Cardiovascular Pharmacology, endorsed by the Heart Rhythm Society(HRS),Asia-Pacific Heart Rhythm Society(APHRS) and International Society of Cardiovascular Pharmacotheraphy(ISCP).Europace, 2018, 20(5):731-732.

43. 室性心动过速的消融治疗进展

室性心动过速（简称室速，VT）常见于有器质性心脏病患者，发作时常合并血流动力学障碍，可危及生命，及时明确诊断与选择合理的治疗措施，在临床上具有重要的现实意义。近年来，随着对室速发生机制的认识不断深入，新的标测和消融技术也在不断改善，室速的导管消融治疗越来越普遍。但对于室速导管消融的适应证和疗效及如何识别可以从导管消融治疗中明显获益的室速患者仍常有混淆，另外术中挑战病例如何处理、传统标测和消融无效时采用什么策略等，本文拟就这些进展做一综述。

是否合并基础心脏病是影响室速治疗策略的重要因素。对于合并基础心脏病的室速患者，由于心源性猝死的风险较高，置入型心律转复除颤器（implantable cardioverter defibrillator，ICD）治疗是有效方法，导管消融可以作为减少室速发作和ICD放电，以及改善患者生活质量的联合治疗方法。而对于心脏结构正常的室速或室早患者，由于发生心源性猝死的风险较小，不需要ICD治疗，导管消融是改善患者症状和治疗心动过速性心肌病的有效方法，并且有时可能是治愈。

一、历史沿革

室速的初始治疗以药物为主，后期随着医疗技术的进步，逐渐开展手术治疗，最早报道的手术方法是通过室壁瘤切除治疗相关性室速；而后于1979年才开始在电生理指导下行外科心内膜切除治疗恶性室速。但因创伤大，外科手术开展受到较多限制，经皮导管消融治疗逐渐兴起。起初采用直流电能量经导管消融治疗室速，但因其安全性问题，逐渐过渡到目前最为常用的射频能量进行室速的经导管消融。既往室速的导管消融主要在X线指导下通过激动标测、拖带标测以及起搏标测等方式来进行，而如今随着三维电解剖标测系统的广泛应用，可以三维重建心室解剖结构，直观显示心动过速时空分布，室速的标测及消融手段较前改进，其疗效也较前提高。三维标测有其优势，但是仍需要结合传统标测方法，包括激动、拖带和起搏标测等方式，以便进一步明确病灶关键区域，并进行相应的消融方能取得较好效果。近来基质标测和消融技术的进步，为血流动力学不稳定室速或多形性室速和室颤的消融提供可能，并取得较理想的疗效。基质标测的核心是在窦律或起搏心律下，通过标测发现低电压区或异常电活动部位。低电压区以及异常电活动的存在提示有心肌瘢痕、纤维化与残存心肌同时存在，是室速发生的病例生理基础。

二、非器质性心脏病室速的标测及消融

尽管室速常见于器质性心脏病患者，但是将近10%的室速也可出现于无明显器质性心脏病的患者（经心电图、心脏超声、心脏磁共振、冠状动脉造影等检查除外），这类室速亦常被称为特发性。这些所谓特发性或非器质性心脏病室速常常为单形性，部分为多形性室速或呈室性期前收缩诱发的室颤，后者也被称为特发性室颤；另外，症状性频发室早也可引起左室功能不全。根据起源部位又可把特发性室性心律失常（包括频发室早、单形性和多形性室速以及室颤）进一步细分为流出道和流入道、分支型和乳突肌起源等。总体来说，特发性室性心律失常因其病灶相对局限、无器质性心脏病基础，导管消融对于多数患者可视为一种治愈性的手术，且大多数可免于ICD治疗，但对于多形性室速和室颤患者仍需评估ICD治疗的必要性。

1. 特发性室性心律失常的发生机制 单形性室早和室速的发生机制可以是触发激动、异位兴奋性增高或折反，心脏除极过程中或除极后发生的膜电位振荡均可引起触发激动，发生于动作电位2或3相的称为早期后除极（early afterdepolarizations，EADs），而发生于动作电位后（4相）的为延迟后除极（delayed afterdepolarizations，DADs）。与早期后除极相关的心律失常呈心率依赖性，多发生于心率缓慢时，如长QT综合征伴发的尖端扭转性室速；细胞内钙增加可引起延迟后除极，多发生于心率增快时，或可被快速起搏、程控刺激、异丙肾上腺素诱发。

2. 流出道室速　特发性流出道室速的发生机制为环腺苷酸介导的细胞内钙增加引起与延迟后除极相关的触发激动所致。异位兴奋性增高引起室速的诱发常常需要异丙肾上腺素，且不易被程控刺激诱发和终止。这类室速多数为局灶性，虽然微折反不能除外，局灶性室速更易于被导管消融损伤消除。流出道室速是最常见的特发性室速类型，一般见于30～50岁患者，女性多见。对于流出道室速，激动标测可找到室速的最早起源点，但激动标测在一些情况下会受到一定的限制，如室速不稳定（血流动力学或形态不稳定）或者不能重复诱发等。这种情况下，起搏标测则有其用武之地，同样起搏标测亦存在一定不足，尤其是在瓣膜周边，常因需要较高输出方能夺获心肌，这时起搏标测的特异性和敏感性就有所降低。因此，应尽量先进行激动标测。在标测过程中需要注意一些特殊电位（如高频、锋样电位），以免遗漏真正的靶点，结合起搏标测等进一步核实室速的起源部位。一般来说，特发性流出道室速很难标测出异常心肌电活动，因此不建议行基质标测，而如果标测到异常电活动，则需要考虑潜在心肌病可能（如致心律失常性右室心肌病或发育不良，ARVC/D）。

流出道室速的理想消融靶点大多是心内膜激动标测到的最早激动点，且与起搏形态相匹配，而理想靶点腔内电图特征一般为单极可记录到完全负向的QS波，且该负向波与双极电位起始同步。少部分情况下，心内膜消融可能疗效不佳，此时则需要注意标测周边毗邻位置，如肺动脉瓣上、不同主动脉窦或主动脉瓣下方、心大静脉远端等，甚至需要心包穿刺进行心外膜标测，有时需要在几个对应部位消融。而消融之后的评估方法对手术预后也有影响，建议消融后常规观察30min，并在观察期间应用静滴异丙肾上腺素，以期降低术后室速的复发率，应用异丙肾上腺素诱发时候需要注意可能会导致患者出现胸痛等不适。流出道室速消融的成功率高，可以超过90%（其中右室流出道室速成功率相对最高），但是流出道室速复发并不少见，必要时可以再次手术。

3. 流入道室速　流入道室速，亦即起源于二尖瓣环或三尖瓣环附近的室速，与流出道室速同样多见于非器质性心脏病，其发生亦主要是由于自律性增强或触发活动造成的，因此，流入道室速的三维标测及消融与流出道室速基本类似。但是，因为靠近瓣环附近，起搏标测受到的限制更为明显，故激动标测更为重要。流入道室速因解剖部位所致导管到位和操作相对困难，故其手术成功率相对流出道室速略低一些。

4. 分支型室速　分支型室速，亦称特发性左室室速或维拉帕米敏感性室速，常见于20～40岁的年轻患者，尤其多见于亚裔男性。分支型室速需要特殊传导系统参与维持，因此，其体表心电图常有特征性的束支传导阻滞表现，QRS宽度相对较窄（一般在120～140ms）；但分支型室速常起源于分支远端的浦肯野纤维，而不是真正的分支内。目前认为分支型室速的机制是折返，可以通过心房或心室程序刺激诱发，而可以被拖带。在分支型室速的标测过程中，一般行激动标测寻找最早的局部P电位进行消融；亦有认为应该找寻收缩期前P电位（亦即PP电位或P2电位）进行消融，但是P2电位的寻找存在一定难度。在进行分支型室速的标测和消融过程中，需要谨慎操作导管，以免因机械刺激造成传导系统水肿而终止室速，甚至导致室速不能再重复诱发。在这种情况下，可以进行基质标测和消融，找寻最早的P1电位或经验性消融左后分支的中远端。虽然分支型室速的机制是折返，但其关键峡部较小，一般进行点消融即可成功，亦可垂直于分支进行短线消融。分支型室速的手术成功率较高，在80%～90%，但术后有部分容易复发，而且复发的室速大多数与原先分支相关。在消融之后应注意在足够的观察期间反复进行程序刺激诱发，包括心房和心室程序刺激，以提高手术成功率。

5. 特殊结构或部位相关性室速　部分特发性室速可起源于心腔内特殊结构，如乳头肌、节制束、假腱索等。因其起源部位的解剖相对独特，导管操作比较难到位，为这些部位的室速消融带来不便，消融的成功率较低。这类室速大多数是局灶自律性增加引起的，因此理论上仍应进行激动标测。起搏标测的应用价值有限，因容易夺获周边邻近组织造成起搏匹配程度差异大，不容易找到确切的室速关键区域；但是起搏标测仍是激动标测的有效补充。对于心腔内结构相关性室速，在标测时如能同时结合影像技术有助于识别导管位置，腔内超声对心腔内结构的识别以及指导导管到位有较大优势，而冷冻消融导管的应用有助于提高导管贴靠的稳定性。值得注意的是，因为这些室速起源于心腔内结构，周边血流较快，射频消融能量损失较多，一般可以增加输出功率，并调整冷盐水灌注流速，以期提高手术成功率。

特发性室性心律失常多数起源于心内膜，但部分可起源于心肌中层或心外膜。起源于心外膜的室性心律失常，其最早激动部位在心外膜，心内膜最早激动与体表心电图相比提前不到 10ms；而起源于心肌中层的室性心律失常，其最早心内膜激动时间与体表心电图相比提前约 20ms。特发性室性心律失常的最常见心外膜起源部位是左心室顶部，是左室流出道室性心律失常的一部分，主要是指起源于左心室最高部位 (Left Ventricular Summit, 左心室顶部) 心外膜的室性心律失常。该部位解剖上位于左冠状动脉主干分叉处及左冠状动脉前降支与回旋支之间的区域，心大静脉穿过该区域，进一步把左心室顶部分为基底侧和心尖侧两部分。起源于左心室顶部心尖侧的室性心律失常，可以经心大静脉或经心包穿刺心外膜消融成功，而左心室顶部基底侧由于近左冠状动脉主干及分叉，且该部位心外膜有较厚的脂肪层覆盖，因此曾有研究把该区域定义为消融不可及部位。但部分患者心大静脉的远端有一交通支 (communicating branch)，从心大静脉与前室间静脉连接处分出，走行于左前降支和左回旋支冠状动脉下方的左室顶部基底侧，与圆锥支静脉相连。交通支位于心外膜心肌表面，其与心外膜心肌间无明显脂肪组织存在，因此通过该静脉血管可消融起源于左心室顶部基底侧的室性心律失常。另外，因左冠状动脉主干及分叉处有较厚脂肪层保护，经心大静脉交通支消融损伤冠状动脉的风险很小。如果左心室顶部室性心律失常的起源部位在交通支与左冠窦 (left coronary cusp，LCC) 之间，则需要在较远部位心内膜对应处消融，包括 LCC 以及主动脉与二尖瓣连接处 (aortomitral continuity，AMC) 消融，是经导管消融左心室顶部基底侧室性心律失常的一个替代途径。约 50% 的左心室顶部基底侧室性心律失常可经这两种途径消融成功，主动脉与二尖瓣连接处的消融可尝试经主动脉逆行或穿刺房间隔途径完成。

三、器质性心脏病室速的标测及消融

在器质性心脏病患者中，动态心电图记录到的无症状非持续性室速并不少见，目前并无证据支持对这类室速进行积极的治疗。持续性室速患者常有明显症状，并可引起血流动力学障碍、猝死等严重事件，故对于症状性、持续性室速需要积极治疗。器质性心脏病患者大多需行 ICD 置入治疗。但 ICD 置入后多数患者仍将遭遇室性心律失常复发，且除颤治疗可将降低患者生活质量及生存期，因此，对于 ICD 程控和（或）药物调整治疗之后仍有室性心律失常发作的患者，则需要考虑导管消融治疗。近来的研究提示，对于反复发作的器质性心脏病室速，导管消融可以明显减少室速的发作，减少住院率，改善患者生活质量，并可延长患者生存期；对室速电风暴患者，尤其如此，应尽早或急诊行导管消融。在这些情况下对于缺血性心肌病患者导管消融的指南推荐级别为 I 类（B 级证据），而对于非缺血性心肌病患者的推荐为Ⅱa（B 级证据）。

（一）瘢痕相关性室速

在器质性心脏病室速中，持续性单形性室速大多是折返引起的，但仍有一小部分是由局灶自律性增加或触发活动引起。折返环路的解剖基础常常为瘢痕心肌，有时一些正常解剖结构（如瓣环）也作为解剖屏障参与折反环的形成。瘢痕相关性室速是器质性心脏病较为常见的类型，顾名思义其发病基础为心肌瘢痕及与此相关的异常传导，如局部延迟、阻滞进而形成折返。在缺血性心肌病患者中，瘢痕的产生主要见于既往心肌梗死，而非缺血性心肌病瘢痕的产生原因则各不相同，包括 ARVC/D、肥厚型心肌病、扩张型心肌病、心肌淀粉样变性、既往心脏外科手术后等。在瘢痕性室速消融前，应该尽可能完善相关的影像学检查，如心脏磁共振或心脏 CT 增强检查，有助于判断心脏的功能、了解心脏瘢痕分布范围并进一步预估消融部位及范围。

瘢痕相关性室速的标测方式包括基质标测，再结合激动、拖带和起搏标测等传统标测方式来明确室速的发病基础及折返的关键峡部。理论上激动标测可以明确舒张期电位或舒张期连续电活动在心动过速周期的激动时间，并可在心脏三维解剖上直观显示，但是激动标测在瘢痕相关性室速中的应用受到较多限制，因瘢痕相关室速常常有多种形态，心动过速形态多变和不稳定影响激动和拖带标测；另外发作时因心率过快和（或）合并基础心脏疾病易发生血流动力学不稳定，也影响长时间激动标测，因此仅 30% 左右的瘢痕相关性室速可以稳定的完成激动或拖带标测。而且激动标测并不足以完全确认需要消融的部位，因此，进行三维激动标测时需要同时结合拖带标测来确定关键峡部以明确消融部位。但有研究提示，拖带标测会高估真正峡部的面积，而高分辨率激动标测可更好的指导消融。同样的，因起搏的 QRS 形态与输出电流、起搏间期、导管方向、周边组织兴奋性等因素有关，起搏标测在瘢痕性室速中的应用同样也受到较多限制。

对于瘢痕相关性室速来说，基质标测包括电压标测和异常心肌电位标测。比较统一的瘢痕定义一般是指局部双极电压＜ 0.5mV，而正常心肌组织的电压一般＞ 1.5mV，介于两者之间则定义为心肌瘢痕边界区。左室心内膜单极电压截断值为 ≥ 8.27mV，右室心内膜单极电压截断值为 ≥ 5.5mV。心内膜双极电压正常、单极电压降低，提示瘢痕低电压区可能起源于心肌中层或心外膜。但上述截断值的定义均是根据正常心肌设定的，对于不同个体，电压截断值的设置可能需要根据心肌厚度进行个体化调整，以免遗漏真正的关键区域。例如对于肥厚性心肌病患者，左室心内膜单极电压正常截断值应增大至 10 或 12mV，或更大；而对于扩张性心肌病患者，如存在心肌明显变薄，左室心内膜单极电压正常截断值则应相应降低，如 5mV；只有这样心内膜单极记录，才能真实的反映心肌中层或外膜对应区域是否有潜在的疤痕低电压区。

基质标测也包括寻找异常心肌的特征性电位，常常是室速折返环路的重要组成部分，如碎裂电位（fractionated potential）、延迟心室晚电位 (isolated late potential)、心室局部异常电位（local abnormal ventricular activity，LAVA）等。基质标测也同样存在缺陷，比如电压值可能因为导管贴靠不稳定而低估等（具体见表 1)。而近期推出的压力监测导管可在导管贴靠较好时行单极电压基质标测，可在一定程度上克服上述缺陷。

在完成瘢痕相关性室速的标测后主要是明确关键峡部并行针对性消融，如通过激动标测、拖带标测等确定的关键峡部或者基质标测确认的异常电位等。在进行激动标测或拖带标测时，诱发室速的方式将影响手术成功率，一般需要通过至少两个部位刺激来验证诱发情况，如果采用较短的基础刺激周长再加上两个以上的期前刺激，但随着刺激方案的激进，诱发敏感性提高的代价是特异性降低。一般来说，除了在 ARVC/D 可能需要静滴异丙肾上腺素诱发之外，异丙肾上腺素并不常规用于瘢痕相关性室速的诱发。临床型室速消融比较关键，但有研究提示对于诱发出来的非临床室速亦应该进一步消融，且以未能诱发室速作为手术终点可以提高预后。

表 1 不同标测技术的不足

标测方式	不足或缺陷
激动标测	• 大部分室速不能稳定维持以完成完整的激动标测 • 舒张期电位可能不是关键峡部的组成部分 • 难以标测出折反激动的整个周期，尤其是当折反环路包括心肌中层或外膜时
拖带标测	• 难以明确是通过导管头端或环形电极夺获心肌 • 难以明确导管仅仅贴靠某一组织（希浦系统、乳头肌） • 可能因为信号干扰，难以明确判断起搏后间期 • 室速可能因为血流动力学不稳定或不持续而不能完成拖带标测
起搏标测	• 起搏后 QRS 形态与起搏输出电流、偶联间期以及导管方向有关 • 如果起搏部位邻近折反环路则有可能误导关键峡部（旁观通路） • 即使在关键峡部，QRS 形态也可能不匹配（尤其是因功能性阻滞引发折反） • 难以明确是通过导管头端或环形电极夺获心肌 • 难以明确起搏电极夺获心肌的部位及面积 • 对于室壁内心律失常的标测则没有意义
基质标测	• 上述所有不足 • 难以明确异常碎裂电位是否与心律失常有关 • 统一的电压设置标准可能遗落真正的心律失常区域 • 电压值与电极间距及其与心肌激动之间的方向有关 • 室壁内异常基质可能难以通过双极标测导管明确标识出来 • 导管与组织之间的接触难以明确进而影响电压值

虽然通过激动、拖带标测等方式可以解决部分瘢痕相关性室速，但是瘢痕相关性室速顾名思义就是和瘢痕有关，因此，目前对于瘢痕性室速的消融主要还是围绕瘢痕做文章，亦即以基质标测指导消融为主。目前瘢痕相关性室速进行基质改良的方法有瘢痕均质化（scar homogenization)、瘢痕去通道化（scar de-channelling)、核心区域隔离（core isolation）等多种瘢痕区域异常心肌特征性电位消融术式。手术终点除瘢痕区域异常特征性心肌电位消失外，还应包括临床型和非临床型室速不能诱发。

对瘢痕心肌进行基质改良，不需要反复诱发室速验证，减少电复律，降低手术风险，对潜在室速相关异常心肌也进行了干预。从近期的研究来看，应用三维标测技术在基质标测指导下进行基质改良比传统的激动和拖带标测方法更有优势。荟萃分析提示，基质改良与常规标测方法指导下的消融相比可减少室性心律失常复发和（或）全因死亡。多个研究也提示，对于器质性心脏病室速患者，心内和心外膜联合基质消融的疗效优于单纯心内膜基质消融。器质性室速消融以基质改良为主，同时结合激动、拖带和起搏标测等方式，而消融主要针对瘢痕区内异常心肌形成的传导通路。另外，冷盐水灌注导管和压力监测导管的应用，可以缩短标测和手术时间，进一步提高导管消融的效率。

瘢痕相关性室速患者的长期预后与已有器质性心脏病的病因和程度有关。荟萃分析提示，ARVC/D 和缺血性心肌病室速的导管消融效果优于其他器质性心脏病，且心内和心外膜联合消融的有效性优于单纯心内膜消融，主要表现为室性心律失常复发率和死亡率的降低。对于 ARVC/D 患者，可能是因为室速多起源于右心室，心肌相对较薄，通过心内膜和心外膜消融可以达到透壁损伤的目的，因此疗效相对较好。而对于缺血性心肌病室速，可能是因为与室速相关的瘢痕大多分布在冠状动脉血管支配区域，相对集中和局限，而不像其他器质性心脏病的瘢痕以散在片状分布为主。ARVC/D 和缺血性心肌病进展相对缓慢也是原因之一。对于器质性心脏病室速，为了降低复发率，部分患者可能需要多次经导管消融手术。即便是在成功消融的患者，由于心肌瘢痕伴随基础疾病进展而变化的不确定性，以及可能并存心功能不全，多数患者仍应置入 ICD。

（二）束支折反性室速

束支折反性室速多伴发于器质性心脏病患者，其中主要为扩张型心肌病及冠心病，此外，还可发生于心脏瓣膜病、特发性 His-Purkinje 系统病变患者，患者常有不同程度的室内传到阻滞。束支折反性室速属于 His-Purkinje 系统参与的大折反性心动过速，但希氏束并非折反环路的一部分，其 QRS 波形态则因其参与折反通路的束支传导阻滞类型而有区别，常见为右束支前传并通过左束支缓慢逆传形成环路，亦即表现为左束支传导阻滞图形。束支折反性室速腔内电生理的特点主要是：①窦律下 HV 间期延长，在室速周期下 HV 间期进一步延长；②心室激动时间晚于希氏束或左右束支；③室速周长变化时 HH 间期或者束支电位间期先于 VV 间期变化。束支折反性室速周长往往小于 300ms，加之患者多数有器质性心脏病，发作时可致晕厥，因此需要积极治疗，但药物治疗通常无效，而导管消融成功率高。因考虑左束支传导延迟所致电不同步对心功能的不良影响，通常不把左束支作为消融靶点，而通常消融右束支阻断折反环路，但因左束支常存在基础病变，因此，消融右束支之后可能增加房室传导阻滞的风险而需要起搏器置入。即便是在成功消融的患者，由于可能并存瘢痕性室速和心功能不良及基础疾病进展的影响等，多数患者仍有猝死风险，高危者应置入 ICD。现有研究并不能证明束支折反性室速成功消融后能改善患者预后，但可以明显减少 ICD 放电次数，并改善患者生活质量。

四、多形性室速和室颤的标测及消融

多形性室速和室颤是导管消融治疗的难点。特发性室颤多见于青年男性，以晕厥和心源性猝死为特征，一般要在排除器质性心脏病、遗传性离子通道疾病后方可诊断。2002 年 Haïssaguerre 等首先报道频发室性期前收缩是这些患者多形性室速和室颤发作的重要触发因素，通过激动标测室早的起源部位并成功消融，可以有效预防多形性室速和室颤的发生。在这些患者中，诱发多形性室速和室颤的期前收缩起源多数与 Purkinje 系统有关，部分来源于右室流出道。

近来对于一些特殊类型的多形性室速和室颤的导管消融也取得较大进展。长 QT 综合征和 Brugada 综合征是遗传性离子通道疾病，患者心室结构正常但存在多形性室速、室颤和心源性猝死风险，对于有症状的患者应置入 ICD。Haïssaguerre 等发现与特发性室颤类似，频发室早也是部分这类患者多形性室速和室颤发作的诱发因素，成功标测和消融室早可有效预防多形性室速和室颤的发生。近来的研究提示，在 Brugada 综合征患者，右室流出道心外膜前壁常存在低电压和碎裂电位区域，经心包心外膜导管消融去除这些异常电位，不但可有效抑制室速和室颤的发生，还可使这些患者的 Brugada 综合征心电图特征正常化。如果在消融过程中应用钠通道阻滞剂氟卡胺（flecainide）或缓脉灵（ajmaline）不但可使 I 型 Brugada 综合征心电图特征表现更明显，也同时增加心外膜异常电活动的区域，并使室速或室颤的诱发更容易；心外膜异常电活动消融后再应用氟卡胺或缓脉灵评估，在确认无心外膜异常电活动和心电图正常化后终止手术，可提高导管消融治疗的有效性。在随访期间如果发现 V_1 导联出现 I 型 Brugada 综合征心电图样特征改变，多提示室速或室颤复发。

器质性心脏病患者反复发作多形性室速或室颤时，也可以通过标测和消融频发室性期前收缩、可诱发的单形性室速，进而有效预防多形性室速或室颤的发生，研究表明这些频发的室性期前收缩和可诱发的单形性室速多起源于心肌瘢痕区域。对于无频发期前收缩和可诱发单形性室速患者，则无法通过激动标测确定室性心律失常的起源部位和进行消融，这时在心肌瘢痕区域进行基质标测和消融，也可以有效预防多形性室速或室颤。

五、疑难室速的消融方法和技巧

室速的标测和消融常常充满挑战，不同患者都有自己的特点，标测和消融时应充分理解每一例患者心脏解剖和心律失常的特殊性，也即要有室速标测和消融的个体化处理策略。对于非缺血性心肌病患者尤其如此，因这类患者由于病因和疾病程度不同，个体差异更大。室速导管消融失败的最常见原因包括，标测不充分、不能有效消融、心室壁中层基质的存在，靠近关键解剖结构如冠状动脉、膈神经、房室结或希氏束近端，或由于解剖屏障的存在不能有效形成消融损伤，如明显的心外膜脂肪层等。下面的一些方法可能有助于提高室速导管消融的成功率：

1. 术前完善的影像学评估，了解患者的病因和疾病程度，明确心肌瘢痕的有无、部位和范围。除了常规心脏超声、CT 增强检查外，心脏磁共振延迟钆增强（late gadolinium enhancement, LGE）检查对于心肌瘢痕的评估有重要价值。

2. 如果已确定某一部位是室速等心律失常的关键基质，但消融无效，在确定导管贴靠和稳定性均较满意的情况下，一般可尝试增加消融功率和（或）延长消融时间。另外，把传消融导管统灌注应用的生理盐水浓度减半，与 0.9% 的生理盐水相比可降低渗透压和电荷密度，从而增加消融时到达组织的射频能量，增大消融损伤，对于开放式或循环式灌注消融导管均是如此。

3. 在某一关键部位对应侧顺序单极射频消融或同时应用两个射频仪完成单极消融有利于提高消融的成功率，如室间隔的左右侧或心内和心外膜。

4. 单极消融不成功时可考虑双极消融，虽然有研究提示双极消融可提高手术成功率，但复发率较高。并应注意双极消融可增加血栓栓塞、Pop 和心肌穿孔的风险，包括室间隔穿孔。

5. 对于心室下壁和游离壁室速来说，经心包心外膜消融帮助较大，而基底部或间隔部室速则作用有限，因后者接近冠状动脉近端等重要血管分布区，并常伴有较多的脂肪层分布。对于曾有心外科手术或心肌心包炎病史的患者，心包穿刺较困难，必要时可请外科协助行心包开窗术，从而完成心外膜消融。经心包心外膜消融的另一个挑战是左侧膈神经的影响，如果拟消融的部位离左侧膈神经较近，应用消融导管远端起搏时可见膈神经刺激，则消融可损伤膈神经。多见于既往有心肌炎病史的室速患者，且相对于心尖部，心脏基底部和中部受膈神经影响的可能性更常见。经另外一个心包穿刺鞘管和导丝导入较大直径的外周或瓣膜成形球囊把膈神经撑起来，可以安全完成心外膜消融，且直径更大的瓣膜成形球囊优于外周球囊。

6. 另外一项消融心室壁内基质的技术是消融导管的改建，导管远端嵌入一可回收针，应用针型导管可完成传统的标测，还可行心室壁内心肌起搏、心电记录和消融，小样本临床研究提示该方法对常规心内和心外消融无效或消融不可及的患者可能有效。另外一种室间隔深处心肌内消融的方法是应用慢性冠状动脉完全闭塞病变介入治疗的导丝（Stingray LP device，Boston Scientific, Marlborough, MA, USA）标测和消融，在确定支配室性心律失常关键基质区域的冠状动脉间隔支后，应用该导丝进入相应壁内心肌组织消融。如常规心内和心外膜消融无效，且可确定某一小冠状动脉血管（多数是间隔支）支配室性心律失常基质所在部位心肌，也可以尝试应用无水酒精在冠状动脉内注射，到达消除室性心律失常关键基质的目的。

7. 体外无创立体定向心肌照射也可以用于消除室性心律失常的关键基质，开创性的研究于 2017 年首先报道，5 例瘢痕相关性室速患者，术前室速反复发作，药物治疗无效，其中 3 例导管射频消融失败，2 例存在经导管射频消融的禁忌证，在接受体外定向心肌照射后，随访期间患者的室速发作较术前减少了 99.9%。这一方法治疗顽固性室性心律失常的有效性和安全性近来在另一项临床研究中也得到证实。

综上所述，室速的标测及消融需要根据患者有无基础疾病、室速类型预先判断其发生机制，并针对性地采取不同标测手段找寻和验证关键基质区域和靶点，以利于指导消融治疗。而在标测过程中需要注意找寻周边毗邻组织，了解不同部位室性心律失常的特殊性，必要时需要经冠状静脉及其分支或经心包行心外膜标测消融。借助三维电解剖标测系统，室速的标测及消融效率较前有所提高，但仍需结合传统的标测方式，扬长避短以提标测的准确性，提高手术成功率。对于器质性心脏病患者中的瘢痕相关室性心律失常，基质标测和消融优于传统的激动、拖带和起搏标测，且心内和心外膜联合基质标测与消融更加有效，对于缺血性心肌病和 ARVC/D 室性心律失常患者更是如此。基质标测和消融方法也可用于多形性室速或室颤的消融，包括遗传性离子通道疾病患者，如 Brugada 综合征。对于顽固性室速患者的消融，近几年一些新的技术和方法在不断探索和完善，消融的成功率也在逐渐提高。

（刘少稳）

参考文献

[1] Killu A M, Mulpuru S K, Asirvatham S J. Mapping and Ablation Procedures for the Treatment of Ventricular Tachycardia. Expert Rev Cardiovasc Ther, 2016, 14(9):1071-1087.

[2] Priori S G, Blomstrom-Lundqvist C, Mazzanti A, et al. 2015 ESC Guidelines for the management of patients with ventricular arrhythmias and the prevention of sudden cardiac death: The Task Force for the Management of Patients with Ventricular Arrhythmias and the Prevention of Sudden Cardiac Death of the European Society of Cardiology (ESC). Endorsed by: Association for European Paediatric and Congenital Cardiology (AEPC), 2015, 36:2793-2867.

[3] Pedersen C T, Kay G N, Kalman J, et al. EHRA/HRS/APHRS expert consensus on ventricular arrhythmias. Heart Rhythm, 2014, 11(10): 166-196.

[4] Betensky B P, Marchlinski F E. Outcomes of Catheter Ablation of Ventricular Tachycardia in the Setting of Structural Heart Disease. Curr Cardiol Rep, 2016, 18(7):68.

[5] Winterfield J R, Mahapatra S, Wilber D J. Catheter ablation of ventricular arrhythmias: targets, tactics, and tools, 2013, 28:344-353.

[6] Liu Y, Fang Z, Yang B, et al. Catheter Ablation of Fascicular Ventricular Tachycardia: Long-Term Clinical Outcomes and Mechanisms of Recurrence. Circ Arrhythm Electrophysiol, 2015, 8(6):1443-1451.

[7] Kapel G F, Sacher F, Dekkers O M, et al. Arrhythmogenic anatomical isthmuses identified by electroanatomical mapping are the substrate for ventricular tachycardia in repaired tetralogy of Fallot. Eur Heart J, 2017, 38(4):268-276.

[8] Chang Y T, Lin Y J, Chung F P, et al. Ablation of ventricular arrhythmia originating at the papillary muscle using an automatic pacemapping module. Heart Rhythm, 2016, 13(7):1431-1440.

[9] Dinov B, Schratter A, Schirripa V, et al. Procedural Outcomes and Survival After Catheter Ablation of Ventricular Tachycardia in Relation to Electroanatomical Substrate in Patients With Nonischemic-Dilated Cardiomyopathy: The Role of Unipolar Voltage Mapping. J Cardiovasc Electrophysiol, 2015, 26(9):985-993.

[10] Irie T, Yu R, Bradfield J S, et al. Relationship between sinus rhythm late activation zones and critical sites for scar-related ventricular tachycardia: systematic analysis of isochronal late activation mapping. Circ Arrhythm Electrophysiol, 2015, 8(2):390-399.

[11] Tzou W S, Frankel D S, Hegeman T, et al. Core isolation of critical arrhythmia elements for treatment of multiple scar-based ventricular tachycardias. Circ Arrhythm Electrophysiol, 2015, 8(2):353-361.

[12] Heeger C H, Hayashi K, Kuck K H, et al. Catheter Ablation of Idiopathic Ventricular Arrhythmias Arising From the Cardiac Outflow Tracts- Recent Insights and Techniques for the Successful Treatment of Common and Challenging Cases. Circ J, 2016, 80(5):1073-1086.

[13] Liao Z, Zhan X, Wu S, et al. Idiopathic Ventricular Arrhythmias Originating From the Pulmonary Sinus Cusp: Prevalence, Electrocardiographic/Electrophysiological Characteristics, and Catheter Ablation, J Am Coll Cardiol, 2015, 66(23):2633-2644.

[14] Peters S, Trümmel M, Koehler B.Special features of right bundle branch block in patients with arrhythmogenic right ventricular cardiomyopathy/dysplasia. Int J Cardiol, 2012, 157(1):102-103.

[15] Stevenson W G, Soejima K. Recording techniques for clinical electrophysiology. J Cardiovasc Electrophysiol, 2005, 16(9):1017-1022.

[16] Lin C Y, Chung F P, Lin Y J, et al. Radiofrequency catheter ablation of ventricular arrhythmias originating from the continuum between the aortic sinus of Valsalva and the left ventricular summit: Electrocardiographic characteristics and correlative anatomy. Heart Rhythm, 2016, 13(1):111-121.

[17] Santangeli P, Marchlinski F E, Zado E S, et al. Percutaneous epicardial ablation of ventricular arrhythmias arising from the left ventricular summit: outcomes and electrocardiogram correlates of success. Circ Arrhythm Electrophysiol, 2015, 8(2):337-343.

[18] Tada H, Tadokoro K, Ito S, et al. Idiopathic ventricular arrhythmias originating from the tricuspid annulus: Prevalence, electrocardiographic characteristics, and results of radiofrequency catheter ablation. Heart Rhythm, 2007, 4(1):7-16.

[19] Li T, Zhan X Z, Xue Y M, et al. Combined approach improves the outcomes of catheter ablation of idiopathic ventricular arrhythmias originating from the vicinity of tricuspid annulus. Pacing Clin Electrophysiol, 2014, 37(5):624-629.

[20] Wasmer K, Kobe J, Dechering D G, et al. Ventricular arrhythmias from the mitral annulus: patient characteristics, electrophysiological findings, ablation, and prognosis. Heart Rhythm, 2013, 10(6):783-788.

[21] Volkmer M, Ouyang F, Deger F, et al. Substrate mapping vs. tachycardia mapping using CARTO in patients with coronary artery disease and ventricular tachycardia: impact on outcome of catheter ablation. Europace. 2006, 8(11):968-976.

[22] Yamada T, Doppalapudi H, Mcelderry H T, et al. Idiopathic ventricular arrhythmias originating from the papillary muscles in the left ventricle: prevalence, electrocardiographic and electrophysiological characteristics, and results of the radiofrequency catheter ablation. J Cardiovasc Electrophysiol, 2010, 21(1):62-69.

[23] Sadek M M, Benhayon D, Sureddi R, et al. Idiopathic ventricular arrhythmias originating from the moderator band: Electrocardiographic characteristics and treatment by catheter ablation. Heart Rhythm, 2015, 12(1):67-75.

[24] Mallidi J, Nadkarni G N, Berger R D, et al. Meta-analysis of catheter ablation as an adjunct to medical therapy for treatment of ventricular tachycardia in patients with structural heart disease. Heart Rhythm, 2011, 8(4):503-510.

[25] Al' Aref S J, Ip J E, Markowitz S M, et al. Differentiation of papillary muscle from fascicular and mitral annular ventricular arrhythmias in patients with and without structural heart disease. Circ Arrhythm Electrophysiol, 2015, 8(3):616-624.

[26] Jongbloed M R, Bax J J, van der Burg A E, et al. Radiofrequency catheter ablation of ventricular tachycardia guided by intracardiac echocardiography[J]. Eur J Echocardiogr. 2004;5(1):34-40.

[27] Yamada T, Maddox WR, McElderry HT, et al. Radiofrequency catheter ablation of idiopathic ventricular arrhythmias originating from intramural foci in the left ventricular outflow tract: efficacy of sequential versus simultaneous unipolar catheter ablation. Circ Arrhythm Electrophysiol, 2015, 8:344–352.

[28] Yamada T, McElderry HT, Doppalapudi H, et al. Idiopathic ventricular arrhythmias originating from the left ventricular summit: anatomic concepts relevant to ablation. Circ Arrhythm Electrophysiol, 2010, 3:616-623.

[29] Yamada T, Kay GN. Optimal ablation strategies for different types of ventricular tachycardias. Nat Rev Cardiol, 2012, 9:512–525.

[30] McAlpine WA. Heart and Coronary Arteries. New York, NY: Springer-Verlag, 1975.

[31] Yamada T, Doppalapudi H, Litovsky SH, et al. Challenging Radiofrequency Catheter Ablation of Idiopathic Ventricular Arrhythmias Originating From the Left Ventricular Summit Near the Left Main Coronary Artery. Circ Arrhythm Electrophysiol, 2016, 9(10). pii: e004202.

[32] Al-Khatib SM, Stevenson WG, Ackerman MJ, et al. 2017 AHA/ACC/HRS guideline for management of patients with ventricular arrhythmias and the prevention of sudden cardiac death: Executive summary: A Report of the American College of Cardiology/American Heart Association Task Force on Clinical Practice Guidelines and the Heart Rhythm Society. Heart Rhythm, 2018, 15(10): 190-252.

[33] Philips B, Madhavan S, James C, et al. High prevalence of catecholamine-facilitated focal ventricular tachycardia in patients with arrhythmogenic right ventricular dysplasia/cardiomyopathy. Circ Arrhythm Electrophysiol, 2013, 6(1):160-166.

[34] Piers S R, Tao Q, de Riva S M, et al. CMR-based identification of critical isthmus sites of ischemic and nonischemic ventricular tachycardia. JACC Cardiovasc Imaging, 2014, 7(8):774-784.

[35] Dickfeld T, Tian J, Ahmad G, et al. MRI-Guided

ventricular tachycardia ablation: integration of late gadolinium-enhanced 3D scar in patients with implantable cardioverter-defibrillators. Circ Arrhythm El ectrophysiol,2011,4(2):172-184.

[36] Nazarian S, Bluemke D A, Lardo A C, et al. Magnetic resonance assessment of the substrate for inducible ventricular tachycardia in nonischemic cardiomyopathy. Circulation, 2005,112(18):2821-2825.

[37] Stevenson W G, Wilber D J, Natale A, et al. Irrigated radiofrequency catheter ablation guided by electroanatomic mapping for recurrent ventricular tachycardia after myocardial infarction: the multicenter thermocool ventricular tachycardia ablation trial. Circulation, 2008, 118(25):2773-2782.

[38] Anter E, Tschabrunn C M, Buxton A E, et al. High-Resolution Mapping of Post-Infarction Reentrant Ventricular Tachycardia: Electrophysiological Characterization of the Circuit. Circulation, 2016, 134(4):314-327.

[39] Stevenson W G, Sager P T, Natterson P D, et al. Relation of pace mapping QRS configuration and conduction delay to ventricular tachycardia reentry circuits in human infarct scars. J Am Coll Cardiol, 1995, 26(2):481-488.

[40] Jais P, Maury P, Khairy P, et al. Elimination of local abnormal ventricular activities: a new end point for substrate modification in patients with scar-related ventricular tachycardia. Circulation, 2012, 125 (18):2184-2196.

[41] Marchlinski F E, Callans D J, Gottlieb C D, et al. Linear ablation lesions for control of unmappable ventricular tachycardia in patients with ischemic and nonischemic cardiomyopathy. Circulation, 2000, 101(11):1288-1296.

[42] Hutchinson MD, Gerstenfeld EP, Desjardins B, et al.Endocardial unipolar voltage mapping to detect epicardial ventricular tachycardia substrate in patients with nonischemic left ventricular cardiomyopathy.Circ Arrhythm Electrophysiol, 2011, 4(1):49-55.

[43] Bazan V, Frankel DS, Santangeli P, et al. Three-dimensional myocardial scar characterization from the endocardium:Usefulness of endocardial unipolar electroanatomic mapping. J Cardiovasc Electrophysiol, 2019, 30(3):427-437.

[44] Tschabrunn C M, Roujol S, Dorman N C, et al. High-Resolution Mapping of Ventricular Scar: Comparison Between Single and Multielectrode Catheters. Circ Arrhythm Electrophysiol, 2016, 9(6).

[45] Tanaka Y, Genet M, Chuan L L, et al. Utility of high-resolution electroanatomic mapping of the left ventricle using a multispline basket catheter in a swine model of chronic myocardial infarction. Heart Rhythm. 2015, 12(1):144-154.

[46] Morady F, Kadish A, de Buitleir M, et al. Prospective comparison of a conventional and an accelerated protocol for programmed ventricular stimulation in patients with coronary artery disease. Circulation, 1991, 83(3):764-773.

[47] Silberbauer J, Oloriz T, Maccabelli G, et al. Noninducibility and late potential abolition: a novel combined prognostic procedural end point for catheter ablation of postinfarction ventricular tachycardia. Circ Arrhythm Electrophysiol, 2014, 7(3):424-435.

[48] Ghanbari H, Baser K, Yokokawa M, et al. Noninducibility in postinfarction ventricular tachycardia as an end point for ventricular tachycardia ablation and its effects on outcomes: a meta-analysis. Circ Arrhythm Electrophysiol, 2014, 7(4):677-683.

[49] Di Biase L, Santangeli P, Burkhardt D J, et al. Endo-epicardial homogenization of the scar versus limited substrate ablation for the treatment of electrical storms in patients with ischemic cardiomyopathy. J Am Coll Cardiol, 2012, 60(2):132-141.

[50] Berruezo A, Fernandez-Armenta J, Andreu D, et al. Scar dechanneling: new method for scar-related left ventricular tachycardia substrate ablation. Circ Arrhythm Electrophysiol, 2015, 8(2):326-336.

[51] Berruezo A, Fernandez-Armenta J, Mont L, et al. Combined endocardial and epicardial catheter ablation in arrhythmogenic right ventricular dysplasia incorporating scar dechanneling technique. Circ Arrhythm Electrophysiol, 2012, 5(1):111-121.

[52] Tzou W S, Frankel D S, Hegeman T, et al. Core isolation of critical arrhythmia elements for treatment of multiple scar-based ventricular tachycardias. Circ Arrhythm Electrophysiol, 2015, 8(2):353-361.

[53] Fernandez-Armenta J, Penela D, Acosta J, et al. Substrate modification or ventricular tachycardia induction, mapping, and ablation as the first step? A randomized study. Heart Rhythm, 2016, 13(8):1589-1595.

[54] Di Biase L, Burkhardt J D, Lakkireddy D, et al. Ablation of Stable VTs Versus Substrate Ablation in Ischemic Cardiomyopathy: The VISTA Randomized Multicenter Trial. J Am Coll Cardiol, 2015, 66(25):2872-2882.

[55] Briceño DF, Romero J, Gianni C, et al. Substrate Ablation of Ventricular Tachycardia: Late Potentials, Scar Dechanneling, Local Abnormal Ventricular Activities, Core Isolation, and Homogenization. Card Electrophysiol Clin, 2017, 9(1):81-91.

[56] Romero J, Cerrud-Rodriguez RC, MD,Di Biase L, et al. Combined Endocardial-Epicardial Versus Endocardial Catheter Ablation Alone for Ventricular Tachycardia in Structural Heart Disease: A Systematic Review and Meta-Analysis. J Am Coll Cardiol EP, 2019, 5(1):13-24.

[57] Dinov B, Fiedler L, Schonbauer R, et al. Outcomes in catheter ablation of ventricular tachycardia in dilated nonischemic cardiomyopathy compared with ischemic cardiomyopathy: results from the Prospective Heart Centre of Leipzig VT (HELP-VT) Study. Circulation, 2014, 129(7):728-736.

[58] Mizusawa Y, Sakurada H, Nishizaki M, et al. Characteristics of bundle branch reentrant ventricular tachycardia with a right bundle branch block configuration: feasibility of atrial pacing. Europace, 2009, 11(9):1208-1213.

[59] Sung R K, Kim A M, Tseng Z H, et al. Diagnosis and ablation of multiform fascicular tachycardia. J Cardiovasc Electrophysiol, 2013, 24(3):297-304.

[60] Reithmann C, Herkommer B, Huemmer A, et al. The risk of delayed atrioventricular and intraventricular conduction block following ablation of bundle branch reentry. Clin Res Cardiol, 2013, 102(2):145-153.

[61] Haissaguerre M, Shoda M, Jais P, et al. Mapping and ablation of idiopathic ventricular fibrillation. Circulation, 2002, 106:962–967.

[62] Haïssaguerre M, Extramiana F, Hocini M, et al. Mapping and Ablation of Ventricular Fibrillation Associated With Long-QT and Brugada Syndromes, Circulation, 2003, 108(8):925-928.

[63] Nademanee K, Veerakul G, Chandanamattha P, et al. Prevention of Ventricular Fibrillation Episodes in Brugada Syndrome by Catheter Ablation Over the Anterior Right Ventricular Outflow Tract Epicardium. Circulation, 2011, 123(12):1270-1279.

[64] Pappone C, Brugada J, Vicedomini G, et al. Electrical Substrate Elimination in 135 Consecutive Patients With Brugada Syndrome. Circ Arrhythm Electrophysiol, 2017, 10(5):e005053.

[65] Nakamura T, Schaeffer BJ, Tanigawa S, et al. Catheter ablation of polymorphic ventricular tachycardia / fibrillation in patients with and without structural heart disease. Heart Rhythm, 2019, doi: https://doi.org/10.1016/j.hrthm.2019.01.032.

[66] Bhaskaran A, Tung R, Stevenson WG, Kumar S. Catheter Ablation of VT in Non-Ischaemic Cardiomyopathies: Endocardial, Epicardial and Intramural Approaches. Heart, Lung and Circulation, 2019, 28:84-101.

[67] Kumar S, Barbhaiya CR, Sobieszczyk P, et al. Role of alternative interventional procedures when endo- and epicardial catheter ablation attempts for ventricular arrhythmias fail. Circ Arrhythm Electrophysiol, 2015, 8:606-615.

[68] Kumar S, Tedrow UB, Stevenson WG. Adjunctive interventional techniques when percutaneous catheter ablation for drug refractory ventricular arrhythmias fail: a contemporary review. Circ Arrhythm Electrophysiol, 2017, 10:e003676.

[69] Piers SRD, Tao Q, van Taxis CFB, et al. Contrast-enhanced MRI-derived scar patterns and associated ventricular tachycardias in nonischaemic cardiomyopathy: Implications for the ablation strategy. Circ Arrhythm Electrophysiol, 2013, 6:875-883.

[70] Nguyen DT, Olson M, Zheng L, et al.Effect of irrigant characteristics on lesion formation after radiofrequency energy delivery using ablation catheters with actively cooled tips. J Cardiovasc Electrophysiol, 2015, 26:792-798.

[71] Nguyen DT, Tzou WS, Sandhu A, et al. Prospective multicenter experience with cooled radiofrequency ablation usinghighimpedance irrigant to target deep myocardialsubstrate refrac- tory to standard ablation. JACC Clin Electrophysiol, 2018, 4:1176-1185.

[72] Yang J. Liang J, Shirai Y, et al. Outcomes of simulta neous unipolar radiofrequency catheter ablation for intramural septal ventricular tachycardia in nonischemic cardiomyopathy Heart Rhythm. 2019 Jan 15;doi.org/10.1016/j.hrthm.2018.12.018.

[73] Koruth JS, Dukkipati S, Miller MA, et al. Bipolar irrigated radiofrequency ablation: a therapeutic option for refractory intramural atrial and ventricular tachycardia circuits. Heart Rhythm, 2012, 9:1932–1941.

[74] Dukkipati SR, Koruth JS, Choudry S, et al.Catheter Ablation of Ventricular Tachycardia in Structural Heart Disease: Indications, Strategies, and Outcomes-Part II. J Am Coll Cardiol, 2017, 70(23):2924-2941.

[75] Soejima K, Couper GS, Cooper JM, et al. Subxiphoid surgical approach for epicardial catheter-based mapping

and ablation in patients with prior cardiac surgery or difficult pericardial access. Circulation, 2004, 110:1197-1201.

[76] Okubo K, Trevisi N, Foppoli L, et al. Phrenic nerve limitation during epicardial catheter ablation of ventricular tachycardia. JACC Clin Electrophysiol, 2019, 5(1):81-90.

[77] Abdelwahab A, Stevenson WG, Thompson K, et al. Intramural ventricular recording and pacing in patients with refractory ventricular tachycardia: initial findings and feasibility with a retractable needle. Circ Arrhythm Electrophysiol, 2015, 8:1181-1188.

[78] Romero J, Diaz JC, Hayase J, et al. Intramyocardial radiofrequency ablation of ventricular arrhythmias using intracoronary wire mapping and a coronary reentry system: description of a novel technique. HeartRhythm Case Rep, 2018, 4:285-292.

[79] Yamada T, Akrawinthawong K, Tabereaux PB. Successful transcoronary ethanol ablation of a ventricular tachycardia originating from the crux of the heart. J Cardiovasc Electrophysiol, 2019, doi: 10.1111/jce.13874.

[80] Roca-Luque I, Rivas-Gándara N, Francisco-Pascual J, et al. Preprocedural imaging to guide transcoronary ethano l ablation for refractory septal ventricular tachycardia. J Cardiovasc Electrophysiol, 2019,30(3):448-456.

[81] Cuculich PS, Schill MR, Kashani R, et al. Noninvasive Cardiac Radiation for Ablation of Ventricular Tachycardia. N Engl J Med, 2017, 377(24): 2325-2336.

[82] Robinson CG, Samson PP, Moore KMS, et al. Phase I/II Trial of Electrophysiology-guided Noninvasive Cardiac Radioablation for Ventricular Tachycardia. Circulation, 2019, 139(3):313-321.

44. 房室结消融结合心脏再同步化治疗对老年心力衰竭合并房颤患者的价值

心力衰竭（心衰）和心房颤动（房颤）是临床上两种常见的心血管疾病，两者间关系紧密，心力衰竭和房颤相互促进，互为因果，常可同时存在。心力衰竭和房颤的高发病率和高致死率给社会带来了沉重的经济负担，已经成为当前社会主要的公共健康问题。

一、心力衰竭合并房颤的流行病学特征

房颤是心力衰竭患者中最常见的心律失常之一，25% ～ 39% 的心力衰竭患者常伴有房颤发作，并且随着心功能恶化，房颤发病率可不断增加。在纽约心功能Ⅰ级到心功能Ⅳ级的患者中，其房颤发病率由 4.2% 暴涨到 49.8%。基于人群的研究报道，在黑种人和白种人心力衰竭患者中发生房颤的风险是无心力衰竭者的 2 ～ 4 倍。我国 2001 年心血管健康多中心调研发现中国心力衰竭合并房颤情况也不容乐观，成年人心力衰竭患病率为 0.9%，男性为 0.7%，女性为 1.0%，心力衰竭中房颤发生率高达 15 % ～ 27%。

二、心力衰竭合并房颤的死亡风险

先前存在心力衰竭并且合并有房颤的患者其死亡风险增高，然而，先前存在房颤的心力衰竭患者其死亡风险似乎不受影响。最近的人群研究表明心力衰竭和房颤都被认为是死亡的高危因素，观察性荟萃分析研究表明房颤的发生加剧心力衰竭患者的死亡风险。国外流行病学调查研究新发房颤合并房颤患者其死亡风险增加 29%，心力衰竭确诊后房颤的持续时间超过一年，那么其死亡风险将增至 3 倍。是否合并房颤影响了心力衰竭患者的生存情况，然而，房颤类型对比上（阵发性房颤 vs 持续性房颤）对心力衰竭患者的死亡风险却没有显著差异。

三、心力衰竭促使房颤发生的病理基础

房颤发作和维持的病理基础最主要是心房重构，包括电结构，心脏结构和自主神经重构。心房重构是一个的复杂过程，被定义为心房大小或功能的持续改变。心力衰竭可导致心房重构，心房扩大、心房不应期的缩短，心房传导的减慢，心房复极各向异性等改变促使并维持房颤的发生。心房纤维化是心房重构的核心、是促进房颤发生发展最为重要的重构方式。心力衰竭时，机体的神经内分泌系统激活，能够影响细胞外基质合成和降解，如肾素 - 血管紧张素系统激活，血管紧张素Ⅱ合成增加，能促进细胞外基质纤维化。在犬的心力衰竭模型上发现心房纤维化明显增加、心房扩大等变化，该研究表明心力衰竭可以导致血管紧张素Ⅱ合成增加并激活丝裂原活化蛋白激酶（MAPK）从而引发房颤。房颤发生的涉及的离子通道主要包括钙离子、钠离子及钾离子通道，主要由离子通道改变介导的心房电重构在房颤的发生和维持中起重要作用。研究表明心力衰竭患者同时常伴有多种离子通道电生理特性发生改变，如 L 型 Ca^{2+} 电流，短暂性钾电流 (I to) 及缓慢延迟整流性钾电流 (Iks) 密度降低，而内向 Na^{+}/Ca^{2+} 交换电流增加，这些电结构重构导致房颤的发生率和持续时间均明显增加。神经重构包括心房的支配神经增加，动物研究证明房颤其交感神经和副交感神经的支配密度增加，这些自主神经变化可以促进和维持房颤发作，其复杂机制涉及增强的自律性，早期 / 延迟的去极化以及空间传导的异质性。心力衰竭患者的神经内分泌系统的改变也是促进房颤发生和维持的一个重要因素。

四、心力衰竭合并房颤的 CRT 治疗

药物节律或节率控制治疗房颤在心力衰竭患者的临床预后方面是具有等效的不同策略。在 AF-CHF 中试验中，1376 例心力衰竭合并房颤患者其射血分数≤ 35% 被随机分配至药物控制节律或药物控制节率两组不同治疗方法。平均随访 37 个月后，两组间的心血管死亡率无明显差异。在该研究亚组分析，节律和节率控制组显示射血分数均较前显著改善。虽然在节律组中射血分数改善更为明显，但其差异没有达到统计意义。较小的 CAFE- Ⅱ试验具有类似的研究设计，并且结果表明左室功能在节律组

明显改善。目前在心力衰竭患者中，选择药物节律或节律控制治疗房颤确实存在争议。

心力衰竭合并房颤患者的最佳静息心室率没有明确界限，推荐心室率控制在 60 ～ 100 次 / 分，即使静息心室率可能达到 110 次 / 分也是可以接受。当考虑用于药物难治性房颤节率控制的侵入性治疗，房室结消融和心室起搏的组合策略是一种潜在的治疗方法。虽然这种方法造成患者对心脏起搏器依赖性，但临床结果和射血分数明显能够改善。由于心室起搏慢性的有害作用，心脏再同步治疗（CRT）对于心力衰竭及左室功能不全必须置入永久起搏器的患者更加适用。

多个大规模临床试验已证实 CRT 不仅可以显著改善心功能，缓解临床症状，提高患者生活质量，还能逆转心脏重构，可从根本上阻止心力衰竭发生、发展的病理生理进程。2016 年 ESC 指南将 CRT 治疗慢性心力衰竭列为Ⅰ类适应证，证据水平定为 A 级。即推荐用于窦性心律，QRS 时间≥ 150ms 且呈左束支阻滞形态和左室射血分数≤ 35% 的心力衰竭患者。CRT 并不适用于所有心力衰竭患者，它不仅需要以最佳的心室间期同时起搏左、右心室，还要以最优的 AV 间期顺序起搏心房、心室。因此，CRT 治疗效果的好坏取决于能否获得最大程度上的双心室起搏及尽可能模拟心脏生理起搏。然而，但房颤患者已经失去了房室同步性，不可能建立房室协同起搏。房颤患者本身存在间断或持续不稳定的心室率，尤其在快速心室率患者中，即使设定了起搏心率，其固有心室率及起搏心率的互相影响融合也使得 CRT 失去作用。

在心力衰竭患者中，对于药物治疗无效的房颤，通常采用房室结消融造成人为房室传导阻滞来控制房颤的快心室率，然后再行 CRT 治疗以求达到心室的同步收缩。PAVE 研究是一项前瞻性随机对照性研究，需要行房室结消融的 184 名患者（83% 患者为 NYHA Ⅱ级或Ⅲ级）被随机分配接受双心室起搏系统（$n = 103$）或右心室起搏系统（$n = 81$）。研究终点是 6min 步行试验，生活质量和左心室射血分数的变化。随访 6 个月后发现，接受双心室再同步化治疗的患者 6min 步行距离明显增加，射血分数也较单纯的右室起搏明显改善。实验结果表明对于接受房室结消融治疗心房颤动的患者，与右心室起搏相比，双心室起搏在 6min 步行试验和射血分数方面有着显著改善，心脏再同步化的这些益处在收缩功能受损或有症状的心力衰竭患者中似乎更大。Gasparini 等有关 CRT 在心力衰竭患者合并永久性房颤进行房室结消融的影响，一共入选了 673 例患者，162 例房颤患者中 114 例因为双室起搏率小于 85% 进行了房室结消融术，另外 48 例房颤患者则用药物控制心室率。在长达 4 年的随访发现房颤组中只有那些对于房室结进行消融的患者可以获益，射血分数、逆向重塑及运动耐量较前均有显著改善。狭窄的 QRS 波（即＜ 120ms）是窦性心律患者 CRT 置入的禁忌证，在房颤患者中房室结消融后，CRT 临床预后优于右室起搏，入选人群大部分是宽 QRS 波和射血分数受损的心力衰竭患者。APAF-CRT 研究将 102 例患有严重症状永久性房颤的患者（平均年龄 72 岁 ±10 岁），发作持续时间（＞ 6 个月），QRS（≤ 110ms）狭窄随机分为房室结消融 +CRT 组和药物控制节律组，研究结果表明对于窄 QRS 波的老年永久性房颤患者，房室结消融 -CRT 治疗在减轻心力衰竭、减少住院次数及改善生活质量方面明显优于药物治疗。虽然一项大型对照研究和六项试验的荟萃分析显示，房室结消融结合心室起搏并没有明显降低患者死亡率，风险比分别为 1.14（95% CI：0.81 ～ 1.6）和 1.18（0.26 ～ 5.22）。一项较大的倾向评分匹配对照研究，其中有 37% 的患者有接受双心室起搏和 63% 患者仅为右室起搏，双室起搏死亡率明显降低 [优势比 =0.47（95% CI：0.29 ～ 0.77）]。APAF-CRT 研究接受 RCT 起搏治疗其死亡率有大幅度降低的趋势。当然，关于 RCT 结合房室结消融在心力衰竭合并房颤患者中能否降低死亡风险需要进一步研究。

五、小结

心力衰竭合并房颤是临床常见且处理较为棘手的疾病，目前基于常规抗心律失常和抗心力衰竭药物基础上的治疗策略，其远期效果远不能令人满意。越来越多证据显示：对于心力衰竭合并房颤的老年患者，房室结消融结合 RCT 置入治疗能够改善心功能，减少住院次数及提高左室射血分数。然而，该治疗策略是否能降低心力衰竭合并房颤患者的远期死亡率，目前仍缺乏强有力的循证学依据，需要更多更大样本量、设计更精密的前瞻性试验。

（赵　亮　陈金东）

参考文献

[1] Linssen GC, Rienstra M, Jaarsma T, et al. Clinical and prognostic effects of atrial fibrillation in heart failure patients with reduced and preserved left ventricular ejection fraction. European journal of heart failure, 2011, 13(10):1111-1120.

[2] McManus DD, Hsu G, Sung SH, et al. Atrial fibrillation and outcomes in heart failure with preserved versus reduced left ventricular ejection fraction. Journal of the American Heart Association, 2013, 2(1):e005694.

[3] Maisel WH, Stevenson LW. Atrial fibrillation in heart failure: epidemiology, pathophysiology, and rationale for therapy. The American journal of cardiology, 2003, 91(6a):2d-8d.

[4] Alonso A, Krijthe BP, Aspelund T, et al. Simple risk model predicts incidence of atrial fibrillation in a racially and geographically diverse population: the CHARGE-AF consortium. Journal of the American Heart Association, 2013, 2(2):e000102.

[5] Krahn AD, Manfreda J, Tate RB, Mathewson FA, Cuddy TE. The natural history of atrial fibrillation: incidence, risk factors, and prognosis in the Manitoba Follow-Up Study. The American journal of medicine. 1995, 98(5):476-484.

[6] 周自强，胡大一，陈捷，等．中国心房颤动现状的流行病学研究．中华内科杂志，2004(07):15-18.

[7] A O, CX W, R W, B H, CA E. Prognostic Importance of Atrial Fibrillation Timing and Pattern in Adults With Congestive Heart Failure: A Systematic Review and Meta-Analysis. Journal of cardiac failure, 2017, 23(1):56-62.

[8] Chamberlain AM, Redfield MM, Alonso A, Weston SA, Roger VL. Atrial fibrillation and mortality in heart failure: a community study. Circulation Heart failure, 2011, 4(6):740-746.

[9] Cheniti G, Vlachos K, Pambrun T, et al. Atrial Fibrillation Mechanisms and Implications for Catheter Ablation. Frontiers in physiology, 2018, 9:1458.

[10] Nattel S, Harada M. Atrial remodeling and atrial fibrillation: recent advances and translational perspectives. Journal of the American College of Cardiology, 2014, 63(22):2335-2345.

[11] Nattel S, Burstein B, Dobrev D. Atrial remodeling and atrial fibrillation: mechanisms and implications. Circulation Arrhythmia and electrophysiology, 2008, 1(1):62-73.

[12] Wijffels MC, Kirchhof CJ, Dorland R, Allessie MA. Atrial fibrillation begets atrial fibrillation. A study in awake chronically instrumented goats. Circulation, 1995, 92(7):1954-1968.

[13] Li D, Shinagawa K, Pang L, et al. Effects of angiotensin-converting enzyme inhibition on the development of the atrial fibrillation substrate in dogs with ventricular tachypacing-induced congestive heart failure. Circulation, 2001, 104(21):2608-2614.

[14] Li D, Melnyk P, Feng J, et al. Effects of experimental heart failure on atrial cellular and ionic electrophysiology. Circulation, 2000, 101(22):2631-2638.

[15] Jayachandran JV, Sih HJ, Winkle W, Zipes DP, Hutchins GD, Olgin JE. Atrial fibrillation produced by prolonged rapid atrial pacing is associated with heterogeneous changes in atrial sympathetic innervation. Circulation, 2000, 101(10):1185-1191.

[16] Arora R, Ulphani JS, Villuendas R, et al. Neural substrate for atrial fibrillation: implications for targeted parasympathetic blockade in the posterior left atrium. American journal of physiology Heart and circulatory physiology, 2008, 294(1):H134-144.

[17] Chen PS, Chen LS, Fishbein MC, Lin SF, Nattel S. Role of the autonomic nervous system in atrial fibrillation: pathophysiology and therapy. Circulation research, 2014, 114(9):1500-1515.

[18] Van den Berg MP, Tuinenburg AE, Crijns HJ, Van Gelder IC, Gosselink AT, Lie KI. Heart failure and atrial fibrillation: current concepts and controversies. Heart (British Cardiac Society), 1997, 77(4):309-313.

[19] Tadros R, Khairy P, Rouleau JL, Talajic M, Guerra PG, Roy D. Atrial fibrillation in heart failure: drug therapies for rate and rhythm control. Heart failure reviews, 2014, 19(3):315-324.

[20] V H, A D, P K, et al. Cardiac remodeling with rhythm versus rate control strategies for atrial fibrillation in patients with heart failure: insights from the AF-CHF echocardiographic sub-study. International journal of cardiology, 2013, 165(3):430-436.

[21] RJ S, AL C, K G, et al. A randomised, controlled study of rate versus rhythm control in patients with chronic atrial fibrillation and heart failure: (CAFE-II Study). Heart (British Cardiac Society), 2009, 95(11):924-930.

[22] Ponikowski P, Voors AA, Anker SD, et al. 2016 ESC Guidelines for the diagnosis and treatment of acute and chronic heart failure: The Task Force for the diagnosis and treatment of acute and chronic heart failure of the European Society of Cardiology (ESC)Developed with the special contribution of the Heart Failure Association

(HFA) of the ESC. European heart journal, 2016, 37(27):2129-2200.

[23] MA W, C B-M, GN K, KA E. Clinical outcomes after ablation and pacing therapy for atrial fibrillation : a meta-analysis. Circulation, 2000, 101(10):1138-1144.

[24] Doshi RN, Daoud EG, Fellows C, et al. Left ventricular-based cardiac stimulation post AV nodal ablation evaluation (the PAVE study). Journal of cardiovascular electrophysiology, 2005, 16(11):1160-1165.

[25] Gasparini M, Auricchio A, Regoli F, et al. Four-year efficacy of cardiac resynchronization therapy on exercise tolerance and disease progression: the importance of performing atrioventricular junction ablation in patients with atrial fibrillation. Journal of the American College of Cardiology, 2006, 48(4):734-743.

[26] Thibault B, Harel F, Ducharme A, et al. Cardiac resynchronization therapy in patients with heart failure and a QRS complex < 120 milliseconds: the Evaluation of Resynchronization Therapy for Heart Failure (LESSER-EARTH) trial. Circulation, 2013, 127(8):873-881.

[27] Brignole M, Pokushalov E, Pentimalli F, et al. A randomized controlled trial of atrioventricular junction ablation and cardiac resynchronization therapy in patients with permanent atrial fibrillation and narrow QRS. European heart journal, 2018, 39(45):3999-4008.

[28] Ozcan C, Jahangir A, Friedman PA, et al. Long-term survival after ablation of the atrioventricular node and implantation of a permanent pacemaker in patients with atrial fibrillation. The New England journal of medicine, 2001, 344(14):1043-1051.

[29] Bradley DJ, Shen WK. Atrioventricular junction ablation combined with either right ventricular pacing or cardiac resynchronization therapy for atrial fibrillation: the need for large-scale randomized trials. Heart rhythm, 2007, 4(2):224-232.

[30] Garcia B, Clementy N, Benhenda N, et al. Mortality After Atrioventricular Nodal Radiofrequency Catheter Ablation With Permanent Ventricular Pacing in Atrial Fibrillation: Outcomes From a Controlled Nonrandomized Study. Circulation Arrhythmia and electrophysiology, 2016, 9(7).

45. 非维生素 K 拮抗剂口服抗凝药在心血管领域新进展

心房颤动（房颤）是最常见的心律失常之一。在世界范围内，房颤的流行和发病率逐渐增加。2004 年发表的数据，我国 30 ～ 85 岁居民中房颤患病率为 0.77%，其中 80 岁以上人群中患病率达 30% 以上。血栓栓塞性并发症是房颤致死致残的主要原因，而脑卒中则是最为常见的表现类型。脑卒中高危患者可从口服抗凝治疗中获益。抗凝药物中的维生素 K 拮抗剂（VKA）具有严重的出血事件，其有效治疗窗窄需要频繁抽血检测，易与食物、药物相互作用等不足之处。新型抗凝口服药 (NOAC) 特异性阻断凝血瀑布中的特定环节，多项临床研究发现其抗凝效果不劣于 VKA，同时也克服了其中一部分缺点（如凝血功能监测、药物浓度不稳定等）。然而，NOAC 仍存在着出血风险、价格较高等问题。目前 NOACs 的研究领域逐渐拓展探讨了 NOAC 在特殊人群的应用，为临床实践奠定了基础。在合并其他疾病（如冠状动脉疾病、慢性肾脏病、肝病等）时有关使用的 NOAC 研究正在逐步开展，尤其是 NOAC 特异性拮抗剂的开发近年来取得了不少的进展。

一、NOAC 在房颤中的适应证

近年关于 NOAC 新成员的艾多沙班（依度沙班）临床研究结果令人振奋。2017 在 AHA 年会上公布了 ENGAGE-AF-TIMI48 研究。共纳入 21 105 例房颤患者，前 12 个月 CHADS2 评分≥ 2 的患者随机分入华法林组（7036 例）、高剂量艾多沙班组（60mg/d，7035 例）、低剂量艾多沙班组（30mg/d，7034 例）。平均随访 2.8 年，共计 2349 例患者死亡，其中，1668 例（71.0%）死于心血管病，271 例（11.5%）死于恶性疾病，410 例（17.5%）死于其他原因。华法林组共 839 例(4.35%/ 年)死亡，其中 611 例(3.17%/ 年）为心血管死亡；艾多沙班组死亡事件显著减少，高剂量（HD）组 773 例（3.99%/ 年）死亡，心血管死亡事件 530 例（2.74%/ 年）；低剂量（LD）组共 737 例（3.8%/ 年）死亡，其中心血管死亡事件 527 例（2.71%/ 年）。心源性猝死、心力衰竭、缺血性脑卒中、出血是最常见的心血管死因。各组间心源性猝死、心力衰竭、缺血性脑卒中及非心血管原因引发的死亡事件无明显差异，但致死性出血引发的死亡事件，艾多沙班组较华法林组显著减少 [HD：35 例(0.18%/ 年)、LD：24 例(0.12%/ 年)vs 65 例(0.33%/ 年）]。华法林组致死性出血和死亡相关的出血事件共 101 例，艾多沙班组则显著减少，HD 组 59 例（P=0.001），LD 组 54 例（$P < 0.001$），与华法林相比，艾多沙班可降低 50% 的颅内出血事件，这是艾多沙班显著降低总死亡率和出血死亡率的重要原因。此外，艾多沙班可明显减少非致死性大出血事件，这也是其降低总死亡率的原因之一。非致死性大出血可通过下述两种方式增加死亡率，首先，患者经历大出血事件后，或许随后会发展为另一种致命的并发症；其次，患者经历大出血事件后，常会中断抗凝治疗，这将增加房颤患者血栓栓塞和死亡风险基于新临床证据的发布，2019 年 1 月 AHA/ACC/HRS 对 2014 年发布的房颤管理指南进行了重点更新 NOAC 队列加入新成员：更新指南增加了新的批准的 Xa 因子抑制剂艾多沙班（edoxaban），与直接凝血酶抑制剂达比加群，Xa 因子抑制剂利伐沙班、阿哌沙班统称为非维生素 K 口服抗凝药（NOAC）。

2011 年 ESC 年会上，随机、双盲、多中心Ⅲ期临床试验 ARISTOTLE 研究结果公布。该研究共纳入 18 201 例房颤患者，随机给予阿哌沙班 5 mg（部分患者剂量调整为 2.5mg)，或校正剂量的华法林（控制 INR 2 ～ 3），中位随访 1.8 年。研究以脑卒中或系统性栓塞、主要出血事件为主要终点，以全因死亡、心肌梗死、颅内出血等为次要终点，结果发现，在降低脑卒中或系统性栓塞方面，阿哌沙班优于华法林（1.3%/ 年 vs 1.6%/ 年，P=0.01），阿哌沙班组全因死亡率、心肌梗死发病率均低于华法林组（3.5%/ 年 vs 3.9%/ 年，P=0.047；0.53%/ 年 vs 0.61%/ 年，P=0.37），且阿哌沙班组出血更少，死亡率较低。纳入 14 264 例患者的 ROCKET 研究证实，在预防脑卒中和系统性栓塞方面，利伐沙班优于华法林，并显著降低出血性脑卒中发生率。两组出血和有临床意义的非大出血事件发生率相当（14.9%/ 年 vs 14.5%/ 年，P=0.44），但利伐沙班显著降低颅内出血、致死性出血的发生率（0.5%/ 年 vs 0.7%/ 年，P=0.02；0.2%/ 年 vs 0.5%/ 年，P=0.003）。目前对于 NOACs 来控制房颤的主要原因是假设它们在预防缺血性脑卒中方面与华法林同样有效，同时使患者出血风险较低。近日 Stroke 杂志上发表了一项研究对这一假设进行了验证，该研究对服用 NOACs 的患者与服用华法林的患者的脑卒中相对发生率进行了一项回顾研究。研究人员使用比值比和 Fisher 精确检验对两组患者的相对脑卒中发生率进行了比较，所使用的 NOAC 数据集包含 71 365 例服用 NOACs 和 59 546 例服用华法林的患者。此外，将同时服用华法林和 NOAC 的 7 033 例患者作为单独的队列进行分析。研究发现与华法林相比，NOAC 患者的缺血性脑卒中频率更高（比值比为 1.29，$P < 0.001$）。与华法林相比，服用 NOAC 的患者发生缺血性脑卒中的相对频率也更高（这些更高的频率在服用达比加群和阿哌沙班的患者中具有统计学意义，但在服用依替沙班和利伐沙班的患者中无统计学差异）。一般服用 NOAC 的患者颅内出血和非创伤性出血的发生率较低，与已发表的文献一致。将服用 NOAC 与服用华法林的患者人口统计学指标和临床特征进行比较，并未发现 NOAC 患者的脑卒中风险显著增高，事实上，对于缺血性脑卒中，服用 NOAC 的患者风险往往较低。由于 NOAC 的使用与较高的缺血性脑卒中风险相关，并且出血风险低于使用华法林，因此可以得出结论，华法林患者的抗凝效果更强。观察到的效果可能是剂量控制的次要结局，或者是不同药物之间不同抗凝效果的结果。2019 年 AHA/ACC/HRS 发布的房颤管理指南中指出除了中度至重度二尖瓣狭窄或置入机械心脏瓣膜者，均建议 NOACs 优先于华法林（I，A）。NOAC 与华法林相比，疗效至少不劣于华法林，在个别研究中，疗效是优于华法林的。最重要的是，所有药物都一致地降低了出血（尤其是颅内出血）风险。其 RCT 证据非常充分，这是极为重要的一点。并且 NOAC 在真实世界中的证据也非常充分。因此，基于这两点，目前 NOAC 已经能够作为非瓣膜病房颤患者的首选抗凝治疗药物。与华法林相比，NOAC 在保证疗效的同时，极大地提高了抗凝治疗的安全性。

二、特殊人群抗凝治疗

1. *高龄患者 NOAC 的应用*　对于 OAC 在年龄≥ 90 岁的房颤患者中的应用数据有限。2018 年 Circulation 发表的一项最新研究对年龄≥ 90 岁房颤患者 OAC 治疗后的缺血性脑卒中及颅内出血（ICH）风险及净临床获益进行了观察该研究对中国台湾国民健康保险研究数据库中 1996 ～ 2011 年，年龄≥ 90 岁、未行抗栓治疗的 11 064 例房颤患者和 14 658 例非房颤患者进行分析，比较其缺血性脑卒中及 ICH 风险。研究还将数据库中 15 756 例房颤患者分为未治疗、接受抗血小板治疗及接受华法林治疗三组，分析并比较脑卒中及 ICH 风险。另外，研究还对 2012 ～ 2015 年接受华法林及 NOAC 治疗患者的缺血性脑卒中和 ICH 风险进行比较。死亡率竞争风险分析显示，与非房颤患者相比，房颤患者发生缺血性脑卒中及 ICH 的风险增加（发生率 5.75% vs 3.00%，HR：1.93，95%CI：1.74 ～ 2.14 和发生率 0.97% vs 0.54%，HR：0.85，95%，CI：0.6 ～ 1.09）。对房颤患者的分析显示，与不治疗相比，华法林的应用可降低脑卒中风险（竞争风险模型分析所示 HR 值：0.69，95%CI：0.49 ～ 0.96），但对 ICH 风险的影响无差异。与未行抗栓治疗或抗血小板药物相比，华法林可带来净临床获益。进一步倾向评分匹配分析的结果与上述结果相一致。另外，分析发现，与华法林相比，NOAC 可降低 ICH 风险（HR：0.32，95% CI：0.10 ～ 0.97），但对缺血性脑卒中风险的影响无差异。结果提示，对于年龄≥ 90 岁的高龄老年 AF 患者，华法林的应用有助于降低缺血性脑卒中风险，带来净临床获益。与华法林相比，NOACs 则有助于降低 ICH 风险。因此，NOACs 是高龄老年患者采用 OACs 行血栓预防的更佳选择。但指南对于高龄患者 NOAC 的推荐剂量，存在争议。2016 年的 ESC/EACTS 房颤指南推荐年龄≥ 75 岁达比加群减量为 110mg，每日 2 次（Ⅱb，B）。而在 2018 年的欧洲心律学会（EHRA）NOAC 实践指导则推荐年龄≥ 80 岁、体重≤ 60kg、肌酐≥ 133μmol/L，符合 2 条及以上者，阿哌沙班减量为 2.5mg，每日 2 次；年龄≥ 80 岁、服用维拉帕米，消化道出血风险高的达比加群减量为 110mg，每日 2 次；年龄≥ 75 岁或脆弱患者抗凝治疗，每半年复查血常规、肝肾功能(尤其使用达比加群)。

2. *经导管射频消融围术期 NOAC 应用*　经导

管射频消融是房颤治疗的一种重要手段，但是围术期间会增加出血及血栓栓塞的发生的风险。优化导管消融围术期的抗凝治疗及用药选择，保证患者安全是临床关注的重点。导管消融围术期不中断华法林，控制 INR 在 2.0 ～ 2.5 范围经大型对照研究证实，能够降低栓塞事件风险的同时，尽量减少出血被临床接受。而 NOACs 在围术期如何应用仍在探索中。VENTURE-AF 研究为前瞻性、多中心、随机、开放标签研究。试验共纳入 248 例房颤拟行导管消融患者随机分为两组，分别接受利伐沙班或华法林治疗，术前继续应用抗凝药物。研究结果显示，消融术后 30d 时两组缺血性事件、血管性死亡差异无统计学意义，全部出血事件和大出血事件两组相当。RE-CIRCUIT 试验研究共纳入 704 例计划导管消融术治疗的阵发性或持续性房颤患者，随机分为两组，分别接受达比加群酯或华法林治疗。研究结果显示，消融术后 8 周内达比加群酯组大出血事件显著低于华法林组；两组小出血事件发生率相似；达比加群酯组未发生血栓栓塞事件，华法林组发生 1 例。AXAFA-AF-NET 试验显示，与华法林相比，阿哌沙班在全因死亡、脑卒中和大出血的复合终点事件方面安全有效。ELIMINATE-AF 试验显示，艾多沙班和 VKA 治疗的主要终点事件发生率均较低。在这 4 项试验中，患者的复合终点事件和大出血事件发生率均较低，但上述试验的样本量均较小，尚不足以支持接受消融治疗的房颤患者用非维生素 K 拮抗剂类口服抗凝药（NOAC）替代 VKA。至少 10 倍样本量的试验，才可在 NOAC 和 VKA 间进行有意义的统计学比较。艾多沙班在预防房颤患者脑卒中方面的安全性和有效性已得到证明，但尚缺乏在接受消融治疗的房颤患者中的数据。近日，在欧洲心律协会大会上，ELIMINATE-AF 试验的 3b 期结果揭晓，该研究试纳入 560 例患者，以 2∶1 随机分入艾多沙班组和 VKA 组，至少治疗 21 天。其中，艾多沙班组患者每日服用 60mg，或根据剂量减少标准服用 30 mg。在基线时，两组患者的年龄（约 60 岁）、性别（男性约 72%）、病史、并发症及既往房颤治疗均相似。患者接受经食管超声心动图、导管消融和 MRI 检查，并进行为期 90 天的治疗和 30 天的随访。研究的主要疗效终点包括全因死亡、任何种类的脑卒中，以及国际血栓和出血学会（ISTH）定义的大出血事件。研究显示在接受导管消融的房颤患者中，进行艾多沙班 60mg，1 次 / 日不间断的抗凝治疗，血栓和出血事件风险均较低。VKA 治疗组 64.1% 患者的国际标准化比值(INR)为 2.0 ～ 3.0。艾多沙班组较 VKA 组需使用更多普通肝素，以达到 300s 以上的活化凝血时间（ACT），且艾多沙班组的 ACT 时间较短（$P < 0.001$）。遵从研究方案分析显示，在围术期和手术后，艾多沙班组的复合终点事件发生率为 1.3%，VKA 组为 3.0%（HR：0.42；P=0.26）。接受消融治疗患者的改良意向治疗分析显示，两组的复合事件终点分别为 2.7% 和 1.7%，无统计学意义。在安全事件终点方面，试验中共发生 1 次缺血性脑卒中和 1 次出血性脑卒中，且均发生于艾多沙班组。艾多沙班组和 VKA 组的 ISTH 大出血事件发生率分别为 2.5% 和 1.5%，无统计学差异。此外，两组患者的心脏压塞发生率相似，且均较低。该研究表明，在房颤患者导管消融围术期或消融后，不间断应用艾多沙班（每日 1 次）在有效性和安全性方面优于不间断的 VKA 治疗。然而，该探索性研究纳入的患者较少，没有较强的效力来证明艾多沙班相对于 VKA 的优势或非劣效性。2018 年 EHRA 房颤 NOACs 应用指导中建议：对于服用 NOAC 拟行房颤消融的患者应建立一套方案，保证手术患者能得到一致化的处理。术前短时间内仍服药（不中断）还是短期停药（术前一天服用最后一次 NOAC），需要考虑很多因素，包括肾功能、CHA2DS2-VASC 评分，术者经验及房间隔穿刺术前常规肝素应用方案。术前 12h 服用最后一次 NOAC 是可以接受的。特别要注意如果术前的抗凝治疗情况不详，在术前需要排除左房血栓。末次服药是术前 36h 前，患者应采取相同措施。

3. *NOACs 在冠心病中的应用* 血小板活化和凝血机制之间高度相互依赖，且凝血酶可催化纤维蛋白原转化为纤维蛋白，使急性冠状动脉综合征（ACS）斑块稳定。凝血酶是一种强效血小板激动剂，可通过与蛋白酶激活受体 1 结合刺激血小板，并进一步刺激血小板活化和聚集。抗凝治疗联合抗血小板治疗是针对 ACS 患者中与血栓形成相关的互补机制。抗凝剂中传统的华法林最为常用。研究显示，无论是否与阿司匹林联合使用，华法林均可减少 ACS 患者的缺血事件风险，但是华法林的局限性导致抗凝治疗率低、达标率低。

NOAC 的出现为冠心病抗凝治疗提供了新选择。COMPASS 研究是首个在冠心病或外周动脉疾病（PAD）这一高风险患者群体中评估新型口服抗凝药的疗效及安全性的随机双盲多中心前瞻性随机对照的Ⅲ期临床研究。研究纳入 27 400 例 CAD 或 PAD 患者，随机分为 3 组，治疗方案：利伐沙班 2.5mg 口服，每日 2 次，加阿司匹林 100mg，每日 2 次；利伐沙班 5mg 口服，每日 2 次；阿司匹林 100mg 口服，每日 1 次。研究的主要疗效终点为首次发生心血管死亡、心肌梗死和脑卒中，主要安全终点为大出血，次要终点包括复合心肌梗死、脑卒中、心血管死亡、静脉血栓栓塞和心血管住院、全因死亡。主要复合终点方面，心血管性死亡、脑卒中或者心肌梗死的发生率在利伐沙班联合阿司匹林组是 4.1%，利伐沙班组是 4.9%，阿司匹林组是 5.4%。从单一终点事件发生率看，联合治疗组较阿司匹林组的心血管性死亡率减少了 22%，脑卒中率减少了 42%，心肌梗死发生率减少了 16%。在安全性终点方面，与阿司匹林组相比，大出血发生率在联合治疗组和利伐沙班组中都有升高。联合治疗组大出血发生率是阿司匹林组的 1.7 倍。但致死性出血发生率与阿司匹林组差异没有统计学意义。严重脏器出血发生率差异也没有统计学意义。对于临床净获益的分析显示，脑卒中、心肌梗死、心血管相关死亡和致死性出血、严重脏器出血（如脑出血、肾出血）的总体发生率上，联合治疗组较阿司匹林组发生率降低 20% 且差异有统计学意义。

GEMINI-ACS-1 研究是一项随机、双盲、多中心试验，旨在评价低剂量利伐沙班（2.5mg，每日 2 次）联合 $P2Y1_2$ 受体抑制剂（氯吡格雷或替格瑞洛）相对于阿司匹林（剂量 100mg）联合 $P2Y1_2$ 受体抑制剂的安全性和可行性该研究纳入 3037 例入院 10 天内发生过 ACS 的患者（替格瑞洛组 1 704 例；氯吡格雷组 1 333 例）。纳入标准为年龄大于 18 岁，入院 10 天内发生 ACS 的患者，即近期出现不稳定性心绞痛、非 ST 段抬高心肌梗死（NSTEMI）或 ST 段抬高心肌梗死的患者，伴心脏生物标志物阳性和心电图改变或血管造影时发现动脉粥样硬化性病变。如纳入的患者小于 55 岁，则要求患者有糖尿病史或者既往发生过心肌梗死。12 个月内发生活动性出血、颅内出血或消化道出血的患者；血清肌酐清除率＜ 20ml/min；接受过抗凝治疗；既往有脑卒中 /TIA 病史等患者被研究者排除。在筛选阶段，ACS 患者由医生决定给予阿司匹林（100mg 每日 1 次）联合氯吡格雷 (75mg 每日 1 次) 或替格瑞洛 (90mg 每日 1 次)，剂量稳定至少 48h。根据 P2Y12 受体抑制剂的使用情况，通过区组随机的方法将患者随机分配接受低剂量利伐沙班（2.5mg，2 次 / 日）+$P2Y_{12}$ 受体抑制剂（氯吡格雷或替格瑞洛）或阿司匹林 +$P2Y_{12}$ 受体抑制剂（氯吡格雷或替格瑞洛）。患者接受 180 ～ 360 天的双盲治疗。研究的主要安全性终点是非 CABG 相关且有临床意义 TIMI 出血，探索性疗效终点是由心血管死亡、心肌梗死、缺血性脑卒中或支架内血栓形成组成的复合终点。最终 3037 例近期发生 ACS 的患者随机被分为利伐沙班 +$P2Y_{12}$ 受体抑制剂组（n=1518）或阿司匹林 + $P2Y_{12}$ 受体抑制剂组（n=1519），其中 1704 例患者（56%）接受替格瑞洛治疗，1333 例（44%）患者接受氯吡格雷治疗，研究的中位治疗时间是 291 天。利伐沙班组非 CABG 相关 TIMI 出血的发生率与阿司匹林组无显著差异（5% vs 5%，HR：1.09；P=0.5840）。亚组分析也显示利伐沙班组与阿司匹林组的出血风险类似。疗效终点方面，利伐沙班组与阿司匹林组间也无显著差异（5% vs 5%，HR：1.06；P=0.7316）。缺血性终点在两组之间也无显著性差异。值得注意的是，本研究还分析了利伐沙班与氯吡格雷与替格瑞洛联用的结果。研究者使用校正的多因素回归模型评估氯吡格雷或替格瑞洛对主要出血和缺血的影响。结果发现，相较于氯吡格雷，使用替格瑞洛出血发生率显著增加（P=0.0006）；这一结果或许受地区相关影响（P=0.0178），其中，相对中欧地区，亚太地区的出血发生率更高（P=0.0135）。而在缺血性终点方面，替格瑞洛与氯吡格雷类似（P=0.1487）。GEMINI-ACS-1 研究中，大多数患者接受 PCI 治疗，这些患者存在支架血栓形成的风险。已经有研究指出 ACS 患者 PCI 术后早期停用 $P2Y_{12}$ 受体抑制剂，支架内血栓形成的风险更高。这些研究显示，PCI 术后早期停用氯吡格雷支架内血栓形成的风险增加超过 4 倍。但是对于停用阿司匹林并持续使用 $P2Y_{12}$ 受体抑制剂治疗患者支架血栓形成风险却所知甚少。而在 GEMINI-ACS-1 研究中，在心肌梗死事件后平均 5 天时，使用利伐沙班替代阿司匹林作为双抗治疗并没有大幅增加支架内血栓形成的风险。口服抗凝药物与 $P2Y_{12}$ 受体抑制剂联合治疗时可能发生的出血风险是一直以来都是临床医生关注的重点，因此选择合理的联合抗栓方案显得尤为关键，既往的 WOEST 试验评估了口服抗凝且接受 PCI 患者的优化抗血小板和抗凝方案。研究比较了抗凝药物华法林联合氯吡格雷（二联治疗）与华法林联合氯吡格雷及阿司匹林（三联治疗）的疗效和安全性。结果表明，二联治疗组总体出血事件的发生率显著低于三联组（54 例，19.4% vs 126 例，44.4%，$P < 0.001$）；其中二联组患者的多发性出血和因出血需接受输血治疗的患者比例均低于三联组。两组在不良心血管事件发生和支架内血栓发生风险方面则无明显差异。WOEST 研究提示，氯吡格雷联用口服抗凝药物华法林的二联方案与加用阿司匹林的三联抗栓方案相比，明显降低出血风险，且并未增加血栓（包括支架血栓）事件风险，说明冠心病患者 PCI 支架术后给予氯吡格雷联合口服抗凝药物华法林是一种安全有效的治疗方案，是需要长期使用抗凝药物的冠心病患者较为理想的选择。本次 GEMINI-ACS-1 研究中也首次使用低剂量利伐沙班 + 标准剂量替格瑞洛进行了临床试验，试验中发现使用替格瑞洛相比氯吡格雷显著增加出血风险，且出血率增加与地区相关，同时这种出血率增加与研究治疗分组无关。GEMINI-ACS-1 这项Ⅱ期临床研究显示低剂量利伐沙班联合 P2Y12 受体抑制剂的双通路抗凝治疗方法治疗 ACS 患者与阿司匹林联合 P2Y12 受体抑制剂的出血风险类似，但是该研究并未证明这种疗法能否有效预防心脏病复发，需要后续证据力度更充分的三期大型临床试验来进一步评估这种方法的有效性和安全性。

对于房颤合并急性冠状动脉综合征（ACS）或者接受了经皮冠状动脉介入治疗（PCI）的患者，其抗栓治疗存在挑战，三联还是双联治疗一直存在争议。美国当地时间 3 月 17 日，杜克大学医学院的 Renato D. Lopes 博士在 2019 ACC 年会上公布了备受关注的 AUGUSTUS 试验结果，AUGUSTUS 试验是一项国际、随机、双盲、安慰剂对照试验，采用 2×2 因子设计，评估了双联抗栓治疗（不用阿司匹林）对出血风险高且同时存在心肌梗死、脑卒中和血栓风险人群的有效性和安全性。该试验在 33 个国家纳入了 4614 名患者，患者的中位年龄为 70 岁，男性占 71%。患者均有房颤，需要长期（超过 6 个月）接受抗凝治疗，而且近期发生过 ACS 和（或）置入支架，均存在抗血小板治疗的适应证。超过 92% 的患者在基线时服用氯吡格雷，其他患者服用了普拉格雷或者替格瑞洛。在 ACS 发病或者置入支架后 14 天内，患者接受两次随机分配：首先，随机分配到阿哌沙班组或者华法林组；然后，随机分配到阿司匹林组或者安慰剂组（双盲）。所有患者均治疗 6 个月。选择这一随访时间是因为大多数出血事件、心肌梗死、脑卒中和血栓形成都发生在 ACS 发病或置入支架后前 6 个月。研究显示，对于近期发生 ACS 或接受 PCI 的房颤患者，阿哌沙班 +P2Y12 抑制剂的双联抗栓治疗方案与华法林 + 双联抗血小板的三联治疗方案相比，出血风险显著降低，缺血事件发生率无显著差异。AUGUSTUS 试验主要评价了两个问题：①与华法林比较，阿哌沙班是否能够同样有效，并且减少出血并发症；②阿哌沙班联合一种 $P2Y_{12}$ 受体拮抗剂，是否优于以华法林为基础的三联治疗。与以往的研究相比，这项研究的特点在于：第一，入选的人群是房颤合并 ACS 或 PCI 者，其中既有 PCI 患者，也有非 PCI 患者。在以往的研究中，如 RE-DUAL PCI、PIONEER AF-PCI、WOEST 研究，入选的都是单纯 PCI 患者。第二，AUGUSTUS 试验分析了以往研究中没有解决的问题。WOEST 研究摒弃了阿司匹林，直接使用了华法林加 $P2Y_{12}$ 受体拮抗剂（主要是氯吡格雷）。从这项研究开始，大家都不是很清楚是不是能选择阿司匹林，或者 NOAC 加双联抗血小板药物是否会优于 NOAC 加一种 $P2Y_{12}$ 受体拮抗剂。AUGUSTUS 试验采用了 2×2 析因设计，有一组阿司匹林和安慰剂的对照，较好地回答了这个问题。AUGUSTUS 试验证实了：①阿司匹林没有增加疗效，反而显著增加了出血风险；②在出血方面阿哌沙班明显优于华法林，在疗效方面不劣于华法林，与华法林相当。AUGUSTUS 试验回答了在这一人群中，急性期的抗栓治疗问题。但是，我国尚没有批准阿哌沙班在非瓣膜病房颤中的适应证，也没有参加这项研究。2019 年 1 月 AHA/ACC/HRS 发布的房颤管理指南指出对于接受过冠状动脉支架置入术、有风险的房颤患者，双联治疗（氯吡格雷 + 利伐沙班 15mg/d 或达比加群 150mg，每日 2 次）是合理的，与三联治疗相比可有效降低出血风险（Ⅱa，B-R）。

NOAC 不断公布的临床试验结果开拓了新的治疗领域，NOAC 在多个人群及多种疾病中的应用证据更加丰富，同时也使其应用的定位更加清晰，未来将会有更多证据支持其在临床上应用。相比国外大量高质量的临床研究，仍缺乏中国人群的 NOAC 的研究，中国人群房颤负担重、脑卒中风险高、人口基数大，因此需要大批中国患者 NOAC 的数据，以便能更好地在临床实践中使用。

（刘宗军）

参考文献

[1] 周自强，胡大一，陈 捷."中国心房颤动流行病学研究"结果解读.中华内科杂志，2010,49(3)：198-199.

[2] Carnicelli AP, De Caterina R, Halperin JL, et al.Edoxaban for the Prevention of Thromboembolism in Patients with AtrialFibrillation and Bioprosthetic Valves. Circulation, 2017, 135：1273-1275.

[3] Robert P. Giugliano, Christian T. Ruff, Stephen D. Wiviott. et al. Mortality in Patients with Atrial Fibrillation Randomized to Edoxaban or Warfarin: Insights from the ENGAGE AF-TIMI 48 Trial. Am J Med, 2016, 129: 850-857.

[4] Al-Khatib S M, Thomas L, Wallentin L, et al. Outcomes of apixaban vs. warfarin by type and duration of atrial fibrillation: results from the ARISTOTLE trial. European Heart Journal, 2013, 34(31):2464-2471.

[5] Patel M R, Hellkamp A S, Fox K A A. Point-of-Care Warfarin Monitoring in the ROCKET AF Trial. New England Journal of Medicine, 2016, 375(4):390.

[6] Shpak, Max Ramakrishnan, Anurekha Nadasdy, Zoltan Cowperthwaite, Matthew Fanale, Christopher. Higher Incidence of Ischemic Stroke in Patients Taking Novel Oral Anticoagulants. Stroke, 2018,49(12):1.

[7] Tze-Fan Chao, Chia-Jen Liu, Yenn-Jiang Lin,et al.Oral Anticoagulation in Very Elderly Patients with Atrial Fibrillation-A Nationwide Cohort Study.Circulation, 2018:CIRCULATIONAHA.117.031658.

[8] Cappato R, MarchlinskiF E, Hohnloser SH, et al. Uninterrupted rivaroxaban vs uninterrupted vitmin K antagonists for catheter ablation in non-valvular atrial fibrillation. Eur Heart J, 2015, 36(28):1805-1811.

[9] Calkins H, Wilems S, Gerstenfeld EP, et al. Unin terrupted Dabigatran versus Warfar in for Ablation in Atrial Fibrillat ion. N Engl J Med, 2O17, 376 (17):1627-1636.

[10] Stefan Hohnloser, ELIMINATE-AF: Edoxaban Viable Alternative to VKA in AF Ablation. Medscape Medical, 2019, April 03.

[11] Anand SS, Bosch J, Eikelboom JW, et al. Rivaroxaban with or without aspirin in patients with stable peripheral or carotid artery disease: an international, randomised, double-blind, placebo-controlled trial.Lancet, 2018, 20, 391(10117): 219-229.

[12] Ohman EM, Roe MT, Steg PG,et al.Clinically significant bleeding with low-dose rivaroxaban versus aspirin, in addition to P2Y12 inhibition, in acute coronary syndromes (GEMINI-ACS-1): a double-blind, multicentre, randomised trial. Lancet, 2017, 6, 389(10081):1799-1808.

[13] Lopes RD, Heizer G, Aronson R, Vora AN, Massaro T, Mehran R, Goodman SG, et al. AUGUSTUS Investigators. Antithrombotic Therapy after Acute Coronary Syndrome or PCI in Atrial Fibrillation. N Engl J Med, 2019, 18, 380(16):1509-1524.

46. 心房颤动治疗，导管消融还是药物治疗

心房颤动（房颤）是临床最常见的心律失常之一，成年人群发病率达到 3%，在老年人群中，发病率进一步升高。房颤可增加患者脑卒中和心力衰竭的发生危险，从而严重影响患者生活质量和预后。

目前，对于抗心律失常药物治疗无效的阵发性房颤，欧美指南均将导管消融作为 I 类推荐。对于无或伴轻微心脏病的症状性阵发性房颤患者，导管消融甚至可以是经过选择患者的初始治疗方案。对于持续性房颤和合并器质性心脏病的房颤患者，虽然指南中的推荐级别低于阵发性房颤，但目前在全球各大电生理中心这些患者的消融例数已经越来越多。但是，药物治疗仍是普遍采用的一线治疗方案。但由于长期以来缺乏大型随机对照临床研究的支持，目前导管消融策略在改善房颤患者的临床预后方面是否优于传统药物治疗仍争论不断。

一、CABANA 研究

AFFIRM 研究和 RACE 研究结果显示，无论是应用药物还是电复律，节律控制策略并不能最终改善患者预后，降低死亡率，但导管消融能否在临床硬终点事件上优于药物治疗，一直缺乏大规模随机对照研究支持。作为迄今为止相关领域规模最大的随机对照研究，CABANA 研究备受关注，其结果自 2018 年美国心律学会科学年会上首次公布以来，引起了业内的广泛关注和讨论。

CABANA 研究是一项开放性国际临床试验研究，共计入选北美、欧洲和亚太地区 10 个国家 140 个中心的 2204 例患者（平均年龄 67.5 岁，女性占 37%），并以 1∶1 方式随机入选导管消融组（n=1108）或药物治疗组（n=1096）；所有患者均接受抗凝治疗。研究主要终点是由全因死亡、致残性脑卒中、严重出血和心脏停搏组成的复合终点。随访 48.5 个月，根据意向治疗性原则（ITT）统计分析显示，导管消融组的主要终点事件较药物治疗组风险比降低 14%（HR：0.86，95% CI：0.65 ～ 1.15，P=0.303），但差异无统计学意义；导管消融并没有降低主要终点中任何单一终点事件的风险。意向治疗性分析显示的死亡率阴性结果，可能由于两组双向交叉的患者所致，ITT 分析是随机对照试验设计、实施和分析过程中的一种策略，不论在试验中实际发生什么情况（如出现不合格、不依从或失访而退出试验），均按最初随机分组（治疗组或对照组）的情况进行结果分析，以保证对所有参加随机分组的患者均进行分析。如果实验中两组患者出现交叉，就被从分析中剔除。这意味着分析的受试对象会减少，但不会抹杀随机化的好处。ITT 分析是解释性分析不是探索性分析，还是比较清楚展示了两组治疗手段是否会降低死亡率的好处。就此，主要终点和次要终点的相对风险降低了 25% ～ 45%。

如果按照患者所接受的治疗方案分组分析（PP），结果显示：导管消融组可降低 33% 的主要复合终点，全因死亡率也降低 40%，尽管 PP 分析的有效性和效力较治疗性 ITT 分析明显降低，但至少提示导管消融可能安全有效。导管消融在主要终点的明确获益。但这样一来，原先的随机试验被人为地转化成了观察性研究，不符合随机对照研究的标准，成为争论焦点。对于房颤患者，导管消融作用究竟是什么，CABANA 研究意义何在？

二、转复及维持窦性心律

节律控制和频率控制以及脑卒中预防是房颤综合治疗中的三个主要环节，部分患者的不适症状来自于不规律的心脏节律，同时恢复维持窦性心律可以恢复心房的泵功能，相对正常的心室率和规则的节律可以缓解患者的临床症状。目前，国际房颤指南均把抗心律失常药物治疗作为一线治疗推荐。抗心律失常药物治疗 1 年内超过 50% 患者房颤再发。同时应用抗心律失常药物的不得不面对药物的毒性作用及危害。一些对于药物治疗效果不佳或不愿和（或）不适合接受药物治疗的患者，指南推荐进行导管消融治疗。Chen 等对九项前瞻性随机对照临床研究进行荟萃分析，结果显示导管消融无论期短期效

果（< 1 年）（OR：10.84；95% CI, 5.83 ～ 20.16；P < 0.001），还是远期效果（1 >年）（OR：7.65；95% CI，1.97 ～ 29.73；P=0.03）均显著优于抗心律失常药物治疗。

既往这些研究所入选患者例数有限，尚需更强等级的随机试验证据来进一步验证导管消融的优势。CABANA 研究作为迄今为止最大规模的随机对照临床研究，其结果进一步证实了导管消融在转复维持窦性心律方面的优势。无房颤复发率是此研究次要终点之一，在整个试验过程中，使用 CABANA 专用记录系统或普通心电监测系统进行心律监测。患者可在症状发作时触发事件记录；同时第 1 年随访中每月进行一次 24h Holter 检查；此后，每 6 个月进行一次 24h Holter 检查，并与每 6 个月一次的 96h Holter 检查交替进行。研究终点事件定义为持续时间≥ 30s 的房颤、心房扑动（房扑）或房性心动过速（房速）。5 年随访显示，在 90 天空白期之后，与药物治疗组相比，导管消融组首次房颤复发的相对风险为 0.52（CABANA 记录系统，P < 0.001）和 0.50（非 CABANA 记录系统，P < 0.001）；房颤、房扑或房速复发的相对风险为 0.53（CABANA 记录系统，P < 0.001）和 0.56（非 CABANA 记录系统，P < 0.001）。单纯房颤复发率，房颤、房扑或房速联合终点的复发率，导管消融组均低于药物治疗组（P < 0.001），但两组在房扑和房速的联合终点发生率方面无差异，在 90 天空白期之后，导管消融组的房颤负荷明显低于药物治疗组。

CABANA 研究显示，导管消融可降低约 50% 房性心律失常复发的相对风险，5 年随访中，导管消融组的房颤负荷更低；相比药物治疗导管消融可显著减少房颤复发。进一步明确了导管消融是一种有效的节律控制手段。

三、改善生活质量

对患者生活质量影响的评估也是评价治疗效果的重要方面和指标，导管消融发展过程中一度被认为可以根治房颤，随着随访时间的不断延长，观察的房颤复发现象随之增加，导管消融对患者生活质量的影响也越来越引起重视。然而临床研究中，多数不会以生活质量改善作为主要终点结果。近日对比导管消融和药物治疗对房颤者长期生活质量影响的随机对照研究（CAPTAF 研究）结果公布于 2019 年新一期的 JAMA 杂志。

但以往研究多采用短期观察指标来评估，缺乏持续心电监测的精准证据，CAPTAF 研究是一项多中心、前瞻性、随机对照研究。共入选 155 例、30 ～ 70 岁（平均 56.1 岁，22.6% 为女性）的房颤患者，房颤史至少 6 个月，使用 1 种抗心律失常药物或 β 受体阻滞剂治疗失败。研究随访 4 年，其中 79 例接受肺静脉隔离消融，76 例接受新抗心律失常药。使用置入性事件记录仪进行持续心电监测，研究的主要终点为 12 个月后 36 项健康状况评分变化，次要终点生活质量（SF-36 及欧洲 5 维健康量表评估）、症状（EHRA 症状评分）、房颤负荷、房颤复发（ICM 监测）、心血管病再住院、复合死亡、运动能力、左房功能、心脏生物标志物、并发症、健康经济负担等总计 26 项。

参与者平均年龄 56.1 岁，女性 22.6%，97% 的参与者完成研究。消融 79 例中，75 例接受治疗，2 例交叉进入药物治疗组，14 例接受二次消融。药物治疗组 76 例中，74 例接受治疗，8 例交叉进入消融组，43 例首次药物治疗后失败。消融组平均健康得分从 61.8 上升至 73.9，药物治疗组从 62.7 上升至 65.4（差异 8.9 分，95% CI：3.1 ～ 14.7，P=0.003）。次要终点方面，消融组房颤负荷由 24.9% 下降至 5.5%，药物治疗组由 23.3% 下降至 11.5%（差异为 6.8% ～ 95% CI：－12.9% ～－0.7%，P=0.03）；7 项健康调查量表中，5 项显著改善。研究显示对于症状性房颤，导管消融对患者 12 个生活质量的改善效果优于抗心律失常药物。

生活质量评估也是 CABANA 研究的重要次级终点，其结果单独发表于 JAMA 杂志，研究使用心房颤动对生活质量的影响（AFEQT）积分、患者水平的临床重要差异以及 Mayo 房颤特异性症状列表（MAFSI）频率积分等，对 CABANA 研究所入选患者生活质量进行随访评估，结果显示导管消融组的平均 AFEQT 总分在 12 个月时比药物治疗组更有利（86.4 分 vs 80.9 分）[校正差异，5.3 分（95% CI：3.7 ～ 6.9）；P < 0.001]，导管消融组的平均 MAFSI 频率评分在 12 个月时比药物治疗组更有利（6.4 分 vs 8.1 分）[校正差异，－ 1.7 分（95% CI：－ 2.3 ～－ 1.2）；P < 0.001] 和导管消融组的平均 MAFSI 严重程度评分在 12 个月时比药物治疗组更有利（5.0 分 vs 6.5 分）[校正差异，－ 1.5 分（95% CI：－ 2.0 ～－ 1.1）；P < 0.001]。结果同样说明：对症状性房颤患者，导管消融治疗与药物治疗相比，可显著改

善 12 个月的生活质量。

四、改善房颤合并心功能不全患者预后

房颤与心功能不全常常合并同时存在，与单纯心功能不全相比，合并房颤将显著增加患者的脑卒中风险、再住院率及死亡率，两者之间互为因果形成恶性循环进而加重疾病。抗心律失常药物治疗选择范围有限，而且并不优于心室率控制。研究显示，导管消融在心功能不全合并房颤患者中有其优势。CABANA 研究进行的亚组分析中，心功能纽约（NYHA）≥Ⅱ级与心功能正常或Ⅰ级的患者相比，意向性分析和治疗方案组分析均提示导管消融在一级复合终点上有获益趋势。

既往不少研究也显示出导管消融在房颤合并心功能不全患者中的作用。在 PABA-CHF（肺静脉窦隔离与 AV 节点消融，双心室起搏治疗充血性心力衰竭患者的心房颤动）研究中，显示与房室结消融联合心脏再同步治疗相比，导管消融在 LVEF 复合终点，步行 6min，距离和生活质量明显更好。导管消融与 AF 心力衰竭的医学治疗（CAMTAF）试验表明。目前对于心功能不全患者，胺碘酮是不增加其死亡率的常用抗心律失常药物，CAMTAF（导管消融与心力衰竭房颤的医学治疗持续性心房颤动患者在消除窦性心律和改善 LVEF 方面的消融优于胺碘酮。试验显示持续性心房颤动患者的 LVEF 消融改善。

Luigi 等开展的 AATAC-AF 研究，是一项多中心开放随机平行对照研究，旨在评估合并心力衰竭的持续性房颤患者进行导管消融和胺碘酮治疗的效果。研究入组标准包括：①持续性房颤；②置入双室埋藏式心律转复除颤器（ICD）或心脏同步治疗 - 除颤器(CRT-D)；③近 6 个月，NYHA 分级Ⅱ～Ⅲ级，左心室射血分数（LVEF）≤ 40%。研究纳入了 203 例符合标准的患者；随机分配到导管消融组（n=102）和胺碘酮组（n=101）。如有必要，导管消融组患者可在 3 个月空白期进行第二次消融。平均随访时间为 26±8 个月。主要终点为治疗的长期成功率（无房颤生存）。导管消融组中，患者平均接受了 1.4±0.6 次消融治疗。70% 的导管消融组患者和 34% 的胺碘酮组患者达到主要终点（P < 0.0001）次要终点（导管消融组 vs 胺碘酮组：LVEF 变化：9.6% vs 4.2%，P < 0.001；6min 步行距离变化：27 vs 8，P < 0.001；2 年住院率：31% vs 57%，P < 0.001）多变量分析显示，胺碘酮组的失败率是导管消融组的 2.5倍（HR：2.5，95% CI：1.5 ～ 4.3）；导管消融组 2 年随访时的全因死亡率为 8%，胺碘酮组为 18%（P=0.037）。该研究显示，对于合并心功能不全的持续性房颤患者，导管消融优于胺碘酮。

随后的 CASTLE-AF 对比了导管消融与优化的心力衰竭药物治疗的效果，CASTLE-AF 为随机对照临床研究，研究共计入选了 363 例心功能不全合并房颤患的患者（左室射血分数 LVEF ≤ 35%），均置入 ICD 或 CRT-D，其中 189 例接受消融治疗，174 例接受传统优化的药物治疗。两组患者的基线特征（NYHA 心功能分级、房颤类型、CRT-D 置入、ICD 置入）相似，使用 ACEI 或 ARB、β 受体阻滞剂、利尿剂、口服抗凝剂和抗心律失常药的比例基本相同。主要终点包括全因死亡及心力衰竭进展导致的再住院，次要终点包括全因死亡、心力衰竭进展导致的再住院、脑血管事件、心血管死亡、心血管原因导致的意外住院等。中位随访 37.8 个月，结果发现，导管消融治疗与药物治疗相比，主要复合终点发生率明显低于药物治疗组［51 例（28.5%）vs 82 例患者（44.6%）；风险比：0.62，95% 置信区间（CI）]：0.43 ～ 0.87，P=0.007。全因死亡率降低患者明显减少（降低 74%）消融组 24（13.4%）vs 46（25.0%）；风险比，0.53；95%CI，0.32 ～ 0.86；P=0.01，心力衰竭进展住院减少 44%，心血管死亡减少 51%[20（11.2%）vs 41（22.3%）；风险比：0.49；95% CI：0.29 ～ 0.84；P=0.009]。

多数随机对照研究结果趋于一致，对于 LVEF 降低的房颤合并心力衰竭患者，导管消融在维持窦性心律、改善症状、降低心力衰竭再住院率甚至降低死亡率方面均优于药物治疗。

五、脑卒中预防

房颤患者由于房颤发作是左心房血流动力学的改变，基础疾病以及心房内皮受损等因素导致左房血栓性成风险大大升高，成功消除房颤来预防和降低脑卒中发生风险也一直是备受关注和期待的问题。然而，目前并没有强力的证据显示导管消融可以降低脑卒中的发生风险，目前的指南仍建议，导管消融术后，不能因为恢复窦性心律而停止抗凝，应根据患者 CHA2DS2-VAsc 积分即基础血栓形成风险来决定是否继续抗凝治疗。CABANA 研究的主要终点中包含了致残性脑卒中，整个研究中两组患者致残性脑卒中事件发生均很低（导管消融组 3/1108 例，

药物组 7/1096 例），导管消融有降低脑卒中发生的趋势，然而按照 ITT 原则进行分析未见统计学差异。

既往有研究显示，在血栓风险相对较低的患者中（CHA2DS2-VAsc ≤ 3 分），消融术后血栓栓塞的风险同样较低，可以停止抗凝治疗。Roger A. 领导的丹麦一项全国性队列研究也表明，与匹配的非消融房颤队列相比，导管消融后 3 个月以后的血栓风险相对较低。来自瑞典健康登记处的一项研究表明，消融可能与房颤患者缺血性脑卒中和死亡的发生率较低有关。来自韩国的研究显示，1548 名房颤患者，消融后随访 2 年以上。与房颤复发组（n=619）相比，窦性心律维持组（n=929）阵发性房颤更多（74.6% vs 44.4%，$P < 0.001$），左心房内径较小［(39.9 ± 5.7) mm vs (42.3 ± 6.0) mm，$P < 0.001$］，年龄更小［(54.2 ± 10.9) 岁 vs (56.4 ± 10.6) 岁，$P < 0.001$］。两组的 CHA2DS2-VASc 评分没有显著差异（0.9 vs 1.1，P=0.053）。导管消融术后平均 54 个月随访期间，缺血性脑卒中的总发病率为 0.6%，窦性心律组明显低于房颤复发组（0.3% vs 1.1%，$P < 0.001$）。然而，在窦性心律维持组的亚组分析显示 CHA2DS2-VASc 评分 ≥ 4 的患者，缺血性脑卒中的发生率显著高于 4 分以下的患者（4.3% vs 0.2%，$P < 0.001$）。研究者认为，在 CHA2DS2-VASc 评分 ≤ 3 的患者中，导管消融可以降低脑卒中的发生风险。

但以上研究多数并非随机对照研究，其结论的效力相对较低，CABANA 的结论与之前结果相似，虽然数据显示有降低趋势，但统计学并没有显示导管消融能显著降低脑卒中风险，可能因为入选的患者总的脑卒中发生事件较低，研究期间两组患者的交叉发生率高，样本量不足所致。

六、结语

CABANA 研究虽然在房颤预后硬终点上没有显示导管消融的优势，但我们也看到，导管消融是安全，同时进一步证实，导管消融在转复维持窦性心律、改善患者生活质量方面明显优于药物治疗。研究显示在脑卒中风险先对较低的患者中，导管消融后患者脑卒中发生率低于药物治疗。的对于部分症状明显的患者，导管消融优于药物治疗，相信随着房颤基础研究和导管消融技术及设备的不断发展，研究和治疗数据积累，结论会更趋明朗，会有更多患者从中受益。

（张澎湃　李毅刚）

参考文献

[1] Chugh SS, et al. Worldwide epidemiology of atrial fibrillation: a Global Burden of Disease 2010 Study. Circulation, 2014, 129:837-847.

[2] Benjamin EJ, et al. Impact of atrial fibrillation on the risk of death: the Framingham Heart Study. Circulation 98: 946-952, 1998.

[3] Packer DL, et al. Effect of Catheter Ablation vs Antiarrhythmic Drug Therapy on Mortality, Stroke, Bleeding, and Cardiac Arrest Among Patients With Atrial Fibrillation: The CABANA Randomized Clinical Trial. JAMA, 2019.

[4] Cheng X, et al. Catheter ablation versus anti-arrhythmic drug therapy for the management of a trial fibrillation: a meta-analysis. J Interv Card Electrophysiol, 2014, 41: 267-272.

[5] Blomstrom-Lundqvist C, et al. Effect of Catheter Ablation vs Antiarrhythmic Medication on Quality of Life in Patients With Atrial Fibrillation: The CAPTAF Randomized Clinical Trial. JAMA, 2019, 321:1059-1068.

[6] Mark DB, et al. Effect of Catheter Ablation vs Medical Therapy on Quality of Life Among Patients With Atrial Fibrillation: The CABANA Randomized Clinical Trial. JAMA, 2019.

[7] Khan MN, et al. Pulmonary-vein isolation for atrial fibrillation in patients with heart failure. N Engl J Med, 2008, 359:1778-1785.

[8] Di Biase, L., et al. Ablation Versus Amiodarone for Treatment of Persistent Atrial Fibrillation in Patients With Congestive Heart Failure and an Implanted Device: Results From the AATAC Multicenter Randomized Trial. Circulation, 2016, 133:1637-1644 .

[9] Marrouche NF, et al. Catheter Ablation for Atrial Fibrillation with Heart Failure. N Engl J Med, 2018, 378:417-427.

[10] Hindricks G, et al. Perception of atrial fibrillation before and after radiofrequency catheter ablation: relevance of asymptomatic arrhythmia recurrence. Circulation, 2005, 112:307-313.

[11] January CT, et al. 2019 AHA/ACC/HRS Focused Update of the 2014 AHA/ACC/HRS Guideline for the Management of Patients With Atrial Fibrillation: A Report of the American College of Cardiology/ American Heart Association Task Force on Clinical Practice Guidelines and the Heart Rhythm Society. J Am Coll Cardiol, 2019.

[12] Saad EB, et al. Very low risk of thromboembolic events in patients undergoing successful catheter ablation of atrial fibrillation with a CHADS2 score < /=3: a long-term outcome study. Circ Arrhythm Electrophysiol, 2011, 4:615-621.

[13] Karasoy D, et al. Oral anticoagulation therapy after radiofrequency ablation of atrial fibrillation and the risk of thromboembolism and serious bleeding: long-term follow-up in nationwide cohort of Denmark. Eur Heart J, 2015, 36:307-314a.

[14] Friberg, L., Tabrizi, F. & Englund, A. Catheter ablation for atrial fibrillation is associated with lower incidence of stroke and death: data from Swedish health registries. Eur Heart J, 2016, 37:2478-2487.

[15] Kim DH, et al. Ischemic stroke risk during long-term follow up in patients with successful catheter ablation for atrial fibrillation in Korea. PLoS One, 2018, 13, e0201061.

47. 从 MITRA-FR 和 COAPT 两大临床试验看功能性二尖瓣反流的介入治疗前景

二尖瓣反流（Mitral Regurgitation，MR）是一种常见的心脏瓣膜疾病，约占全部心脏瓣膜疾病的30%，发病率略高于主动脉瓣疾病，从病因角度分析，包括器质性和功能性两大类。器质性病因包括二尖瓣脱垂、缺血性二尖瓣反流、风湿性心脏病、感染性心内膜炎、黏液变性等。而功能性二尖瓣反流常继发于缺血或非缺血性左心室扩大引起的瓣环扩大，有研究显示，在心功能Ⅲ～Ⅳ的慢性心力衰竭患者中，中度以上 MR 的检出率高达 75%。外科手术仍是二尖瓣反流的标准治疗方法。但由于部分患者高龄且合并其他疾病，导致外科手术风险较高，围术期并发症的发生率明显升高。欧洲的一项流行病学调查显示，大于 80 岁的二尖瓣反流患者中能够耐受手术治疗的仅为 15% 左右，基于外科“瓣缘 - 瓣缘”对合修补的理念，2003 年一种经导管钳夹二尖瓣的装置 Evalve clip 问世，之后经过多次改进便成为目前临床上常用的 MitraClip 系统，经导管置入 MitraClip 可实现类似于外科“边对边”缝合效果，它由钴铬合金制成，是一个宽 4 mm 的 V 字形钳夹装置，夹子的两条臂可以在人为控制下自由开合。医生先穿刺股静脉，在 X 线透视和经食管超声心动图的指导下，将 MitraClip 顺着静脉血流送入右心房，穿刺房间隔后到达二尖瓣口，从二尖瓣瓣膜之间的腔隙送入左心室，停留在离二尖瓣中心点不远的地方，此时夹子保持开放状态。在二尖瓣瓣叶关闭瞬间，瓣叶游离缘落入夹子 V 形空间内，夹子迅速关闭，从而成功“捕获”瓣叶。因而这种经导管二尖瓣修复技术在外科手术高危患者中有较大的应用前景。既往的 EVEREST Ⅰ和 EVEREST Ⅱ研究已经证实 MitraClip 的安全性及有效性。但对于慢性心力衰竭合并中重度功能性二尖瓣反流的患者，MitraClip 与标准的药物治疗相比，孰优孰劣尚不明确。2018 年，有关 MitraClip 在这类患者中应用的 MITRA-FR 和 COAPT 两大随机对照临床试验相继发表，但其结果却大相径庭，因此，笔者拟对这两大临床试验进行详尽比较，分析导致结果差异的原因，为功能性二尖瓣反流的慢性心力衰竭患者探寻合理的治疗策略。

一、两项试验对象入选标准之异

虽然两个试验入选的患者均要求为功能性二尖瓣反流伴慢性心力衰竭患者，但 MITRA-FR 试验基于 2012 年 ESC 和 EACTS 瓣膜性心脏病管理指南，所入组患者要求其二尖瓣每搏反流量＞ 30ml 或二尖瓣有效反流瓣口面积（EROA）＞ 20mm^2，同时左室射血分数在 15% ～ 40%，最终结果显示入组患者的二尖瓣有效反流瓣口面积为（31±10）mm^2。但 COAPT 试验基于 ACC/AHA 指南，入选患者的平均二尖瓣有效反流瓣口面积为（41±15）mm^2。而从左心室舒张末期容积指数（LVEDVI）来看，MITRA-FR 试验中患者 LVEDVI 为（135±35）ml/m^2，明显高于 COAPT 试验中的（101±34）ml/m^2，而且 COAPT 试验入选时，排除了左心室严重扩张的处于心力衰竭 D 期的患者。综合比较可看出，在 COAPT 试验中，30% 的患者 EROA 高于 MITRA-FR 试验，同时，30% 的患者具有更低的左心室容积。这些入组患者基线特征的差异，很可能导致了两个临床试验最终结果的不同，也同时给我们提示，对于左心室严重扩张的终末期心力衰竭患者，即使在优化药物治疗的基础上，再给予器械治疗仍不能有效改善其预后。因此，器械干预的时机对于心力衰竭患者非常重要。COAPT 试验提示我们，对于重度二尖瓣反流同时左心室扩张程度还未到极限之前，应积极行经导管二尖瓣修复治疗，这样才能发挥器械的作用，改善患者预后。

二、试验实施过程中药物治疗的差异

从设计之初，MITRA-FR 和 COAPT 均要求两组患者接受指南所建议的慢性心力衰竭标准药物治疗。COAPT 试验全程，有专门的心力衰竭专家对入选患者的药物治疗进行定期监管。每种纠正心力衰竭的药物均会在可耐受的情况下滴定到最大剂量。这也可能是导致 COAPT 试验入组时间长的一个重要原因，如洛杉矶的 Cedars-Sinai 中心贡献了最多的入选患者，然而在接近 5 年的期间仅入选包括 46 名患者。因此，在 COAPT 试验进行过程中，仅 1% ～ 12% 的患者其药物方案进行了更改。但 MITRA-FR 试验在其入选时，虽然对也根据指南给予了患者规范的药物治疗，但试验进行过程中，并无专人对患者的药物剂量进行持续优化，随访过程中患者的药物治疗相关资料缺失，故无法进行统计分析。所以，两个试验中，患者的药物治疗或许对最终结果产生了重要的影响，也提示我们对合并重度二尖瓣反流的慢性心力衰竭患者应高度重视其药物治疗，根据指南，给予规范且足剂量的药物治疗。正如 MITRA-FR 试验的研究者在分析试验结果时所说，MITRA-FR 试验的对照组中，所有患者均接受了指南推荐的最新药物如沙库巴曲缬沙坦等，且 ACEI 使用率为 74%，β 受体阻滞剂使用率为 90%，规范的药物治疗其效果可能与器械治疗相媲美。

三、两大临床试验中器械置入的效果比较

2008 年 3 月 MitraClip 通过欧洲 CE 认证，2013 年 10 月 FDA 也批准了 MitraClip 在美国临床应用。MITRA-FR 临床试验共有法国的 37 家医疗中心参加，同时规定，每个中心至少已经完成了 5 例该术式。而 COAPT 试验参与的中心共 78 家，分布于美国和加拿大。但从手术的总例数来看，MitraClip 置入量在美国明显多于欧洲其他地区，据不完全统计，从 FDA 批准 MitraClip 开始至 2015 年 9 月，全美有 145 家中心完成了 2900 余例手术，因此参与 COAPT 临床试验的中心，其手术经验相对较多，这从两个临床试验的手术疗效统计中也可发现。如在 COAPT 试验中，手术即刻二尖瓣反流程度减少到 2 级以下的患者占 95%，而 MITRA-FR 则为 91%。围术期的手术并发症（如器械置入失败、脑卒中、心源性休克、心脏压塞等）在 COAPT 试验中为 8.5%，而 MITRA-FR 则为 14.6%。随访 12 个月时，COAPT 组仍有 95% 的患者其二尖瓣反流程度在 2 级以下，而 MITRA-FR 组仅为 83%，在 MITRA-FR 的试验组中，有近 50% 的患者（48 例）其二尖瓣反流程度在二级以上。此外，在 COAPT 临床试验中，较多的患者置入了一个以上的二尖瓣夹子。从上述数据可见，COAPT 组手术效果较好，进而保证了试验组患者的长期疗效，这与术者经验以及患者二尖瓣的自身解剖因素较合适均有一定的关系。当然，目前临床上已经有 MitraClip 的最新产品 MitraClip (NTR 和 XTR)，可以大大提高手术的成功率及疗效。

四、临床试验的规范性比较

随访数据缺失是导致临床试验统计分析结果出现偏倚的重要因素，当数据缺失比例较高时，对临床试验结果的解释以及结论的可信度均会受到明显影响。这一点在 MITRA-FR 试验中尤为突出。根据发表文献看，MITRA-FR 试验在随访一年时，其大部分有关超声心动图结果、患者一般临床状况指标（如 6min 步行试验）、钠尿肽水平以及生活质量指标均缺失，因此影响了最终的统计结果，包括亚组分析。与之相反的是，COAPT 临床试验中，在一年随访节点时，试验组仍有 97%，对照组仍有 94% 的患者在接受随访，整个临床试验的数据缺失较少。从临床试验样本量来看，COAPT 共纳入 600 余例患者，显著高于 MITRA-FR 试验的 300 余例。在 MITRA-FR 试验中，随机分入试验组的为 152 例，但最终有 48 例患者（占 31.6%）因不符合 MitraClip 的手术适应证而为接受器械置入，偏离了试验方案。且 MITRA-FR 试验设计仅随访 1 年，COAPT 其主要终点则为 24 个月时的心力衰竭再住院率，因此，随访时间的不同也导致最终结果相异。部分心力衰竭患者在接受规范的、指南推荐的药物治疗后，其出现临床事件的时间可能延后，因此太短的随访时间很可能导致无法观察到预期的临床事件。这也为我们后期在设计类似临床试验时提供了警示，应该全面考虑治疗方案和患者自身条件，合理设定随访时间。

五、两项临床试验比较汇总（表 1）

表 1　两项临床试验比较

	MITRA-FR	COAPT
主要终点	全因死亡和心力衰竭住院率	心力衰竭住院率
随访时间	12 个月	24 个月
入选 / 筛选患者数量	307/452	614/1576
入选标准		
左心室射血分数	15% ～ 40%	20% ～ 50% 且 LVESD ≤ 70mm
中重度 MR 标准	EROA ＞ $20mm^2$ 或 RV ＞ 30/ 搏	EROA ＞ $30mm^2$ 或 RV ＞ 45/ 搏
主要基线特征比较		

续表

	MITRA-FR	COAPT
年龄	70 岁	71 岁
EF	33%	31%
EROA	31 mm^2	41 mm^2
LVEDV	135 ml/m^2	101ml/m^2
主要结果比较		
即刻疗效	91%	95%
并发症率	14.6%	8.5%

六、MITRA-FR 和 COAPT 两大临床试验结果带给我们的思考

近年来，微创瓣膜介入治疗技术快速发展，经导管主动脉瓣技术已经非常成熟，且 2019 年 3 月 PARTNER 3 研究的临床结果证实在外科手术风险低危的重度主动脉瓣狭窄患者中，经导管介入治疗方式优于外科手术治疗。但在心脏的四个瓣膜中，因二尖瓣结构及二尖瓣病变的复杂性，二尖瓣介入技术产品的研发步伐较慢。但据流行病学统计，在我国，二尖瓣反流为最常见的心脏瓣膜疾病，发病率为主动脉瓣狭窄的 10 倍，60 岁以上 MR 患病率达 13.4%，需治疗的 MR（≥ 3 级）达 1000 万人，由此可见，二尖瓣介入治疗技术有着广阔应用空间和较大发展前景。MitraClip 装置是目前最具代表性的经导管二尖瓣修复系统，2013 年 FDA 主要批准其用于原发性和（或）退行性二尖瓣关闭不全，手术参考适应证为：①中重度二尖瓣反流；②患者有症状，或有心脏扩大、房颤或肺动脉高压等并发症；③左室收缩末内经≤ 55mm、左室射血分数＞ 25%，心功能稳定，可平卧耐受心导管手术；④二尖瓣开放面积＞ 4.0cm^2（避免术后出现二尖瓣狭窄）；⑤二尖瓣初级腱索不能断裂（次级腱索断裂不影响）；⑥前后瓣叶 A2、P2 处无钙化、无严重瓣中裂；⑦二尖瓣反流主要来源于 A2、P2 之间，而非其他位置；⑧瓣膜解剖结构合适：对于功能性二尖瓣反流患者，二尖瓣关闭时，瓣尖接合长度大于 2mm，瓣尖接合处相对于瓣环深度小于 11mm；对于二尖瓣脱垂者（呈连枷样改变），连枷间隙小于 10mm，连枷宽度小于 15mm。

但基于 2018 年 TCT 会议上公布的 COAPT 试验结果，2019 年 3 月 14 日 FDA 将 MitraClip 的适应证扩展至药物治疗效果不佳，中至重度功能性二尖瓣关闭不全的心力衰竭患者。从本文上述的分析中可以看出，即使批准了 MitraClip 在功能性二尖瓣关闭不全患者中的应用，临床医生仍然在实施这项手术前对患者应进行全面合理的评估。对于左心室严重扩张的终末期患者或者心肌本身病变在持续进展的患者，MitraClip 的治疗效果有限。而对于有症状的重度二尖瓣反流患者，应在其左心室重构开始的早期阶段，尽早实施这项手术，纠正或减少二尖瓣反流量，从而逆转或减缓左心室扩大的进程。因此在临床上，针对功能性二尖瓣反流的患者，应评估其基础心脏病病因，心肌本身有无病变，瓣膜本身有无病变，左心室重构的情况。同时，即使对这类患者实施了 MitraClip 置入手术，也应严格按照心力衰竭的治疗指南，给予规范的药物治疗，并认真调整药物剂量，器械和药物不可偏废。我们也期待目前正在试验进行中 Reshape-HF2 研究（NCT02444338 和 MATTERHORN 研究（NCT02371512）对 MitraClip 的临床适用人群和效果给出更清晰的答案。

（赵仙先　白　元）

参考文献

[1] Enriquez-Sarano M, Akins CW, Vahanian A: Mitral regurgitation. Lancet, 2009, 373:1382-1394.

[2] Bursi F, Enriquez-Sarano M, Jacobsen SJ, Roger VL. Mitral regurgitation after myocardial infarction: a review. Am J Med, 2006,119(2):103-112.

[3] Nkomo VT, Gardin JM, Skelton TN, Gottdiener JS, Scott CG, Enriquez-Sarano M. Burden of valvular heart diseases: a population-based study. Lancet, 2006, 368(9540): 1005-1011.

[4] Mirabel M, Iung B, Baron G, Messika-Zeitoun D, Détaint D, Vanoverschelde JL, Butchart EG, Ravaud P, Vahanian A. What are the characteristics of patients with severe, symptomatic, mitral regurgitation who are denied surgery? Eur Heart J, 2007, 28(11):1358-1365.

[5] St Goar FG, Fann JI, Komtebedde J, Foster E, Oz MC, Fogarty TJ, Feldman T, Block PC. Endovascular edge-to-edge mitral valve repair: short-term results in a porcine model. Circulation, 2003, 108(16):1990-1993.

[6] Feldman T, Kar S, Rinaldi M, Fail P, Hermiller J, Smalling R, Whitlow PL, Gray W, Low R, Herrmann HC, Lim S, Foster E, Glower D; EVEREST Investigators. Percutaneous mitral repair with the MitraClip system: safety and midterm durability in the initial EVEREST

(Endovascular Valve Edge-to-Edge REpair Study) cohort. J Am Coll Cardiol, 2009,54(8):686-694.

[7] Feldman T, Pedersen WR, Lim DS, Kipperman R, Smalling R, Bajwa T, Herrmann HC, Lasala J, Maddux JT, Tuzcu M, Kapadia S, Trento A, Siegel RJ, Foster E, Glower D, Mauri L, Kar S; EVEREST II Investigators. Acute and 12-month results with catheter-based mitral valve leaflet repair: the EVEREST II (Endovascular Valve Edge-to-Edge Repair) High Risk Study. Whitlow PL, J Am Coll Cardiol, 2012,59(2):130-139.

[8] Obadia JF, Messika-Zeitoun D, Leurent G, Iung B, Bonnet G, Piriou N, Lefèvre T, Piot C, Rouleau F, Carrié D, Nejjari M, Ohlmann P, Leclercq F, Saint Etienne C, Teiger E, Leroux L, Karam N, Michel N, Gilard M, Donal E, Trochu JN, Cormier B, Armoiry X, Boutitie F, Maucort-Boulch D, Barnel C, Samson G, Guerin P, Vahanian A, Mewton N; MITRA-FR Investigators. Percutaneous Repair or Medical Treatment for Secondary Mitral Regurgitation. N Engl J Med, 2018,379(24):2297-2306.

[9] Stone GW, Lindenfeld J, Abraham WT, Kar S, Lim DS, Mishell JM, Whisenant B, Grayburn PA, Rinaldi M, Kapadia SR, Rajagopal V, Sarembock IJ, Brieke A, Marx SO, Cohen DJ, Weissman NJ, Mack MJ; COAPT Investigators. Transcatheter Mitral-Valve Repair in Patients with Heart Failure. N Engl J Med, 2018,379(24):2307-2318.

48. 肺动脉支架研究进展

肺动脉狭窄是指肺动脉主干、左右肺动脉以及周围肺动脉有单发或多发性狭窄，其病因可为先天性和继发性。外科手术治疗肺动脉狭窄往往风险高，并发症多，对于远端肺动脉手术成功率低。而单纯的球囊扩张术往往由于很高的再狭窄而难以达到理想的治疗效果。自 1991 年 O' Laughlin 等报道支架置入用于肺动脉狭窄的成功治疗以来，肺动脉支架被全世界同行证实为治疗肺动脉狭窄相对理想的方法，本文对肺动脉支架临床研究进展进行综述。

一、肺动脉狭窄概述

肺动脉狭窄的形式有局限性、节段性以及弥漫性，可为单侧、也可为双侧，其病因分为先天性和继发性。大多数先天性肺动脉狭窄是先天性心脏病伴肺循环发育不良的结果，如 Fallot 四联症、肺动脉闭锁、三尖瓣闭锁伴肺动脉狭窄或闭锁等。另一种肺动脉先天性狭窄，尤其在左肺动脉，是由于动脉导管未闭或导管韧带连接处缩窄所致。先天性肺动脉狭窄在存活的新生儿中的发病率约为 0.08%，占先天性心脏病的 2% ～ 3%，其中 50% 以上合并有其他先天性心血管畸形。据估计我国每年有 3000 ～ 5000 名先天性肺动脉狭窄患儿出生。大多数继发性肺动脉狭窄是由于外科手术引起的，许多复杂先天性心脏病外科手术后吻合口狭窄（如 Fantan、Glenn 术后）或建立于右室流出道至肺动脉之间的心外导管的狭窄。其他病因为大动脉炎、肺部肿瘤压迫。

肺动脉狭窄的病理生理主要是两方面，一方面导致肺循环血流的减少，另一方面是肺动脉收缩压及右心室收缩压的升高，导致右心室肥厚、衰竭及心律失常、猝死，也可导致肺动脉瓣反流。患者临床表现为活动后气促、发绀、体循环淤血、心悸，严重者表现为猝死。未处理的严重肺动脉狭窄，增加患者的致残率和病死率。外科手术风险高，并发症多，对于远端肺动脉手术成功率低，并非为肺动脉狭窄合适的治疗手段。而单纯的球囊扩张术虽然早期结果满意，但再狭窄高达 40%。即使使用切割球囊，研究显示其再狭窄率并未比传统高压球囊降低，且可导致血管夹层、血肿。在过去的 20 多年，肺动脉支架置入术成为肺动脉狭窄处理较理想的治疗手段。然而，仍有部分学者对该治疗手段表示顾虑。在一项欧洲多中心的研究中，并发症发生率高达 17%。特别是，对于婴幼儿的肺动脉狭窄，由于置入的支架并不能跟随者患者生长而变大，是个临床难题。下文对肺动脉支架置入术进行详细介绍。

二、适应证

肺动脉支架置入的适应证为：①有相关临床的症状，包括运动耐力下降以及运动后发绀；②右心室收缩压升高超过 75% 的体循环压；③肺动脉狭窄超过 50%，导致相关的灌注下降（核素扫描证实）；④导致非狭窄肺动脉产生肺动脉高压；⑤球囊扩张术后的严重弹性回缩。

关于儿童先天性肺动脉狭窄，2011 年美国心脏协会《儿童先天性心脏病导管介入指南》指出：对于近端或远端的肺动脉严重狭窄，若患儿的血管足够可以置入一个肺动脉支架，且该支架日后可以扩张至成人血管的尺寸时，应该进行肺动脉支架置入（I 类指征，B 类证据）。对于外科术后肺动脉狭窄，若患者疾病严重、血流动力学明显恶化，特别是球囊扩张术已经失败，不论血管尺寸如何，进行肺动脉支架置入是合理的（ⅡA 类指征，B 类证据）。

三、支架类型

目前临床应用的支架均为金属支架，常根据支架释放的方式不同分为自膨胀支架和球囊扩张支架。自膨胀支架由镍肽记忆合金制成。镍钛记忆合金具有一些优秀特性，广泛运用于心血管医疗器械中，包括封堵器、介入瓣膜、血管支架。其优点包括：具有超弹特性，在输送时可压缩到很小体积，释放后能够恢复到原有形状；能够采用较小的输送鞘进行输送，轴向弯曲性高，故支架通过性好，能够到达扭曲的血管，同时，也适合在较长的血管病变使用；具有磁相容性，可用磁共振成像检查。自膨胀支架的传统应用领域在外周血管狭窄的治疗目前常用的商品支架为 Wallstent-Schneider 支架。其他常用的肺动脉支架品牌及其型号见表 1。

表 1 常用的自膨胀肺动脉支架

支架品牌	直径 (mm)	长度 (mm)	输送鞘管
Dynalink	5 ～ 10	28 ～ 100	5 Fr
Protégé GPS	6 ～ 14	20 ～ 80	6 F
S.M.A.R.T	9 ～ 14	30 ～ 80	6 ～ 7 F
Wallstent	8 ～ 10	40 ～ 100	8 F
Cook Zilver	6 ～ 10	20 ～ 80	5 ～ 7 Fr

球囊扩张支架采用手工方式或预载于球囊之上，通过球囊扩张后置入血管狭窄部位。其置入病的血管后的直径取决于扩张球囊的大小，同时，根据需要可以择期再次扩张以增大其直径，因此可用于婴幼儿和青少年的肺动脉狭窄的治疗。球囊扩张支架按网格情况分为闭环和开环的两种类型，前者支撑力较强，后者利于再次扩张、可扩张成较大的内径。按支架是否装载类型又分为预装和非预装支架。自 1987 年 Palmaz 支架应用于先心病治疗以来，球囊扩张支架已经成为先心病以及肺动脉狭窄治疗中应用最为广泛的支架类型。目前临床应用的球囊扩张支架种类较多。常用的有 Palmaz 系列不锈钢支架、CP 铂铱支架、钽金属支架 (Strecker Stent；Boston Scientific，Natick，MA，USA) 和 cobalt 合金支架 (Andramed，Reutlingen，Germany) 等。常用支架的型号见表 2。支架长度一般为 10 ～ 30mm，最大扩张直径可达 18 ～ 22mm。目前，国产的肺动脉支架有 Pul-Stent 支架（由北京迈迪顶峰公司研发），该支架为非预装的钴基合金半开环球囊扩张支架，分为 S、M、L 三类，皆可分次扩张，最大扩张直径分别为 12mm、16mm、22mm，每一类根据长度有 15、20、25、30、35、40 等规格。由上海交通大学医学院附属儿童医学中心牵头进行临床试验，初步结果显示改支架安全可行。

表 2 常用的球囊扩张肺动脉支架

支架品牌	开放性网格	闭合性网格	直径（mm）	长度（mm）
Medium stents				
Palmaz 4 series		●	2 ～ 4 （～ 11）	10 ～ 15
Genesis medium*		●	4 ～ 8 （～ 12）	12 ～ 24
Genesis large		●	5 ～ 10 （～ 12）	29 ～ 79
NIR stent		●	4 ～ 8 （～ 10）	14 ～ 17
Jostent peripheral (large)*		●	6 ～ 12 （～ 16）	12 ～ 58
Bridge X3	●		5 ～ 7 （～ 14）	10 ～ 28
Guidant Omnilink*	●		5 ～ 10 （～ 12）	12 ～ 18
Guidant Herculink	●		5 ～ 10 （～ 12）	12 ～ 18
Jostent Wavemax	●		4 ～ 12 （～ 14）	12 ～ 58
Large stents				
Pamlaz 8 series		●	4 ～ 8 （～ 20）	10 ～ 30
Genesis XD*		●	10 ～ 12 (～ 18)	19 ～ 59
Saxx		●	4 ～ 12 （～ 18）	13 ～ 80
CP stent 6 zig		●	6 ～ 15 （～ 18）	16 ～ 45
Double Strut LD	●		5 ～ 8 （～ 18）	16 ～ 36
Mega LD	●		5 ～ 8 （～ 18）	16 ～ 36
Extra large stents				
Palmaz XL (10 series)		●	6 ～ 25 （～ 28）	30 ～ 50
CP stent 8 zig*		●	6 ～ 25 （～ 28）	22 ～ 45
Maxi LD*	●		5 ～ 8 （～ 26）	16 ～ 36
Andrastent XL & XXL	●	●	14 ～ 32	13 ～ 57

四、临床应用研究进展

1. *置入方法* 肺动脉狭窄患者狭窄病变复杂，有单发或多发性狭窄，可为近端狭窄或远端狭窄，可有长病变、分叉病变，病因可为先天性和继发性，可为内生性狭窄或者外压迫性狭窄，有成人狭窄也有婴幼儿狭窄，同时可合并多种复杂先心病，其处理策略及手术方式，存在很大的个体差异，需要经验积累。总体上，肺动脉支架置入可通过经皮置入和杂交手术置入。前者穿股静脉，放入鞘管建立手术通道；在血流动力学和造影评估后，将导丝通过狭窄病变处到达血管的远端，然后沿着导丝送入输送导管到病变处，将支架释放在病变血管处。而杂交手术置入这种方法在较小的患者或在复杂解剖的患者中，此时经皮放置支架可能太困难，或经皮支架置入可能同时或随后干扰手术操作。手术实施由心脏外科医师和介入心脏病医生共同完成。这种手术包括胸腔镜下微创手术、甚至是体外循环下完成，需要外科医生建立入路，同时需要 DSA 的引导下实施导管操作，由介入医师放置支架。

2. *早期效果* 肺动脉支架置入成功标准定义为降低跨病变压差、降低右心室收缩压、或者减少病变狭窄程度达 50% 以上。根据这样标准，对于有双心室患者，肺动脉支架的成功率为 76%，单心室患者成功率为 75%。对于孤立性肺动脉狭窄患者，支架置入可完全消除梗阻，降低压力梯度，使得右心室压力正常化，以及改善流向肺动脉分支血流。预期即时结果是血管造影显示肺动脉直径变大，远端血流改善。对于多发性狭窄，尝试治疗最严重的近端狭窄是适当的方法。在许多情况下，单支架即可改善多处血流。然而，这种病例的手术总体结果是可变的，可能需要使用导管详细评估多处病变情况。

3. *中长期效果* 新生内膜增生通常覆盖 6 个月内支架内表面置入后发生。当有很大程度新生内膜增生可能导致血管再狭窄。再狭窄率根据报告在 1.5% ～ 4.4%。出现再狭窄时，支架的重建通常是需要的。由于新生内膜增生、自体细胞生长的患者，可通过选择性扩张或系列扩张来进行处理。然而，最近研究表明，尽管短期成功，肺动脉支架长期有效率仍不够理想。以前报告的再干预率为高达 43%；其他报告表明，最初的干预 18 个月内手术率约为 11%，超过 3 年 30%。

随着患者的成长需要增加支架的尺寸，因此支架置入术后再干预很常见。在患儿生命的前 18 个月，肺动脉生长很迅速，需要重复干预不能“自己生长”的支架。随着技术的发展，支架设计已经成为可在支架置入后 2 年内的再扩张，允许支架随着病人的血管扩张达到某一点。超高压球囊可以使这些放置的支架获得更高的成功率（91%）。然而，如果通过再次扩张支架膨胀仍不够，必须手术移除。

4. *并发症及其预防处理* 在来自多中心研究中的国家心血管数据登记研究 IMPACT 研究中，肺动脉支架置入术并发症发生率为 14%（95% 可信区间 12% ～ 16%），严重不良事件发生率为 9%（95% 可信区间 7 ～ 11），重量小于 4kg，紧急手术，单心室状态与不良事件的风险相关。肺动脉支架的并发症包括：支架移位、支架位置不良、支架内血栓、血管夹层、血管破裂、球囊破裂、肺水肿、心律失常等。

（1）肺水肿：肺动脉支架置入被许多研究证实可以有效缓解肺动脉狭窄，增加血管直径，降低右心室收缩压，提高肺灌注。然而，过度的提高肺灌注可能会导致急性肺水肿，术后 24h 应该进行监护。

（2）支架内血栓：在支架内皮化以前，有支架内血栓风险，因此在许多中心，术后 24h 进行肝素抗凝之后低剂量阿司匹林治疗，尤其是如果放置小直径支架。

（3）肺血管破裂：肺血管破裂出血可能进入肺间质、肺组织、气道（如支气管）、胸膜腔，可能危及生命。如果可能，应该使用低压球囊阻塞破裂的血管。逆转抗凝也很重要，输入血液、正压通气也是处理措施。

（4）球囊破裂：球囊破裂可能发生在钙化同种移植物，或在支架内再次置入其他支架，或者球囊难以定位需要很多操作时。此时需要更换球囊进行再次操作。

（5）支架移位：支架移位一般是由于低估目标血管或狭窄血管尺寸或顺应性造成的。它也可以支架放置错位导致。如果支架有移动到可到达的区域，尝试可以一个稍微大一点的球囊通过小心的充气和捕获支架后重新定位。也可以尝试使用圈套器陷阱。最后治疗方法是手术取出。

五、新型支架的研发

目前金属支架的应用非常广泛，但是金属支架存在支架血栓形成、支架容易移位或对位不良等多种固有缺陷。特别是，金属支架不能随着儿童升主而扩大材料，随着婴幼儿和青少年体格生长而支架置入处可产生狭窄。因为以上不足，迫切需要研发新型的支架。可降解支架为新型研发方向，可克服上述的额缺陷。Zartner 等设计了以镁为材料制作的可降解支架，可在置入血管后逐渐降解。McMahon 报道 1 例 4 个月患儿，肺动脉闭锁、室间隔缺损、多支体肺侧支，采用可降解镁支架置入一根主要的体肺侧支内，手术成功，但在 4 个月造影随访发现发生明显的再狭窄。其他学者也探索性使用设计用于治疗冠状动脉疾病的药物涂层可降解支架来治疗婴幼儿肺动脉狭窄。目前，最接近于开启临床试验、专用于儿童肺动脉狭窄的可降解支架是 480 Biomedical Stent Inc. 研发的支架。Ewert 等报道了一种新型设计的“自扩张”支架。采用可吸收缝线将沿纵轴切开的支架两半缝在一起，在线吸收后，支架两半分开，既可有利于血管的生长，也有利于以后的球囊再扩张。此外，3D 打印支架也是一个新思路，这允许针对患者的特定病变和复杂心脏解剖结构提供个性化支架。

理想的肺动脉支架应该具备如下的特点：①足够的径向支撑力；②良好的递送性；③ X 线可视性、组织相容性及磁共振相容性；④可再次扩张、良好的金属耐疲劳性及低的扩张后轴向缩短率；⑤具有钝性边缘设计避免血管壁损伤；⑥不易引起支架内血管内膜增生及血栓形成。显然，目前的支架均不能完全达到这些标准。由于肺动脉狭窄这一疾病相对少见，较少厂家愿意投入资金研发新型的支架。但我们仍期待着有更好的新型支架出现，以及更多研究结果，使得更多患者获益。

（潘文志　周达新）

参考文献

[1] Rothman A, Perry SB, Keane JF, et al. Early results and follow-up of balloon angioplasty for branch pulmonary artery stenosis. J Am Coll Cardiol, 1990, 15:1109-1117.

[2] O’Laughlin MP, Perry SB, LockJ E, et al. Use of endovascular stents in congenital heart disease. Circulation, 1991, 83:1923-1939.

[3] Hoffman, J.I.E. and Kaplan, S. The incidence of congenital heart disease. J Am Coll Cardiol, 2002, 39: 1890-1900.

[4] 陈玉成，曾智 . 肺动脉支架的应用进展 . 心血管病学进展，2010,31(5):645-648.

[5] Driscoll, D.J., Offord, K.P., Feldt, R.H., Schaff, H.V., Puga, F.J., and Danielson, G.K. Five- to fifteen-year follow-up after Fontan operation. Circulation, 1992, 85: 469-496.

[6] Garson, A. Jr., Nihill, M.R., McNamara, D.G., and Cooley, D.A. Status of the adult and adolescent after repair of tetralogy of Fallot. Circulation, 1979, 59: 1232-1240

[7] Trant, C.A. Jr., O’ Laughlin, M.P., Ungerleider, R.M., and Garson, A. Jr. Cost-effectiveness analysis of stents, balloon angioplasty, and surgery for the treatment of branch pulmonary artery stenosis. Pediatr Cardiol, 1997, 18: 339-344.

[8] Wilson, J.M., Mack, J.W., Turley, K., and Ebert, P.A. Persistent stenosis and deformity of the right pulmonary artery after correction of the Waterston anastomosis. J Thorac Cardiovasc Surg, 1981, 82: 169-175.

[9] Rao, P.S. and Ellison, R.G. The cause of kinking of the right pulmonary artery in the Waterston anastomosis. A growth phenomenon. J Thorac Cardiovasc Surg, 1978, 76: 126-129.

[10] Bush, D.M., Hoffman, T.M., Del Rosario, J., Eiriksson, H., and Rome, J.J. Frequency of restenosis after balloon pulmonary arterioplasty and its causes. Am J Cardiol, 2000, 86: 1205-1209.

[11] Rothman, A., Perry, S.B., Keane, J.F., and Lock, J.E. Early results and follow-up of balloon angioplasty for branch pulmonary artery stenoses. J Am Coll Cardiol, 1990, 15: 1109-1117.

[12] Mauri, L., Bonan, R., Weiner, B.H., Legrand, V., Bassand, J.-P., Popma, J.J. et al. Cutting balloon angioplasty for the prevention of restenosis: results of the cutting balloon global randomized trial.Am J Cardiol, 2002, 90: 1079-1083.

[13] Bergersen, L.J., Perry, S.B., and Lock, J.E. Effect of cutting balloon angioplasty on resistant pulmonary artery stenosis. Am J Cardiol, 2003, 91: 185-189.

[14] van Gameren, M., Witsenburg, M., Takkenberg, J.J.M., Boshoff, D., Mertens, L., van Oort, A.M. et al.Early complications of stenting in patients with congenital heart disease: a multicentre study. Eur Heart J, 2006, 27: 2709-2715.

[15] Baerlocher L, Kretschmar O, Harpes P, et al. Stent implantation and balloon angioplasty for treatment of branch pulmonary artery stenosis in children.Clin Res Cardiol, 2008, 97(5):310-317.

[16] Feltes TF, Bacha E, Beekman RH 3rd, et al. Indications for cardiac catheterization and intervention in pediatric cardiac disease: a scientific statement from the American Heart Association.

Circulation, 2011, 123(22):2607-2652.

[17] Liu T, Guo Y, Gao W, Huang M, Wu Y, Yu Z. [Initial experience with the new Pul-Stent in treating postoperative branch pulmonary artery stenosis]. Zhonghua Er Ke Za Zhi, 2015, 53(3):208-213.

[18] Lewis MJ, Kennedy KF, Ginns J, et al. Procedural success and adverse events in pulmonary artery stenting: insights from the NCDR. J Am Coll Cardiol, 2016, 67(11):1327-1335.

[19] Shaffer KM, Mullins CE, Grifka RG, et al. Intravascular stents in congenital heart disease: short- and long term results from a large single-center experience. J Am Coll Cardiol, 1998, 31(3):661-667.

[20] Angtuaco M, Sachdeva R, Jaquiss R, et al. Long-term outcomes of intraoperative pulmonary artery stent placement for congenital heart disease. Catheter Cardiovasc Interv, 2011, 77: 395-399.

[21] Maglione J, Bergersen L, Lock J, McElhinney D. Ultra-high-pressure balloon angioplasty for treatment of resistant stenoses within or adjacent to previously implanted pulmonary arterial stents. Circ Cardiovasc Interv, 2009, 2: 52-58.

[22] Krisnanda C, Menahem S, Lane GK, et al. Intravascular stent implantation for the management of pulmonary artery stenosis. Heart Lung Circ. 2013 Jan;22(1):56-70.

[23] Zablah JE, Morgan GJ Pulmonary Artery Stenting. Interv Cardiol Clin, 2019 Jan, 8(1):33-46.

[24] Zartner P, Cesnjevar R, Singer H, et al. First successful implantation of a biodegradable metal stent in to the left pulmonary artery of a preterm baby. Catheter Cardiovasc Interv,2005, 66:590-594.

[25] McMahon CJ, Oslizlok P, Walsh KP. Early restenosis following biodegradable Stent implantation in an aortopulmonary collateral of a patient with pulmonary Atresia and hypoplastic pulmonary arteries. Catheter Cardiovasc Interv,2007, 69:735-738.

[26] Castro Rodriguez J. Implantation of an absorb bioresorbable vascular scaffold in the stenotic aortopulmonary collateral artery of a young child with Alagille syndrome. Catheter Cardiovasc Interv, 2015, 86: E76.

[27] McCrossan BA. First reported use of drug-eluting bioabsorbable vascular scaffold in congenital heart disease. Catheter Cardiovasc Interv, 2016, 87: 324.

[28] Core L. IGF::OT::IGF SBIR Topic 079 Phase I-Bioabsorbable stents for pediatric pulmonary. Retrieved January 3, 2018, from https://sbirsource. com/sbir/awards/160462-igf-ot-igf-sbir-topic-079-phase-i-bioabsorbablestents-for-pediatric-pulmonary.

[29] Ewert P, Riesenkampff E, Neuss M, et al. Novel growth stent for the permanent treatment of vessel stenosis in growing children: an experimental study.Catheter Cardiovasc Interv, 2004, 62:506-510.

49. 淀粉样心肌病的治疗革新（ATTR-ACT 试验）

一、ATTR-ACT 研究背景

转甲状腺素蛋白淀粉样变心肌病（ATTR-CM）是由名为转甲状腺素蛋白的转运蛋白不稳定而引起的一种罕见的、致命的、严重诊断不足的疾病。该病的患病率目前未知。据估计，只有不到 1% 的患者得到确诊。患者确诊后的平均寿命仅为 3 ～ 5 年。

2019 年 1 月美国食品和药品监督管理局已受理 tafamidis 治疗转甲状腺素蛋白淀粉样变心肌病（ATTR-CM）的新药申请。目前，tafamidis 是唯一完成评估治疗 ATTR-CM 安全性和疗效Ⅲ期研究的药物。

ATTR-ACT 是一项国际性、多中心、双盲、安慰剂对照、随机研究，提供了关键性Ⅲ期临床研究的数据。如果获批，tafamidis 将成为全球首个治疗 ATTR-CM 的药物。

二、转甲状腺素蛋白和转甲状腺素蛋白淀粉样变性

1. 转甲状腺素蛋白　转甲状腺素蛋白（TTR，也称为前白蛋白）是一种 127 个氨基酸的蛋白质，主要在肝脏中合成，由 4 个相同的亚单元（四聚体）组成。天然的转甲状腺素蛋白同源四聚体可以解离成单体。不稳定的四聚体解离时，导致单体错误折叠的蛋白质聚集成淀粉样融合蛋白。

2. 转甲状腺素蛋白淀粉样变性

（1）转甲状腺素蛋白淀粉样变性的临床表现：转甲状腺素蛋白淀粉样变性是一种罕见的疾病，临床症状和疾病发展进程变异很大。TTR 蛋白的异常解聚是该病的核心机制。影响因素包括潜在转甲状腺素蛋白突变、受累个体的年龄、性别、家族史、地理位置等。典型的临床表现包括：严重的、致残性的自主神经和感觉运动障碍、心肌病、青光眼、玻璃体混浊、胃肠道和泌尿生殖系统功能障碍。该病主要有两种分型：转甲状腺素蛋白家族性淀粉样多发性神经病 (TTR-FAP)，主要累及周围神经；转甲状腺素蛋白淀粉样变心肌病（TTR-CM），主要累及心脏。

（2）转甲状腺素蛋白淀粉样变性的发病机制：淀粉样变性开始于 TTR 四聚体的限速解离为二聚体，并迅速解离为折叠单体。部分单体通过热力学上有利的下行过程展开，然后导致可溶性低聚物的形成和聚合成淀粉样纤维。这些由折叠的 TTR 组成的不溶性纤维的细胞外沉积导致组织结构和功能的破坏。错误折叠的 TTR 单体和小聚合物的细胞毒性效应在发病机制中也很重要。野生型和突变型 TTR 都可以形成淀粉样沉积物。TTR 突变使 TTR 四聚体不稳定，在某些情况下可加速解离速率。年龄相关的氧化应激也被证明会破坏 TTR 四聚体的稳定性，并被认为是导致转甲状腺素蛋白淀粉样变性发展的一个机制。

（3）转甲状腺素蛋白淀粉样变性中的临床表型：TTR 基因突变是主要病因，根据有无 TTR 基因突变分为基因突变型（ATTRm）和野生型（ATTRwt）。野生型原因不清，不是遗传的，而是可能随年龄增长而发生的。两型预后都极差，快速发生心力衰竭和死亡，五年生存率不到 50%。超过 120 种淀粉样蛋白 TTR 突变已被描述，其中至少 22 种主要与 TTR-CM 相关。最常见的 TTR 突变是 V30M，在葡萄牙、瑞典和日本部分地区流行。通常导致 FAP 表型 17 C19 已经描述了一些仅引起心脏表型的 TTR 变异体，包括 V122I，在非洲裔美国人中有较高的患病率。在这种非遗传性形式中，野生型转甲状腺素蛋白形成淀粉样融合蛋白并主要沉积在心脏组织中。

三、转甲状腺素蛋白淀粉样变心肌病

TTR-CM 在心脏活检样本中被明确诊断为淀粉样蛋白沉积。ATTR-CM 的心脏受累范围从无症状的传导疾病到伴有难治性心力衰竭的严重心肌病，缺乏早期诊断和有效治疗。TTR-CM 症状包括劳力性呼吸困难、疲劳和活动耐力减退、直立性低血压、晕厥。浸润传导系统可导致束支传导阻滞、窦房或房室传导阻滞。心脏受累的客观测量指标包括低 QRS 电压和左心室壁厚度与 QRS 电压不一致的

异常 ECG。超声心动图显示心肌浸润导致进行性左心室肥大，分布可以是向心性或不对称性。左室射血分数通常正常或轻度受损，左心室每搏输出量通常也会减少，主要表现为舒张功能障碍。常有房间隔和 A-V 瓣膜增厚，也有少量心包积液。心脏磁共振成像显示心内膜下延迟强化为主。血浆肌钙蛋白和脑钠肽升高。TTR-CM 患者预后差，大多数患者死于猝死和进行性泵衰竭。

四、TTR-CM 的传统治疗

TTR-CM 患者主要治疗方法是使用利尿剂治疗心力衰竭症状和安置起搏器治疗心动过缓。另外，肝移植去除了转甲状腺素蛋白的主要产生部位，理论上也去除了淀粉样转甲状腺素蛋白的来源。对于一些野生型 TTR-CM 患者，根据心脏受累的严重程度，心脏移植可能是合适的。考虑到受累患者的器官稀少、高龄、手术风险和终身免疫抑制的需要，这种治疗通常是不可行的。

五、Tafamidis 治疗 TTR-CM 的机制和原理

Tafamidis 是一种口服给药的小分子药物，在甲状腺素结合位点与转甲状腺素蛋白结合，抑制转甲状腺素蛋白四聚体解离。通过稳定四聚体天然状态的转甲状腺素蛋白，tafamidis 增加了与四聚体解离相关的活化屏障。在体外和与心脏表型相关的转甲状腺素蛋白变体中，它能选择性结合并稳定血浆中的转甲状腺素蛋白四聚体。使用免疫比浊法对来自患者血浆的转甲状腺素蛋白进行分析发现，在治疗 6 周结束时，34/35 (97.1%) 例患者的 tafamidis 稳定了野生型和转甲状腺素蛋白四聚体，在治疗 12 个月结束时，28/35 (88%) 例患者稳定了野生型和转甲状腺素蛋白四聚体。

六、ATTR-ACT 研究设计

ATTR-ACT 研究是一项国际、多中心、随机双盲、安慰剂对照、Ⅲ期临床试验。研究采用 3 组平行、安慰剂对照、随机研究设计，双盲治疗期 30 个月。主要目的是评价与安慰剂相比，Tafamidis（20mg 或 80mg，口服 1 次 / 日）治疗 TTR-CM 的有效性、安全性和耐受性。

1. *患者人群*

（1）入选标准：心脏表型占优势的患者（通过基因分型进行评估，明确具有野生型转甲状腺素蛋白或变异型转甲状腺素蛋白基因型 TTR-CM。意义未明的单克隆丙种球蛋白病患者需要使用质谱或免疫组化进行确认试验）；活检组织中存在转甲状腺素蛋白淀粉样蛋白沉积；年龄 18 ～ 90 岁；至少有一次因心力衰竭住院或需要利尿剂的心力衰竭临床证据（未住院）证明有心力衰竭病史。转甲状腺素蛋白前体蛋白的鉴定也可以通过免疫组化或质谱进行。使用锝 [^{99m}Tc] 标记的焦磷酸盐、羟基亚甲基二膦酸盐或 2- 丙二羧酸进行的核闪烁照相可作为甲状腺素运载蛋白参与的确定试验。为确保纳入研究的患者因其症状而有心脏原因，并确保在研究的 30 个月内有足够的事件发生率，入组时需要血浆 NT-proBNP 浓度＞ 600pg/mL。

（2）主要排除标准：符合轻链淀粉样变性的诊断；既往接受过 tafamidis 治疗；估计肾小球滤过率＜ 25ml/（min • 1.73m^2）；同时接受非甾体抗炎药、牛磺熊去氧胆酸和多西环素、钙通道阻滞剂或洋地黄治疗。其他排除标准包括改良体重指数＜ 600（kg • m^2）g/L 和非 TTR-CM 引起的心力衰竭。

2. *研究评估*　有效性评估包括全因死亡率和心血管相关住院次数，包括心力衰竭、心律失常、心肌梗死、脑卒中和其他心血管相关事件。生活质量评估包括堪萨斯城心肌病问卷，以评估心力衰竭患者的功能和临床局限性。EuroQol-5 Dimension-3 a 级自填式一般健康状况量表，以评估生活质量。以及患者总体评估，以评估总体健康状况。此外，使用 6 min 步行试验和 NYHA 心功能分级评价疾病进展。这些评估在基线、6 个月间隔和研究结束时进行，或患者停药时。对于在第 30 个月前中止的受试者，在第 30 个月时进行生命状态随访，以获得其死亡状态，用于分析。其他效应评估包括转甲状腺素蛋白稳定性、转甲状腺素蛋白低聚物和肌钙蛋白 I 的血浆浓度以及作为营养状况指标的改良体重指数。测定脑钠肽 N 末端激素前体和肌钙蛋白 T。

安全性评估包括不良事件发生率、生命体征、超声心动图和临床实验室检查。这些评估在基线和诊所访视时进行，直至研究结束或患者中止。

3. *研究终点*　主要分析将使用全因死亡率和心血管相关住院频率的分层组合（定义为因心血管相关疾病导致至少 24h 住院的急诊治疗的非选择性住院）。关键次要终点包括 6min 步行试验和堪萨斯城心肌病问卷总评分从基线到第 30 个月的变化。将分

析额外的次要终点和探索性终点。本方案使用终点判定委员会，使用预先制定的终点标准，确定某些研究者报告的事件是否符合心血管相关效应终点的定义。终点判定委员会独立于研究申办方。

6. 统计学分析　按照 2∶1∶2 的比例将患者分配至研究的 3 个组（安慰剂∶20∶80mg）。患者按基线 NYHA 心功能分级和转甲状腺素蛋白基因型（变异或野生型）分层，整个研究中至少有 30 例变异和 30 例野生型。随机化时使用分层因素。

主要分析使用全因死亡率和心血管相关频率的分层组合试验期间住院。心脏移植、心脏和肝脏联合移植以及心脏机械辅助装置的置入在本分析中被视为死亡。主要分析将 Tafamidis 20mg 和 Tafamidis 80mg 组的患者（包括 80mg 组可能降低剂量至 40mg 的患者）合并为 1 组。

本试验的原则是，临床研究中的每例患者与每个分层中的其他患者进行成对比较。该方法认识到全因死亡率的更高重要性。两两比较采用全因死亡率进行分层。主要分析的无效假设是，Tafamidis 治疗组和安慰剂治疗组之间的全因死亡率和心血管相关住院频率均无差异。相应的备择假设是，在 tafamidis 治疗组和安慰剂治疗组之间，至少有 1 例心血管相关住院的死亡率和频率不同，可能两者都不同。

使用非结构化协方差矩阵（或适当时）的混合模型重复测量 ANCOVA 评价关键次要终点；将患者的中心内效应作为随机效应。将治疗、访视、甲状腺素运载蛋白基因型（变异和野生型）和访视 - 治疗相互作用作为固定效应。将基线评分作为协变量。作为次要分析，单独分析主要终点的组分（即全因死亡率和心血管相关住院频率）。

所有接受至少 1 剂研究治疗的随机化患者均纳入安全性分析。安全性分析包括从研究药物首次给药（随机化时）至研究参与结束期间观察到的所有不良事件。如果事件发生在随机化前，则单独报告治疗期间发生的不良事件。

七、ATTR-ACT 研究结果

初步分析结果显示，与安慰剂相比，在 30 个月治疗期间 Tafamidis 显著降低了野生型和遗传型 ATTR-CM 患者的全因死亡和心血管相关住院率（P=0.0006）。这表示死亡风险降低了 30%，心血管相关住院率降低了 32%。

此外，研究结果还表明，Tafamidis 在所有亚组中对死亡率的改善都非常一致。与安慰剂相比，Tafamidis 降低了所有亚组（野生型，遗传型，NYHA- Ⅰ、- Ⅱ、- Ⅲ功能分级）的全因死亡风险。野生型亚组（HR：0.71，95% CI：0.474 ～ 1.052）和遗传型亚组（HR：0.69，95% CI：0.408 ～ 1.167）中死亡风险分别降低 29% 和 31%。与安慰剂相比，在治疗 30 个月期间，Tafamidis 减少了包括野生型和遗传型亚组患者的 6min 步行试验的下降。它同时减少了由堪萨斯城心肌病调查问卷总分测量的生活质量下降（$P < 0.0001$）。研究中，Tafamidis 的耐受性良好，并与安慰剂具有可比的安全性。

八、ATTR-ACT 研究的意义

ATTR-ACT 研究表明，Tafamidis 可降低 TTR-CM 患者全因死亡率和心血管相关住院率，并减少功能能力和生活质量的下降，是野生型和遗传型 ATTR-CM 患者的潜在治疗选择。除了 NYHA Ⅲ级患者外，所有亚组接受 Tafamidis 治疗的患者心血管相关住院率较低。对总生存期的影响出现在大约 18 个月后。与接受安慰剂的患者相比，接受 Tafamidis 的患者因治疗期间发生的不良事件而停用试验药物的发生率较低，剂量降低并不常见，且在安慰剂组中发生率更高。

总之，与安慰剂相比，在 TTR-CM 引起的心力衰竭患者中，tafamidis 治疗可降低全因死亡率和心血管相关住院率，是 TTR-CM 的有效疗法。

九、ATTR-ACT 研究未来展望

Tafamidis 耐受性良好，在 ATTR-ACT 中非常安全，将成为 ATTR 新型治疗的基准。正在进行的研究包括其他 TTR 稳定剂（淀粉样心肌病中 AG10 的研究，NCT03458130）和 Tafamidis 长期安全性 (NCT02791230)。此外，关于其在心肌病患者中应用的许多问题仍未得到解答，包括在无症状患者和主动脉瓣狭窄患者中的应用，需要专门的前瞻性试验。

最近发表的两项Ⅲ期临床试验研究了抑制 ATTR 多发性神经病中 TTR 肝脏合成的药物，Patisiran 和 Inotersen。两者似乎都有效，但 Patisiran 具有更好的安全性特征，在心肌病患者亚组中可能逆转心肌受累。需要专门的心肌病研究的进一步证据。未来的研究还可能涉及与稳定剂（如 tafamidis 和 TTR 合成抑制剂）联合治疗的可能性。

（马　翔）

50. 主动脉瓣狭窄合并冠心病的优化处理策略和抗栓药物治疗方案

近十余年来，随着多个相关大型临床研究结果的发布，经皮主动脉瓣置换介入治疗（transcatheter aortic valve implantation，TAVI）已经被充分证实是治疗老年人主动脉瓣严重狭窄的安全有效的主要治疗手段之一，并得到指南的明确推荐。冠心病同样常见于老年人群，很多主动脉瓣狭窄的患者常常合并有冠心病，对于这类合并冠心病的主动脉瓣严重狭窄患者，其治疗策略和预后尚不明晰，最佳的抗栓治疗方案也有待商榷。本文谨就目前相关研究结果做一阐述。

一、主动脉瓣狭窄合并冠心病的优化处理策略

流行病学方面，文献报道需要行 TAVI 治疗的主动脉瓣狭窄患者中 50% ～ 75% 合并有冠心病，与之相似，Holmes 等发现 2/3 的 TAVI 患者合并冠心病。但重度主动脉瓣狭窄患者本身由于后负荷增加和心室肥厚，可以引起血管收缩和心室肌氧供和需求失衡，从而导致心内膜下心肌缺血；而主动脉瓣狭窄导致的左室输出减少和舒张末压增加又会引起冠状动脉血流量进一步减少。因此，主动脉瓣狭窄合并冠心病时，很难准确评估其心绞痛是由于主动脉瓣狭窄所致还是由于冠状动脉狭窄所致。事实上，没有冠心病的严重主动脉瓣狭窄患者本身也可以出现提示缺血的药物，负荷超声心动图阳性结果，且瓣膜狭窄改善后此阳性结果可转为阴性。因此药物（如潘生丁）负荷超声心动图和（或）负荷心肌核素显像等检查无法鉴别其缺血症状是冠状动脉病变还是瓣膜病变所引起。对于此类冠状动脉造影 50% ～ 90% 狭窄的临界病变，由于主动脉瓣狭窄导致的微循环改变，功能学的冠状动脉血流储备分数（FFR）也很难准确鉴别患者症状与冠状动脉病变之间是否有明确相关性。

在外科换瓣时代，基于一些观察性研究的结果，对于冠状动脉主支血管狭窄大于 70% 或左主干狭窄大于 50% 的主动脉瓣狭窄患者，在主动脉瓣换瓣同时行冠状动脉搭桥手术是指南推荐（Ⅱa）的首选治疗方案，这些观察性资料提示搭桥特别是前降支-乳内动脉桥可以改善合并冠心病的主动脉瓣重度狭窄患者的预后，但缺乏随机临床实验的证实。而近年来随着 PARTNER 和 CoreValve 等相关研究结果发布，特别是近期两个外科风险中危的主动脉瓣狭窄的 TAVI 研究结果的发布，TAVI 已经成为有外科手术禁忌或外科高危甚至低中危的主动脉瓣狭窄患者安全有效的首选治疗方式，但 TAVI 时代合并冠心病是否会影响这类适合 TAVI 的主动脉瓣狭窄患者的预后目前尚不清楚，相关研究结果也不一致。

来自德国 TAVI 注册研究的数据提示：合并冠心病的 TAVI 患者有更高的院内死亡率和更低的 30 天生存率。与之相似，Franzone 等研究认为合并冠心病的 TAVI 患者较没有冠心病的 TAVI 患者有更高的 1 年心血管和脑血管事件发生率。最新的 Meta 分析纳入了 8013 例 TAVI 患者，结果显示合并冠心病并不增加 30 天全因死亡率，但明显增加 1 年时的全因死亡率。与之相反，Wenaweser 等认为合并冠心病并不增加 30 天死亡率，而 D'Ascenzo 的 Meta 分析也显示是否合并冠心病并不改变两组患者的全因死亡率。导致这些不一致结论的原因可能与样本量偏小、瓣膜选择不一致、混杂因素过多等有关，而冠心病严重程度的纳入标准缺乏统一可能是最重要的因素之一。利用 Syntax 评分等工具进行冠心病严重程度分层，可能能够更好地评估冠心病对 TAVI 患者的预后影响。来自 Bern TAVI 研究的回顾性分析发现：Syntax 评分＞ 22 分的 TAVI 患者，与 Syntax 评分低或者没有冠心病的 TAVI 患者相比较，其 1 年 MACE 事件包括心源性死亡、心肌梗死、脑卒中明显增加；Witberg 等的多中心研究也得出了相似的结论，他们的研究认为 Syntax 评分＞ 22 分是全因死亡率的独立预测因子。与之相对应，基线 Syntax 评分或 PCI（经皮冠状动脉介入治疗）后残余 Syntax 评分低于 10 分的冠心病并不增加 TAVI 患者的 30 天和 1 年死亡率及 MACE 事件，Van Mieghem 等的研究也证实对于 Syntax 评分低（＜ 8 分）的 TAVI 患者，是否行血运重建治疗也并不影

响这类 TAVI 患者的预后。

因此，我们有理由相信，不是所有的冠心病合并主动脉瓣严重狭窄的患者都会影响预后，但某些严重的冠心病患者如 Syntax 评分高的多支血管病变、左主干病变、供血范围广的大血管近段（例如前降支近段）病变等将会影响 TAVI 患者的长期预后和死亡率。积极干预可能有助于改善这类患者的预后。但既往指南均建议外科换瓣加搭桥手术，在当今微创经皮冠状动脉介入（percutaneous coronary intervention，PCI）时代和 TAVI 时代，行 PCI+TAVI 的安全性、可行性又如何呢？

既往观念认为合并主动脉瓣严重狭窄的患者行 PCI 风险会明显增加，但 Goel 等研究证实，与没有主动脉瓣狭窄的冠心病患者相比，合并严重主动脉瓣狭窄的冠心病患者行 PCI 并不增加死亡率和 MACE 事件，在主动脉瓣严重狭窄的患者中行 PCI 是安全可行的。Abdel-Wahab 等研究也证实 TAVI 术前行 PCI 并不增加 30 天和半年的死亡率。而 Witberg 等不但证明了 PCI 在 TAVI 患者中的安全性，还证实对于合并严重冠心病（syntax 评分高）的 TAVI 患者，PCI 治疗可以改善这类 TAVI 患者的预后。即使对于既往被视为 PCI 禁区的左主干病变，TAVR-LM 注册研究也证实在 TAVI 术前行左主干 PCI 并不增加 TAVI 术后 1 年的死亡率。而且近期刚刚发表的 Barbanti 等研究证实与外科换瓣 + 搭桥相比较，TAVI+PCI 组的 3 年死亡率及 MACCE 事件两组间并无明显统计学差异。

因此，对于拟行 TAVI 的合并严重冠心病的主动脉瓣严重狭窄患者，行 PCI 治疗可能是微创、安全可行并且能够带来预后获益的治疗措施，基于此，2017 欧洲瓣膜病指南建议，对于拟行 TAVI 的主动脉瓣狭窄患者，如果合并有重要冠状动脉近段严重狭窄（狭窄程度大于 70%），可以考虑行经皮冠状动脉介入治疗（PCI）（Ⅱa 推荐）。但 PCI 治疗的时机如何把握：TAVI 术前、术中同时还是术后行 PCI 呢？

理论上看，TAVI 术后患者主动脉瓣狭窄已经解除，再根据患者是否还有缺血症状及行 FFR 等功能学检查后决定是否 PCI 可以减少不必要的血运重建，但此种策略在 TAVI 术中可能增加严重心肌缺血事件发生风险，同时 TAVI 患者常常可能在瓣膜（特别是自膨式瓣膜）释放以后由于瓣膜覆盖冠状动脉开口导致冠状动脉指引导管到位困难而无法完成 PCI 术，因此先 TAVI 术后再 PCI 治疗的相关研究甚少，此种策略主要适用于需急诊和（或）尽早解决瓣膜病变的血流动力学不稳定的主动脉瓣狭窄患者，以及 TAVI 术后补救性 PCI 手术，或者是临界冠状动脉病变患者。如果考虑到 TAVI 术后可能需要 PCI，TAVI 术中应该尽可能优先选用对冠状动脉开口影响小的瓣膜。

现有相关多个研究均提示与 PCI+TAVI 的一站式手术策略相比，TAVI 术前择期先 PCI 的分步策略在死亡率、肾衰竭、围术期心肌梗死、严重出血并发症等方面并无明显差异。关于分步策略中 PCI 术后适合等待多久时间再行 TAVI 治疗，相关研究亦显示没有差异：Rosendael 等发现 PCI 术后 30 天内（短期）行 TAVI 与 30 天以上（长期）再行 TAVI 治疗，两组间生存率并没有明显差异。但 TAVI 术前先 PCI 的分步手术策略意味着每次手术所需造影剂的量较小，可以减少造影剂肾病的风险，同时也可以减少 TAVI 术中由于快速心室起搏而诱发严重心肌缺血事件的风险，缺点是 PCI 术后必需的双联抗血小板治疗可能增加 TAVI 围术期的出血事件。而 PCI+TAVI 同台完成的联合手术策略则可以减少患者手术次数，减少手术相关的出血风险，但可能增加手术时间及造影剂剂量。因此对于具体的患者应该具体区别对待。对于合并有复杂病变（分叉病变、多支病变、钙化病变等）预计 PCI 时间较长、可能造影剂需求加多的患者，应该考虑分步手术策略；而出血风险高、合并单一简单病变 / 开口病变的患者则可以考虑 PCI+TAVI 的一站式手术策略。

总之，冠心病合并主动脉瓣严重狭窄患者的最佳治疗方案目前仍不明确，尚需进一步的研究和证实。正在进行的欧洲多中心参与的 ACTIVATION 研究是比较合并冠心病的 TAVI 患者术前 PCI 与不行 PCI 对预后影响的第一个随机对照研究，丹麦 NOTION-3 研究则旨在评价 FFR 指导的完全血运重建与不血运重建对 TAVI 患者预后的影响，这两个研究结果可能可以给我们更多的决策指导。

在新的更有说服力的研究结果出来之前，目前的治疗策略应该采取个体化的原则，血流动力学不稳定的患者应该优先和（或）急诊治疗主动脉瓣，Syntax 评分等冠状动脉病变严重程度分层工具可能有助于筛选出能够从冠状动脉血运重建中获益的 TAVI 患者，患者临床状况（血流动力学是否稳定、心肾功能状况）、血管条件、术者水平、获益 / 风险比等都需要个体化评估。具体可以参照美国心脏病学院推荐的治疗路径建议：对于供血范围重要的心外膜血管近段狭窄大于 70%，或左主干病变狭窄大于 50% 的 TAVI 患者，应该考虑血运重建治疗，而其他的分支血管或供血范围不大的心外膜血管，则建议暂不血运重建。具体血运重建的时机，推荐根据患者的肾功能、血管解剖情况、PCI 手术复杂程度、出血风险等个体化选择先 PCI 后 TAVI 的分步手术策略或 PCI+TAVI 同步一站式手术。

二、主动脉瓣狭窄合并冠心病的抗栓药物治疗方案

关于主动脉瓣狭窄合并冠心病的抗栓治疗方案，目前的研究结果几乎没有。

尽管目前欧洲指南建议单纯 TAVI 术后患者常规给予双联抗血小板治疗 3 ～ 6 个月，随后改为长期单抗治疗，但相关循证证据并不充分。双抗治疗的提出早期主要借鉴于 PCI 相关的双抗研究结果。近期发表的 STS/ACC TVT 研究纳入 16 694 例 TAVI 术后患者，随访 1 年，发现与单纯一种抗血小板治疗相比，双联抗血小板治疗有相似的 1 年死亡率，但主要出血事件明显增多。另外两个 Meta 分析也得出相似的结果。因此对于单纯 TAVI 患者，一开始就给予单抗治疗也许是不错的选择。

根据目前 PCI 相关指南及充分循证研究的证据，单纯 PCI 患者建议根据患者临床背景（稳定性冠心病还是急性冠状动脉综合征）、支架类型（金属裸支架 / 药物涂层支架）、出血风险来评估缺血 / 出血风险，从而决定双抗治疗时程。若患者缺血风险小而出血风险大，最短可给予 3 ～ 6 个月双抗；若患者缺血风险大而出血风险小，双抗 1 年以后仍可以延长双抗时间。

对于 PCI 合并 TAVI 的患者，双抗治疗时程主要取决于 PCI 情况。但正如前文所述，由于 TAVI 患者常常高龄，出血危险因素多，双抗治疗时出血风险常常更容易凸显出来。因此 TAVI 合并冠心病时双抗治疗的疗程应该遵循个体化原则，尽可能缩短双抗时程。根据目前 TAVI 相关指南，对于 PCI 术后出血中 - 重度危险的 TAVI 患者，术后双抗 3 ～ 6 个月即可；对于出血低危的患者可考虑适当延长双抗治疗时间。但此建议同样缺乏循证医学证据，有待于 ACTIVATION 研究及其他更多相关随机对照研究的进一步证实。

（王　华　陈　茂）

参考文献

[1] Gilard M, Eltchaninoff H, Iung B, et al. FRANCE 2 Investigators. Registry of transcatheter aortic-valveimplantation in high-risk patients. N Engl J Med 2012, 366:1705-1715.

[2] Holmes DR, Nishimura RA, Grover FL, et al. Annual outcomes with transcatheter valve therapy. Ann Thorac Surg, 2016, 101:789-800.

[3] Rajappan K, Rimoldi OE, Camici PG, et al. Functional changes in coronary microcirculation after valve replacement in patients with aortic stenosis. Circulation, 2003, 107:3170-3175.

[4] Di Gioia G, Pellicano M, Toth GG, et al. Fractional Flow Reserve-Guided Revascularization in Patients With Aortic Stenosis. Am J Cardiol, 2016, 117:1511-1515.

[5] Thalji NM, Suri RM, Daly RC, et al. The prognostic impact of concomitant coronary artery bypass grafting during aortic valve surgery: implications for revascularization in the transcatheter era. J Thorac Cardiovasc Surg, 2015, 149:451-460.

[6] Nishimura RA, Otto CM, Bonow RO, et al. 2014 AHA/ACC guideline for the management of patients with valvular heart disease: a report of the American College of Cardiology/American Heart Association Task Force on Practice Guidelines. J Thorac Cardiovasc Surg, 2014, 148:e1-132.

[7] Abdel-Wahab M, Zahn R, Horack M, et al. Transcatheter aorticvalve implantation in patients with and without concomitant coronary artery disease: comparison of characteristics and early outcome in the German multicenter TAVI registry. ClinRes Cardiol, 2012, 101:973-981.

[8] Franzone A, Stortecky S, R.ber L, et al. Effects of coronary artery disease in patients undergoing transcatheter aortic valve implantation: a study of age- and gender-matched cohorts. Int J Cardiol, 2017, 243:150-155.

[9] Sankaramangalam K, Banerjee K, KandregulaK,et al. Impact of Coronary Artery Disease on 30-Day and 1-Year Mortality in Patients Undergoing Transcatheter Aortic Valve Replacement:A Meta-Analysis. J Am Heart Assoc, 2017, 6:e006092.

[10] Wenaweser P, Pilgrim T, Guerios E, et al. Impact of coronary artery disease and percutaneous coronary intervention on outcomes in patients with severe aortic stenosis undergoing transcatheter aortic valve

implantation.EuroIntervention, 2011, 7:541-548.

[11] D' Ascenzo F, Conrotto F, Giordana F, et al. Mid-term prognostic value of coronary artery disease in patients undergoing transcatheter aortic valve implantation: a meta-analysis of adjusted observational results. Int J Cardiol, 2013, 168:2528-2532.

[12] Stefanini GG, Stortecky S, Cao D, et al. Coronary artery disease severity and aortic stenosis: clinical outcomes according to SYNTAX score in patients undergoing transcatheter aortic valve implantation. Eur Heart J, 2014, 35:2530-2540

[13] Witberg G, Regev E, Chen S, et al. The prognostic effectsof coronary disease severity and complet-eness of revascularization on mortality in patients undergoing transcatheter aortic valve replacement. JACC Cardiov-asc, Interv, 2017, 10:1428-1435.

[14] Van Mieghem NM, van der Boon RM, Faqiri E, et al. Complete revascularization is not a prerequisite for success in current transcatheter aortic valve implantation practice. JACC Cardiovasc Interv, 2013, 6:867-875.

[15] Taha S, Moretti C, D' Ascenzo F, et al. Impact of residual coronary artery disease on patients undergoing TAVI:a meta-analysis of adjusted observational studies. Int J Cardiol, 2015, 181:77-80.

[16] Goel SS, Agarwal S, Tuzcu EM, et al. Percutaneous coronary intervention in patients with severe aortic stenosis: implications for transcatheter aortic valve replacement. Circulation, 2012, 125:1005-1013.

[17] Abdel-Wahab M, Mostafa AE, Geist V, et al. Comparison of outcomes inpatients having isolated transcatheter aortic valve implantation versus combined with preprocedural percutaneous coronary intervention. Am J Cardiol, 2012, 109:581-586.

[18] Witberg G, Lavi I, Harari E, et al. Effect of coronary artery disease severity and revascularization completeness on 2-year clinical outcomes in patients undergoing transcatether aortic valve replacement. Coron Artery Dis, 2015, 26:573-582.

[19] Chakravarty T, Sharma R, Abramowitz Y, et al. Outcomes in Patients With Transcatheter Aortic Valve Replacement and Left Main Stenting: The TAVR-LM Registry. J Am Coll Cardiol, 2016, 67:951-960.

[20] Baumgartner H, Falk V, Bax JJ, et al. 2017 ESC/EACTS Guidelines for the management of valvular heart disease. Eur Heart J, 2017, 38:2739-2791.

[21] Baroni M, Maffei S, Terrazzi M, et al. Mechanis-ms of regional ischaemic changes during dipyridamole echocardiography in patients with severe aortic valve stenosis and normal coronary arteries. Heart, 1996, 75:492-497.

[22] Bajaj A, Pancholy S, Sethi A, et al. Safety and feasibilityof PCI in patients undergoing TAVR: a systematic review and meta-analysis. Heart Lung, 2017, 46(2):92-99.

[23] Barbanti M, Todaro D, Costa G, et al. Optimized screening of coronary artery disease with invasive coronary ang-iography and ad hoc percutaneous coronary intervention during transcatheter aortic valve replacement. Circ Cardiovasc Interv, 2017, 10.

[24] Yang Y, Huang FY, Huang BT, et al. The safety of concomitant transcatheter aortic valve replacement and percutaneous coronary intervention: a systematic review and meta-analysis. Medicine (Baltimore), 2017, 96:e8919.

[25] van Rosendael PJ, van der Kley F, Kamperidis V,et al. Timing of staged percutaneous coronary intervention before transcatheter aortic valve implantation.Am J Cardiol, 2015, 115(12):1726-1732.

[26] Blumenstein J, Kim W-K, Liebetrau C, et al. Challenges of coronary angiography and intervention in patients previously treated by TAVI. Clin Res Cardiol, 2015, 104:632-639.

[27] Ramee S, Anwaruddin S, Kumar G, et al. The Rationale for Performance of Coronary Angiography and Stenting Before Transcatheter Aortic Valve Replacement: From the Interventional Section Leadership Council of the American College of Cardiology. JACC Cardiovasc Interv, 2016, 9:2371-2375.

[28] Patel JS, Kapadia SR.Coronary Artery Disease and Transcatheter Aortic Valve Replacement When to Intervene. Interv cardiol clin, 2018 Oct, 7(4):471-475.

[29] Khawaja MZ,Wang D, Pocock S, Redwood SR, Thomas MR. The percutaneous coronary intervention prior to transcatheter aortic valve implantation (ACTIVATION) trial: study protocol for a randomized controlled trial. Trials, 2014, 15:300.

[30] Leon MB, Smith CR, Mack MJ, et al. PARTNER 2 Investigators. Transcatheter or surgical aortic-valve replacement in intermediate-risk patients. N Engl J Med, 2016, 374:1609-1620.

[31] Reardon MJ, Van Mieghem NM, Popma JJ, et al. SURTAVI Investigators. Surgical or transcatheter aortic-valve replacement in intermediate-risk patients. N Engl J Med, 2017, 376:1321-1331.

[32] Lefevre T. Anticoagulation treatment after transcatheter aortic valve replacement:striking the right balance. JACC Cardiovasc Interv, 2016, 9:1718-1720.

[33] Sherwood MW, Vemulapalli S, Harrison JK,et al. Variation in post-TAVR antiplatelet therapy utilization and associated outcomes: insights from the STS/ACC TVT registry. Am Heart J, 2018, 204:9-16.

[34] Aryal MR, Karmacharya P, Pandit A,et al. Dual versus single antiplatelet therapy in patients undergoing transcatheter aortic valve replacement: a systematic reviewand meta-analysis. Heart Lung Circ, 2015, 24:185-192.

[35] Gandhi S, Schwalm JD, Velianou JL, et al.Comparison of dual-antiplatelet therapy to mono-antiplatelet therapy after transcatheter aortic valve implantation: systematic review and meta-analysis. Can J Cardiol, 2015, 31:775-784.

[36] Levine GN, Bates ER, Bittl JA, et al. 2016 ACC/AHA guideline focused update on duration of dua lantiplatelet therapy in patients with coronary artery disease: a report of the American College of Cardiology/American Heart Association Task Force on Clinical Practice Guidelines. J Am Coll Cardiol, 2016, 68:1082-1115.

[37] Nishimura RA, Otto CM, Bonow RO,et al. 2017 AHA/ACC focused update of the 2014 AHA/ACC guideline for the management of patients with valvular heart disease: a report of the American College of Cardiology/American Heart Association Task Force on Clinical Practice Guidelines. J Am Coll Cardiol, 2017, 70:252-289.

[38] Barbanti M, Buccheri S, Capodanno D,et al. Transcatheter or surgical treatment of severe aortic stenosis and coronary artery disease: A comparative analysis from the Italian OBSERVANT study.Int J Cardiol, 2018 Nov 1, 270:102-106.

51. 二尖瓣反流介入治疗的超声心动图评价中国专家共识解读

心脏病治疗领域正在向微创治疗转变。经皮介入治疗开辟了二尖瓣反流（mitral regurgitation, MR）治疗的全新时代。随着以 MitraClip 为代表的 MR 介入治疗技术的发展，以及我国研发的 MR 介入治疗器械陆续进入临床试验，心脏超声对 MR 的术前评估、术中监测、术后评价日趋重要，尤其在术中监测，三维超声心动图是必不可少的工具。为了规范我国的超声评价 MR 介入治疗，心脏超声和介入心脏病专家组共同编写了"二尖瓣反流介入治疗的超声心动图评价中国专家共识"，同时发表在 2019 年第一期《中华超声影像学杂志》和《中国介入心脏病学杂志》。

共识分为五个部分：MR 概述、MR 的病因及功能分型、超声设备要求及图像采集方法、MR 的定量评估和超声心动图在 MR 介入治疗中的评价。

一、MR 概述

我国 MR 的发病率还不清楚，美国人群中，轻度（+）、中度（2+）、中重度（3+）及重度（4+）MR 发病率为 19.2%、1.6%、0.3% 及 0.2%。轻度 MR 可以在很长时间内不出现临床症状，预后较好。重度 MR 可导致肺动脉高压、心房颤动、心力衰竭、甚至死亡。二尖瓣前叶和后叶分别可分成 3 个扇区，从前外交界向后内交界方向，依次为外侧叶 P1、中间叶 P2、内侧叶 P3。前叶与之对应的区域依次为外侧叶 A1、中间叶 A2、内侧叶 A3（图 1）。

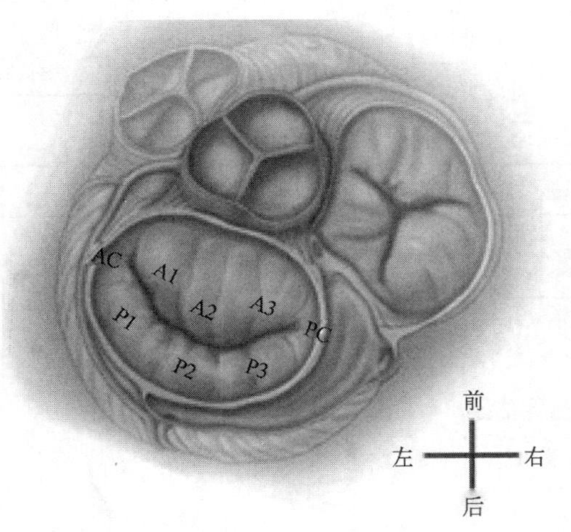

图 1　二尖瓣的瓣叶解剖

二、MR 的病因及功能分型

MR 病因见表 1。

表 1　二尖瓣反流病因

原发性瓣膜病	继发性瓣膜病
• 先天性畸形	• 缺血性心脏病
• 炎症性疾病	• 扩张型心肌病
• 退行性疾病	• 肥厚型梗阻性心肌病
• 细菌性心内膜炎	• 房性瓣环扩张（房颤、限制性心肌病）
• 创伤性	
• 钙化性	
• 肿瘤和（或）放疗后	

根据瓣叶的活动情况，MR 分为三型：

Ⅰ型：瓣叶活动正常而瓣膜功能失调。

Ⅱ型：瓣叶活动过度的瓣膜功能失调（瓣膜脱垂）。

Ⅲ型：瓣叶活动受限的瓣膜功能异常。

三、超声设备要求及图像采集方法

1. 超声设备要求具有经胸二维、三维超声探头及经食管三维超声探头的高档彩色超声诊断仪。

2. 经胸二维超声心动图（TTE）通过采集以下切面显示二尖瓣瓣叶各扇区。

（1）胸骨旁左室长轴切面：显示 A2、P2。

（2）二尖瓣水平短轴切面：显示整个前后叶。

（3）心尖四腔心切面：显示 A2、P2。

（4）心尖长轴切面：显示 A2、P2。

（5）心尖二腔心切面：显示 A1、P3。

（6）心尖二尖瓣交界处长轴切面：显示 P1、A2、P3。

3. 经食管二维和三维超声心动图（TEE）通过采集 4 个食管中段切面完整显示二尖瓣。①食管中段的四腔心切面：显示 A2、A3 和 P1；②食管中段的二尖瓣交界处切面：显示 A2、P1 和 P3；③食管中段的二腔心切面：显示 A1、A2 和 P3；④食管中段的长轴切面：显示 A2 和 P2。

为了更好地显示夹合器和各瓣叶分区的空间关

系，指导夹合器定位，推荐使用经食管三维超声心动图采集的双切面（包括二尖瓣交界处二腔心切面及三腔心切面）来评估二尖瓣解剖（图 2），也可通过二尖瓣的“三维外科视野”立体显示二尖瓣前后叶（图 3）。

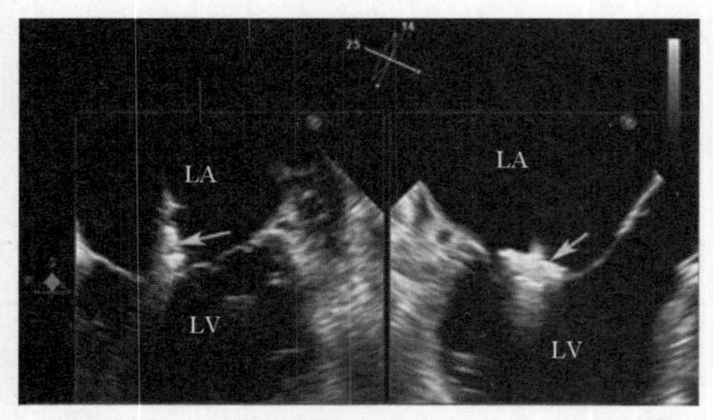

图 2　经食管 X 线平面显示夹合器与二尖瓣前后叶垂直（箭头所示）

左图为二尖瓣交界处双心腔切面，显示夹合器为直线形，右图为左室长轴切面，显示夹合器为“V”字形；LA. 左心房；LV. 左心室

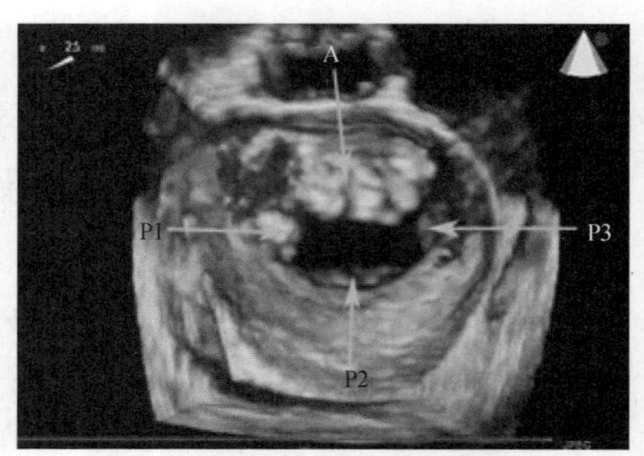

图 3　经食管三维超声心动图

“外科视野”从左心房向左心室观察二尖瓣，完整显示二尖瓣前后叶

四、MR 的定量评估

共识推荐 MR 程度分为无 (0+)，轻度（1+），中度（2+），中重度（3+），重度（4+），极重度（5+）。MR 定量方法见图 4。共识还对 VCM（反流束最狭窄处宽度），RF（反流面积分数）、RVol（反流容积）、EROA（有效反流口面积）的测量方法和注意事项作了介绍。

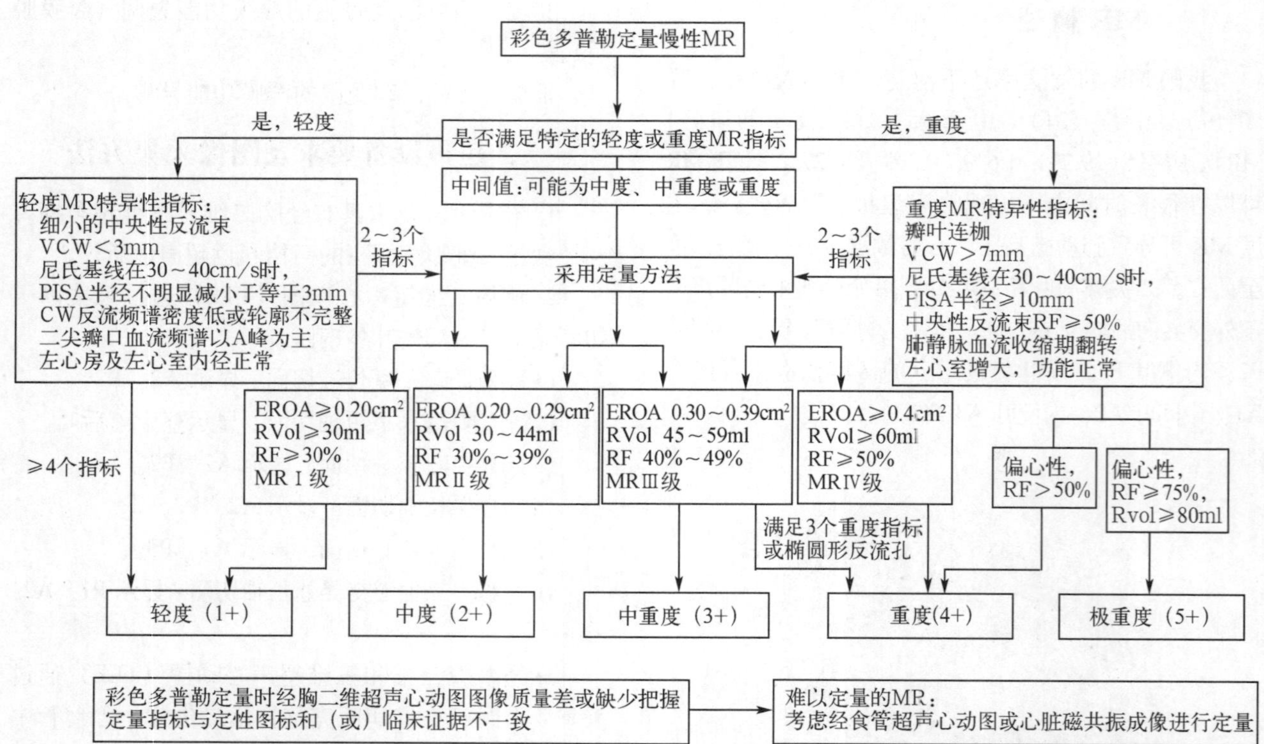

注：VCW. 反流束最狭窄部位，EROA. 有效反流口面积，RVol. 反流容积，RF. 反流面积分数，MR. 二尖瓣反流

图 4　MR 半定量和定量评估图

五、超声心动图在MR介入治疗中的评价

1. 术前　超声心动图可以分析MR病因、定量MR程度、分析二尖瓣解剖情况，判断患者是否适合行介入手术。

2. 术中　以MitralClip为例，超声引导房间隔穿刺、引导输送系统和夹合器在二尖瓣上方定位、夹合器进入左心室、夹合器捕获和夹合瓣膜，以及夹合器释放（图5）。

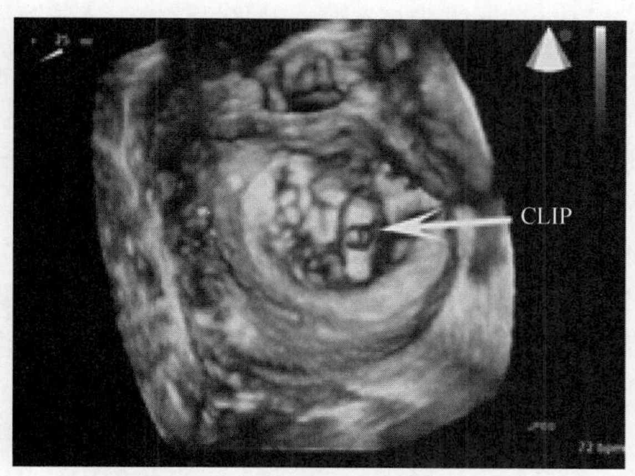

图5　经食管实时三维超声心动图显示二尖瓣夹合器（CLIP）位于二尖瓣口中央A2和P2位置（箭头所示）

3. 术后　超声心动图则可评估有无残余MR及程度、跨瓣压差，器械的稳定性，并发症，以及心脏形态及功能变化。

（舒先红）

参考文献

[1] Feldman T, Foster E, Glower DD, et al. EVEREST II Investigators.Percutaneous repair or surgery for mitral regurgitation.N Engl J Med. 2011;364(15):1395-406.

[2] Stone GW, Lindenfeld J, Abraham WT, et al. COAPT Investigators. Transcatheter Mitral-Valve Repair in Patients with Heart Failure.N Engl J Med, 2018 Sep 23.

[3] 潘文志，周达新，魏来，等．经心尖二尖瓣夹合术1例报道．中国医学前沿杂志（电子版），2018, 10(9): 25-26.

[4] Wang S, Meng X, Luo Z, et al. Transapical Beating-Heart Mitral Valve Repair Using a Novel Artificial Chordae Implantation System. Ann Thorac Surg, 2018, 106(5):e265-e267.

[5] 二尖瓣反流介入治疗的超声心动图评价中国专家共识．中华超声影像学杂志，2019，28(1): 1-6.

[6] 二尖瓣反流介入治疗的超声心动图评价中国专家共识．中国介入心脏病学杂志，2019，27(1): 43-49.

[7] Jones EC, Devereux RB, Roman MJ, et al. Prevalence and correlates of mitral regurgitation in a population-based sample (the Strong Heart study). Am J Cardiol, 2001, 87: 298-304.

52. 三尖瓣反流介入治疗进展

三尖瓣反流 (tricuspid regurgitation，TR) 是常见的心脏疾病，常继发于左心瓣膜病或心肌病，也可见于先天性心脏病、感染性心内膜炎、三尖瓣脱垂和风湿性心脏病等原发性瓣膜病变。严重的 TR 可以导致心排量的下降以及体循环淤血，是很多心脏疾病预后不良的信号，与患者预后密切相关。外科手术是目前 TR 最主要的治疗手段，但具有创伤大、并发症多、死亡率高等缺陷，且约有 50% 的患者因年老、心功能低下及存在严重合并症无法接受外科手术治疗。因此，三尖瓣的介入治疗（transcatheter tricuspid valve intervention，TTVI）技术应势而生。近年来，伴随着瓣膜病领域微创介入技术的成熟，新的三尖瓣介入治疗办法不断推出，主要分为瓣叶边缘对合技术、瓣环成型技术、异位腔静脉瓣膜置入技术及三尖瓣膜置换等四个分支。探索疗效好、创伤小、并发症少的经导管治疗三尖瓣关闭不全的方法已逐渐成为世界范围内结构性心脏病介入治疗领域的热门研究方向之一。本文就三尖瓣关闭不全的介入治疗进展作一综述。

一、瓣叶边缘对合技术

此类技术通过解决瓣叶畸形及改善瓣环接合程度来减少三尖瓣反流。一种是 FORMA 修复系统（Edwards Lifesciences 公司，美国）和原本用于二尖瓣修复的 MitraClip 装置（Abbott Vascular 公司，美国）。

（一）FORMA 三尖瓣修复系统

FORMA 系统由气囊间隔器和输送系统组成，经颈静脉和（或）锁骨下静脉通路将气囊间隔器置于三尖瓣口内，另一端固定在右心室，由此，在收缩期球囊与三尖瓣瓣叶贴合而减少三尖瓣反流，但该装置仅适用于反流孔较小的患者。一项多中心研究纳入了 18 例功能性 TR 患者和 29 例 US EFS（FORMA 早期可行性研究）患者。所有患者均经左锁骨下静脉入路置入 FORMA 装置。结果显示，手术成功率为 95.7%。 30 天随访期间，死亡率在功能性 TR 治疗组和 EFS 研究组分别为 0% 和 7%，三尖瓣反流程度从重度降为中度，下肢水肿程度也减轻，生活质量明显改善。研究表明，FORMA 系统经导管 TR 修复术在技术上存在可行性。

（二）应用于三尖瓣的 MitraClip 系统

MitraClip 二尖瓣夹合器最早设计用于经导管治疗二尖瓣反流，作为瓣叶边缘对合技术的代表，器械的原理是通过夹闭瓣叶进而降低功能性反流程度。2017 年发表在 Circulation 的一篇研究纳入 64 例来自意大利的不适合外科换瓣的慢性重度 TR 的患者。结果显示，手术成功率为 97%，术后 91% 的患者三尖瓣反流由重度降低至中度，术后心功能显著提升。该研究评估了三尖瓣反流患者应用 MitraClip 器械的安全性和有效性。

凭借该器械的可获取性和操作人员的对器械熟悉，在目前最大样本的 TR 介入治疗的 TRIVALVE 研究结果中，报道了 210 例 MitraClip TR 手术的结果，进一步提示了 MitraClip TR 是安全可行、有效的。但实际操作中，由于三尖瓣组织脆性高，重度扩张三尖瓣环反流口径较大、瓣叶对合度差等缺陷，导致夹合器因角度问题出现定位困难，夹闭不完全会导致反流加重的风险，制约了该技术在三尖瓣关闭不全患者中的普适性。

二、瓣环成形技术

三尖瓣环扩大是严重功能性三尖瓣反流的重要因素之一，对于存在手术禁忌证或无法耐受体外循环的患者，通过介入成形减少反流是一种较好的选择。

（一）Trialign 系统

最初用于治疗功能性二尖瓣关闭不全的 Mitralign 装置（Mitralign，Inc Tewksbury，美国）最近被用于治疗功能性 TR，该系统模拟外科 Kay 三尖瓣术式原理，经颈静脉途径，依次于三尖瓣后叶两端置入垫片，后用锁定装置连接两垫片，通过折叠缩小瓣环，使三尖瓣二尖瓣化，从而减少瓣膜反流。2015 年德国汉堡大学的 Schofer 医生首次将其用于功能性三尖瓣反流的治疗。旨在探究该系统安全有效性的 SCOUT 研究（Mitralign 经皮三尖瓣瓣膜成形术早期可行性）初步结果显示，无死亡或术后严重并发症发生，患者术后 30 天反流量显著减低，手术成功率为 80%，左心室射血分数等心功能指标及生活质量显著改善。Mitralign 手术可能存在的缺点是技术上具有挑战性，需要先进的 3D 超声心动图成像指导，术中必须在很大程度上评估拟折叠瓣叶的定位和同时避免右冠状动脉损伤的风险。SCOUT 研究中入选的 15 例患者中仅有 1 例患者出现新的右冠状动脉狭窄需要冠状动脉支架置入。

（二）Cardioband 系统

Cardioband 系统（Edwards Lifescience，Irvine，CA，美国）是一种无缝线原位瓣环成形装置，股静脉途径，在三尖瓣瓣环处，按顺时针方向围绕前隔瓣至隔后瓣的顺序，将涤纶带固定在原位瓣环偏外侧的位置，术中通过 X 线透视及食管超声确定瓣环位置后置入锚钉，收紧 Cardioband 环，起到收缩三尖瓣环效果。TRI-REPAIR（带有心脏带经导管系统的三尖瓣反流修复；NCT02981953）研究纳入了 30 例功能性 2 度以上同时环形直径＞ 40mm 的 TR 患者，结果显示：器械成功率为 100%，三尖瓣平均直径减少 17%，心功能得到明显改善。在 30 天时，观察到有效反流口面积（50%）显著减少，并且每搏输出量（7%）和功能状态得到改善。30 天随访期间，2 例患者死亡（右侧心室衰竭，与器械无关的危及生命的出血），1 例患者出现脑卒中和 3 例主要出血。该研究表明，EdwardsTM Cardioband 系统经导管 TR 修复术在技术上存在可行性，可降低 TR 严重程度，改善心功能状态，最近获得了 CE 标志（2018 年 4 月），用于治疗功能性 TR，成为该领域第一个商用和批准的产品。

（三）TriCinch 系统

TriCinch 系统（4Tech Cardio，Galway，爱尔兰），也是参考外科手术原理使三尖瓣二瓣化的技术器械。经股静脉路径，于前叶近三尖瓣前后叶联合处安置一螺旋状固件，通过涤纶带连接于一置入在下腔静脉的自膨胀式镍钛合金支架，将支架拉向下腔静脉，通过涤纶带发挥牵引力缩短瓣环前后径，改善瓣叶接合，减少反流量，术中经食管超声确认作用效果最佳后，支架释放于下腔静脉的肝段。2015 年，意大利 Latib 医生首次将其用于 1 例 72 岁患者，因慢性心房颤动导致三尖瓣瓣环扩大，出现严重三尖瓣反流和失代偿性右侧心力衰竭。成功置入该装置后，三尖瓣反流明显减少，随访患者身体状况良好，生活质量显著提高。第一代 TriCinch 装置在 PREVENT 试验中治疗的 24 例患者的初步数据结果显示：85% 的患者成功置入 TriCinch，94% 的患者三尖瓣反流减少至少一个等级，30 天内没有病人死亡，随访 6 个月时心功能分级和生活质量评分持续改善。为了克服组织保留的问题，第二代设备目前正在进行临床前评估。该系统三尖瓣环缩小的程度通过用涤纶带施加的张力来调整，最后展开支架来保持张力，故具备腔静脉支架释放前牵拉装置可调整性的优点，有效降低右冠状动脉损伤风险，优化改善反流效果。但该术式对术中影像学引导及术前患者筛选提出较高要求，右心功能差导致下腔静脉过度扩张患者不适用。

（四）Millipede 系统

Millipede 系统（Millipede，LLC，Ann Arbor，MI，美国）是经股静脉于原三尖瓣环心房侧置入新的半刚性瓣环，而重塑三尖瓣环形态。该系统可以调整瓣环位置，具备再定位再释放优势，但该特点同时会增加传导阻滞的风险。Rogers 等将该装置用于 2 例患者的三尖瓣及二尖瓣修复，术后三尖瓣环直径减少了 42% 和 45%，超声提示无明显反流。

（五）TRAIPTA

TRAIPTA（transatrial intrapericardial tricuspid annuloplasty）采用经右心耳介入三尖瓣成形技术，由镍钛合金材料做成的环、输送装置和缝线组成。首先将 TRAIPTA 环置入输送系统，在心房造影下穿刺右心耳进入心包腔，在心包腔内进行装置的释放并调整位置，使其绕过心尖部定位在房室沟，沿室间沟置入圆周装置，通过调节装置张力调整三尖瓣环形态以减少反流，收紧缝线并打结后，将环固定在房室沟中，退出输送装置，最后使用镍钛合金封堵器封闭右心耳。该装置目前处于临床前研究，动物实验中，该装置成功应用于 16 只家猪，9 只在术后行磁共振成像（MRI）检查发现后膈瓣间距减少 49%，前后瓣间距减少 31%，瓣膜面积减少 49%，环缩三尖瓣环前后交界效果明显。计划于近期进行早期可行性研究。该装置可能存在的缺点为长期三尖瓣反流或二次手术的患者血栓和心包粘连的发生概率较大，无法确保该装置能安全地从心外膜通路送入，故适应证局限于非外科手术史的患者。

三、经导管腔静脉瓣膜置入术（heterotopic caval valve implantation，CAVI）

由于三尖瓣解剖结构的特点，TR 通常继发右室扩大，带瓣膜支架难以固定在三尖瓣原位，再结合TR对患者的影响主要由下肢静脉充血引起，Lauten等最早提出异位腔静脉置入术(heterotopic caval valve implantation ，CAVI)治疗重度三尖瓣反流的设想。CAVI可用于严重三尖瓣反流引起腔静脉反流和扩张同时并存外科手术高风险的患者，此类装置系经颈静脉或股静脉通路，将瓣膜置入到上腔静脉和（或）下腔静脉中后，可防止从三尖瓣反流至心房血流进一步倒流回腔静脉内，以期减少腹腔脏器淤血或周围水肿，减少肝肾系统的静脉压力，减轻因重度三尖瓣反流导致的负荷增加，改善右侧心力衰竭的症状，从而达到治疗三尖瓣反流的目的。CAVI主要优势是介入途径容易实现，但只间接减轻静脉淤血引起的临床症状，对三尖瓣自身反流无改善，存在加重右心房淤血、导致右心搏动能力减弱的可能。尽管这项姑息技术的长期随访结果仍需评估，但短期效果令人鼓舞。目前CAVI有两种可使用的瓣膜，一种是专门为CAVI设计的自扩张瓣膜Tricvalve（P&F products features Vertriebs GmbH，Vienna，奥地利），另一种是可用于主动脉瓣狭窄介入治疗中的球囊扩张瓣膜［Edwards SAPIEN XT or SAPIEN 3 valve (Edwards Lifesciences)］。

（一）Tricvalve

Tricvalve（P+F Products+features Vertriebs GmbH，Vienna，奥地利）由两个生物瓣膜构成，大小从28～43mm（上腔静脉可达38mm，下腔静脉可达43mm），每个瓣膜由自膨胀的镍钛合金支架和三瓣叶牛心包瓣膜组成。术中通过27 Fr导管经股静脉通路送入右心房，在X线透视及食管超声辅助引导下，释放瓣膜并固定于上下腔静脉与右心房接合处。该设想最早由Lauten等提出并成功实施动物实验，此手术可立即消除腔静脉反流，其中远期有效性亦得到后续动物实验证实，并于2011年应用自膨胀式双腔静脉支架成功治疗1例外科高危重度三尖瓣关闭不全伴心力衰竭患者，术后有创血流动力学检测显示，置入后腔静脉压显著降低，右心力衰竭症状缓解，1年随访心功能、生活质量、运动能力显著改善。最近一项多中心研究结果显示，23例重度TR患者，30天生存率为82.6%；8例患者报告长期生存率，总的中位生存率为98天。有1例患者发生早期瓣膜移位，需要手术治疗。

（二）Edwards SAPIEN XT or SAPIEN 3 valve

球囊扩张式瓣膜29 mm的Sapien XT和Sapien 3（Edwards Lifesciences公司，美国）已广泛应用于临床主动脉瓣置换，近来有临床医生尝试将其置入到患者下腔静脉与右心房连接处治疗严重三尖瓣反流获得成功。文献报道共完成10例该类手术，1例在上下腔静脉处各置入了此类瓣膜。所有患者均成功置入，无围术期严重并发症和明显瓣周漏，9例患者术后右侧心力衰竭症状获得明显改善，但30天后2例患者死亡，主要源于颅内出血等非心源性并发症。该术式分为单下腔静脉置入术与双腔静脉置入术两种，前者降低右心室后负荷能力略弱，但安全性较佳，对于两种术式临床获益比较的相关证据暂缺。目前，单中心HOVER研究（经导管在上腔静脉置入Edwards SAPIEN XT瓣膜治疗TR）正运用该方法治疗重度TR无法手术或手术风险高的充血性肝病患者，此试验目前在测试短期（＜30天）安全性和中长期（6个月和＞1年）疗效，同时，在欧洲进行的多中心TRICAVAL研究也正在开展。

（三）其他CAVI瓣膜设计

与前述两种装置不同的是，最近德国Lausberg等研发一种新型支架瓣膜，完成了部分动物实验。该装置由猪心包覆盖的管状镍钛合金支架和侧面的两叶牛心包瓣组成，该装置横贯上下腔静脉，因此可以一步置入，在靠近下腔静脉侧有一个面向右心耳的两叶瓣设计，可以通过血流流动产生的生理旋涡来减少进入腔静脉的血液。该瓣膜已经成功置入7只母羊体内，术后无并发症发生，超声检查提示6枚支架瓣膜位置固定良好、功能正常，另1枚瓣膜因上下腔静脉直径过大未置入到理想位置。同时，Lausberg利用离体灌注体外模型及尸体心脏循环模型，证明了整个装置在人体中的可适应性和血流动力学的可行性。

四、经皮三尖瓣置入术

经皮介入治疗技术的终极目标是完全经皮三尖瓣置换，该方法已经通过不同的装置和方法得到证明。目前唯一批准可用于经皮三尖瓣置换的支架是自膨胀三尖瓣支架（NaviGate Cardiac Structures Inc，Laguna Hills，CA，美国），由房室瓣支架和一个输送系统组成。瓣膜由镍钛合金锥形支架及3片异种心包瓣叶组成。支架周边为多个短边及环形小翼，以确保瓣膜支架牢固锚定于三尖瓣环及三尖瓣叶上。

也有报道使用介入主动脉瓣装置Sapien（Edwards Lifesciences，美国）和Melody（Medtronic公司，美国）

用于三尖瓣位置的瓣膜置换，主要适应证是三尖瓣生物瓣衰败，以及曾置入三尖瓣瓣环再发三尖瓣病变的患者。文献报道，已有 53 个研究中心的 152 例生物瓣衰败的患者行 Melody（n=94）或 Sapien（n=58）置换，瓣膜成功置入 150 例患者体内，术后三尖瓣反流程度得到明显改善，平均随访 13.3 个月，22 例患者死亡，77% 的患者 NAHA 分级＜ 2 级（$P < 0.001$）。

2018 年我国学者也在三尖瓣介入治疗领域取得突破，长海医院团队完成了数例 LuX-Valve 三尖瓣置入，并在第二届中国结构周首次公开亮相，该瓣膜前景令人期待。由复旦大学附属中山医院和上海捍宇联合研发的同类器械 ValveClamp，也具备治疗 TR 的作用，也将在未来进行相关探索。

综上所述，虽然 TTVI 还处于非常早期的阶段，但初步的结果表明，采用不同的技术和装置是可行的和安全的。TRIVALVE（经导管三尖瓣治疗，NCT03416166）研究为目前样本量最大的国际注册研究，分析了不同介入技术治疗 TR 后的手术转归、三尖瓣反流缓解程度、术后的随访结果等，并探讨了手术失败及中期死亡率的预测因素。2018 年经导管心血管治疗学术会议（TCT 2018）公布了 TriValve 研究结果，也于近日发表在 JACC CARDIOVASCULAR INTERVENTIONS 杂志。

该研究入选了 2014 年 1 月至 2018 年 5 月，来自 18 个中心的 312 例重度症状性 TR 患者。年龄（76.4±8.5）岁，EuroSCORE Ⅱ（9±8）%，功能性三尖瓣反流占 93%，平均环形直径为 46.9mm。使用器械类型包括：MitraClip 210 例，Trialign 18 例，TriCinch 14 例，腔静脉瓣膜 30 例，FORMA 24 例，Cardioband13 例，NaviGate 6 例，PASCAL 1 例。结果显示 72.8% 的患者手术成功（定义为成功置入器械和术后轻中度三尖瓣反流）；30d 死亡率 3.6 %，1.5 年随访总体生存率 82.8 %。手术成功与中期随访的生存率密切相关，手术成功的预测因素是三尖瓣闭合深度，瓣环直径和肺动脉压力。尽管这是 TTVI 的一个新发现，但这并不令人惊讶，因为根据外科经验，增加的瓣膜闭合深度 (coaptation depth)（＞ 1 cm）与外科三尖瓣修复失败的风险增加有关。

主动脉瓣和二尖瓣经皮介入治疗的经验告诉我们，三尖瓣关闭不全经导管介入治疗必将通过瓣膜器械的发明和手术过程的完善而获得长足发展。除了经胸和经食管超声心动图是三尖瓣反流的重要诊断工具，CT 在患者选择和指导治疗策略的选择也越发重要。CT 允许操作者评估三尖瓣环的尺寸和解剖结构，以确定置入一些瓣环成形术预置入的目标区域，以评估上下腔静脉和三尖瓣平面之间的角度，评估右冠状动脉和瓣膜环之间的距离并评估受伤风险。三维超声心动图也将在术中实时引导中发挥重要作用。更多大型的、设计良好的、随机对照的研究，也必将为三尖瓣经导管介入治疗提供更多的循证证据，为更多的患者带来福音。

（张　源　周达新）

参考文献

[1] Kim YJ, Kwon DA, Kim HK, Park JS, Hahn S, Kim KH, Kim KB, Sohn DW, Ahn H,Oh BH, Park YB. Determinants of surgical outcome in patients with isolated tricuspid regurgitation. Circulation, 2009, 120:1672-1678.

[2] Nath J, Foster E, Heidenreich PA. Impact of tricuspid regurgitation on long-term survival. J Am Coll Cardiol, 2004 Feb 4, 43(3):405-409.

[3] Perlman GY, Dvir D. Treatment of Tricuspid Regurgitation With the FORMA Repair System. Front Cardiovasc Med, 2018 Oct 15, 5:140.

[4] Kodali S. The FORMA early feasibility study: 30-day outcomes of transcatheter tricuspid valve therapy in patients with severe secondary tricuspid regurgitation. Presented at: TCT, 2017, Denver, CO (2017).

[5] Nickenig G, Kowalski M, Hausleiter J, et al. Transcatheter treatment of severe tricuspid regurgitation with the edge-to-edge MitraClip technique. Circulation, 2017, 135(19): 1802-1814.

[6] Schofer J, Bijuklic K, Tiburtius C, Hansen L, Groothuis A, Hahn RT. First-in-human transcatheter tricuspid valve repair in a patient with severely regurgitant tricuspidvalve. J Am Coll Cardiol, 2015, 65:1190-1195.

[7] Hahn RT, Meduri CU, Davidson CJ, Lim S, Nazif TM, Ricciardi MJ, Rajagopal V,Ailawadi G, Vannan MA, Thomas JD, Fowler D, Rich S, Martin R, Ong G, Groothuis A,Kodali S. Early Feasibility Study of a Transcatheter Tricuspid Valve Annuloplasty: SCOUT Trial 30 Day Results. J Am Coll Cardiol, 2017, 69(14):1795-1806.

[8] Asmarats L, Puri R, Latib A, Navia JL, Rodés-Cabau J. Transcatheter Tricuspid Valve Interventions: Landscape, Challenges, and Future Directions. J Am CollCardiol, 2018,71(25):2935-2956.

[9] Latib A, Agricola E, Pozzoli A, et al. First-in-Man Implantation of a Tricuspid Annular Remodeling Device for Functional Tricuspid Regurgitation. JACC Cardiovasc Interv, 2015 Nov, 8(13):e211-214.

[10] Calen C, Taramasso M, Guidotti A, Kuwata S, Nietlispach F, Zuber M, Maisano F.Successful TriCinch-in-TriCinch Transcatheter Tricuspid Valve Repair. JACC Cardiovasc Interv, 2017,10(8):e75-e77.

[11] Rogers JH. Transcatheter tricuspid valve therapies 5: millipede. description, results and a case. USA: Transcatheter Cardiovascular Therapeutics, 2016, 2016.

[12] Rogers T, Ratnayaka K, Sonmez M, Franson DN, Schenke WH, Mazal JR, Kocaturk O, Chen MY, Faranesh AZ, Lederman RJ. Transatrial intrapericardial tricuspid annuloplasty. JACC Cardiovasc Interv, 2015 Mar, 8(3):483-491.

[13] Lausberg HF, Gryszkiewicz R, Kuetting M, Baumgaertner M, Centola M, Wendel HP,Nowak-Machen M, Schibilsky D, Kruger T, Schlensak C. Catheter-based tricuspid valve replacement: first experimental data of a newly designed bileaflet stent graft prosthesis. Eur J Cardiothorac Surg, 2017 Jul 1, 52(1):189-196.

[14] Lauten A, Doenst T, Hamadanchi A, Franz M, Figulla HR. Percutaneous bicaval valve implantation for transcatheter treatment of tricuspid regurgitation: clinical observations and 12-month follow-up. Circ Cardiovasc Interv, 2014 Apr, 7(2):268-272.

[15] Lauten A, Dreger H, Schofer J, Grube E, Beckhoff F, Jakob P, Sinning JM,Stangl K, Figulla HR, Laule M. Caval Valve Implantation for Treatment of Severe Tricuspid Regurgitation. J Am Coll Cardiol, 2018, 71(10):1183-1184.

[16] McElhinney DB, Cabalka AK, Aboulhosn JA, Eicken A, Boudjemline Y, Schubert S, Himbert D, Asnes JD, Salizzoni S, Bocks ML, Cheatham JP, Momenah TS, Kim DW,Schranz D, Meadows J, Thomson JD, Goldstein BH, Crittendon I 3rd, Fagan TE, Webb JG, Horlick E, Delaney JW, Jones TK, Shahanavaz S, Moretti C, Hainstock MR, KennyDP, Berger F, Rihal CS, Dvir D; Valve-in-Valve International Database (VIVID) Registry. Transcatheter Tricuspid Valve-in-Valve Implantation for the Treatment of Dysfunctional Surgical Bioprosthetic Valves: An International, Multicenter Registry Study. Circulation, 2016 Apr 19, 133(16):1582-1593.

[17] Taramasso M, Alessandrini H, Latib A, Asami M, Attinger-Toller A, Biasco L,Braun D, Brochet E, Connelly KA, Denti P, Deuschl F, Englmeier A, Fam N, Frerker C, Hausleiter J, Himbert D, Ho E, Juliard JM, Kaple R, Kreidel F, Kuck KH, AnconaM, Lauten A, Lurz P, Mehr M, Nazif T, Nickening G, Pedrazzini G, Pozzoli A, Praz F, Puri R, Rodés-Cabau J, Schäfer U, Schofer J, Sievert H, Sievert K, Tang GHL,Tanner FC, Vahanian A, Webb JG, Windecker S, Yzeiray E, Zuber M, Maisano F, Leon MB, Hahn RT. Outcomes After Current Transcatheter Tricuspid Valve Intervention:Mid-Term Results From the International TriValve Registry. JACC CardiovascInterv, 2019, 12(2):155-165.

[18] Fukuda S, Gillinov AM, McCarthy PM, et al. Determinants of recurrent or residual functional tricuspid regurgitation after tricuspid annuloplasty. Circulation, 2006, 114 Suppl: I582-1587.

53. 发展中的肿瘤心脏病学

近年来，随着肿瘤诊疗水平的日益精进，癌症幸存者群体数量逐年递增，其生存其内的心血管健康问题也愈发受人关注，“肿瘤心脏病学”（Cardio-Oncology）这一学科由此诞生。时至今日，该学科的工作重点已从建立之初的呼吁重视向更深入的机制探索、真实世界研究和临床实践过渡，新认识、新发现、新观点、新经验不断涌现，新领域的尝试与拓荒正如火如荼地进行。

一、抗癌药物心血管损伤的机制探索

蒽环类药物是最早被发现存在心肌毒性的抗肿瘤药物。现已证实，蒽环类药物可作用于拓扑异构酶Ⅱβ，使DNA双链断裂，导致心肌细胞死亡；同时，还可通过促进活性氧自由基产生、线粒体损伤等机制造成心肌损害。因此，在化疗前检测患者拓扑异构酶Ⅱβ的表达水平可能有助于对蒽环类药物相关心肌损伤的风险预测，对外周细胞拓扑异构酶Ⅱβ表达水平较高的患者，可选择无蒽环类药物替代治疗或早期使用特异性心脏保护药物右丙亚胺（dexrazoxane）；研发仅针对拓扑异构酶Ⅱα，而不作用于拓扑异构酶Ⅱβ的新型蒽环类药物，有望产生仅抑制肿瘤而无心脏毒性的“双赢”效果；而选择性抑制拓扑异构酶Ⅱβ的生物学效应，则可作为防治蒽环类药物心脏毒性的候选靶点。

过去十余年来，以曲妥珠单抗（trastuzumab）和酪氨酸激酶抑制剂（tyrosine kinase inhibitor，TKI）为代表的靶向药物不断出现，使癌症治疗的理念产生了巨大变革，也带来了新挑战，目前，靶向药物直接导致的心脏与血管损伤在临床已不鲜见。

曲妥珠单抗的作用靶点为HER-2。HER-2是原癌基因，其编码的蛋白具有酪氨酸蛋白激酶活性。在与配体结合后，HER2蛋白与家族中的其他成员HER1、HER3、HER4交联，形成异源二聚体，激活多个信号通路，包括Ras/Raf/ MAPK途径、P13K/ Akt途径、STAT途径和PLC通路等，从而抑制肿瘤细胞凋亡，促进其增殖，增强肿瘤细胞的侵袭性，促进肿瘤血管和淋巴管新生。曲妥珠单抗可特异性结合于HER2受体细胞外段，阻断并干扰HER2与其他家族成员形成异源二聚体，起到促进肿瘤细胞凋亡、抑制肿瘤生长的生物学效应，现已广泛应用于HER-2阳性乳腺癌的治疗。然而，HER-2同样表达于心肌细胞。动物实验表明，HER-2有助于维持心肌细胞结构和功能的完整性，敲除HER-2基因的小鼠倾向发生扩张型心肌病。在成年大鼠心室肌细胞培养体系中同期加入多柔比星，较单独加入曲妥单抗者肌丝紊乱（myofibrillar disarray）程度更甚，提示蒽环类药物与曲妥珠单抗对心肌细胞的损伤存在协同作用。此外，敲除HER2基因的心肌细胞对曲妥珠单抗更为敏感，提示曲妥珠单抗本身潜在直接的心肌毒性。在一项临床研究中，蒽环类药物、环磷酰胺联合曲妥珠单抗治疗组，单独使用蒽环类药物或环磷酰胺治疗组，联合使用紫杉醇和曲妥珠单抗治疗组以及单独使用紫杉醇治疗组NYHA Ⅲ～Ⅳ级心力衰竭的发生率分别为27%、8%、13%和1%。因此，临床上拟对患者进行曲妥珠单抗治疗时，应格外注意对其心肌毒性的预警和监测。

无独有偶，TKI类药物同样可产生心肌毒性，但存在药物间和个体差异。

伊马替尼（Imatinib）是一种BCR-Abl抑制剂，现广泛用于慢性髓性白血病的治疗。有报道称，伊马替尼与心力衰竭关系密切，在对基线正常的小鼠饲喂伊马替尼后，部分小鼠可出现严重的左室收缩功能障碍。统计学分析显示，在1276例接受伊马替尼治疗的患者中，有22例（占1.7%）出现心力衰竭，但其中11例经调整剂量后继续接受伊马替尼治疗，未出现远期并发症，提示此类心功能受损应该可逆。

舒尼替尼（sunitinib）是一种多激酶抑制剂，作用于血管内皮生长因子（vascular endothelial growth factor，VEGF）受体、成纤维细胞生长因子受体（FGFR）和血小板源生长因子受体（PDGFR），主要用于转移性肾癌和消化道间质瘤的治疗。有报道称，舒尼替尼与高血压和心力衰竭的发生有关，其发生率分别为47%和4.1%。该类药物可干扰VEGF信号转导通路和（或）压力诱导性血管再生

(stress-induced cardiac angiogenesis) 过程，进而产生“靶外效应”。动物模型研究证实，PDGFR-β 在心肌对压力负荷的应答过程中起到关键作用，敲除 PDGFR-β 的小鼠在负荷压力条件下更易出现心力衰竭。由此，可以从机制上解释舒尼替尼和其他多激酶抑制剂引起高血压和心力衰竭的原因。因故，对接受多激酶抑制剂治疗的患者，也应加强血压和心血管健康的管理。

二、抗癌治疗相关心血管损伤的预警、评估与监测

鉴于目前尚无对抗癌治疗相关心血管损伤进行治疗的特效手段，在抗癌治疗全程对患者进行心血管损伤预警、评估与监测就显得尤为重要。

目前主张，在对癌症患者进行心血管风险预警时，应在充分评估经典心血管危险因素的基础上，结合罹患肿瘤特点、抗癌治疗方案及某些特定危险因素综合考量。经典的心血管危险因素包括年龄、性别、已确诊的心血管系统疾病、家族史、糖脂代谢紊乱及不良生活方式等。某些恶性肿瘤可因其固有的生物学特征增加心血管事件风险。例如，转移性腺癌、卵巢癌患者倾向发生静脉血栓栓塞症 (venous thromboembolism，VTE)，多发性骨髓瘤可继发心肌淀粉样变性，进而导致心力衰竭等。化疗、靶向治疗和放疗均潜在心肌毒性，可造成以左室射血分数 (left ventricular ejection fraction，LVEF) 下降为主要表现的心功能障碍。因而，许多学者十分强调 LVEF 在癌症患者心血管风险预测中的价值。需要指出，某些治疗手段可能具有相对特异的心血管系统致病性。譬如，蒽环类药物可因其心肌毒性造成 LVEF 下降，故需在用药前准确评价患者的心功能水平；5- 氟尿嘧啶具有致动脉痉挛特性，因此，需对接受该药化疗的患者进行充分的冠状动脉风险评估；三氧化二砷及部分 TKI 则可致心电图 QT 间期延长，诱发恶性心律失常，故对拟应用砷剂或 TKI 的患者应注意测量 QT 间期。此外，还需将某些具体疾病的特定危险因素。例如，在预测砷剂应用者尖端扭转型室速发生风险时，应考虑到电解质水平、甲状腺功能、合并用药、既往心律失常情况及家族史等因素对心电图 QT 间期的影响。

与其他任何心血管疾病一样，对抗癌治疗相关心血管损伤的筛查与检测内容也应该包括病史采集、体格检查、心电学检查、影像学检查、生物标志物及特殊检查等。2016 年 ESC《癌症治疗与心血管毒性立场声明》对常规心电图及超声心动图 (echocardiography, UCG) 的应用价值予以高度肯定，故二者可作为必要时首选的辅助检查手段。声明同时指出，抗癌治疗相关心血管疾病的检出应主要基于患者的临床表现，故不推荐所有患者在启动抗肿瘤治疗前行心血管疾病系统筛查。鉴于近年来在此方面的临床研究进展有限，该声明的这一观点得以沿用至今。

迄今为止，UCG 测量的 LVEF 仍是抗癌治疗相关心功能不全 (cancer therapeutics-related cardiac dysfunction，CTRCD) 最重要的诊断依据。目前得到公认的 CTRCD 定义为，UCG 测量的 LVEF 较基线水平下降超过 10%，且低于正常值下限 (通常定义为 50%)。鉴于 UCG 测量 LVEF 可受仪器、透声条件、观察者等多方主、客观因素影响，故疑诊 CTRCD 者应接受多次检查以明确 LVEF 下降程度，并根据是否存在临床症状及心功能受损是否可逆制订个体化检查方案。

在 CTRCD 的早期亚临床阶段，常规 UCG 评估 LVEF 或舒张功能难以发现隐匿的心脏毒性。在此阶段，某些更敏感的检测技术 (如超声应变、生物标志物等) 可能更为实用。当前研究一致认为，心肌损伤改变要早于 LVEF 变化，因此以肌钙蛋白 (troponin) 为代表的心肌损伤标志物可用于抗癌治疗心肌毒性的早期监测。影像学技术方面，二维应变成像整体纵向应变比应变的其他指标 (如整体径向应变、整体圆周应变等) 可重复性更佳。文献回顾显示，整体纵向应变较抗癌治疗前减少 10% ～ 11% 可作为预测心脏毒性的有效指标，这一观点具有一定的临床推广价值。

三、癌症治疗相关心血管损伤的治疗证据

过去十年，各国学者进行了许多临床研究，旨在探索血管紧张素转化酶抑制剂 / 血管紧张素Ⅱ受体抑制剂 (ACEI/ARB)、β 受体阻滞剂等经典心血管药物对抗癌药物引起心脏毒性反应的一级级或二级预防策略。目前，尚无足够证据支持 ACEI、β 受体阻滞剂、醛固酮拮抗剂和他汀类药物用于心血管毒性的一级预防。

2018 年举行的第 67 届美国心脏病学会年会（ACC 2018）上，巴西学者公布了一项题为“Carvedilol for PrEvention of Chemotherapy-Induced CardiotoxicitY（CECCY）”的前瞻性、随机、双盲、安慰剂对照研究结果，旨在探讨以卡维地洛为代表的β受体阻滞剂对蒽环类药物相关心肌毒性的预防作用。

2013 年 4 月至 2017 年 1 月期间，该研究共纳入了 200 例因 HER2 阴性乳腺癌接受化疗的成年患者。其标准化疗方案为：环磷酰胺 600mg/m^2、阿霉素 60mg/m^2，每 21 天，×4 周期；序贯以紫杉醇 80mg/m^2，每 7 天，×8 周期。排除标准包括：不能规律评估心功能者，既往放化疗史，入组时已有心力衰竭症状，既往心肌病、冠心病或中 - 重度瓣膜病史，平素应用 ACEI（ARB）或β受体阻滞剂，有β受体阻滞剂应用禁忌及 HER2 阳性患者。卡维地洛以口服方式给药，起始剂量为 3.125mg，2 次 / 日，能耐受者逐渐递增至目标最大剂量 25mg 1 次 /12 小时。随访时长为 6 个月，于每次阿霉素化疗后约 19 天左右进行，测量工具包括超声心动图、心肌肌钙蛋白 I（cTnI）及 B 型脑钠肽（BNP）。研究的主要终点事件为超声心动图测量的左室射血分数较基线下降超过 10%，次级终点事件包括 cTnI、BNP 水平升高以及心室舒张功能障碍。

随访结果显示，卡维地洛组与安慰剂组在左室射血分数变化方面并无显著统计学差异（卡维地洛 14.5% vs 安慰剂 13.5%，P=1.00），但卡维地洛组 cTnI 升高及心室舒张功能障碍的发生率较安慰剂组明显减少（cTnI，卡维地洛 26.0% vs 安慰剂 41.6%，P=0.003；左室舒张功能障碍，卡维地洛 15.2% vs 安慰剂 21.8%，P=0.039）。此外，卡维地洛组化疗后左室舒张末期内径的增加幅度较安慰剂组也有减小趋势（卡维地洛 44.1±3.64 to 45.2±3.2 vs 安慰剂 44.9±3.6 to 46.4±4.0mm，P=0.057）。

作为迄今为止最大规模的探究β受体阻滞剂用于预防化疗相关心肌毒性的前瞻性临床试验，CECCY 研究的结果似乎有些令人失望。阿霉素相关心肌毒性在临床上主要表现为左室收缩功能下降和左心室扩张，而本研究既未发现卡维地洛对 LVEF 和左室内径具有统计学意义的保护作用，也未能直接提示卡维地洛对于阿霉素所致心功能不全的有效改善。但笔者认为，以此判定β受体阻滞剂对化疗心肌毒性缺乏预防价值为时尚早。

已有多项研究提示，蒽环类药物对心功能的损害可能从影响左室的松弛功能开始，逐渐发展至心室收缩功能下降，最终导致症状性心力衰竭。本研究在乳腺癌化疗患者中观察到了卡维地洛对心室舒张功能的保护作用，或可提示该类药物对于延缓症状性心力衰竭发生的积极作用。而作为体现心肌损伤的敏感指标，cTnI 水平的变化在两组中具有显著差异。结构决定功能，心肌完整性的破坏是心肌功能受损和心脏功能异常的重要病理学基础，从这个角度来说，卡维地洛对于心肌的保护作用显然对保留患者的心室功能有所助益。再者，阿霉素心肌毒性所致心功能不全的病程常以年计算，具有进行性、不可逆的特点，本研究的随访时限仅有半年，相对较短，以此盖棺定论不够严谨。

从机制上说，β受体阻滞剂固有的负性肌力作用也可能在测量中一定程度上抵消其对左室收缩功能有限的保护作用，这或许也是本研究未观察到卡维地洛与安慰剂在 LVEF 指标变化方面存在显著差别的原因之一。然而，除具有其他β受体阻滞剂的药理学作用外，卡维地洛还兼具部分α受体阻滞和抗氧应激化特性。鉴于阿霉素等药物所致心肌毒性与氧化应激密切相关，卡维地洛的确最有希望成为预防化疗致心肌功能不全的理想药物。但究竟这一理论猜想能否带来现实获益还需要更多的临床试验、更长时间的有效随访和更细致的基础实验研究加以验证。

四、新突破背后的隐忧——免疫检查点抑制剂相关心肌损伤

近年来，免疫检查点抑制剂（immune checkpoint inhibitor, ICI）作为一项突破性成果从研究层面正式走向临床实践，为众多癌症患者带来希望。然而，随着人们对 ICI 认识的不断深入，越来越多的医生和患者也开始关注其靶外器官免疫损害，即免疫治疗相关毒性（adverse events that are mostly immune-related, irAE）。

总体来说，心脏 irAE 的发生率不足 1%，但临床表现形式多样，包括心肌炎、心包炎、心律失常、心肌病和心力衰竭等。据报道，与单独使用 PD-1 抑制剂 nivolumab（0.06%）相比，联合使用 CTLA-4 抑制剂 ipilimumab 和 nivolumab（0.27%）的心脏毒性发生率更高。在一项多中心临床注册研究中，3545 例接受 ICI 治疗的患者（其中 91% 为黑色素瘤

患者）共出现了 21 例致死性 irAE，其中 6 例为自身免疫性心肌炎。Vigilyze 数据库中记载了从 2009 年至 2018 年 1 月间 613 例致死性 irAE 事件，其中 PD-1/CTLA-4 联合治疗的致死性病例中约有 1/4 源于心肌炎。另据统计，ICI 治疗相关心肌炎患者的死亡率高达 39.7%。由此可见，irAE 累及心脏往往产生十分严重的后果，故不容忽视。

有关 ICI 对心脏影响的具体机制，迄今尚不完全清楚。曾有研究发现，PD-1/PD-L1 通路对心肌炎症和细胞损害存在保护作用——无论在 $CD8^{+}$T 细胞抑或 $CD4^{+}$T 细胞模型小鼠中，与 $PD\text{-}1^{+/+}$ 者相比，$PD\text{-}1^{-/-}$ 小鼠心肌细胞炎症浸润均明显增强，发生自身免疫性心肌炎的程度也更加严重。另有研究者观察到，CTLA-4 和 PD-1 基因缺陷可分别导致小鼠发生严重的 T 细胞心肌浸润和免疫相关性扩张型心肌病。此外，PD-1 缺陷小鼠比野生型小鼠更易患自身免疫性心肌炎，PD-L1 和 PD-L2 的遗传或药理学消耗，则可加剧各种自身免疫性心肌炎模型动物病情的严重程度。

目前认为，一旦发生心脏 irAE，大剂量糖皮质激素是最有效的治疗药物，在疑诊 ICI 诱发心脏不良事件时应尽早使用。如激素治疗后患者病情未得到有效控制，其他的免疫抑制药物，如英夫利西单抗（infliximab）、麦考酚吗乙酯（mycophenolate mofetil，MMF）及抗胸腺细胞球蛋白 (anti-thymocyte globulin，ATG) 或可成为联合治疗的选择。

尽管近年来肿瘤心脏病学的发展取得了相当多的进步和成绩，但我们也应当看到，目前该学科的发展仍处于起步与探索阶段，无论是基础实验、临床试验或是日常诊疗流程尚有很多亟待完善和规范之处，以多学科协作为基础的研究和临床实践则是弥补这些不足的最有效方式。我们相信，随着各国学者对肿瘤治疗相关心血管损伤的深入研究，肿瘤心脏病学的诸多未解之谜将会被不断揭开。

（夏云龙　吕海辰）

参考文献

[1] Zamorano J L, Lancellotti P, Rodriguez M D, et al. 2016 ESC Position Paper on cancer treatments and cardiovascular toxicity developed under the auspices of the ESC Committee for Practice Guidelines: The Task Force for cancer treatments and cardiovascular toxicity of the European Society of Cardiology (ESC). Eur Heart J,2016,37(36):2768-2801.

[2] Wang D Y, Salem J E, Cohen J V, et al. Fatal Toxic Effects Associated With Immune Checkpoint Inhibitors: A Systematic Review and Meta-analysis. JAMA Oncol,2018,4(12):1721-1728.

[3] Haanen J, Carbonnel F, Robert C, et al. Management of toxicities from immunotherapy: ESMO Clinical Practice Guidelines for diagnosis, treatment and follow-up. Ann Oncol,2018,29(Supplement_4): 264-266.

[4] Khoja L, Day D, Wei-Wu C T, et al. Tumour- and class-specific patterns of immune-related adverse events of immune checkpoint inhibitors: a systematic review. Ann Oncol,2017,28(10):2377-2385.

[5] Yeh E T, Chang H M. Oncocardiology-Past, Present, and Future: A Review. JAMA Cardiol, 2016,1(9):1066-1072.

[6] 董爽，胡胜，欧武陵，等 . 免疫检查点抑制剂的心脏毒性及其机制 . 肿瘤防治研究 ,2018(11):858-863.

54. ST 段抬高型急性心肌梗死院前溶栓中国专家共识要点

一、ST 段抬高心肌梗死早期诊断和早期处理

首先依据缺血的症状（持续胸痛）和 12 导联心电图（最好是 18 导联）诊断 STEMI（表 1）。有冠心病史和放射至颈部、下颌、左臂的疼痛是心肌梗死的重要线索。部分患者可以表现为气短、恶心或呕吐、乏力、心悸或晕厥。服用硝酸甘油后胸痛减轻不能作为诊断依据。服用硝酸甘油后症状缓解时，必须再次做 12 导联心电图，如果 ST 段完全回落并且症状完全缓解，提示冠状动脉痉挛（伴有或不伴有心肌梗死）。

表 1　早期诊断与早期处理

心电图监测

- 首次医疗接触后尽快记录 12 导联心电图检查并判读，最迟不超过 10min
- 对所有疑诊 STEMI 的患者尽快心电除颤监护仪进行监测
- 高度怀疑后壁心肌梗死（回旋支闭塞）的患者应该考虑加做后壁导联（$V_{7\sim9}$）导联心电图
- 下壁心肌梗死患者应该考虑加做右室导联（V_3R 和 V_4R）心电图以明确是否合并右室心肌梗死

血标本留取

- 心肌梗死急性期尽早常规留取血进行血清标志物监测，但不能因此延迟再灌注治疗

对所有疑诊 STEMI 的患者尽快启动心电监测，以便发现危及生命的心律失常，必要时迅速电复律。疑诊 STEMI 的患者必须在首次医疗接触（first medical contact, FMC）时尽快获得并判读 12 导联心电图，加速 STEMI 的早期诊断和早期处理。部分特殊类型的患者可能影响心电图 ST 段判断（表 2），当首诊医师确诊有困难时应及时传输至心血管专科医师协助诊断。

对于确诊 ST 段抬高型心肌梗死的患者，需尽快启动再灌注治疗。心电图表现不确定或没有证据支持心肌梗死的怀疑诊断时，应重复心电图检查，尽可能与以往心电图记录进行对比。如果现场对院前心电图不能进行判读，可以跨距传输心电图进行判读。鉴别诊断中最重要的是要排除是否同时合并主动脉夹层，对所有 ST 段抬高的急性胸痛患者，一定要仔细询问发病时是否有撕裂样的胸背部疼痛特征，高度怀疑时宁可暂缓溶栓和抗栓治疗，先送至具有确诊能力的医院确诊。

对于仍有胸痛及存在低氧血症的患者应尽快处理（表 3），静脉注射阿片类药物（例如吗啡）是目前最常用的镇痛方法。不过，吗啡可引起口服抗血小板药物（氯吡格雷和替格瑞洛）吸收减缓、起效延迟和药效减弱。

表 2　影响判读心电图的几种情况

束支传导阻滞

- 左束支传导阻滞时能够提高 STEMI 诊断准确性的标准：
  - QRS 主波向上的导联同向性 ST 段抬高≥ 1mm
  - $V_{1\sim3}$ 导联同向性 ST 段下压≥ 1mm
  - QRS 主波向下的导联反向性 ST 段抬高≥ 5mm
- 存在右束支传导阻滞时可能会影响 STEMI 的诊断

心室起搏心律

- 右室起搏的心电图表现为左束支传导阻滞，以上标准同样适用于起搏心律时心肌梗死的诊断，但是特异性较差

孤立后壁心肌梗死

- 孤立性 $V_{1\sim3}$ 导联 ST 段下压≥ 0.5mm 和后壁导联 $V_{7\sim9}$ ST 段抬高（≥ 0.5mm）

左主干闭塞或多支血管病变导致的缺血

- ≥ 8 个导联出现 ST 段压低≥ 1mm，同时伴有 aVR 和（或）V_1 导联 ST 段抬高提示左主干冠状动脉阻塞以及严重三支病变

表 3 缓解低氧血症和症状

低氧血症
• 氧疗只用于低氧血症的患者（$SaO_2 < 90\%$ 或者 $PaO_2 < 60mmHg$）
• $SaO_2 \geqslant 90\%$ 的患者不建议常规氧疗
症状
• 考虑静脉使用适当剂量的阿片类药物缓解疼痛
• 考虑使用弱镇静剂（通常是苯二氮䓬类）治疗明显焦虑的患者

二、早期再灌注治疗方法选择

院前救护车接诊到 STEMI 患者后选择何种再灌注策略时应依据以下原则（图 1），若附近有可行 PPCI 的医院，且能在 120min 内将患者转运至医院并完成 PPCI，则优先选择 PPCI 策略，否则，应当迅速评估以下几个重要的因素：①症状发生的时间；② STEMI 相关并发症的风险；③药物溶栓发生出血的风险；④休克或严重心力衰竭；⑤转运到可行 PCI 医院的时间。对于发病早期的患者，即使转运时间非常短，立即溶栓策略也优于延迟急诊 PCI。包括老年人在内的高危人群在发病后 120min 内溶栓绝对获益最大。PCI 延迟超过 120min 与立即溶栓比较，在生存率上没有优势。在没有禁忌证的情况下，预计从首次医疗接触开始 120min 以上才能完成 PCI 者，应当在 30min 内给予溶栓治疗。患者就诊越晚（尤其是发病 3h 后），越应当考虑转运至 PCI 医院实施 PPCI（而不是溶栓）。随着发病时间的延长，溶栓的临床获益会降低。但是，对于发病 > 12h 仍有症状而且缺血范围较大或血流动力学不稳定的 STEMI 患者，如果没有条件实施 PPCI 时，可以进行溶栓治疗。存在溶栓禁忌证时，权衡溶栓的救命效果和潜在的致命副作用十分重要。此时要考虑到其他可选的治疗措施，例如延迟 PPCI。

三、院前溶栓

院前溶栓（尤其在救护车上进行院前溶栓）是提高我国 STEMI 患者早期再灌注治疗率的有效手段，但是要具备院前溶栓的基本条件，掌握溶栓治疗的适应证和禁忌证，能够处理溶栓治疗的并发症，同时与相关医院建立高效的救治网络。

开展院前溶栓适应证应具备以下全部四个条件：①急性胸痛持续 30MIN 以上，但未超过 12h。②心电图相邻两个或更多导联 ST 段抬高在肢体导联 ≥ 0.1mV，胸导联 ≥ 0.2mV，或者新出现的完全性

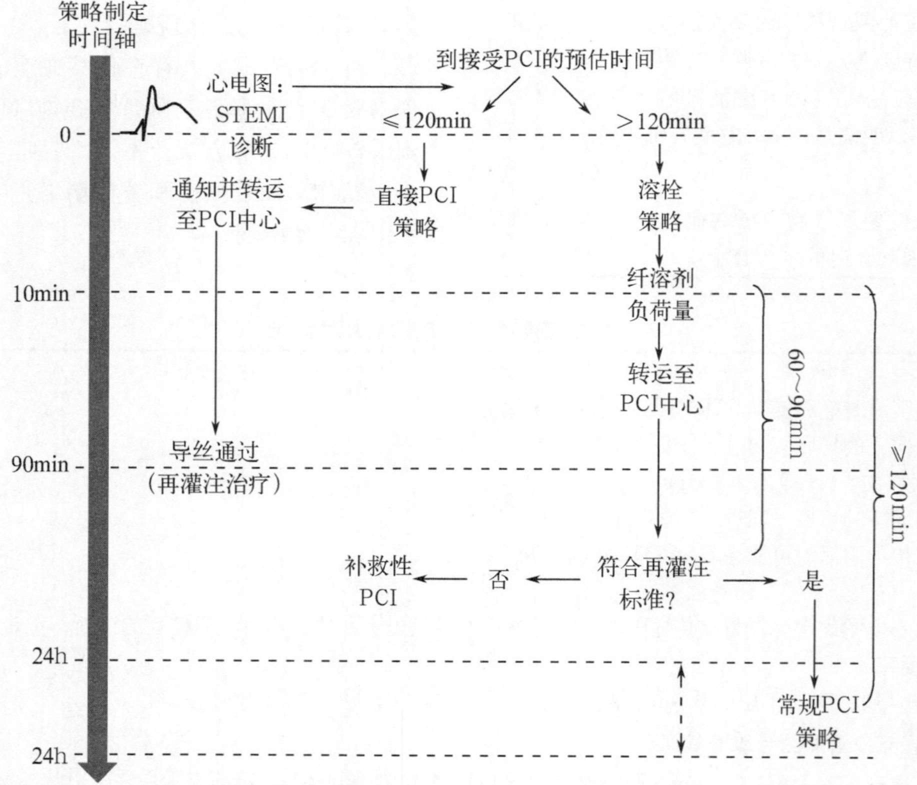

图 1 通过院前急救系统就诊或就诊于非 PCI 医院的患者再灌注治疗策略选择

左（或右）束支传导阻滞。③年龄≤ 75 周岁。④不能在 120min 内完成 PPCI 治疗。

决定溶栓前应综合分析预期风险 / 效益比、发病至就诊时间、就诊时临床及血流动力学特征、合并症、出血风险、禁忌证和预期 PCI 延误时间等综合因素后决定。

溶栓治疗最常发生的不良反应是出血，因此溶栓前必须排除出血高危患者（表 4）。鉴于院前溶栓是在救护车上相对简陋的医疗环境下进行的，对于严重出血的处理条件和能力有限，更应严格掌握禁忌证。除了具备绝对禁忌证的患者不能进行溶栓外，具备相对禁忌证的患者亦应严格控制，原则上尽可能不要在院前溶栓。

表 4　溶栓禁忌证

绝对禁忌证
• 既往颅内出血史或未知部位的脑卒中史
• 近 6 个月内发作过缺血性脑卒中
• 中枢神经系统损伤、神经系统肿瘤或动静脉畸形
• 近 2 个月出现过重大创伤、外科手术或头部损伤
• 近 1 个月内有胃肠道出血
• 已知原因的出血性疾病（月经除外）
• 明确、高度怀疑或者不能排除主动脉夹层
• 感染性心内膜炎
• 24h 内接受过不可压迫的穿刺术（如肝脏活检、腰椎穿刺术）
相对禁忌证
• 近 6 个月内发生一过性脑缺血发作
• 口服抗凝药治疗中
妊娠或产后 1 周
• 难治性高血压 [收缩压＞ 180mmHg 和（或）舒张压＞ 110mmHg]
晚期肝脏疾病
• 感染性心内膜炎
活动性消化性溃疡
• 长时间或有创性复苏

院前溶栓筛查表（表 5）可以方便院前急救人员快速筛查适宜溶栓的患者。所有溶栓前的患者必须由院前急救医师进行逐项询问。该筛查表包括两个部分，第一部分是适应证筛查，要求满足全部条件即全部问题的回答均为“是”才能考虑溶栓治疗，若任何一项回答“否”即可终止筛查，不能进行溶栓治疗。第二部分是禁忌证筛查，要求全部问题的回答均为“否”才能安全地进行溶栓治疗，若任一问题回答为“是”则可终止筛查，不能进行溶栓治疗。

溶栓治疗前应当进行知情同意。因为溶栓治疗除了可能发生出血、再灌注心律失常等不良反应，严重者可能致死、致残的风险之外，还有可能溶栓失败。即使使用第三代特异性溶栓药，成功率也只有大约 80%，其中达到 3 级血流者只有大约 65%，仍有 35% 左右的患者因溶栓失败或者再灌注不充分需要接受补救性 PCI 治疗。因此，按照我国现行的医疗法规，溶栓之前应进行知情同意并签署知情同意书。

知情同意过程应尽可能简明扼要地说明患者的病情、诊断、可能的后果（非再灌注治疗的死亡率）、当前可能选择的治疗措施以及溶栓治疗的获益（降低死亡率和心力衰竭发生率率），出血风险是知情同意的重点，应将严重出血尤其是颅内出血（约 0.9% ～ 1%）的风险作为重点，尽管已经对患者进行了严格的出血风险筛查，仍有少数患者可能会发生威胁生命的严重出血。但必须强调对于 STEMI 患者，溶栓治疗是“显著获益、低概率风险”的救命性抢救措施，必须要“快”，不能因为反复咨询他人而延误宝贵的抢救时机。此外，医患双方要在制式的知情同意书上签署姓名及签字时间，并要精确到分钟。建议开展院前溶栓治疗的救护车上应备好溶栓筛查表和制式的溶栓知情同意书，首份心电图确诊后先进行溶栓筛查，通过筛查后医生首先在知情同意书上签名并签署时间，然后与家属或者患者谈话，家属或者患者同意后签名并签署时间。

目前在临床应用的主要溶栓药物包括非特异性纤溶酶原激活剂和特异性纤溶酶原激活剂两大类，前者包括尿激酶和链激酶。因为这类溶栓药物的溶栓再通率低、使用不方便，尤其不适合院前溶栓，本共识不建议应用。特异性纤溶酶原激活剂适合院前溶栓使用（表 6）。

纤维蛋白特异性纤溶酶原激活剂的作用机制是将血栓内的纤维蛋白降解为纤维蛋白片段而溶解血栓，并不降解循环中的纤维蛋白原，由于急性心肌梗死早期体内促使血栓形成的凝血系统活性很高，凝血及纤溶系统处于动态平衡之中，在溶栓溶解的同时或之后仍然不断有新的血栓形成。因此，溶栓期间及之后必须联合使用抗凝和抗血小板治疗，以抑制新的血栓形成防止再闭塞。

目前建议应用于急性心肌梗死抗凝的药物有普

表 5 急性 ST 段抬高型心肌梗死溶栓筛查表

姓名： 性别： 年龄：

STEMI 溶栓适应证筛查	结果
①严重的持续性胸痛 / 胸闷发作≥ 30min	是□ 否□
②相邻两个或更多导联 ST 段抬高在肢体导联≥ 0.1mV，胸导联≥ 0.2mV；或者新出现的完全性左（或右）束支传导阻滞	是□ 否□
③发病时间≤ 12h	是□ 否□
④年龄≤ 75 岁	是□ 否□
⑤不能在 120min 内完成 PPCI 治疗	是□ 否□
以上任何一项若为“否”，则终止筛查，不能选择溶栓治疗。若全部为“是”，请继续下列筛查	
STEMI 溶栓禁忌证筛查	**结果**
①既往颅内出血史或未知部位的脑卒中史	否□ 是□
②近 6 个月内发作过缺血性脑卒中	否□ 是□
③中枢神经系统损伤、神经系统肿瘤或动静脉畸形	否□ 是□
④近 2 个月出现过重大创伤、外科手术或头部损伤	否□ 是□
⑤曾有消化道大出血病史或者目前有活动性消化道溃疡病患者	否□ 是□
⑥各种血液病、出血性疾病或有出血倾向者（月经除外）	否□ 是□
⑦明确、高度怀疑或者不能排除主动脉夹层	否□ 是□
⑧感染性心内膜炎	否□ 是□
⑨高血压病患者经积极降压治疗后，血压仍≥ 180/110mmHg 的患者	否□ 是□
⑩正在使用抗凝药（如华法林及新型口服抗凝药）的患者	否□ 是□
⑪严重肝肾功能障碍、严重消耗状态或晚期恶性肿瘤等患者	否□ 是□
⑫妊娠期女性	否□ 是□
⑬长时间或有创性复苏	否□ 是□
⑭医师认为其他不适合静脉溶栓的疾病及情况	否□ 是□
若上述任一问题回答为“是”，则终止筛查，不能选择溶栓治疗；只有上述回答全部为“否”方可进入以下知情同意环节	
患者和（或）家属签署知情同意书	是□ 否□
若患者和（或）家属签署了溶栓知情同意书，则可开始溶栓治疗	

表 6 溶栓和抗凝治疗药物用法及用量

药物分类及名称		用法及用量	特点
溶栓药物	重组人尿激酶原（Pro-UK）	5mg/ 支，一次用 50mg，先将 20mg（4 支）用 10ml 生理盐水溶解后，3min 静脉推注完毕，其余 30mg（6 支）溶于 90 毫升生理盐水，于 30min 内滴注完毕	再通率高，脑出血发生率低
	阿替普酶（rtPA）	50mg/ 支，用生理盐水稀释后静脉推注 15mg 负荷量，后续 30min 内以 0.75mg/kg 静脉输注（最多 50mg），随后 60min 内以 0.5mg/kg 静脉输注（最多 35mg）	再通率高，脑出血发生率低
	瑞替普酶（rPA）	两次静脉推注，每次 10 个单位负荷量，间隔 30min	两次静脉推注，使用较方便
	替奈普酶（rhTNK-tPA）	16mg/ 支，用注射用水 3ml 稀释后 5 ～ 10s 内静脉推注	再通率高，一次静脉推注，使用方便

续表

药物分类及名称		用法及用量	特点
抗凝药物	普通肝素	60U/kg 负荷量静脉推注（最多 4000U），继以 12U/kg 静脉输注 24 ～ 48h（最多 1000U/h）。目标 aPTT 为 50 ～ 70s 或正常对照值的 1.5 ～ 2.0 倍，需要在第 3、6、12 及 24h 监测	价格低廉，普遍可及，但需要监测 aPTT
	依诺肝素	75 岁以下患者： 30mg 负荷量静脉推注，15min 后每 12h 皮下注射 1mg/kg，直到血运重建或至出院前最多 8 天。前两次皮下注射每次剂量不应超过 100mg 75 岁及以上患者： 不进行静脉推注，首次皮下注射剂量为 0.75mg/kg，前两次皮下注射每次剂量最大为 75mg eGFR ＜ 30ml/(min • 1.73m^2) 的患者，无须考虑年龄，均每天给药 1 次	使用方便，但价格偏高
抗血小板药物	阿司匹林	初始剂量 150 ～ 300mg 口服，维持量 75 ～ 100mg /d	
	氯吡格雷	负荷量 300mg 口服，维持量 75mg /d 75 岁以上患者负荷量 75mg，维持量 75mg /d	
	替格瑞洛	在应用阿司匹林的基础上，可以选择氯吡格雷或替格瑞洛。替格瑞洛剂量：负荷量 180mg，以后每日 2 次，每次 90mg	

通肝素、依诺肝素、磺达肝葵钠和比伐卢定。本共识不建议院前溶栓患者常规使用磺达肝葵钠和比伐卢定进行抗凝治疗。应当选择选择普通肝素或依诺肝素作为院前溶栓的辅助抗凝药物（表 6）。

双联抗血小板治疗是所有 STEMI 患者的基础治疗。所有 STEMI 患者若无禁忌证均应在诊断明确后尽早开始双联抗血小板治疗（表 6）。对于发病前没有长期规律服用阿司匹林的患者，应立即嚼服 300mg 阿司匹林。对于长期服用阿司匹林的患者，再追加 150mg。在阿司匹林基础上，所有溶栓患者均应口服 300mg 负荷量氯吡格雷（后续每日 1 次，每次 75mg）或 180mg 替格瑞洛（后续每日 2 次，每次 90mg）。

溶栓治疗目的是通过溶解血栓尽可能早地开通梗死相关血管恢复心肌血流灌注，挽救因缺血濒临坏死的心肌，以减少梗死面积，降低早期死亡率、保存患者的心功能。临床和血管造影是目前评估溶栓效果的两种常用方法。

临床评估溶栓成功的标志是在溶栓后 60 ～ 90min 内：①抬高的 ST 段回落≥ 50%；②胸痛症状缓解或消失；③出现再灌注心律失常，例如加速性室性自主心律、室速甚至室颤、房室传导阻滞、束支阻滞突然改善或消失，或下壁心肌梗死患者出现一过性窦性心动过缓、窦房传导阻滞，伴或不伴低血压，其中最有价值的是加速性室性自主心律，但是其敏感性和特异性并不高。④心肌坏死标志物峰值提前，例如 cTn 峰值提前至发病后 12h 内，CK-MB 酶峰提前到 14h 内。由于上述指标需要回顾性判断，并不能用于早期判断。典型的溶栓成功表现是在抬高的 ST 段回落≥ 50% 的基础上，加上胸痛症状明显缓解和（或）出现再灌注心律失常。

冠状动脉造影是判断溶栓是否成功的金标准。失败的定义为溶栓后 90min 造影时梗死相关血管持续性闭塞（TIMI0-1 级），成功的标准为 TIMI 2 级或 3 级血流，其中 TIMI 3 级为完全性血管再通（表 7）。

表 7　TIMI 血流分级

TIMI 0 级	指不存在任何超过闭塞处的前向血流
TIMI 1 级	指存在微弱的超过闭塞处的前向血流，但不能完全充盈远端血管床
TIMI 2 级	指延迟或缓慢的前向血流，能完全充盈远端血管床
TIMI 3 级	指正常前向血流，完全充盈远端血管床

早期溶栓可以提高 STEMI 再灌注率，但是溶栓并非终结治疗，溶栓后早期冠状动脉造影至关重要。首先，即使在发病早期使用特异性纤溶酶原激活剂，平均溶栓成功率也只有 80% 左右，其中真正达到 TIMI 3 级血流的只有 65% 左右，仍有 35% 左右患者不能恢复有效的心肌血流灌注。此类患者应尽快接受补救性 PCI 治疗以挽救存活的心肌。其次，对于溶栓成功的患者，溶栓后极早期冠状动脉造影（< 2h）并不增加 30 天死亡或再梗死、住院期间严重出血的风险。溶栓后常规早期冠状动脉造影和随后必要时实施 PCI 可以减少再梗死和再发缺血，并且不增加不良事件的风险（脑卒中或严重出血）。为此，开展院前溶栓治疗的救护车应在开始溶栓后尽快将患者转运到就近能够实施 PPCI 的医院（优先选择建立了胸痛中心的 PPCI 医院）。如果溶栓失败，或者有提示血管再闭塞或再梗死的证据如 ST 段再次抬高，则应立即行冠状动脉造影和补救性 PCI。即使溶栓可能成功，在没有禁忌证时同样建议常规在 24h 内进行冠状动脉造影。

只有当溶栓后生命体征极不稳定、需要进行紧急心肺复苏、预期无法安全转运到 PPCI 医院时，才推荐将患者运至最近的非 PCI 医院实施紧急心肺复苏。

（霍　勇　向定成）

55. 药物洗脱球囊在冠心病介入治疗中的临床研究进展

自从 1977 年 Gruntizig 首次成功进行了经皮冠状动脉成形术（percutaneous coronary intervention，PCI），PCI 逐渐成为冠心病治疗的重要组成部分。此后新的技术层出不穷，金属裸支架（bare metal stent，BMS）的出现有效减少了单纯球囊成形术（plain old balloon angioplasty，POBA）中急性血管闭塞以及弹性回缩的风险，但支架内再狭窄发生率仍高达 15% ～ 30%。随着药物洗脱支架(Drug-eluting stent，DES）的横空出世，一系列的研究均证实其相比 BMS 有效地减少了靶病变再次血运重建的需要。尽管 DES 取得了巨大成功，但支架内血栓形成风险、需要双重抗血小板治疗等依然困扰着广大患者。随着药物涂层技术和传统球囊成形术的结合，药物涂层球囊 (Drug-coating balloon，DCB) 应运而生，现已成为介入心脏病学中的一个新的治疗利器。它使用半顺应性球囊将抗增殖药物递送到局部动脉组织，防止再狭窄而不留下任何置入物。此举规避 DES 自身的局限，尤其是第一代 DES 的设计缺陷，其高分子聚合物载体长期存留体内，持续刺激局部炎症，可能导致内皮愈合不良、炎症细胞浸润，从而引起支架内血栓。在置入 DES 预后不理想或技术上难以实现的情况下，DCB 的良好应用，可有效治疗支架内再狭窄 (In-stent restenosis, ISR)，目前已成为治疗 ISR 的首选方法，获得 ECS/EACTS 证据等级 IA 和《药物涂层球囊临床应用中国专家共识》的推荐，同时越来越多的研究证实，DCB 对冠脉小血管病变、分叉病变以及不能耐受支架治疗的患者也是较好的选择。本文主要阐述了近年来 DCB 在冠脉介入治疗中的一些临床研究相关进展。

一、支架内再狭窄

支架内再狭窄（ISR）作为一种“介入无置入”理念下的新型治疗手段，DCB 治疗 ISR 具有如下优势：通过所携带药物抑制新生内膜过度增生，避免了两层甚至三层支架的重叠置入，可减少对冠脉解剖的影响；可能缩短口服双联抗血小板药物的应用时间，减少其带来的并发症；可操作性强，更容易处理小血管、扭曲血管及钙化血管病变；同时没有聚合物载体的存在，可以避免对局部血管的刺激而发生炎症反应，较 DES 体现出优势。但是，由于 BMS-ISR 和 DES-ISR 发病机制和临床表现存在显著差异，有关 DCB 与 DES 在治疗 ISR 临床效果上（特别是 DES-ISR）孰优孰劣一直争议不断。早期研究诸如 ISAR-DESIRE3 研究和 PEPCAD-China 研究证实，对于 DES-ISR，与第一代 DES（Paclitaxel 涂层）相比，DCB 具有相似的临床预后。然而，近几年陆续发布 RIBS IV 和 RIBS V 研究结果显示，对 DES-ISR 患者而言，DCB 的效果不如依维莫斯药物洗脱支架(EES)置入。根据平均 247 天后的造影随访结果，与 DCB 相比，EES 组有更大的最小管腔直径，更大的净管腔获得，更低的直径狭窄百分率和再狭窄率。一年的临床事件随访显示，EES 组心脏死亡、心梗和靶血管血运重建的复合终点事件的比例明显低于 DEB 组；靶血管血运重建的比例也明显低于 DCB 组。正在 DCB 治疗 ISR 疗效备受争议之时，2017 年在美国 TCT 上公布的 DARE 研究则为 DCB 治疗 ISR 重新带来了希望，DARE 研究共纳入了 278 例 BMS 和 DES 支架再狭窄患者，1：1 随机分为 SeQuent Please® 紫杉醇药物洗脱球囊治疗组与 Xience® 依维莫司洗脱支架治疗组。主要终点设置为 6 个月时最小管腔直径（minimal lumen diameter，MLD）。该研究表明对于任何类型 ISR，DCB 在 6 个月 MLD 方面不劣于 DES。6 个月时，DES 的晚期管腔丢失(late lumen loss, LLL）抵消了其在术后带来的即刻获益。DCB 和 DES 两组在靶血管血运重建等临床终点上并无差异。DARE 研究再次表明对于 ISR 的治疗，除了再次置入支架外，DCB 也可以作为一种新选择。根据上述研究结果，2018 年 ESC/EACTS 心肌血运重建指南建议：应该考虑使用药物球囊治疗再狭窄(裸支架和药物支架)(I A)。

值得关注的是，就 DCB 治疗 ISR 而言，DCB 处理前病变充分预处理有利于取得良好的晚期治疗效果。2018 年一项发表在 JACC cardio interv 上的韩国研究对 256 名 DES-ISR 患者采用 DCB 进行了治疗。结果发现 2 年后总体靶病变失败率为 20.3%。如果同时满足术后即刻残余狭窄＜ 20%，DCB 与支架直径比率＞ 0.91，DCB 膨胀时间＞ 60s 三个条件，靶病变失败率仅为 8.3%；而没有达到上述三个条件的患者 2 年靶病变失败率高达 66.7%。可见要想获得 DCB 术后更好的治疗效果，术中更加充分的病变预处理和规范操作极为重要。

与此同时，一些新型 DCB 治疗 ISR 病变临床研究也正在如火如荼地开展之中。近期由我国专家牵头的 RESTORE ISR China，是国内首个 DCB 头对头对比的、前瞻性、多中心 RCT 研究，该研究纳入 240 例患者，1：1 随机分为 RESTORE DCB 组和 SeQuent Please DCB 组，9 个月造影显示，节段内管腔丢失（LLL）两组没有统计学差异 [RESTORE DCB vs SeQuent Please DCB：（0.38±0.50）mm vs（0.35±0.47）mm，95% CI（－0.10，0.17），$P_{noninferiority}$=0.02]，12 个月临床随访 TLF 两组结果相似 (13.3% vs 12.6%，*P*=0.87)，证实了 RESTORE DCB 在治疗 ISR 的安全性和有效性上，非劣于 SeQuent Please DCB。最近，首个人类西罗莫司 DCB 单臂临床试验 SABRE（Sirolimus Angioplasty Balloon for Coronary In-Stent Restenosis）显示，对 ISR 患者使用基于西罗莫司的 DCB 取得了有希望的结果。

我们相信随着血管内成像使用的增加以及对其所提供信息的临床意义的更好理解，未来几年内 ISR 的治疗将进一步完善。对于冠脉小血管、分叉病变、以及已经置入多个支架的再狭窄，DCB 可能是更好的选择。而 DES 更适合用于大血管、之前置入的支架发生断裂或明显回退的情况，或者在 ISR 病变经球囊扩张后观察到边缘夹层时。在所有其他情况下，可交替使用 DCB 和重复 DES，治疗 ISR 及其复发。

二、小血管疾病

冠脉小血管（SVD, 定义为直径＜ 3.0mm）由于血管直径小，支架置入后再狭窄及血栓发生率显著高于大血管，但其对于心肌血供的意义重大，所以是目前临床介入治疗的痛点之一。随着制造工艺的进步，DCB 有望成为 SVD 治疗的新方案，SVD 的经皮冠状动脉介入治疗（PCI）后发再狭窄和治疗失败的发生率较高，因为相比置入大血管，支架置入小血管后适应新内膜生长的能力较差。DCB 已被欧盟（CE Mark）批准用于小血管原发病变，多项研究（大多是注册研究）评估了 DCB 在小血管中的应用，PEPCAD I 与 BELLO 研究分别从使用方式和器械上证明了 DCB 用于 De Novo 小血管病变的安全有效性，而 PICCOLETO 研究结果则不然。Raban V Jeger 及其同事在 Lancet 发表的一篇文章介绍了 BASKET-SMALL 2 研究的结果。研究人员在具有小血管内 PCI 适应证的全人群内评估了 DCB 的效果并与第二代 DES 做了比较。他们的主要终点是主要心脏不良事件（main adverse cardiac events，MACE）的 12 个月复合临床终点，包括心源性死亡、非致命性心肌梗死和靶血管血运重建。这是截至目前评估 DCB 在 SVD 中使用的最大前瞻性研究。在 6 年的时间里（2012 ～ 2017），总计 758 名小血管内再狭窄患者被随机分为两组，分别接受 DCB 或两种第二代 DES 之一的治疗（先是紫杉醇洗脱支架 Taxus，后期采用的是依维莫司洗脱支架 Xience)。所有病变均需进行预处理，只有满足血管造影标准的患者才会进行随机化（无限流性夹层、残余狭窄≤ 30%）。12 个月后，两组的 MACE 发生率没有差异（DCB：7.3% vs DES：7.5%，*P*=0.9180）。此外，两组之间主要终点的各个组成部分也没有显著差异（DCB vs DES：心脏病死亡率 3.1% vs 1.3%，*P*=0.1131；非致死性心肌梗死 1.6% vs 3.5%，*P*=0.1123；TVR 3.4% vs 4.5%，*P*=0.4375）。Jeger 等强调根据现有的共识组建议：DCB 治疗前需要做适当的病变预处理，以获得最好的结果。对血流造成限制的冠状动脉夹层可能由球囊膨胀引起，而血管的急性闭合仍然是最可怕的并发症之一。凭借对不同级别冠状动脉夹层的充分了解医生可以仔细选择适合 DCB 血管成形术的患者。在我国开展的 RESTORE SVD China 是国内首个 DCB 与新一代 DES 对比的、前瞻性、多中心 RCT 研究，该研究纳入小血管病变患者 260 例（参考血管直径 2.00 ～ 2.75mm，其中 230 例为小血管队列按照 1：1 随机分配至小血管 DCB 组或 DES 组，30 例极小血管队列登记入组参考血管直径为 2.00mm 的极小血管 DCB 组）。9 个月造影显示，节段内狭窄直径百分比（%）两组没有统计学差异 [RESTORE DCB vs RESOLUTE DES：(29.6±2.0）% vs（24.1±2.0）%，95% CI（0.2，10.9)，非劣性 *P* ＜ 0.001]，极小血管 DCB 组节段内狭窄直径百分比（%）为（38.4±21.5）%；1 年临床随访显示的小血管队列 TLF 没有差异(DCB 4.4% VS DES 2.6%，

P=0.72)，极小血管队列 2 例受试者发生 TLF，发生率为 6.3%。证实了 RESTORE DCB 在 SVD 治疗中的安全有效性。随着 DCB 在治疗冠脉原发小血管病变的临床研究证据的陆续发布，其安全性和疗效逐渐得到证实。

三、弥漫性病变

对于冠状动脉弥漫性长 De Novo 病变的 PCI 策略仍然是一个挑战。虽然支架长度最初被认为是再狭窄和支架内血栓形成的独立预测因子。但新一代 DES 似乎并没有这样的关联，很少有研究描述了多个支架部分重叠的方式来完全覆盖长病变，但长期随访显示，鉴于病灶的复杂性，其效果尚可。然而，这种治疗方式带来的 ISR 和冠状动脉旁路移植（coronary artery bypass grafting, CABG）难于处理也是不得不考虑的问题。DCB 配合点状支架置入可以减少血管内金属的用量，进而较少妨碍将来的 CABG。Costopoulos 等回顾性评估了使用 DCB±DES 治疗的 69 例患者（93 个病变）和仅用 DES 治疗的 93 例患者（93 个病变）。DCB 组中，56.0% 的病灶仅使用了 DCB 治疗，其中 7.4% 发生支架补救，36.6% 将 DES 作为应对长病变的混合方法的一部分。使用 DCB±DES 治疗的患者，各事件发生率与仅使用 DES 的患者相似（MACE，20.8% vs 22.7%，P=0.74；TVR 14.8% vs 11.5%，P=0.44；TLR 9.6% vs 9.3%，P=0.84）。DCB 无论是单独用在 SVD 中，还是在长段的病变中与 DES 结合使用，都有较好作用，但是这种混合策略缺乏数据支持。因此，需要更多的随机对照试验提供证据。

四、分叉病变

分叉病变的治疗是冠状动脉 PCI 的一个严重挑战，主要是侧支（side branch，SB）治疗结果不佳。根据最近的文献，即兴支架置入术式（provisional stenting）仍然是大多数分叉病变的主要治疗方法。在 SB 中使用 DCB 可能优于常规球囊血管成形术，已经有多种策略被开发用于评估 DCB 在分叉病变的治疗效果。PEPCAD V 与 PEPCAD BIF 均显示 DCB 在治疗分叉病变上具有可行性，DEBIUT 试验将 117 名患者随机分入 3 组：Dior® I DCB+BMS；BMS+ 裸球囊球囊；PES+ 裸球囊球囊。尽管在 6 个月时，DCB+BMS 策略在 LLL 方面取得了可接受的结果，但是相比使用临时 T 型支架置入术的传统 BMS，其血管造影和临床结果并无优势。这可能是由于 POBA 治疗 SB 在 BMS 组和 DES 组都取得了出乎意料的好结果，或者是因为试验使用了第一代 Dior® DCB。BABILON 试验随机分配了 108 名患者，并比较了顺序 MB/SB-DCB+MB-BMS 与 EES 对新发分叉病变的血管造影和临床结果。在这项研究中，两种策略在 SB 的结果相似，但 DCB+BMS 组中 MACE 的发生率较高，其原因可能是因为使用了 BMS。那之后，治疗策略改变为 SB-DCB+MB-DES。三项观察性研究评估了 SB-DCB+MBDES 策略的效果。BIOLUX-I 研究中，Worthley 等评估了 MB-EES 和 SB-Pantera®LuxDCB 组合，后对吻扩张，用于治疗有症状单个原发分叉处病变的可行性和安全性，这些病变适合使用即兴支架置入术治疗。在 9 个月时，SB 的 LLL 为（0.10±0.43）mm，未观察到分叉处再狭窄。1 年随访时，1 例患者死亡，3 例发生 MI（1 例疑似、2 例非靶血管），1 例发生 TLR。未观察到可能或明确的支架内血栓形成。与这些研究结果一致，DEBSIDE 试验（n=50），使用了相同的策略但以不同顺序使用了 Danubio®DCB，在 SB 内 LLL 方面也显示出良好的结果。研究者还考虑了在分叉处仅使用 DCB 的可行性。Schulz 等报道了连续 39 例仅接受 DCB 治疗的原发分叉处病变，其 SB ≥ 2mm，提示短时间内发生狭窄和 TLR 的可能性较低。截至目前，使用临时 SB 支架置入方法的 DCB 治疗似乎很有希望，但是还需要更可靠的随机试验数据来指导新一代 DES 的使用。创新型的 DCB 陆续的问世，开展在分叉病变治疗上的不同术式的探索亦会证明其相较普通球囊在治疗分叉病变中更具优势。

五、DCB 在急性心肌梗死（AMI）中的应用

对 AMI 患者使用有 DES 可减少再狭窄，但仍存在支架梁内皮化不良和晚期支架正性重构的风险，这会增加支架内血栓形成的风险。在这种情况下，对于不适合或者不愿意置入支架的 AMI 患者，DCB 可能是一种有吸引力的治疗选择。

最近的三项研究评估了使用 DCB 治疗 AMI 的效果。PAPP-A 试验研究评估了在血栓抽吸和足够的预扩张后，不使用支架，而使用 Pantera®LuxDCB 血管成形术的策略，用于 STEMI 首次 PCI 的安全性和可行性。改研究仅在 C 至 F 型冠状动脉夹层或残余

狭窄＞50%的情况下允许额外的支架置入。经过1年随访，在100例患者中，仅报告了5例MACE(5%)，包括2例心脏病死亡和3例TLR。DEB-AMI研究小组公布了DEB-AMI试验的非随机化第四组的结果：40例患者在首次PCI中使用了Dior®II DCB，在这个高度选择的人群中，仅使用DCB组的血管造影结果与单用BMS和DCB+BMS相似，但不如DES。Ho等人报道了一组共89例支架内AMI患者，其中96%的患者接受了仅使用DCB的PCI，其余4%的患者接受了紧急支架置入术。未见梗死相关动脉急性闭塞，并且在30天随访时没有报告TLF，但缺乏长期随访的数据。对于有DES使用禁忌的患者，如有出血风险不能长期的DAPT治疗，仅使用DCB可作为直接PCI的替代疗法，对长期效果有利。但这一方法仍受限于需要支架补救，且最新DES的DAPT可以安全地缩短至3～6个月，使得DCB策略的优势不再明显。然而，将来还需要进一步的随机试验获取更多的证据来确定DCB在STEMI患者中的潜在作用。此外，高血栓负荷的破裂斑块对药物摄取尚不明确，还需要进一步的药代动力学研究。

六、DCB治疗冠脉大血管De Novo病变

DCB治疗冠脉大血管De Novo病变的研究也越来越多，初步结果令人满意。在研究中均有对于DCB使用前预扩张球囊的直径和长度的选择，扩张压力和持续时间进行规定，对于预扩更多的考虑使用非顺应性球囊、切割球囊、棘突球囊等，以达到尽量减少残余狭窄程度且尽力控制血管内膜撕裂的发生。预扩张后如遇严重撕裂夹层可随时转为置入支架，C型夹层也可不置入支架。Her等49例的单组研究结果表示，9个月的造影结果显示晚期管腔丢失（late lumen loss，LLL）为负值，Rosenberg等进行的大样本临床试验显示，DCB治疗冠脉De Novo病变的临床效果甚至优于对ISR的效果，9个月随访时的靶病变血运重建率和MACE事件率均低于ISR组。Nishiyama等进行了小样本（27例）的研究，对比观察了DCB与DES在此适应证的治疗效果，8个月随访结果显示两组的MLD与LLL均无显著差别，但在TLR这一指标上DCB组低于DES组（0% vs 6.1%）。国外一些研究如，Rissanen等在DCB结合旋磨治疗复杂钙化De Novo病变研究，Costopoulos等在DCB治疗弥漫长病变研究，结果显示治疗安全有效。我国在这一领域研究紧跟世界的脚步，倪忠涵等分析了76例（80处病变）De Novo病变12个月随访显示MACE发生率为3.9%。Wenjie Lu等研究了92例（94处病变）冠脉De Novo病变结果显示，8个月的造影LLL为－(0.02±0.49) mm，TLR为4.3%。于雪等前瞻性了研究了527例（595处病变）DCB在治疗直径＞2.8mm冠脉De Novo病变结果显示，9个月造影随访最小管腔直径（MLD）不仅没有丢失，反而略有扩大，LLL为－(0.17±0.62) mm。

七、结论和未来前景

药物涂层球囊技术仍在不断发展，它们在冠状动脉疾病的治疗中起着越来越重要的作用。虽然目前的数据支持对ISR和SVD仅使用DCB，其功效和安全性都较理想，但并不优于最好的DES。类似地，DCB在分叉处SB病变中的应用看起来很有希望，但与此同时，技术层面仍有待评估。现有证据的局限性在于，相关研究主要基于注册研究和一些小型随机试验，主要使用了第一代DES。此外，在大多数此类研究中，造影随访终点LLL而不是临床结果（例如MACE或TLR）被用作主要终点。实际上，基于LLL来比较DCB和DES可能会造成误导，因为DCB后可能即刻弹性回缩（临床研究中并不总是提及），而DES后不会，所以DES的净收益通常高于DCB。直到现在，研究者才刚刚获得首批长期随访数据，尚没有显著的正面或负面结果。事实上，已进行的大多数研究试图评估不同的DCB技术和不同的DCB球囊对不同的适应证的效果，而现在我们知道这些球囊并不完全相同。尽管如此，我们现在已经确定了可以尝试使用DCB的情况（主要是DES置入预期效果不佳或技术上困难的情况）。因此，仅使用DCB和补救性支架置入的研究应进一步确定哪些情况下DCB可以有不逊于DES的效果，包括临床结果和并发症（比如支架内血栓形成或DAPT出血并发症）。此外，最近的实际研究中在不同的涂层技术和药物选择上，佐他莫司和西罗莫司DCB的使用已经进行了临床前研究，但这一配方是否有好的临床效果还有待研究。Lemos等最近描述了一种新型磷脂包裹的西罗莫司纳米载体的结构和临床前验证概况，它以两种方式被用作涂层：冠状支架加球囊系统和独立球囊导管。两种方式中，这些纳米颗粒都为球囊提供了稳定、平滑、和均匀的涂层。

剂量发现研究以最合适的方式鉴定最优的纳米颗粒结构，其所载药物能极其有效地转移到血管壁的所有层面，可在使用后数天维持局部组织内高药物浓度，而全身药物水平极低。此外，最近发表的临床前研究表明，在猪模型中通过多孔血管成形术球囊携带的西罗莫司纳米颗粒实现了动脉内长期维持治疗性药物浓度而没有导致全身性的药物残留暴露。

总之，如果以良好的技术小心使用，DCB 可能适用于一些不能使用 DES 置入治疗的特殊病变，比如 ISR、SVD 或 SB 分叉等病变。后续仍需要大样本并严格执行的随机临床试验，以适当的临床终点，来进一步阐明 DCB 在冠脉介入治疗中的真实获益。

（陈韵岱　高　磊）

参考文献

[1] Byrne R A, Neumann F J, Mehilli J, et al. Paclitaxel-eluting balloons, paclitaxel-eluting stents, and balloon angioplasty in patients with restenosis after implantation of a drug-eluting stent (ISAR-DESIRE 3): a randomised, open-label trial. Lancet 2013；381:461-467.

[2] Xu B, Qian J, Ge J, et al. Two-year results and subgroup analyses of the PEPCAD China in-stent restenosis trial: a prospective, multicenter, randomized trial for the treatment of drug-eluting stent in-stent restenosis. Catheter Cardiovasc Interv 2016；87(Suppl. 1):624-629.

[3] Alfonso F, Perez-Vizcayno M J, Cardenas A, et al. A prospective randomized trial of drug-eluting balloons versus everolimuseluting stents in patients with in-stent restenosis of drug-eluting stents: the RIBS IV randomized clinical trial. J Am Coll Cardiol 2015；66:23-33.

[4] Alfonso F, Perez-Vizcayno M J, Cardenas A, et al. A randomized comparison of drug-eluting balloon versus everolimus-eluting stent in patients with bare-metal stent-in-stent restenosis: the RIBS V clinical trial (restenosis intra-stent of bare metal stents: paclitaxel-eluting balloon vs. everolimus-eluting stent). J Am Coll Cardiol 2014；63:1378-1386.

[5] Baan J, Jr., Claessen B E, Dijk K B et al. A randomized comparison of paclitaxel-eluting balloon versus everolimus-eluting stent for the treatment of any in-stent restenosis: the DARE trial. JACC Cardiovasc Interv 2018；11:275-283.

[6] Neumann F J, Sousa-Uva M, Ahlsson A, et al. 2018 ESC/EACTS Guidelines on myocardial revascularization. Eur Heart J 2019；40:87-165.

[7] Rhee TM, Lee JM, Shin ES, et al. Impact of optimized procedure-related factors in drug-eluting balloon angioplasty for treatment of in-stent restenosis. JACC Cardiovasc Interv. 2018；11: 969-978.

[8] Chen, et al.Comparison of 2 different drug-coated balloons in in-stent restenosis: the RESTORE ISR China randomized trial. JACC Cardiovasc Interv 2018, 2018:2368-2377.

[9] Caputo R, Leon M, Serruys P, et al. Performance of the resolute zotarolimus-eluting stent in small vessels. Catheter Cardiovasc Interv 2014；84:17-23.

[10] Bondesson P, Lagerqvist B, James SK, Olivecrona GK, Venetsanos D, Harnek J. Comparison of two drug-eluting balloons: a report from the SCAAR registry. EuroIntervention 2012；8:444-449.

[11] Nijhoff F, Stella P R, Troost M S, et al. Comparative assessment of the antirestenotic efficacy of two paclitaxel drug-eluting balloons with different coatings in the treatment of in-stent restenosis. Clin Res Cardiol 2016；105:401-411.

[12] Scheller B, Hehrlein C, Bocksch W, et al. Treatment of coronary in-stent restenosis with a paclitaxel-coated balloon catheter. N Engl J Med 2006；355:2113-2124.

[13] Unverdorben M, Kleber FX, Heuer H, et al. Treatment of small coronary arteries with a paclitaxel-coated balloon catheter in the PEPCAD I study: are lesions clinically stable from 12 to 36 months? EuroIntervention 2013；9:620-628.

[14] Latib A, Colombo A, Castriota F, et al. A randomized multicenter study comparing a paclitaxel drug-eluting balloon with a paclitaxel-eluting stent in small coronary vessels: the BELLO (Balloon Elution and Late Loss Optimization) study. J Am Coll Cardiol 2012；60:2473-2480.

[15] Cortese B, Micheli A, Picchi A, et al. Paclitaxel-coated balloon versus drug-eluting stent during PCI of small coronary vessels, a prospective randomised clinical trial. The PICCOLETO study. Heart 2010；96:1291-1296.

[16] Gilgen N, Farah A, Scheller B, et al. Drug-coated balloons for de novo lesions in small coronary arteries: rationale and design of BASKET-SMALL 2. Clin Cardiol 2018；41:569-575.

[17] Windecker S, Kolh P, Alfonso F, et al. Developed with the special contribution of the European Association of Percutaneous Cardiovascular Interventions (EAPCI). Eur Heart J 2014；35:2541-2619.

[18] Byrne RA, Neumann FJ, Mehilli J, et al. Paclitaxel-eluting balloons, paclitaxel-eluting stents, and balloon

angioplasty in patients with restenosis after implantation of a drug-eluting stent (ISAR-DESIRE 3): a randomised, open-label trial. Lancet 2013；381:461-467.

[19] Tang et al.Drug-Coated Balloon Versus Drug-Eluting Stent for Small-Vessel Disease:The RESTORE SVD China Randomized Trial. JACC Cardiovasc Interv 2018；2018:2381-2392.

[20] Choi I J, Koh YS, Lim S, et al. Impact of the stent length on long-term clinical outcomes following newer-generation drugeluting stent implantation. Am J Cardiol 2014；113:457-464.

[21] Basavarajaiah S, Naganuma T, Latib A, et al. Extended follow-up following "full-metal jacket" percutaneous coronary interventions with drug-eluting stents. Catheter Cardiovasc Interv 2014；84:1042-1050.

[22] Costopoulos C, Latib A, Naganuma T, et al. The role of drug-eluting balloons alone or in combination with drug-eluting stents in the treatment of de novo diffuse coronary disease. JACC Cardiovasc Interv 2013；6:1153-1159.

[23] Alomari I, Seto A. Approach to treatment of bifurcation lesions. Curr Treat Options Cardiovasc Med 2016；18:5.

[24] Stella P R, Belkacemi A, Dubois C, et al. A multicenter randomized comparison of drug-eluting balloon plus bare-metal stent versus bare-metal stent versus drug-eluting stent in bifurcation lesions treated with a single-stenting technique: six-month angiographic and 12-month clinical results of the drug-eluting balloon in bifurcations trial. Catheter Cardiovasc Interv 2012；80:1138-1146.

[25] Lopez Minguez JR, Nogales Asensio JM, Doncel-Vecino L J, et al. A prospective randomised study of the paclitaxel-coated balloon catheter in bifurcated coronary lesions (BABILON trial):24-month clinical and angiographic results. EuroIntervention 2014；10:50-57.

[26] Berland J, Lefevre T, Brenot P, et al. DANUBIO - a new drug-eluting balloon for the treatment of side branches in bifurcation lesions: six-month angiographic follow-up results of the DEBSIDE trial. EuroIntervention 2015；11:868-876.

[27] Jim MH, Lee MK, Fung RC, Chan AK, Chan KT, Yiu KH. Six month angiographic result of supplementary paclitaxel-eluting balloon deployment to treat side branch ostium narrowing(SARPEDON). Int J Cardiol 2015；187:594-597.

[28] Worthley S, Hendriks R, Worthley M, et al. Paclitaxel-eluting balloon and everolimus-eluting stent for provisional stenting of coronary bifurcations: 12-month results of the multicenter BIOLUX-I study. Cardiovasc Revasc Med 2015；16:413-417.

[29] Schulz A, Hauschild T, Kleber FX. Treatment of coronary de novo bifurcation lesions with DCB only strategy. Clin Res Cardiol 2014；103:451-456.

[30] Ho HH, Tan J, Ooi YW, et al. Preliminary experience with drug-coated balloon angioplasty in primary percutaneous coronary intervention. World J Cardiol 2015；7:311-314.

[31] Nijhoff F, Agostoni P, Belkacemi A, et al. Primary percutaneous coronary intervention by drug-eluting balloon angioplasty: the nonrandomized fourth arm of the DEB-AMI (drug-elutingballoon in ST-segment elevation myocardial infarction) trial. Catheter Cardiovasc Interv 2015；86(Suppl. 1):S34-44.

[32] Vos NS, Dirksen MT, Vink MA, et al. Safety and feasibility of a PAclitaxel-eluting balloon angioplasty in Primary Percutaneous coronary intervention in Amsterdam (PAPPA): one-year clinical outcome of a pilot study. EuroIntervention 2014；10:584-590.

[33] Her, et al. Comparison of Paclitaxel-Coated Balloon Treatment and Plain Old Balloon Angioplasty for De Novo Coronary Lesions.Yonsei Med J. 2016；57:337-341.

[34] Rosenberg, et al. Prospective, large-scale multicenter trial for the use of drug-coated balloons in coronary lesions: The DCB-only All-Comers Registry.Catheter Cardiovasc Interv. 2019；93:181-188.

[35] Nishiyama, et al.Clinical value of drug-coated balloon angioplasty for de novo lesions in patients with coronary artery disease.Int J Cardiol. 2016；222:113-118.

[36] Rissanen, et al. Percutaneous Coronary Intervention of Complex Calcified Lesions With Drug-Coated Balloon After Rotational Atherectomy. J Interv Cardiol. 2017；30:139-146.

[37] Costopoulos, et al. The role of drug-eluting balloons alone or in combination with drug-eluting stents in the treatment of de novo diffuse coronary disease.JACC Cardiovasc Interv. 2013；6:1153-1159.

[38] 倪忠涵，黄文晖，刘媛，等．紫杉醇洗脱球囊治疗冠状动脉原发病变的安全性和可行性．中华心血管病杂志 2018；46: 39-43.

[39] Lu W, et al. Short-term outcomes from drug-coated balloon for coronary de novo lesions in large vessels. J Cardiol. 2019；73:151-155.

[40] Yu X, et al. Treatment of large de novo coronary lesions with paclitaxel-coated balloon only: results from a

Chinese institute.Clin Res Cardiol. 2019；108:234-243.

[41] Clever YP, Peters D, Calisse J, et al. Novel sirolimus-coated balloon catheter: in vivo evaluation in a porcine coronary model. Circ Cardiovasc Interv 2016；9:e003543.

[42] Cremers B, Toner JL, Schwartz LB, et al. Inhibition of neointimal hyperplasia with a novel zotarolimus coated balloon catheter. Clin Res Cardiol 2012；101:469-476.

[43] Lemos PA, Farooq V, Takimura CK, et al. Emerging technologies: polymer-free phospholipid encapsulated sirolimus nanocarriers for the controlled release of drug from a stent-plus-balloon or a stand-alone balloon catheter. Euro Intervention 2013；9:148-156.

[44] Granada JF, Tellez A, Baumbach WR, et al. In vivo delivery and long-term tissue retention of nano-encapsulated sirolimus using a novel porous balloon angioplasty system. EuroIntervention 2016；12:740-747.

56. 肥厚型心肌病 Liwen 术式解读

Liwen 术式是指在影像技术引导下将特制诊疗装置经皮经心肌穿刺抵达心脏靶区诊断或治疗心脏疾病的新术式。超声引导下经皮心肌内室间隔射频消融术（percutaneousintramyocardial septal radiofrequency ablation，PIMSRA）治疗梗阻性肥厚型心肌病（hypertrophic obstructive cardiomyopathy，HOCM）是 Liwen 术式的治疗方法之一。

一、PIMSRA 的介绍及规范化操作

超声引导下经皮心肌内室间隔射频消融术治疗 HOCM，通过空军军医大学西京医院临床试验伦理委员会审查并通过，患者均知情同意，并术前签订手术知情同意书。该研究已在美国临床试验数据库（clinical trials）进行注册备案，注册号 NCT02888132。

（一）基本原理

PIMSRA 是在超声影像实时引导监控下，将射频针经皮肤、肋间、心外膜、心尖心肌内精准穿刺直接送至室间隔肥厚部位，利用射频电极针前端发出的高频交变电流，使肥厚心肌组织细胞中的离子相互摩擦产生热量，局部温度可达 80℃～100℃，使射频电极针周围的肥大心肌细胞脱水，造成组织细胞不可逆性凝固性坏死；同时可使周围组织的血管发生凝固形成反应带，从而阻断肥大心肌组织血供。PIMSRA 实现在跳动的心脏上使肥厚心肌内组织和细胞的灭活，使室间隔厚度变薄、左室流出道内径增宽，从而缓解左室流出道梗阻，改善患者临床症状（图 1）。

（二）适应证

1. 静息或激发状态下左室心腔内或左室流出道压差≥ 50mmHg 的肥厚型心肌病患者。

2. 药物治疗效果不佳，经最大耐受剂量药物治疗仍存在呼吸困难或胸痛（NYHA 心功能Ⅲ或Ⅳ级）或其他症状（如晕厥、先兆晕厥）。

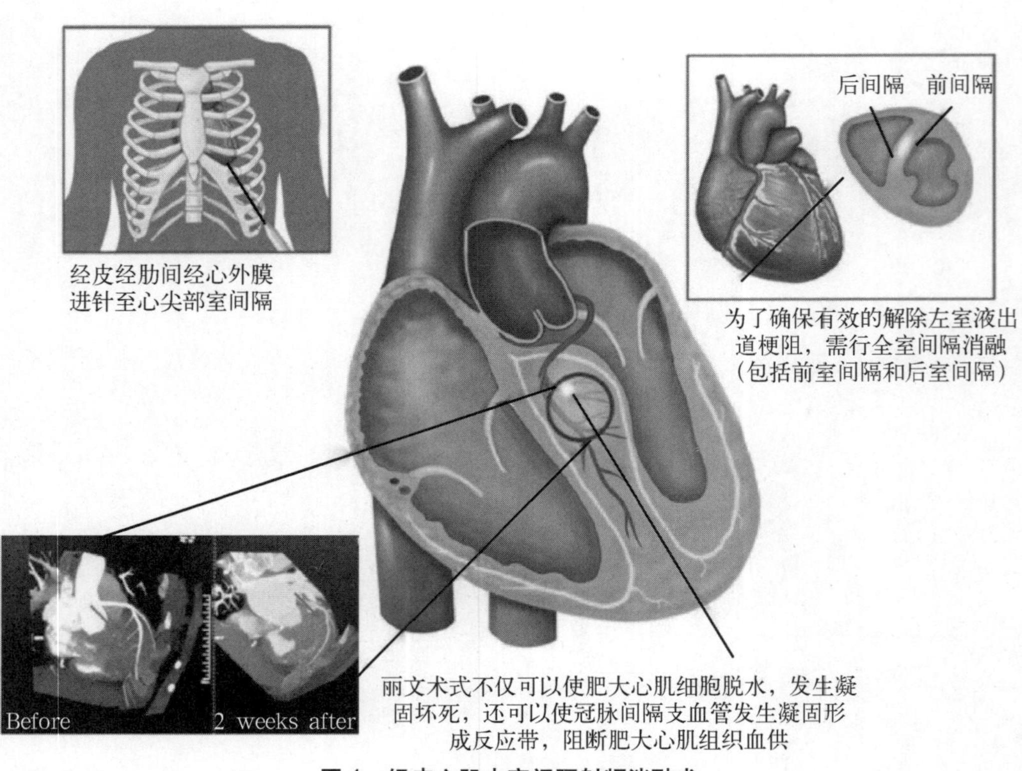

图 1　经皮心肌内室间隔射频消融术

3. 年龄在 18 ～ 70 岁。

（三）禁忌证

1. 非梗阻性肥厚型心肌病。

2. 合并必须进行外科手术的疾病（二尖瓣严重器质性病变，需冠状动脉旁路移植术治疗的冠心病）。

3. 心力衰竭（经强化抗心衰治疗，仍有静息性心衰症状，左室射血分数＜ 50% 或 N 端 -B 型钠尿肽前体（NT-proBNP）≥ 5000pg/ml）。

（四）治疗操作方法

PIMSRA 的过程如上图 1 所示，其过程如之前发表文章所述。

1. *术中使用的仪器* Cool-tip 射频消融系统、射频电极针、PhilipsEPIQ 7C 超声心动图系统（采用 S5-1 探头）和心电监护仪。

2. *手术过程*

（1）术前准备：术中患者采取左侧卧位 30°，并采用全身麻醉。穿刺颈内静脉放置右心室临时起搏电极，连接临时起搏器，确保能够成功起搏。常规消毒、铺巾，同时连接心电图及射频消融系统。

（2）术前穿刺部位的定位和穿刺：安装 S5-1 探头穿刺引导架及无菌保护套后，在超声心动图非标准心尖五腔切面下，使用穿刺引导线进行消融前穿刺部位的定位。选用经心尖部的最佳穿刺途径，同时采用低速度标尺的彩色多普勒血流显像进行观察，避免穿刺时损伤心尖部表面血管（图 2）。

（3）进针及消融：在经胸超声心动图引导下，经心尖途径，使用射频电极针（17G，冷水循环，Medtronic，Galway，Ireland）直接穿刺进入肥厚室间隔（图 3A），针尖位于距主动脉根部 8 ～ 10mm 处的室间隔内。消融功率从 10W 开始，持续时间 1 ～ 3min，超声图像上可见强回声消融区 (图 2B)。如果患者生命体征稳定，经超声评估消融范围不够大，我们将逐渐增加消融功率，最大至 100W。每次消融最长时间为 12min 或射频消融仪出现 2 次休眠状态，即可停止单次消融。然后退针 10mm，准备下一次消融。由于前间隔和后间隔共同构成左室流出道梗阻，因此应消融前间隔和后间隔，以保证治疗的有效性（图 3C）。前 15 例患者总消融时间 28 ～ 72min，平均总体消融时间 58min。我们通过心肌造影评估消融区域的充盈缺损，并与术前肥厚室间隔心肌造影进行比较，验证了消融成功（图 3D、3E）。

（4）术中及术后监测：全程监测患者的心电图、血压和血氧饱和度。消融后撤除射频电极针，按压穿刺点 3 ～ 5min。

3. *消融结束的指征* 根据患者心肌肥厚程度及范围确定预消融范围。消融结束的指征为超声心动图心尖四腔或五腔切面显示消融长度达到 30 ～ 40mm，左心室短轴切面显示消融宽度达到 30 ～ 40mm，消融厚度达到室间隔厚度的 2/3 且距离两侧心内膜有 8 ～ 10mm 的未消融区域。

4. *对心脏传导系统的保护* 消融靶区尽可能选择在室间隔中心，消融区域的气化强回声边缘与室间隔两侧内膜之间保持 3 ～ 5mm 的安全距离。针尖顶端与主动脉瓣环距离保持在 8 ～ 10mm，以保护房室结。在消融过程中监测心电图，若观察到房性或室性早搏、室性或室上性心动过速、房室传导阻滞等心律失常以及 P 波消失、QRS 波形态改变，消融即刻停止。若心电图改变迅速恢复，则继续消融。若心电图异常持续存在，则调整射频电极针的位置，尽量保持在室间隔中央，以保护心脏传导系统，必要时予抗心律失常处理。

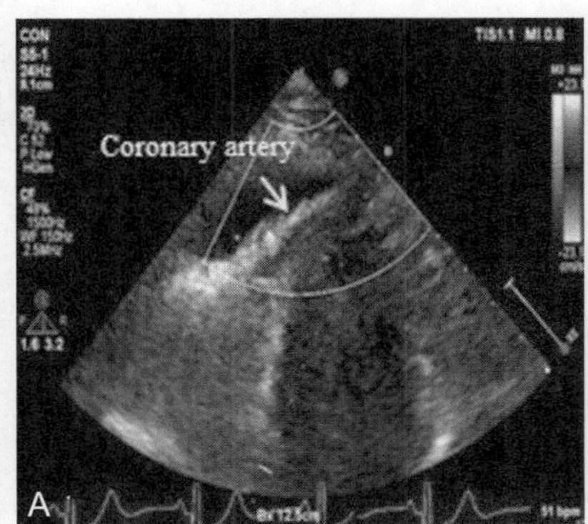

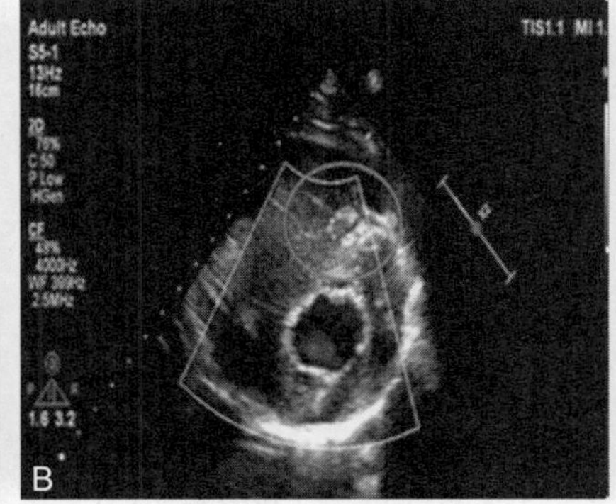

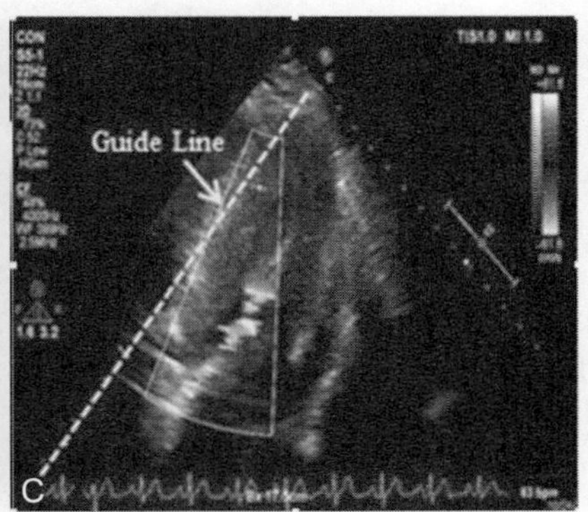

图 2 选择穿刺进针路径

A. 心尖左室长轴显示心尖表面小冠脉；B. 心尖短轴切面显示冠脉位置；C. 选择避免伤及冠脉的穿刺路径

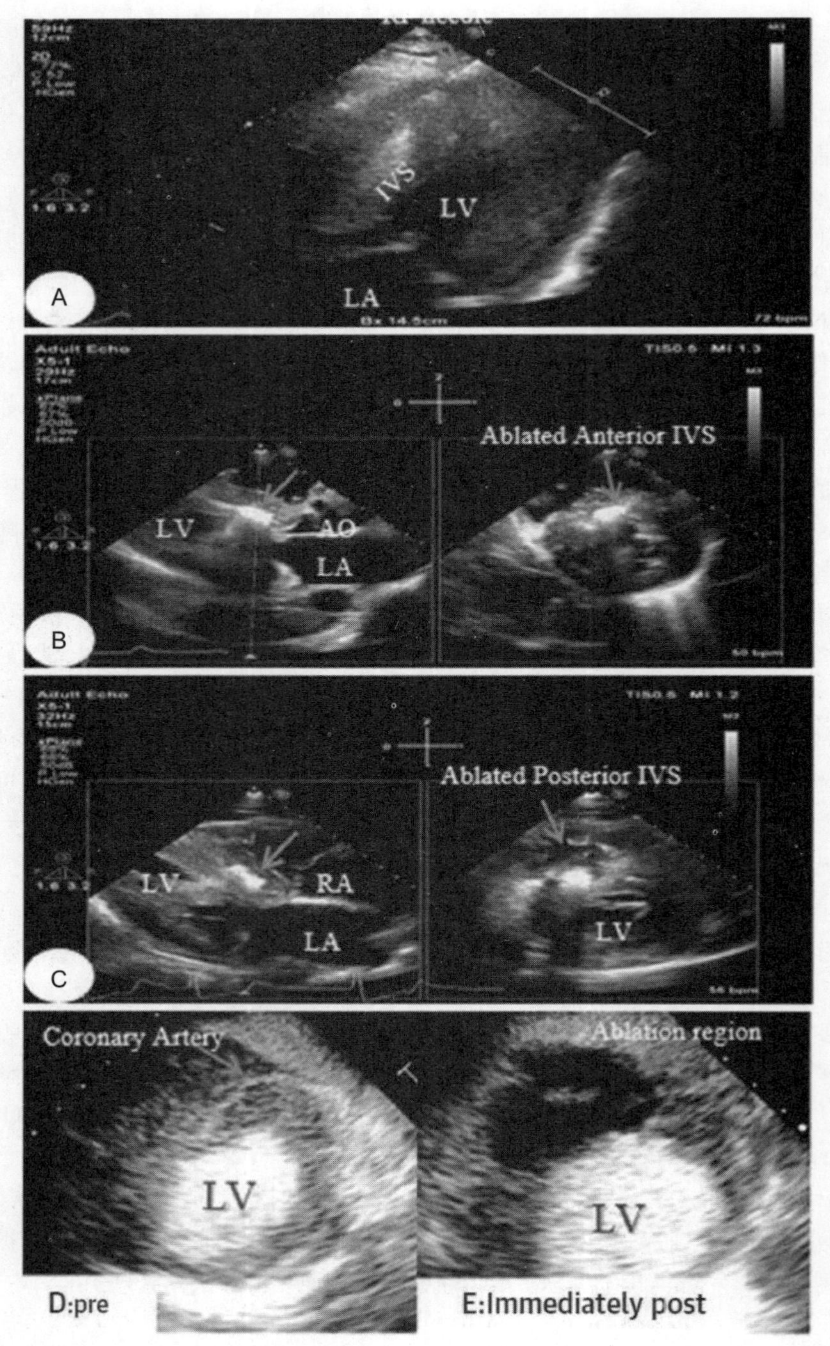

图 3　进针及消融

5. *随访*　由于消融诱导心肌坏死区形成，患者在 ICU 接受 24h 的监测，在心内科病房接受 5 ～ 7 天的监测。所有患者在第 2 ～ 5 天摘除临时起搏器。此外，为了监测室性心律失常和房室传导阻滞，需每天记录患者的 ECG 数据，直到出院。所有患者在术后即刻、术后 1 个月、3 个月、6 个月进行临床检查、TTE、12 导联 ECG、血液生化检查。术后 3 个月和 6 个月进行运动负荷超声心动图检查。术后两周行冠状动脉间隔支 CTA 评估。术后 1 个月、3 个月、6 个月行 CMR 影像学检查，验证消融效果。

二、PIMSRA 治疗 HOCM 的现状及展望

西京医院 HCM 诊治中心于 2016 年 6 月正式开展超声引导下经皮心肌内室间隔射频消融术（PIMSRA），截至 2019 年 4 月 19 日已成功为 101 例肥厚型心肌病患者实施 PIMSRA，在穿刺和消融过程中未发生房颤、室颤、房室传导阻滞等恶性心

律失常以及心源性休克、急性心力衰竭、心脏骤停等不良事件，术后最长随访时间为 2 年，1 例患者于术后第 7 天发生心源性猝死，其余患者在随访中没有恶性心律失常及严重不良事件的发生。

通过对 2016 年至 2018 年本研究中心接受室间隔心肌内射频消融术的梗阻性肥厚型心肌病患者的初步研究发现，PIMSRA 术后 1 个月室间隔开始显著变薄，术后 3 个月及 6 个月室间隔进一步变薄（图 4）；SAM 征在消融前后也有显著变化，大多在消融术后即刻改善，二尖瓣反流在术后 1 个月显著减少。左室流出道内径显著增宽、静息和激发后左室流出道压差显著减低（图 5），纽约心功能显著提高、患者症状显著改善，运动耐量显著提高。在术中和随访期间，没有发生完全性左束支或右束支传导阻滞及恶性心律失常的发生。这与该术式消融区域在室间隔心肌内，从而能有效避免损伤心内膜下的传导束有关。

因此，目前有限的研究结果提示 PIMSRA 可作为肥厚型心肌病患者室间隔减容治疗的一种有效且较为安全的微创治疗方式，对于改善左室流出道梗阻、减轻患者的临床症状有明显的疗效。同时，PIMSRA 具有手术创伤小、恢复快、住院时间短、症状改善显著、费用少、术后并发症少等独特优势，值得推广并进一步研究。然而，目前的临床研究数量少，且为单中心，有待于多中心、更大样本量、长期的研究结果进一步证实。我们坚信，在

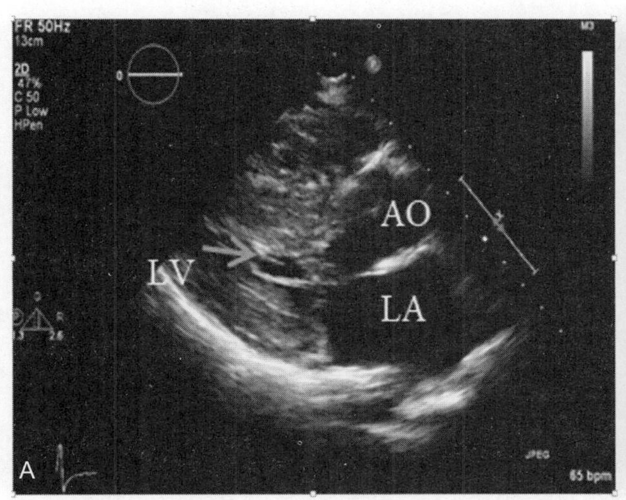

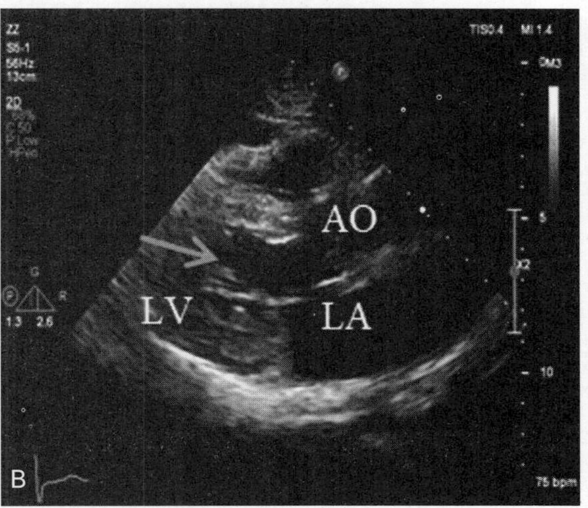

图 4　术前、术后 18 个月室间隔厚度的变化

A. 术前；B. 术后

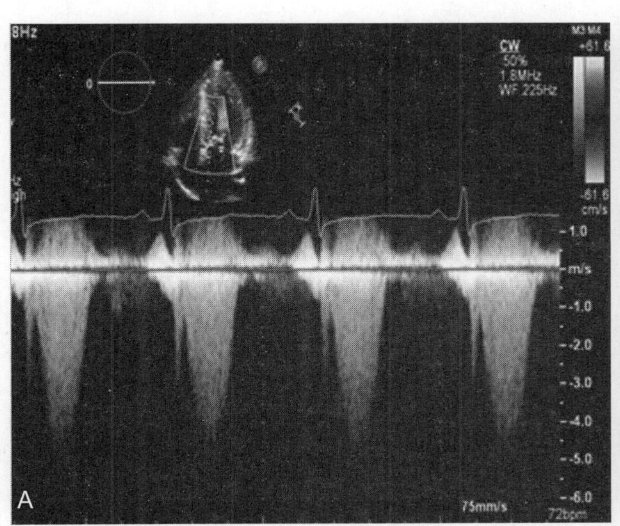

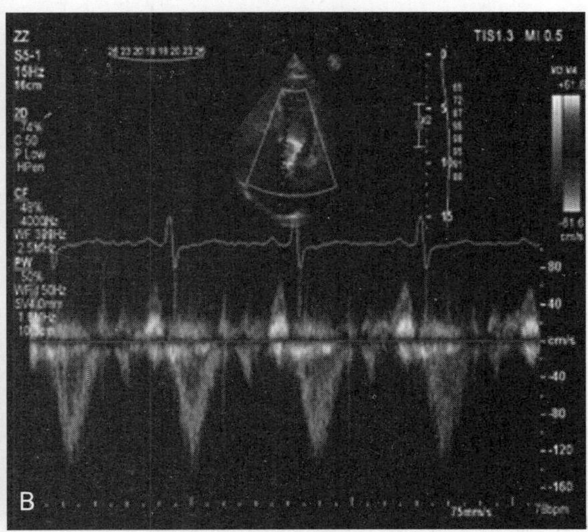

图 5　术前、术后 18 个月左室流出道最大压差的变化

A. 术前；B. 术后

手术经验不断积累、手术技术不断完善的情况下，PIMSRA 治疗肥厚型心肌病必将得到广大专家的认可和肥厚型心肌病指南的推荐，推动我国肥厚型心肌病临床诊疗水平的发展，为全球肥厚型心肌病的诊断与治疗积累丰富的经验，造福更多的肥厚型心肌病患者。

（刘丽文）

参考文献

[1] Liu L, Liu B, Li J, Zhang Y. Percutaneous intramyocardial septal radiofrequency ablation of hypertrophic obstructive cardiomyopathy: A novel mini-invasive treatment for reduction of outflow tract obstruction. Eurointervention 2017 Dec 26 [E-pub ahead of print]；https://www.pcronline.com/eurointervention/ahead-of-print/201712-26.

[2] Liu L, Li J, Zuo L, et al. Percutaneous Intramyocardial SeptalRadiofrequency Ablation for Hypertrophic ObstructiveCardiomyopathy[J]. J Am Coll Cardiol, 2018,72(16):1898-1909.DOI: 10.1016/j.jacc. 2018. 07. 080.

[3] Liu L, Mengyao Z, Lei Z, et al.Echocardiography Guided Liwen Procedure ™ for the treatmentof obstructive hypertrophic cardiomyopathy in a patient with prior aortic valve replacement surgery.Echocardiography. 2018 Aug；35(8):1230-1232. doi: 10.1111/echo.14040.

57. PCI 围术期负荷他汀的认识

自 20 世纪 90 年代以来，3- 羟基 -3 甲基戊二酰辅酶 A（HMG-CoA）抑制剂已经成为冠状动脉粥样硬化性心脏病一级预防及二级预防中具有不可或缺的组成部分。许多临床研究已经证实，无论是冠心病患者还是冠心病高危患者，HMG-CoA 抑制剂均可以改善患者预后，奠定了他汀类药物的重要地位。近些年，他汀类药物在经皮冠状动脉介入手术（PCI 术）围术期的应用逐渐成为人们关注的热点，针对不同类型的患者术前负荷他汀治疗是否能够带来生存获益，目前众多高质量的临床试验在该领域进行了深入的研究和探讨，尝试给出答案。本文根据人群分别选取一些具有代表性的临床研究结果进行分析和解读。

一、稳定型心绞痛人群

2004 年由意大利学者开展的 ARMYDA 研究是首个针对稳定型心绞痛患者术前负荷他汀治疗预防 PCI 相关心肌梗死的随机双盲临床试验。ARMYDA 研究共纳入 153 例未接受过他汀治疗的稳定型心绞痛患者，随机分入阿托伐他汀治疗组（40mg/d）或安慰剂组，病人在接受 PCI 术前 7 天开始服用药物。结果显示，阿托伐他汀组较安慰剂组 PCI 术后心肌梗死（定义为 CK-MB 升高超过正常上限 2 倍）发生率显著下降 (5% vs 18%，*P*=0.025)。与 ARMYDA 研究类似，Briguori 的研究同样选择了未接受过他汀治疗的稳定型心绞痛患者，但是该研究缩短了 PCI 术前药物服用的时间，将 ARMYDA 研究中 PCI 术前 7 天开始服药改为 PCI 术前 3 天开始服药，干预措施同样为阿托伐他汀（80mg/d）或安慰剂，研究终点为较大面积的非 Q 波心肌梗死（定义为 CK-MB 升高超过正常上限 5 倍伴或不伴胸痛或 ST 段 /T 波异常。结果显示阿托伐他汀组较安慰剂组主要终点事件发生率明显降低（8% vs 15.6%，*P*=0.012。随后开展的 NAPLES- Ⅱ 研究将 PCI 术前的药物干预时间缩短为 1 天，分组及干预方式相同，结果显示阿托伐他汀组 PCI 术后心肌梗死发生率更低（OR：0.56，*P*=0.014）。但上述三项研究的入组人群均为未接受过他汀治疗的冠心病患者，而临床工作中所接诊的患者大部分已经接受了他汀类药物治疗。针对这部分人群 PCI 术前接受负荷他汀治疗是否获益，ARMYDA-RECAPTURE 研究进行了进一步探索。该研究纳入了既往长期接受他汀治疗的冠心病患者共 383 例，其中 53% 为稳定型心绞痛患者，47% 为非 ST 段抬高型急性冠脉综合征患者。383 例患者被随机分为两组，一组在 PCI 术前 12h 服用 80mg 阿托伐他汀，PCI 术前即刻再次服用 40mg，另一组为安慰剂组。研究显示，随访至 PCI 术后 30 天，阿托伐他汀组主要心血管事件（MACE）发生率较对照组显著下降（3.7% vs 9.4%，*P*=0.037）。除了 MACE 事件的获益外，阿托伐他汀组术后发生心肌损伤（定义为 CK-MB 或 TNI 高于正常上限）的比例显著更低（CK-MB：13% vs 24%，*P*=0.017；TNI: 37% vs 49%，*P*=0.021）。 由此可以看出，无论既往是否接受他汀治疗的冠心病患者，PCI 术前负荷阿托伐他汀都可能带来降低 MACE 事件或 PCI 术后心肌损伤方面的获益。但是其他类型的他汀是否能够取同样或相似的疗效仍存在疑问。Cay 设计的临床试验纳入了未接受过他汀治疗的稳定型心绞痛的患者 299 例，随机分为瑞舒伐他汀（40mg）组和安慰剂组，在 PCI 术前 24h 开始服用药物。结果显示，瑞舒伐他汀组在 PCI 术后 12h 检测 CK-MB 及 cTNI 较安慰剂组显著减低 [CK-MB：(20.13 ± 7.24）U/L vs（27.02 ± 18.64）U/L，*P*=0.001，cTNI：(0.14 ± 0.34) ng/ml vs (0.35 ± 0.40) ng/ml，*P* < 0.001]。与 Cay 的研究类似，ROMA 研究也入选了未经过他汀治疗的稳定型心绞痛患者，但干预方式改为瑞舒伐他汀（40mg）或安慰剂，结果仍提示瑞舒伐他汀术前负荷可以降低术后心肌梗死的发生。随后 ROMA- Ⅱ 研究进一步对比了术前负荷不同他汀的预后差异。450 例既往接受过他汀治疗的患者被随机分为三组，分别在 PCI 术前 24h 负荷 80mg 阿托伐他汀、40mg 瑞舒伐他汀或安慰剂。术后 12h 和 24h，阿托伐他汀负荷组和瑞舒伐他汀负荷组 CK-MB 升高超过 3 倍的比例无显著差异（术

后 12h：6.1% vs 7.1%，P=0.643；术后 24h：8.3% vs 8.9%，P=0.702），均显著低于安慰剂组（术后 12h：25%；术后 24h：29%）。阿托伐他汀组与瑞舒伐他汀组术后 30 天、6 个月、12 个月的 MACE 事件发生率亦无显著差异（30 天：8.3% vs 8.9%，P=0.702；6 个月：8.9% vs 10.2%，P=0.718；12 个月：12% vs 11.4%，P=0.868)，两组均显著低于安慰剂组。ROMA-Ⅱ研究证实了瑞舒伐他汀或阿托伐他汀的负荷治疗均能够为行 PCI 术的稳定型心绞痛患者带来短期乃至中长期的获益。

综上，稳定型心绞痛患者 PCI 术前负荷他汀类药物能够带来生存获益，术前负荷时间可缩短至 24h，且不论负荷他汀的种类及既往是否已经接受他汀治疗。

二、非 ST 段抬高型急性冠脉综合征（NSTE-ACS）

Chyrchel 的研究将 140 例非 ST 段抬高型急性冠脉综合征的患者随机分为两组，在 PCI 术前 3 天分别开始接受阿托伐他汀（80mg/d）或安慰剂治疗，PCI 术后两组均给予阿托伐他汀（40mg/d）治疗。结果显示，手术前阿托伐他汀负荷组患者术后发生心肌梗死（1.2% vs 9.25%，P=0.03），死亡或心肌梗死（2.32% vs 14.8%，P=0.013），死亡或心肌梗死或再次行 PCI 治疗（8.1% vs 25.9%，P=0.006）的概率均显著低于安慰剂组患者。之后，ARMYDA-ACS 研究将 171 例 ACS 病人随机分入阿托伐他汀组（PCI 术前 12h 予阿托伐他汀 80mg，PCI 术后 40mg/d）及安慰剂组（PCI 术前给予安慰剂，PCI 术后予阿托伐他汀 40mg/d）。阿托伐他汀组 30 天 MACE 事件为 17%，安慰组为 5%，两者差异具有统计学意义（P=0.01）。阿托伐他汀组 PCI 术后 CK-MB 和 TNI 升高（定义为大于正常上限 2 倍）的概率较安慰剂组显著降低（7% vs 27%，P=0.001；41% vs 58%，P=0.039）。校正了其他影响因素（如心功能、血管紧张素转化酶抑制剂使用情况等）后，PCI 术前负荷阿托伐他汀可降低 ACS 患者 88%MACE 事件风险。ARMYDA-ACS 研究证实 ACS 患者即使术前负荷他汀治疗时间缩短至 12h，依然能够改善 ACS 患者的预后。2018 年 SECURE-PCI 研究结果的公布则为 ACS 患者 PCI 术前负荷他汀治疗的进一步奠定了实践基础。该研究纳入了 4191 名 ACS 患者，随机分为两组，一组术前 12h 内及后 24h 分别服用阿托伐他汀 80mg，之后规律服用阿托伐他汀 40mg/d，另一组则在术前 12h 及术后 24h 分别服用安慰剂，之后服用阿托伐他汀 40mg/d，该研究中共有 2710 (64.7%) 人最终接受了 PCI 治疗。总人群中负荷阿托伐他汀组第 30 天时 MACE 事件较安慰剂组无显著差异，但是在亚组分析中，对于进行了 PCI 治疗的 ACS 患者，负荷阿托伐他汀组 30 天 MACE 事件下降 28%（HR：0.72，P=0.03)。注意值得的是，在强化他汀组中 45.1% 的患者在 PCI 术前小于 2h 服用负荷量他汀，54.3% 患者在术前 2～12h 服用负荷量他汀，两组之间 MACE 事件的发生率不存在交互作用，说明术前短时间他汀负荷仍然能够改善 PCI 术后结局、为患者带来获益。

除 ACS 患者 PCI 术前负荷阿托伐他汀能够带来获益的证据外，还有一些研究旨在探索 PCI 术前负荷他汀治疗剂量是否对结局造成影响。Jia 的研究入选了 228 例 ACS 患者，随机分为两组，标准他汀治疗组在手术前 7 天开始接受辛伐他汀 20mg/d 治疗，强化他汀组在手术前 7 天开始接受阿托伐他汀 80mg/d 的治疗。结果显示，PCI 术后 24h 标准他汀组 CK-MB 升高的比例为 27.8%，显著高于强化组的 15.9%（P=0.03）。在 PCI-PROVE IT 研究中，研究者共纳入了 2868 名 ACS 患者，强化他汀组使用阿托伐他汀 80mg/d，中等剂量他汀组使用普伐他汀 40mg/d。结果显示，强化他汀组相比于中等剂量他汀组主要终点事件（包括全因死亡、心肌梗死、需要住院治疗的不稳定型心绞痛、30 天内的再血管化治疗以及脑卒中）风险下降 22%(HR：0.78，P=0.001)，30 天内靶血管再血管化治疗风险降低 27%（HR：0.73，$P < 0.001$），非靶血管再血管化治疗风险降低 25%（OR：0.75，P=0.017）。

虽然已经有大量的研究证实 PCI 术前负荷他汀治疗可以为冠心病患者带来获益，但是依然有一些研究的结果不支持上述结论。

ALPACS 研究是一项针对亚洲 ACS 患者的随机对照试验，其方案设计类似于 ARMYDA-ACS 研究。该研究共入组了 335 例未曾服用过他汀的 NSTE-ACS 患者，强化治疗组术前 12h 口服阿托伐他汀 80mg，术前 2h 再次口服阿托伐他汀 40mg，对照组的治疗按照 2007 年美国心脏协会非 ST 抬高型急性冠脉综合征指南的推荐进行治疗。两组患者在 PCI 术后均服用阿托伐他汀 40mg/d。结果显示，在 PCI 术后 8h 和 24h，CK-MB 升高大于正常上限 3 倍的比例两组无统计学差异，且 30 天后两组 MACE 事件亦无显著差异（强化治疗组：15%，一般治疗组：16%，P= NS）。

另一项来自中国的 CHILLAS 研究入选了 1355 名基线血脂水平较低的 ACS 患者（LDL-C 为 2.7mmol/L），随机分为 2 组，强化治疗组使用 20 ～ 40mg/d 阿托伐他汀或等效剂量其他类型他汀，对照组则使用 10mg/d 阿托伐他汀或等效剂量其他类型他汀。随访 2 年后，研究者发现强化组低密度脂蛋白水平较对照组仅多降低 6.4%（20.2% vs 26.6%），并且强化组在减少终点事件（包括心源性死亡、非致命急性心梗、PCI 或 CABG 术行再血管化治疗、缺血性脑卒中和需紧急住院的不稳定型心绞痛或心力衰竭）方面并未有更多获益。

ALPACS 研究和 CHILLAS 研究的阴性结果值得我们深思，因为这两个研究纳入的人群都是亚洲人群，反观得出 PCI 围术期强化他汀治疗获益的临床研究多数来自西方国家。导致这种差异的原因除了研究设计的不同、纳入人群病情严重程度的差异外，可能存在如东西方人群基因特征、基线血脂水平的影响。综上，对于 NSTE-ACS 患者，PCI 术前他汀剂量的选择还应更多结合中国人的实际情况。

三、急性 ST 段抬高型心肌梗死（STEMI）

PCI 术前负荷他汀治疗在 STEMI 患者中的获益相关研究仍较少，且结论尚存在一定争议。2010 年报道的 STATIN-STEMI 研究是较早关注 STEMI 患者 PCI 术前负荷不同剂量他汀获益差异的随机对照试验。该研究纳入的 171 例 STEMI 患者随机分为两组，一组在急诊 PCI 术前口服 80mg 阿托伐他汀，另一组则口服 10mg 阿托伐他汀。研究的主要终点为 PCI 术后 30 天的 MACE 事件，结果显示，术前 80mg 阿托伐他汀组主要终点事件发生率低于 10mg 阿托伐他汀组（5.8% vs10.6%），但是二者差异并无统计学意义（P=0.26）。研究的次要终点中，80mg 阿托伐他汀组校正的 TIMI 帧数显著低于 10mg 阿托伐他汀组 (26.9 ± 12.3 vs 34.1 ± 19.0，P= 0.01)，而心肌呈色分级（MBG）和 PCI 术后 90 分钟 ST 段抬高恢复程度（STR）则显著高于 10mg 阿托伐他汀组 (MBG：2.2 ± 0.8 vs 1.9 ± 0.8，P=0.02；STR：61.8 ± 26.2 vs 50.6 ± 25，P=0.01)。STATIN-STEMI 研究虽然未能够证实 STEMI 患者 PCI 术前负荷大剂量阿托伐他汀能够减少 MACE 事件的发生，但研究结果提示大剂量他汀能够改善患者 PCI 术后的心肌微循环和心肌灌注水平，Kim 的研究使用大剂量瑞舒伐他汀也证实了这个结论。Li 的研究采用了与 STATIN-STEMI 类似的设计，该研究纳入了 118 例 STEMI 患者，随机分为 80mg 阿托伐他汀组和 40mg 阿托伐他汀组，但研究得出的结论不同于 STATIN-STEMI 研究。Li 的研究发现，80mg 阿托伐他汀组相较于 40mg 阿托伐他汀组，PCI 术后冠脉无复流以及术后 6 个月和 1 年 MACE 事件显著减少（P 值均小于 0.05）。上述 2 个研究得出的结论差异较大，除了纳入人群的基线特征不同外，还有一些在研究设计上存在的不足之处。首先是两个研究样本量均较小，尤其是 STATIN-STEMI 研究，研究已经提示 80mg 阿托伐他汀组 MACE 事件发生率明显低于 10mg 阿托伐他汀组（5.8% vs 10.6%），但是两者差异无统计学意义，造成这种结果的最大可能就是样本量不足。该研究的作者也在自己的文章中提到了样本量的问题，认为他们高估了 MACE 事件的发生率，最终导致了样本量的欠缺。其次，Li 的研究是一项单中心的研究，代表性有一定局限。并且该研究中 40mg 阿托伐他汀组，1 年的 MACE 事件发生率高达 52.54%，而 80mg 阿托伐他汀组仅为 6.79%，这似乎与临床实际差别较大。可能的原因包括在患者分组过程中的随机化不足或者研究实施中的盲法执行不充分，导致 40mg 阿托伐他汀组 MACE 事件发生率过高。

四、ACS 患者 PCI 围术期负荷他汀治疗的最新临床研究证据

2018 年美国心脏病学会年会上，公布了 SECURE-PCI 研究结果。该研究入选了 4191 例拟行介入治疗的 ACS 患者，随机分为阿托伐他汀负荷剂量组：PCI 术前以及术后 24h 各给予一次 80mg 的阿托伐他汀或安慰剂组。两组患者均接受每日 40mg 的阿托伐他汀。主要终点为 30 天时的 MACE 事件的终点。研究结果显示，在总的意向性治疗人群中，两组 MACE 事件发生风险无统计学意义的差异。然而，在 2710 例接受 PCI 治疗的人群中，30 天 MACE 发生率在阿托伐他汀负荷组为 6.0%，而在安慰剂组为 8.2%，两组相比具有统计学意义差异。

结论：近些年来，冠心病患者 PCI 术前负荷他汀治疗已经成为越来越热门的研究问题，更多的研究支持 PCI 术前进行强化他汀治疗能够给患者带来

获益，有两项 Meta 分析也支持这个结论。但中国患者是否能够从这样一种干预措施获益，仍然需要更多高水平临床研究结果的支持。

（李建平）

参考文献

[1] Pasceri, V., G. Patti, A. Nusca,et al. Investigators, Randomized trial of atorvastatin for reduction of myocardial damage during coronary intervention: results from the ARMYDA (Atorvastatin for Reduction of MYocardial Damage during Angioplasty) study. Circulation, 2004. 110(6): 674-678.

[2] Briguori, C., A. Colombo, F. Airoldi, A. Violante, A. Focaccio, P. Balestrieri, P. Paolo Elia, B. Golia, S. Lepore, G. Riviezzo, P. Scarpato, M. Librera, E. Bonizzoni,B. Ricciardelli, Statin administration before percutaneous coronary intervention: impact on periprocedural myocardial infarction. Eur Heart J, 2004. 25(20): 1822-1828.

[3] Briguori, C., G. Visconti, A. Focaccio, B. Golia, A. Chieffo, A. Castelli, M. Mussardo, M. Montorfano, B. Ricciardelli,A. Colombo, Novel approaches for preventing or limiting events (Naples) Ⅱ trial: impact of a single high loading dose of atorvastatin on periprocedural myocardial infarction. J Am Coll Cardiol, 2009. 54(23): 2157-2163.

[4] Di Sciascio, G., G. Patti, V. Pasceri, A. Gaspardone, G. Colonna,A. Montinaro, Efficacy of atorvastatin reload in patients on chronic statin therapy undergoing percutaneous coronary intervention: results of the ARMYDA-RECAPTURE (Atorvastatin for Reduction of Myocardial Damage During Angioplasty) Randomized Trial. J Am Coll Cardiol, 2009. 54(6): 558-565.

[5] Cay, S., G. Cagirci, N. Sen, Y. Balbay, T. Durmaz,S. Aydogdu, Prevention of peri-procedural myocardial injury using a single high loading dose of rosuvastatin. Cardiovasc Drugs Ther, 2010. 24(1): 41-47.

[6] Sardella, G., G. Conti, M. Donahue, M. Mancone, E. Canali, C. De Carlo, A. Di Roma, S. Calcagno, L. Lucisano,F. Fedele, Rosuvastatin pretreatment in patients undergoing elective PCI to reduce the incidence of myocardial periprocedural necrosis: the ROMA trial. Catheter Cardiovasc Interv, 2013. 81(1): E36-43.

[7] Sardella, G., L. Lucisano, M. Mancone, G. Conti, S. Calcagno, R.E. Stio, M. Pennacchi, G. Biondi-Zoccai, E. Canali,F. Fedele, Comparison of high reloading ROsuvastatin and Atorvastatin pretreatment in patients undergoing elective PCI to reduce the incidence of MyocArdial periprocedural necrosis. The ROMA Ⅱ trial. Int J Cardiol, 2013. 168(4): 3715-3720.

[8] Chyrchel, M., T. Rakowski, L. Rzeszutko, J. Legutko, A. Dziewierz, J.S. Dubiel,D. Dudek, Effects of high-dose statin administered prior to coronary angioplasty on the incidence of cardiac events in patients with acute coronary syndrome. Kardiol Pol, 2006. 64(12): 1357-62；discussion 1363.

[9] Patti, G., V. Pasceri, G. Colonna, M. Miglionico, D. Fischetti, G. Sardella, A. Montinaro,G. Di Sciascio, Atorvastatin pretreatment improves outcomes in patients with acute coronary syndromes undergoing early percutaneous coronary intervention: results of the ARMYDA-ACS randomized trial. J Am Coll Cardiol, 2007. 49(12): 1272-1278.

[10] Berwanger, O., E.V. Santucci, E.S.P.G.M. de Barros, I.A. Jesuino, L.P. Damiani, L.M. Barbosa, R.H.N. Santos, L.N. Laranjeira, F.M. Egydio, J.A. Borges de Oliveira, F.T.C. Dall Orto, P. Beraldo de Andrade, I.R.C. Bienert, C.E. Bosso, J.A. Mangione, C.A. Polanczyk, A. Sousa, R.A.K. Kalil, L.M. Santos, A.C. Sposito, R.L. Rech, A.C.S. Sousa, F. Baldissera, B.R. Nascimento, R. Giraldez, A.B. Cavalcanti, S.B. Pereira, L.A. Mattos, L.V. Armaganijan, H.P. Guimaraes, J. Sousa, J.H. Alexander, C.B. Granger, R.D. Lopes,S.-P. Investigators, Effect of Loading Dose of Atorvastatin Prior to Planned Percutaneous Coronary Intervention on Major Adverse Cardiovascular Events in Acute Coronary Syndrome: The SECURE-PCI Randomized Clinical Trial. JAMA, 2018. 319(13): 1331-1340.

[11] Lopes, R.D., E.S.P.G.M. de Barros, I. de Andrade Jesuino, E.V. Santucci, L.M. Barbosa, L.P. Damiani, R.H. Nakagawa Santos, L.N. Laranjeira, F.T.C. Dall Orto, P. Beraldo de Andrade, I.R. de Castro Bienert, J.H. Alexander, C.B. Granger,O. Berwanger, Timing of Loading Dose of Atorvastatin in Patients Undergoing Percutaneous Coronary Intervention for Acute Coronary Syndromes: Insights From the SECURE-PCI Randomized Clinical Trial. JAMA Cardiol, 2018. 3(11): 1113-1118.

[12] Jia, X.W., X.H. Fu, J. Zhang, X.S. Gu, W.Z. Fan, W.L. Wu, G.Z. Hao, S.Q. Li,Y.F. Jiang, Intensive cholesterol lowering with statin improves the outcomes of percutaneous coronary intervention in patients with acute coronary syndrome. Chin Med J (Engl), 2009. 122(6): 659-664.

[13] Gibson, C.M., Y.B. Pride, C.P. Hochberg, S. Sloan, M.S. Sabatine, C.P. Cannon,T.S. Group, Effect of intensive statin therapy on clinical outcomes among patients undergoing percutaneous coronary intervention for acute coronary syndrome. PCI-PROVE IT: A PROVE IT-TIMI 22 (Pravastatin or Atorvastatin Evaluation and Infection Therapy-Thrombolysis In Myocardial Infarction 22) Substudy. J Am Coll Cardiol, 2009. 54(24): 2290-2295.

[14] Anderson, J.L., C.D. Adams, E.M. Antman, C.R. Bridges, R.M. Califf, D.E. Casey, Jr., W.E. Chavey, 2nd, F.M. Fesmire, J.S. Hochman, T.N. Levin, A.M. Lincoff, E.D. Peterson, P. Theroux, N.K. Wenger, R.S. Wright, S.C. Smith, Jr., A.K. Jacobs, J.L. Halperin, S.A. Hunt, H.M. Krumholz, F.G. Kushner, B.W. Lytle, R. Nishimura, J.P. Ornato, R.L. Page, B. Riegel, C. American College of, G. American Heart Association Task Force on Practice, P. American College of Emergency, A. Society for Cardiovascular, Interventions, S. Society of Thoracic, C. American Association of, R. Pulmonary,M. Society for Academic Emergency, ACC/AHA 2007 guidelines for the management of patients with unstable angina/non ST-elevation myocardial infarction: a report of the American College of Cardiology/American Heart Association Task Force on Practice Guidelines (Writing Committee to Revise the 2002 Guidelines for the Management of Patients With Unstable Angina/Non ST-Elevation Myocardial Infarction): developed in collaboration with the American College of Emergency Physicians, the Society for Cardiovascular Angiography and Interventions, and the Society of Thoracic Surgeons: endorsed by the American Association of Cardiovascular and Pulmonary Rehabilitation and the Society for Academic Emergency Medicine. Circulation, 2007. 116(7): e148-304.

[15] Jang, Y., J. Zhu, J. Ge, Y.J. Kim, C. Ji,W. Lam, Preloading with atorvastatin before percutaneous coronary intervention in statin-naive Asian patients with non-ST elevation acute coronary syndromes: A randomized study. J Cardiol, 2014. 63(5): 335-343.

[16] Zhao, S.P., B.L. Yu, D.Q. Peng,Y. Huo, The effect of moderate-dose versus double-dose statins on patients with acute coronary syndrome in China: Results of the CHILLAS trial. Atherosclerosis, 2014. 233(2): 707-712.

[17] Kim, J.S., J. Kim, D. Choi, C.J. Lee, S.H. Lee, Y.G. Ko, M.K. Hong, B.K. Kim, S.J. Oh, D.W. Jeon, J.Y. Yang, J.R. Cho, N.H. Lee, Y.H. Cho, D.K. Cho,Y. Jang, Efficacy of high-dose atorvastatin loading before primary percutaneous coronary intervention in ST-segment elevation myocardial infarction: the STATIN STEMI trial. JACC Cardiovasc Interv, 2010. 3(3): 332-339.

[18] Kim, J.W., K.H. Yun, E.K. Kim, Y.C. Kim, D.Y. Joe, J.S. Ko, S.J. Rhee, E.M. Lee, N.J. Yoo, N.H. Kim, S.K. Oh,J. W. Jeong, Effect of High Dose Rosuvastatin Loading before Primary Percutaneous Coronary Intervention on Infarct Size in Patients with ST-Segment Elevation Myocardial Infarction. Korean Circ J, 2014. 44(2): 76-81.

[19] Li, Q., Y.G. Zhao, Z. Wang, H.P. Jiang, W.B. Liu,B.F. Cao, Effects of First High-Dose Atorvastatin Loading in Patients With ST-Segment Elevation Myocardial Infarction Undergoing Percutaneous Coronary Intervention. Am J Ther, 2018. 25(3): e291-e298.

[20] Berwanger O, Santucci EV, de Barros E Silva PGM, Jesuíno IA, Damiani LP, Barbosa LM, Santos RHN, Laranjeira LN, Egydio FM, Borges de Oliveira JA, Dall Orto FTC, Beraldo de Andrade P, Bienert IRC, Bosso CE, Mangione JA, Polanczyk CA, Sousa AGMR, Kalil RAK, Santos LM, Sposito AC, Rech RL, Sousa ACS, Baldissera F, Nascimento BR, Giraldez RRCV, Cavalcanti AB, Pereira SB, Mattos LA, Armaganijan LV, Guimarães HP, Sousa JEMR, Alexander JH, Granger CB, Lopes RD ; SECURE-PC Ⅱ nvestigators. Effect of Loading Dose of Atorvastatin Prior to Planned Percutaneous Coronary Intervention on Major Adverse Cardiovascular Events in Acute Coronary Syndrome: The SECURE-PCI Randomized Clinical Trial. JAMA. 2018 Apr 3 ; 319(13):1331-1340.

[21] Xiao, Y., S. He, Z. Zhang, H. Feng, S. Cui,J. Wu, Effect of High-Dose Statin Pretreatment for Myocardial Perfusion in Patients Receiving Percutaneous Coronary Intervention (PCI): A Meta-Analysis of 15 Randomized Studies. Med Sci Monit, 2018. 24: 9166-9176.

58. 经导管主动脉瓣置换术的最新适应证

随着经济社会的发展和人口的老龄化，瓣膜性心脏病的发病率明显增加，研究表明大于 75 岁的老年人群发病率高达 13.3%。以主动脉瓣狭窄（aortic stenosis，AS）为例，传统的治疗方法包括药物保守治疗和外科换瓣手术治疗。药物治疗只能在一定程度上缓解患者的心力衰竭、心绞痛等症状，但无法从根本上解决 AS 的机械性梗阻问题，对改善预后无帮助。外科换瓣手术可明显改善患者的预后，是经典的 AS 的治疗方法，也是目前指南首先推荐的方法，但是外科手术需要开胸、体外循环、心脏停跳等，对于高龄、有开胸病史、心功能差、肺功能差等 AS 患者来说手术风险高，许多患者已经失去了手术的机会。而且，虽然外科手术换瓣是成熟的技术，但 AS 病死率并没有下降，研究发现美国从 1978 ～ 2009 年 AS 病死率平均每年增加 1.6%。经导管主动脉瓣置换术（transcatheter aortic valve replacement,TAVR）是近年来心脏瓣膜病诊治领域里程碑式的进展，本文就 TAVR 适应证的现状与进展进行阐述。

一、目前指南推荐

（一）TAVR 在外科手术中危及以上症状性主动脉瓣狭窄中的推荐

PARTNER 研究和 CoreValve US Pivotal 研究表明，对于有高危心脏手术风险的患者，TAVR 的疗效不劣于甚至优于外科主动脉瓣膜置换术（surgical aortic valve replacement，SAVR），奠定了 TAVR 在 AS 治疗上的地位，2012 年欧洲和 2014 年美国指南形成共识，正式推荐 TAVR 用于治疗高危（Ⅱa，B）及存在外科手术禁忌证（I，B）的主动脉瓣重度狭窄患者。近年来，PARTNER 2 研究以及 SURTAVI 研究等多项研究结果均显示，针对中危患者行 TAVR 手术，在安全性及有效性方面与 SAVR 相当。因此，2017 年 AHA/ACC 指南新增外科手术中危的症状性重度 AS 患者为 TAVR 的适应证（Ⅱa 类推荐，B-R 级证据），2017 年 ESC/EACTS 指南做了类似的推荐：手术风险较高［美国胸外科医师学会评分或欧洲心脏手术风险评估系统（European System for Cardiac Operative Risk Evaluation，EuroSORE）≥ 4%，或 logistic EuroSCORE ≥ 10%，或具有虚弱、瓷化主动脉、胸廓畸形等其他危险因素］的症状性重度 AS 患者，心脏团队应基于患者特征权衡 SAVR 和 TAVR 的选择，年龄较大且股动脉入路适合的患者更适于 TAVR（Ⅰ类推荐，B 级证据）。

（二）TAVR 在生物瓣功能衰败患者的应用

近年来一些研究提示，行主动脉瓣人工生物瓣置换后，若瓣膜出现再狭窄、反流等功能障碍，在充分评估风险、可行性等具体细节后，行经导管瓣中瓣技术，具有令人满意的安全性和有效性。PARTNER 2 Valve-in-Valve 研究结果表明在高风险的患者，对生物瓣膜失效的患者行 TAVR 手术具有较低的死亡率和并发证发生率，且在术后 1 年的血流动力学,功能和生活质量的改善有明显效果。因此，2017 年 AHA/ACC 指南认为，主动脉瓣生物瓣发生功能障碍的患者，可推荐行经导管瓣中瓣技术（Ⅱa 类推荐，B-NR 级证据）。2017 年 ESC/EACTS 指南认为，主动脉瓣生物瓣衰败的患者，心脏团队在合理评估再手术风险、生物瓣类型及尺寸后，可考虑行经导管瓣中瓣技术（Ⅱa 类推荐，C 级证据）。

二、适应证的拓展

目前，随着器械的改进和证据的不断积累，TAVR 的适应证有逐步扩大的趋势。

（一）TAVR 在外科低危患者中的应用

NOTION 研究一项前瞻性、多中心、非盲随机试验，共入组了从 2009 年 12 月至 2013 年 4 月共 280 例患者，目的是比较≥ 70 岁的低危患者行 TAVR 与 SAVR 的临床效果。目前该试验 6 年随访结果显示，TAVR 组和 SAVR 组全因死亡率无显著差异（42.5% vs 37.7% P=0.58），TAVR 组生物瓣结构性退变发生率显著低于 SAVR 组（4.8% vs 24.0%，P < 0.001），TAVR 组与 SAVR 组相比生物瓣失效（包括生物瓣相关性死亡、主动脉瓣再介入治疗及瓣膜结构性退化所致重度血流动力学障碍）方面不具

有统计学差异（7.5% vs 6.7%，P=0.89）。由此可见，与 SAVR 相比，行 TAVR 后患者的血流动力学改善持续优于 SAVR，TAVR 组瓣膜结构退化率明显低于 SAVR。

2019 年美国心脏病学学会（American Congress of Cardiology，ACC）年会瓣膜病专场，公布了 PARTNER 3 和 Evolut 试验结果。PARTNER 3 试验共纳入了 71 个中心的 1000 例患者，平均年龄为 73 岁，平均 STS 评分为 1.9%。患者被随机分为 SAVR 和 TAVR 治疗组，主要终点为全因死亡、脑卒中及再住院的复合终点。研究结果显示，与 SAVR 组相比，TAVR 组患者的主要终点事件发生率显著降低（15.1% vs 8.5%）；30 天脑卒中率（2.4% vs 0.6%）、脑卒中或死亡发生率（3.3% vs 1.0%）、新发房颤率（39.5% vs 5.0%）均显著降低。此外，TAVR 组患者的平均住院时间较短（3d vs 7d），30 天不良预后结局风险亦较低（3.9% vs 30.6%）；主要血管并发症、永久性起搏器置入、中 / 重度瓣周漏发生率无差异。Evolut 试验共纳入 1468 例患者，平均年龄为 74 岁，其中 1403 例患者随机接受 TAVR 或 SAVR。研究主要终点为 24 个月内的死亡或致残性脑卒中的复合终点事件。研究结果显示，自膨胀式 TAVR 组 24 个月的主要终点事件发生率为 5.3%，SAVR 组为 6.7%。TAVR 组的 30 天致残性脑卒中（0.5% vs 1.7%）、出血并发症（2.4% vs 7.5%）、急性肾损伤（0.9% vs 2.8%）及新发房颤（7.7% vs 35.4%）的发生率均显著低于 SAVR 组；手术时间（148min vs 276min）、平均住院天数亦较短（2.6d vs 6.2d）。但中或重度瓣周漏（3.5% vs 0.5%）、永久起搏器置入率（17.4% vs 6.1%）高于外科手术组。此外，在 12 个月时，TAVR 组患者的跨主动脉瓣压差较低（8.6 mmHg vs 11.2mmHg），有效瓣膜口面积较大（2.3cm^2 vs 2.0cm^2）。

上述研究的结果令人鼓舞，证明外科手术低危患者 TAVR 是可行的，同时也是安全、有效的，可能在接下来的心脏瓣膜病指南中会推荐 TAVR 应用于外科手术低危患者。但是受经导管人工瓣膜的耐久性所限，需要更长时间观察以明确人工瓣膜的远期表现。

（二）TAVR 在二叶式主动脉瓣狭窄（bicuspid aortic valve，BAV）中的应用

二叶式主动脉瓣畸形是最常见的先天性心脏病，研究提示，在我国接受 TAVR 手术治疗的人群中 BAV 比例可达 47.5%。与经典的三叶式主动脉瓣（TAV）相比，BAV 重度狭窄的典型病理改变有：瓣叶钙化严重而不均匀、瓣叶大小不对称、合并有升主动脉疾病等，可能导致置入的瓣膜难以充分扩展、贴壁，增加瓣膜置入后移位、瓣周漏、冠状动脉堵塞、瓣环破裂、主动脉夹层等的发生，早期临床研究均将二叶式主动脉瓣作为排除标准，早期的指南也曾将其列为症状性重度 AS 患者行 TAVR 治疗的相对禁忌证。近来研究发现，二叶式主动脉瓣患者行 TAVR 手术的临床预后较好，使用新一代 TAVR 瓣膜能够进一步降低瓣周漏发生率，提高手术成功率。2019 年 ACC 年会公布了应用 sapien3 球囊扩张瓣膜治疗 BAV 患者的研究结果。该研究数据来自 STS/ACC TVT 注册试验，共纳入 552 家中心的 92236 例应用 sapien3 的 TAVR 患者，除外既往有瓣中瓣病史的患者，并经过 1∶1 倾向性匹配后，入选 2726 例 BAV 狭窄患者和 2726 例 TAV 狭窄患者。研究的主要终点事件为术后 30 天和 1 年的死亡率及脑卒中。结果显示，BAV 组和 TAV 组的术后 30 天死亡率（2.6% vs 2.5%）及 1 年死亡率（10.5% vs 12.0%）相似，术后 1 年的脑卒中发生率为无显著性差异（3.4% vs 3.1%）；瓣周漏发生率及瓣膜血流动力学参数（跨瓣压差、平均瓣口面积）均相似。但 BAV 组瓣环破裂（0.3% vs 0%）、进行开胸治疗（0.9% vs 0.4%）、瓣中瓣置入的发生率（0.4% vs 0.2%）较高。王建安教授针对二叶式主动脉畸形的 AS 患者首先在国际上提出基于瓣上结构的瓣膜尺寸选择策略（supra-annular based sizing strategy），往往选择小 1 个或 2 个型号的瓣膜，并采用适度高位置入技术，有助于提高自膨胀瓣膜的置入成功率，而中度以上瓣周漏、起搏器置入等概率低。随着临床试验的推进和新型瓣膜的研制，二叶式主动脉瓣畸形有望在不久的将来得到指南的推荐。

（三）TAVR 在单纯主动脉瓣反流（aortic regurgitation，AR）患者的应用

由于单纯主动脉瓣关闭不全无钙化，固定困难，瓣膜置入过程中易移位，目前指南中并未推荐 TAVR 治疗单纯重度主动脉瓣反流，但是目前也有研究发现对于外科手术高危 / 手术禁忌的重度单纯主动脉瓣反流患者，TAVR 是可行的。2012 年，Giuseppe 等首次为 1 例置入左心辅助装置后单纯重度 AR 的患者实施 TAVR 手术，置入 Edwards Sapien 瓣膜，术中选择了更大尺寸的瓣膜，同时增加扩张瓣膜的球囊压力，术后超声心动图和胸片提示瓣膜位置适宜，无明显反流及瓣周漏。与 Edwards Sapien 瓣膜相比，CoreValve 瓣膜具有更大的尺寸和不同的固定机制，可能更适宜治疗无钙化的单纯AR。2013 年 Roy 等进行了一项临床研究，研究纳入 14 个中心 43 例外科手术高危的单纯主动脉瓣重度反流患者，验证了 CoreValve 瓣膜治疗单纯 AR 的安全性和有效性，结果表明在合适的患者中是可行的、合理的，但是因瓣周漏需要行瓣中瓣的比例接近 20%。本中心自 2014 年起成功使用 CoreValve 治疗单纯性 AR，后续使用 VenusA 并取得了很好的疗效，但在患者的入选策略上与主动脉瓣狭窄是截然不同的。有多中心注册研究比较了 331 例因单纯主动脉瓣反流行 TAVR 的患者，发现 1 年全因死亡率为 24.1%，并发现新一代瓣膜器械成功率更高，瓣中瓣发生率更低，术后中度及以上主动脉瓣反流发生率更低。不同设计理念的瓣膜如 Engager、Direct Flow、J-Valve 等，均具有独特的结构，可克服单纯AR 缺乏钙化、固定困难的难点，能够有效减少瓣周漏，使 TAVR 治疗单纯 AR 可行性大大增加。

（四）TAVR 在无症状性重度 AS 及中度 AS 合并心力衰竭患者的应用

无症状性 AS 猝死率可达为每年 1% ～ 2%，进行早期干预可能获益。2016 年一项荟萃分析提示单纯药物治疗组全因死亡率比早期瓣膜置换组高 3.5 倍。而运动负荷试验阳性无症状患者，单纯药物治疗组全因死亡率比早期瓣膜置换组高 6.5 倍，早期瓣膜置换可大幅度降低心源性死亡。无症状重度 AS 占所有重度 AS 比例为 40% ～ 50%，因此，应用 TAVR 更积极地对 AS 进行有效干预是一个非常重要的课题。正在进行的 EARLY TAVR 研究将无症状重度 AS 同时负荷试验阴性患者随机纳入药物治疗组及早期 TAVR 治疗组，主要终点为 2 年全因死亡、脑卒中及反复住院复合终点，探索早期 TAVR 干预的获益。

中度的 AS 患者，合并了心力衰竭后，其死亡率急剧上升，如果能及时对 AS 进行干预，将可能改善患者的预后。TAVR-UNLOAD 研究计划纳入 600 例优化药物治疗后仍存在心力衰竭（LVEF ＜ 50% 或 NYHA ≥ 2 级）同时合并中度 AS 患者，将其随机进行 TAVR 或药物治疗，主要终点为 1 年全因死亡、脑卒中及反复住院复合终点。相信这些研究数据的公布能进一步拓展 TAVR 适应证。

三、总结

随着器械的改进、操作水平的进步以及术者经验的不断丰富，尤其是随机对照试验证据的不断公布，TAVR 适应证将逐步扩大，有更多的患者将从中受益。

（王建安）

参考文献

[1] Nkomo VT, Gardin JM, Skelton TN, et al. Enriquez-Sarano M. Burden of valvular heart diseases: a population-based study. Lancet, 2006；368:1005-1011.

[2] Coffey S, Cox B, Williams MJ. Lack of progress in valvular heart disease in the pre-transcatheter aortic valve replacement era: increasing deaths and minimal change in mortality rate over the past three decades. Am Heart J, 2014；167:562-567.e2.

[3] Smith CR, Leon MB, Mack MJ, Miller DC, Moses JW, Svensson LG, Tuzcu EM, Webb JG, Fontana GP, Makkar RR, Williams M, Dewey T, Kapadia S, Babaliaros V, Thourani VH, Corso P, Pichard AD, Bavaria JE, Herrmann HC, Akin JJ, Anderson WN, Wang D, Pocock SJ. Transcatheter versus surgical aortic-valve replacement in high-risk patients. N Engl J Med, 2011；364:2187-2198.

[4] Adams DH, Popma JJ, Reardon MJ, Yakubov SJ, Coselli JS, Deeb GM, Gleason TG, Buchbinder M, Hermiller JJ, Kleiman NS, Chetcuti S, Heiser J, Merhi W, Zorn G, Tadros P, Robinson N, Petrossian G, Hughes GC, Harrison JK, Conte J, Maini B, Mumtaz M, Chenoweth S, Oh JK. Transcatheter aortic-valve replacement with a self-expanding prosthesis. N Engl J Med, 2014；370:1790-1798.

[5] Vahanian A, Alfieri O, Andreotti F, Antunes MJ, Baron-Esquivias G, Baumgartner H, Borger MA, Carrel TP, De Bonis M, Evangelista A, Falk V, Lung B, Lancellotti P, Pierard L, Price S, Schafers HJ, Schuler G, Stepinska J, Swedberg K, Takkenberg J, Von Oppell UO, Windecker S, Zamorano JL, Zembala M. Guidelines on the management of valvular heart disease (version 2012): the Joint Task Force on the Management of Valvular Heart Disease of the European Society of Cardiology (ESC) and the European Association for Cardio-Thoracic Surgery (EACTS). Eur J Cardiothorac Surg, 2012；42:S1-44.

[6] Nishimura RA, Otto CM, Bonow RO, Carabello BA, Erwin JR, Guyton RA, O' Gara PT, Ruiz CE, Skubas

NJ, Sorajja P, Sundt TR, Thomas JD. 2014 AHA/ACC guideline for the management of patients with valvular heart disease: executive summary: a report of the American College of Cardiology. American Heart Association Task Force on Practice Guidelines. J Am Coll Cardiol, 2014 ; 63:2438-2488.

[7] Leon MB, Smith CR, Mack MJ, Makkar RR, Svensson LG, Kodali SK, Thourani VH, Tuzcu EM, Miller DC, Herrmann HC, Doshi D, Cohen DJ, Pichard AD, Kapadia S, Dewey T, Babaliaros V, Szeto WY, Williams MR, Kereiakes D, Zajarias A, Greason KL, Whisenant BK, Hodson RW, Moses JW, Trento A, Brown DL, Fearon WF, Pibarot P, Hahn RT, Jaber WA, Anderson WN, Alu MC, Webb JG. Transcatheter or Surgical Aortic-Valve Replacement in Intermediate-Risk Patients. N Engl J Med, 2016 ; 374:1609-1620.

[8] Reardon MJ, Van Mieghem NM, Popma JJ, Kleiman NS, Sondergaard L, Mumtaz M, Adams DH, Deeb GM, Maini B, Gada H, Chetcuti S, Gleason T, Heiser J, Lange R, Merhi W, Oh JK, Olsen PS, Piazza N, Williams M, Windecker S, Yakubov SJ, Grube E, Makkar R, Lee JS, Conte J, Vang E, Nguyen H, Chang Y, Mugglin AS, Serruys PW, Kappetein AP. Surgical or Transcatheter Aortic-Valve Replacement in Intermediate-Risk Patients. N Engl J Med, 2017 ; 376:1321-1331.

[9] Nishimura RA, Otto CM, Bonow RO, Carabello BA, Erwin JR, Fleisher LA, Jneid H, Mack MJ, McLeod CJ, O' Gara PT, Rigolin VH, Sundt TR, Thompson A. 2017 AHA/ACC Focused Update of the 2014 AHA/ACC Guideline for the Management of Patients With Valvular Heart Disease: A Report of the American College of Cardiology/American Heart Association Task Force on Clinical Practice Guidelines. J Am Coll Cardiol, 2017 ; 70:252-289.

[10] Baumgartner H, Falk V, Bax JJ, De Bonis M, Hamm C, Holm PJ, Iung B, Lancellotti P, Lansac E, Rodriguez MD, Rosenhek R, Sjogren J, Tornos MP, Vahanian A, Walther T, Wendler O, Windecker S, Zamorano JL. 2017 ESC/EACTS Guidelines for the management of valvular heart disease. Eur Heart J, 2017 ; 38:2739-2791.

[11] Dvir D, Webb JG, Bleiziffer S, Pasic M, Waksman R, Kodali S, Barbanti M, Latib A, Schaefer U, Rodes-Cabau J, Treede H, Piazza N, Hildick-Smith D, Himbert D, Walther T, Hengstenberg C, Nissen H, Bekeredjian R, Presbitero P, Ferrari E, Segev A, de Weger A, Windecker S, Moat NE, Napodano M, Wilbring M, Cerillo AG, Brecker S, Tchetche D, Lefevre T, De Marco F, Fiorina C, Petronio AS, Teles RC, Testa L, Laborde JC, Leon MB, Kornowski R. Transcatheter aortic valve implantation in failed bioprosthetic surgical valves. JAMA, 2014 ; 312:162-170.

[12] Phan K, Zhao DF, Wang N, Huo YR, Di Eusanio M, Yan TD. Transcatheter valve-in-valve implantation versus reoperative conventional aortic valve replacement: a systematic review. J Thorac Dis, 2016 ; 8:E83-93.

[13] Webb JG, Mack MJ, White JM, Dvir D, Blanke P, Herrmann HC, Leipsic J, Kodali SK, Makkar R, Miller DC, Pibarot P, Pichard A, Satler LF, Svensson L, Alu MC, Suri RM, Leon MB. Transcatheter Aortic Valve Implantation Within Degenerated Aortic Surgical Bioprostheses: PARTNER 2 Valve-in-Valve Registry. J Am Coll Cardiol, 2017 ; 69:2253-2262.

[14] Sondergaard L, Ihlemann N, Capodanno D, Jorgensen TH, Nissen H, Kjeldsen BJ, Chang Y, Steinbruchel DA, Olsen PS, Petronio AS, Thyregod H. Durability of Transcatheter and Surgical Bioprosthetic Aortic Valves in Patients at Lower Surgical Risk. J Am Coll Cardiol, 2019 ; 73:546-553.

[15] Mack MJ, Leon MB, Thourani VH, Makkar R, Kodali SK, Russo M, Kapadia SR, Malaisrie SC, Cohen DJ, Pibarot P, Leipsic J, Hahn RT, Blanke P, Williams MR, McCabe JM, Brown DL, Babaliaros V, Goldman S, Szeto WY, Genereux P, Pershad A, Pocock SJ, Alu MC, Webb JG, Smith CR. Transcatheter Aortic-Valve Replacement with a Balloon-Expandable Valve in Low-Risk Patients. N Engl J Med, 2019.

[16] Popma JJ, Deeb GM, Yakubov SJ, Mumtaz M, Gada H, O' Hair D, Bajwa T, Heiser JC, Merhi W, Kleiman NS, Askew J, Sorajja P, Rovin J, Chetcuti SJ, Adams DH, Teirstein PS, Zorn GR, Forrest JK, Tchetche D, Resar J, Walton A, Piazza N, Ramlawi B, Robinson N, Petrossian G, Gleason TG, Oh JK, Boulware MJ, Qiao H, Mugglin AS, Reardon MJ. Transcatheter Aortic-Valve Replacement with a Self-Expanding Valve in Low-Risk Patients. N Engl J Med, 2019.

[17] Jilaihawi H, Wu Y, Yang Y, Xu L, Chen M, Wang J, Kong X, Zhang R, Wang M, Lv B, Wang W, Xu B, Makkar RR, Sievert H, Gao R. Morphological characteristics of severe aortic stenosis in China: imaging corelab observations from the first Chinese transcatheter aortic valve trial. Catheter Cardiovasc Interv, 2015 ; 85 Suppl 1:752-761.

[18] Gentry JR, Carruthers D, Joshi PH, Maroules CD, Ayers CR, de Lemos JA, Aagaard P, Hachamovitch R, Desai MY, Roselli EE, Dunn RE, Alexander K, Lincoln AE, Tucker AM, Phelan DM. Ascending Aortic Dimensions

in Former National Football League Athletes. Circ Cardiovasc Imaging, 2017；10.

[19] Yoon SH, Bleiziffer S, De Backer O, Delgado V, Arai T, Ziegelmueller J, Barbanti M, Sharma R, Perlman GY, Khalique OK, Holy EW, Saraf S, Deuschl F, Fujita B, Ruile P, Neumann FJ, Pache G, Takahashi M, Kaneko H, Schmidt T, Ohno Y, Schofer N, Kong W, Tay E, Sugiyama D, Kawamori H, Maeno Y, Abramowitz Y, Chakravarty T, Nakamura M, Kuwata S, Yong G, Kao HL, Lee M, Kim HS, Modine T, Wong SC, Bedgoni F, Testa L, Teiger E, Butter C, Ensminger SM, Schaefer U, Dvir D, Blanke P, Leipsic J, Nietlispach F, Abdel-Wahab M, Chevalier B, Tamburino C, Hildick-Smith D, Whisenant BK, Park SJ, Colombo A, Latib A, Kodali SK, Bax JJ, Sondergaard L, Webb JG, Lefevre T, Leon MB, Makkar R. Outcomes in Transcatheter Aortic Valve Replacement for Bicuspid Versus Tricuspid Aortic Valve Stenosis. J Am Coll Cardiol, 2017；69:2579-2589.

[20] Yoon SH, Lefevre T, Ahn JM, Perlman GY, Dvir D, Latib A, Barbanti M, Deuschl F, De Backer O, Blanke P, Modine T, Pache G, Neumann FJ, Ruile P, Arai T, Ohno Y, Kaneko H, Tay E, Schofer N, Holy EW, Luk N, Yong G, Lu Q, Kong W, Hon J, Kao HL, Lee M, Yin WH, Park DW, Kang SJ, Lee SW, Kim YH, Lee CW, Park SW, Kim HS, Butter C, Khalique OK, Schaefer U, Nietlispach F, Kodali SK, Leon MB, Ye J, Chevalier B, Leipsic J, Delgado V, Bax JJ, Tamburino C, Colombo A, Sondergaard L, Webb JG, Park SJ. Transcatheter Aortic Valve Replacement With Early- and New-Generation Devices in Bicuspid Aortic Valve Stenosis. J Am Coll Cardiol, 2016；68:1195-1205.

[21] Sorajja P, Vemulapalli S, Feldman T, Mack M, Holmes DJ, Stebbins A, Kar S, Thourani V, Ailawadi G. Outcomes With Transcatheter Mitral Valve Repair in the United States: An STS/ACC TVT Registry Report. J Am Coll Cardiol, 2017；70:2315-2327.

[22] Liu X, He Y, Zhu Q, Gao F, He W, Yu L, Zhou Q, Kong M, Wang J. Supra-annular structure assessment for self-expanding transcatheter heart valve size selection in patients with bicuspid aortic valve. Catheter Cardiovasc Interv, 2018；91:986-994.

[23] D’Ancona G, Pasic M, Buz S, Drews T, et al. TAVI for pure aortic valve insufficiency in a patient with a left ventricular assist device. Ann Thorac Surg, 2012；93:e89-91.

[24] Hildebrandt HA, Erbel R, Kahlert P. Compassionate use of the self-expandable medtronic Core Valve prosthesis for the treatment of pure aortic regurgitation in a patient at prohibitive risk for surgical valve replacement. Catheter Cardiovasc Interv, 2013；82:E939-943.

[25] Roy DA, Schaefer U, Guetta V, et al. Transcatheter aortic valve implantation for pure severe native aortic valve regurgitation. J Am Coll Cardiol, 2013；61:1577-1584.

[26] 刘先宝，董樑，蒋巨波，等. 经导管主动脉瓣置入术治疗无钙化单纯性主动脉瓣重度反流一例. 中华心血管病杂志，2015；43:185-186.

[27] Yoon SH, Schmidt T, Bleiziffer S, Schofer N, Fiorina C, Munoz-Garcia AJ, Yzeiraj E, Amat-Santos IJ, Tchetche D, Jung C, Fujita B, Mangieri A, Deutsch MA, Ubben T, Deuschl F, Kuwata S, De Biase C, Williams T, Dhoble A, Kim WK, Ferrari E, Barbanti M, Vollema EM, Miceli A, Giannini C, Attizzani GF, Kong W, Gutierrez-Ibanes E, Jimenez DV, Wijeysundera HC, Kaneko H, Chakravarty T, Makar M, Sievert H, Hengstenberg C, Prendergast BD, Vincent F, Abdel-Wahab M, Nombela-Franco L, Silaschi M, Tarantini G, Butter C, Ensminger SM, Hildick-Smith D, Petronio AS, Yin WH, De Marco F, Testa L, Van Mieghem NM, Whisenant BK, Kuck KH, Colombo A, Kar S, Moris C, Delgado V, Maisano F, Nietlispach F, Mack MJ, Schofer J, Schaefer U, Bax JJ, Frerker C, Latib A, Makkar RR. Transcatheter Aortic Valve Replacement in Pure Native Aortic Valve Regurgitation. J Am Coll Cardiol, 2017；70:2752-2763.

59. 特殊类型的经导管主动脉瓣置换术（TAVR）的最新进展

自 2002 年由 Alain Cribier 博士等人完成首例经导管主动脉瓣置换术（TAVR）以来，全球已有超过 40 万的患者 TAVR 治疗。10 余年来，TAVR 发展迅速，带来了心血管医学领域的巨大变革，并成为主动脉瓣狭窄患者的治疗新选择，显著改善了严重主动脉瓣狭窄患者的生活质量。PARTNER IA 研究 5 年的随访结果显示，对于主动脉瓣严重狭窄的高危患者，相较于传统的药物治疗或主动脉瓣球囊扩张成形术治疗，接受 TAVR 治疗的患者的全因死亡率显著降低（93.6% vs 71.8%）；中位生存时间显著延长（11.1 个月 vs 29.7 个月）；5 年内再次入院率显著减少(87.3% vs 47.6%)。Corevalve 研究同样显示，接受瓣膜置入 5 年后，TAVR 组和 SAVR 组死亡率无显著统计学差异（55.3% vs 55.4%）。充分证明了 TAVR 治疗的有效性和安全性。

而在 2018 年公布的 Notion 研究 5 年随访结果中显示，在手术低危分险的患者中（STS Prom ＜ 4%），接受 TAVR 治疗及 SAVR 治疗的患者中，主要终点事件的发生率分别为 39.2% 和 35.8%，无统计学差异（P=0.78）。今年刚刚公布的 Partner 3 研究结果显示，在低危外科手术风险的患者（STS Prom ＜ 2%）中，TAVR 组患者的 1 年主要终点事件发生率显著低于手术组（8.5% vs 15.1%，绝对差异：－ 6.6%，95% CI：－ 10.8% ～－ 2.5%，非劣效性 P ＜ 0.001；HR=0.54，95%CI：0.37 ～ 0.79，优效性检验 P ＜ 0.001）。同样对于手术低位分险的患者，应用自膨胀式瓣膜的 EVOLUT 研究中 TAVR 组的主要终点的发生率约为 5.3%（24 个月），而 SAVR 组为 6.7%（非劣效 P ＞ 0.999）。完成一年随访的患者中，TAVR 组的死亡率为 0.4%，而 SAVR 组为 1.2%，两组无显著性差异。数据同时显示，TAVR 组的全因死亡率和致残性脑卒中发生率较低（2.9% vs 4.6%），但也不存在显著性差异；致残性脑卒中明显减少（0.8% vs 2.4%）；因心衰住院治疗的患者显著减少（3.2% vs 6.5%）。也充分证实了 TAVR 在中低危手术分险的患者开展的可行性。但仍有多种特殊类型的患者的 TAVR 治疗值得关注。

一、二叶式主动脉瓣患者

二叶式主动脉瓣患者，尤其是 Sievers 0 型二叶瓣一直以来都被各大随机对照临床研究排除在外，主要考虑患者的解剖学特点往往伴随着严重的非对称性的严重钙化、瓣叶融合嵴、瓣叶分布的不规律性或合并升主动脉扩张等情况，非对称性的瓣叶结构及严重钙化可能会阻碍瓣架的均匀或充分展开，从而影响瓣膜血流动力学和长期耐用性，并导致残余跨瓣压差较高及瓣旁漏 (PVL) 发生率的上升。而这样的解剖结构从理论上讲可增加主动脉根部撕裂的风险。

早期研究显示，使用早期器械对二叶式主动脉瓣重度狭窄的患者进行 TAVR 结果并不理想，尤其是瓣周漏的比例较高。2017 年 Yoon SH. 等人指出，使用早期器械（包括 Sapien XT 及 CoreValve）接受 TAVR 治疗的二叶式主动脉瓣患者相较于三叶式主动脉瓣患者，需要进行外科干预的比例较高（2.0% vs 0.2%，P=0.006），手术成功率较低（85.3% vs 91.4%，P=0.002）。而且在使用球囊扩张式瓣膜的患者中，二叶式主动脉瓣患者主动脉根部损伤比例较高 (4.5% vs 0.0%，P=0.015)，使用自膨胀式瓣膜的二叶式主动脉瓣患者相较于三叶瓣患者中度以上瓣周漏的发生率更高 (19.4% vs 10.5%，P=0.02)。但当换用了新一代的器械（Sapien S3、Lotus、Evolut R）后，无论事外科干预的比例（1.3% vs 0；P=0.25）、瓣中瓣的发生率（1.3% vs 0.4%，P=0.62）、中度以上瓣周漏的发生率（2.7% vs 1.8%，P=0.53）以及手术的成功率（4.9% vs 2.2%，P=0.13）二者间皆无统计学差异。2 年的随访结果显示全因死亡率二者间无明显差别 (17.2% vs 19.4%，P=0.28)，这一情况无论是应用早期器械 (14.5% vs 13.7%，P=0.8) 还是应用新一代器械 (4.5% vs 7.4%，P=0.64) 大体相同。在 2019 年 ACC 上，Makkar RR. 公布了 TVT 注册研究中二叶瓣患者随访结果，结果显示相较于三叶瓣患者，在接受 Sapien S3 治疗的患者中，二叶瓣患者数量较少（79 096 vs 2726）。1 年随访结果显示，二组间在以全因死亡＋脑卒中的主要终点事件发生率（14.1% vs 12.9%，*P*=0.75）无统计学差异，但死亡率脑卒中发生率三叶瓣组略低（3.1% vs 3.4%，*P*=0.16），且脑卒中主要发生在围术期。三叶瓣组在主动脉瓣根部损伤（0% vs 0.3%，*P*=0.02）及需要外科干预（0.4% vs 0.9%，*P*=0.03）方面具有一定优势，但总体发生率低于 1%。二组间血流动力学改变、心功能分级及生活质量的改善并无明显差别。可以看出随着术者经验的增加以及手术器械的不断改进，越来越多的二叶式主动脉瓣狭窄患者接受了 TAVR 的治疗，并取得了可喜的临床结果。

二、外科手术瓣膜损毁

随着外科生物瓣膜在过去 20 年中的广泛应用以及瓣膜耐久性问题，外科生物瓣损毁的患者逐渐增加。瓣中瓣 TAVR（ViV TAVR）已经成为再次外科开胸手术的有效替代方法。相较于外科手术方式，ViV TAVR 创伤更小，已置入的外科生物瓣膜可以为 TAVR 瓣膜的置入提供较好的铆钉区。注册研究显示，在接受 ViV TAVR 治疗的 600 余例患者中，球囊扩张式瓣膜及自膨胀式瓣膜均获得了可喜的结果，二者的 1 年生存率分别为 12.4% 和 14.6%，接受球囊扩张式瓣膜治疗的患者术前、术后平均跨瓣压差分别为 35mmHg 和 17.1mmHg，而使用自膨胀式瓣膜的患者术前、术后平均跨瓣压差分别为 37.7mmHg 和 17mmHg，均得到了明显改善。患者生活质量、心功能分级方面也得到了明显改善。而冠脉阻塞、瓣膜反流、瓣膜移位等严重并发症发生率极低。但 ViV TAVR 术前需要心脏团队更加细致的评估以及详细的手术策略的制定，因为相较于自体瓣环，假体瓣膜弹性较差，对于 THV 瓣膜的展开存在一定限制，从而导致残余压差的存在（平均跨瓣压差 >20mmHg）。这一情况在既往置入较小瓣膜（外科瓣膜 <23mm）的患者中更为显著，往往伴随死亡率的增加。VIVID 注册研究结果显示，约有 1/4 的患者术前存在 PPM（patient-prosthesis mismatch），而这部分患者的 1 年死亡率远高于无 PPM 的患者（19.3% vs 10.9%）。近年来也有报道提示可以采取破坏原有外科瓣膜的方式减少 PPM 的发生，从而降低术后残余压差，但这（图 1），接受 ViV TAVR 和再次开胸换瓣的患者的死亡率无明显统计学差异，在脑卒中、PPI、大出血、AKI 方面，ViV TAVR 更具优势，而在血管并发症及 PVL 发生比例较高。

综上所述，VIV TAVR 是治疗外科生物瓣膜损毁的新的选择。然而，目前研究提示该疗法对已有 PPM 的患者的局限性。在诸如破坏原有瓣膜等新技术的安全性和有效性得到证实之前，再次进行外科手术可能更适合已有 PPM 的患者。目前 VIV 智能 App 可提供多种瓣膜的说明、图片、内径及造影图像，已成为 ViV TAVR 术前评估的重要参考依据。

三、单纯主动脉瓣反流

自 2010 年第一例用于治疗单纯主动脉瓣反流的 TAVR 以来，该项技术迅速发展。2018 年公布的一项纳入 12 项研究、共 638 例患者的 mata 分析结果显示，在平均年龄在 68 ～ 84 岁之间，STS Prom 范围为 5.4% ～ 13.1% 的患者中。接受 TAVR 治疗 30 天全因死亡率为 11%（95% CI：7% ～ 16%，I^2 =20.86%）。其中使用早期瓣膜（CoreValve（265）、Sapien XT（14））的比例占 44%，其 30 天全因死亡率为 15% (95% CI：10%-20%；I^2=10%，而新一代瓣膜（Acurate（5），Direct flow（52），Engager（7），Evolut R（55），JenaValve (138), J-Valve（45），Lotus（12），Portico（3），Sapien S3 (42)）的死亡率为 7% (95% CI：3% ～ 13%；I^2 = 37%)。新一代瓣膜手术成功率为 92% (95% CI：83% ～ 99%；I^2 =67%，而第一代瓣膜手术成功率为 68%（95% CI：59% ～ 77%；I^2 =53%），*P*=0.001。可以看出对于手术瓣膜置换术风险高的单纯主动脉瓣反流患者，TAVR 似乎是一种可行的治疗选择。而新一代瓣膜的短期结果显示出良好的效果。其中所使用的瓣膜包含的 JanaValve、J-Valve、Direct flow 等本身具有治疗主动脉瓣反流适应的器械，也包含 CoreValve、Sapien 等本身不具备该适应证的器械，总体治疗结果喜人。需要注意的是，TAVR 仅能治疗单纯主动脉瓣反流的患者，术前需要经过心脏团队谨慎评估患者的解剖结构和病变特点，制定详实的手术策略，从而提高手术成功率。

综上所述，对于二叶式主动脉瓣、外科手术瓣膜损毁、单纯主动脉瓣反流等特殊类型的患者，经过术前严格筛选、心脏团队的详细讨论，制定个体化的治疗方案，完全可以通过 TAVR 治疗患者的疾患。而且随着新一代器械的出现及术者经验的增加，手术成功率在不断提示。

（吴永健　牛冠男）

参考文献

[1] Kapadia SR, Leon MB, Makkar RR, et al. 5-year outcomes of transcatheter aortic valve replacement compared with standard treatment for patients with inoperable aortic stenosis (PARTNER 1): a randomised controlled trial. Lancet 2015; published online March 15, 2015. http://dx.doi.org/10.1016/S0140-6736(15)60290-2.

[2] Samir R Kapadia, Martin B Leon, Raj R Makkar,, et al. 5-year outcomes of transcatheter aortic valve replacement compared with standard treatment for patients with inoperable aortic stenosis (PARTNER 1): a randomized controlled trial. Lancet 2015; 385: 2485–91 Published Online March 15, 2015. http://dx.doi.org/10.1016/S0140-6736(15)60290-2.

[3] Michael J. Mack et al. Transcatheter Aortic-Valve Replacement with a Balloon-Expandable Valve in Low-Risk Patients. N Engl J Med, 2019. DOI: 10.1056/NEJMoa1814052.

[4] Jeffrey J. Popma, et al. Transcatheter Aortic-Valve Replacement with a Self-Expanding Valve in Low-Risk Patients. N Engl J Med, March 17, 2019. DOI: 10.1056/NEJMoa1816885.

[5] Mylotte D, Lefevre T, Søndergaard L, et al. Transcatheter aortic valve replacement in bicuspid aortic valve disease. J Am Coll Cardiol 2014;64: 2330–9. Lancet 2015; published online March 15. http://dx.doi.org/10.1016/S0140-6736(15)60290-2.

[6] Wijesinghe N, Ye J, Rodés-Cabau J, et al. Transcatheter aortic valve implantation in patients with bicuspid aortic valve stenosis. J Am Coll Cardiol Intv 2010;3:1122-5.

[7] Zhao ZG, Jilaihawi H, Feng Y, Chen M. Transcatheter aortic valve implantation in bicuspid anatomy. Nat Rev Cardiol 2015;12:123-8.

[8] Bauer T, Linke A, Sievert H, et al. Comparison of the effectiveness of transcatheter aortic valve implantation in patients with stenotic bicuspid versus tricuspid aortic valves (from the German TAVI Registry). Am J Cardiol 2014;113:518-21.

[9] Sung-Han Yoon, MD, Sabine Bleiziffer, MD, Ole De Backer, MD, et al. Outcomes in Transcatheter Aortic Valve Replacement for Bicuspid Versus Tricuspid Aortic Valve Stenosis. JACC VOL. 69, NO. 21, 2 017. MAY 30, 2017:2579-89

[10] Dvir D., Webb J.G., Bleiziffer S., et al. Transcatheter aortic valve implantation in failed bioprosthetic surgical valves. JAMA 2014; 312: 162-170.

[11] Bleiziffer S, Erlebach M, Simonato M, et al. Incidence, predictors and clinical outcomes of residual stenosis after aortic valve-in-valve. Heart 2018:104:828-34.

[12] Chhatriwalla A.K., Allen K.B., Saxon J.T., et al. Bioprosthetic valve fracture improves the hemodynamic results of valve-in-valve transcatheter aortic valve replacement. Circ Cardiovasc Interv 2017; 10.

[13] Bapat V. Valve-in-valve apps: why and how they were developed and how to use them. EuroIntervention 2014;10 Suppl U:U44-51.

[14] Abdullah Haddad, Remy Arwani, Osama Altayar, et al. Transcatheter aortic valve replacement in patients with pure native aortic valve regurgitation: A systematic review and meta-analysis. Clin Cardiol. 2019;42:159-166. https://doi.org/10.1002/clc.23103.

60. 急性冠脉综合征双抗时程研究新进展

21 世纪以来，冠状动脉粥样硬化性心脏病的介入治疗，取得了飞跃式的发展。从最初裸金属支架（bare metal stent, BMS）的问世，到如今第 2 代药物洗脱支架（drug eluting stent，DES）技术的成熟，支架置入后的治疗手段也有了一定的改变。作为冠心病中最严重的类型——急性冠脉综合征（acute coronary syndrome, ACS），除了解除发病即刻的缺血，如何预防之后主要心血管事件（major adverse cardiovascular evet，MACE）的再次发生，也是需要关注与探讨的。预防术后血栓事件，最主要的治疗措施即为双重抗血小板聚集治疗（dual antiplatelet therapy，DAPT）。随着介入技术的更新换代，DAPT 治疗方案的选择与用药时程也发生了一定改变。

早在 CURE、CHARISMA 等研究中，就确定了接受 PCI 治疗的患者术后 DAPT 的获益，指南中对于 DAPT 的推荐也经历了数次变化。以 ACC/AHA 所撰写的指南为例，早年的心肌梗死管理指南中均强调了阿司匹林的重要性，而噻氯吡啶多作为阿司匹林不能耐受患者的备选项，后来由于其对造血系统的影响而限制了其应用。1999 年首次在指南中肯定了氯吡格雷这一抗血小板药物疗效，且很快在临床得到了较为广泛的应用。21 世纪初，基于 CURE 等大型临床试验的研究成果，以阿司匹林联合氯吡格雷的双重抗血小板聚集方案得到指南的大力推荐从而正式走向临床。2004 年关于 STEMI 患者管理指南中提出，若患者无高危出血风险，应在术后连续双抗 12 个月，而有一定风险的患者，则应依据 PCI 时选用的支架种类制定最短的双抗时程（BMS 联用时程为 1 个月，西罗莫司支架为 3 个月，紫杉醇支架为 6 个月）。直到 2009 年的 STEMI 指南中，提出了术后常规双抗 1 年的标准治疗方案。在之后的纪念中，均维持这样的推荐。2014 年时，替格瑞洛，这一近 10 年抗血小板聚集药物领域最受人瞩目的新药被写入了指南，并在随后的几年中，逐渐提高了对其的推荐等级。目前 ACC/AHA 指南对 ACS 患者抗血小板聚集治疗的推荐见下表；而 ESC 指南则更新了对新型 P2Y12 抑制剂，包括替格瑞洛等药物的推荐。

近年来新的支架技术以及充分的 DAPT 治疗，术后缺血性事件的发生有了很大程度的改善。然而强效、持久地抑制血小板聚集，大出血事件发生率也随之增加。DAPT 相关的出血，已成为临床实践中支架术后最常见的并发症之一。一旦出血事件发生，带来的即是患者生存率、生存质量的降低，这

表 1　2016 年 ACC/AHA 指南关于接受 PCI 治疗的 ACS 患者双抗时程的推荐

推荐级别	证据等级	推荐
Ⅰ	B-R	BMS 或者 DES 置入的 ACS 患者 DAPT 治疗，推荐服用 P2Y12 抑制剂至少 12 个月
Ⅰ	B-NR	DAPT 治疗的患者推荐的阿司匹林剂量为 81mg（75 ～ 100mg）
Ⅱa	B-R	冠脉支架置入术后的 ACS 患者 DAPT 治疗，建议使用替格瑞洛代替氯吡格雷作为 P2Y12 抑制剂维持治疗
Ⅱa	B-R	冠脉支架置入术后的 ACS 患者行 DAPT 治疗，若患者出血风险不高且既往无中风或 TIA 病史，推荐使用普拉格雷代替氯吡格雷作为 P2Y12 抑制剂维持治疗
Ⅱb	A^{SR}	冠脉支架置入术后的 ACS 患者的 DAPT 治疗中，若患者出血风险不高且无出血并发症，推荐大于 12 个月的 DAPT 治疗
Ⅱb	C-LD	药物支架置入术后行 DAPT 治疗的 ACS 患者，如果患者具有高出血风险或合并重度出血并发症，推荐 DAPT 治疗 6 个月后中断 P2Y12 抑制剂治疗
Ⅲ	B-R	既往有卒中或者 TIA 病史的患者不应服用普拉格雷

表 2　2017 年 ESC 指南关于 STEMI 患者双抗时程的推荐

推荐级别	证据等级	推荐
Ⅰ	A	推荐 PCI 术后 12 个月内采用 DAPT（阿司匹林联合普拉格雷或替格瑞洛，不可用时可改为联用氯吡格雷），除外禁忌证（如高出血风险）
Ⅱa	B	出血风险高者可考虑 6 个月 P2Y12 抑制剂治疗
Ⅱa	C	对于置入支架且需服用口服抗凝药物的患者，可采用三联（即 DAPT+ 抗凝药物）治疗联用 1 ～ 6 个月
Ⅱa	C	未行 PCI 治疗患者，必须考虑 DAPT 治疗 12 个月，除外禁忌证
Ⅱb	B	可以耐受 DAPT 且缺血风险高者，可考虑在阿司匹林最大剂量服用 12 个月的基础上服用替格瑞洛 60mg bid，服用延长至 3 年

也是学界一次又一次探讨 DAPT 时程的原因。同时，随着第三代 P2Y12 抑制剂（普拉格雷、替格瑞洛）的临床广泛应用，相应药物在双抗中所应用的时程是否沿用氯吡格雷时代的研究数据，也需要进一步探索。RENAMI 研究了在真实世界中，连续入组的 ACS 患者，应用阿司匹林联合普拉格雷或替格瑞洛为双抗方案，在 PCI 术后双抗时程长短的风险获益对比（即应用时程为＜ 12 个月 vs 12 个月 vs ＞ 12 个月）。研究共入组了 4424 例患者，随访时间为 20 个月，结果提示在≥ 12 个月应用时程的患者中，缺血事件减少，但出血风险增加，总的风险获益是相互抵消的。但这一抵消作用，在女性以及超过 75 岁的高龄患者中明显减弱——研究提示这两类人群的出血风险更大。Tullio Palmerini 等人进行了双抗时程为主题的荟萃分析，总共纳入 6 项大型随机对照临床试验，入选 14 132 例稳定冠心病患者与 7325 例 ACS 患者，对比了这 2 万多例患者双抗时间为 1 年或超过 1 年与双抗时间不到 1 年患者的风险获益比值，结果仍旧提示超过 1 年组的缺血事件发生率虽然下降，但出血风险随之增加，但是在 ACS 患者群中依旧看到延长双抗的净获益。在尽可能缩短 DAPT 时程方面，也有越来越多的试验来进行探索。DAPT-STEMI 研究连续入组了 1100 例 STEMI 患者，随机分成 6 个月和 12 个月治疗组，随访时间为 18 个月；研究结果发现 6 个月双抗的疗效并不劣于 12 个月双抗。在该研究中，采用 P2Y12 抑制剂包括氯吡格雷、普拉格雷以及替格瑞洛。值得注意的是，该研究患者 PCI 时选用的支架均为第二代药物洗脱支架，且 93% 的患者都是采用佐他莫司支架。SMART-DATE 在急性冠脉综合征的患者中进行了类似的研究，入选对象为所有急性冠脉综合征患者，治疗措施包括了未置入支架的患者。选用的支架方面多数为第二代药物洗脱支架（佐他莫司支架 33.8%，依维莫司支架 35.1%）以及新一代可降解涂层支架（Biolimus 支架 29.9%）及其他；P2Y12 抑制剂选择方面则一律采用氯吡格雷。研究结果发现短期内心肌梗死风险在 6 个月双抗组要高于 12 个月的双抗组。值得注意的是，该研究是在韩国 31 家中心进行，研究人群为亚洲人，本身即存在有氯吡格雷抵抗的风险，其结果是否适用于采用替格瑞洛等新药的患者需要更多的思考。从上述的研究结果即可以看出，无论时程短还是长，在部分患者中获益大于风险，而在另一部分患者中风险大于获益。如何衡量，如何识别出最适合某一治疗时程的患者，亟需一种风险评估模型来协助临床医生进行判断。2017 年公布的 PRECISE-DAPT 研究入选了 14 963 例性 PCI 治疗的冠心病患者，最终通过筛选建立了院外出血风险模型，包括年龄、肌酐清除率、血红蛋白、白细胞，以及既往是否有自发性出血。当 PRECISE-DAPT 积分超过 25 分时，提示出血高风险，这一结果在 PLATO 研究和正在进行中的 BernPCI 研究中得到进一步验证。该积分被写入了 2017 年 ESC 指南，对所有需服用双抗的患者进行出院时的 PRECISE-DAPT 评分，当积分超过 25 分时，建议采用短期双抗方案（即 3 ～ 6 个月的双抗治疗）。需要指出的是，该积分在建立之初便是面向所有行 PCI 治疗的患者，包括基础为稳定性冠心病和急性冠脉综合征的患者。目前该积分尚未进行大规模的临床 RCT 研究，对于 ACS 患者 PRECISE-DAPT 是否弱化了缺血在疾病发展中的意义，仍需进一步的临床试验。当然，近年来由于个体化治疗的需要，越来越多的风险评估模型、积分系统开始

出现，例如 PARIS、DAPT、TRILOGY-ACS 等，为了个体化制定双抗方案，临床医生从模型选择这一步就应开始甄别合适“工具”。

在抗血小板聚集药物、支架技术、其他治疗措施飞速更新换代的今天，双重抗血小板聚集治疗方案也需与时俱进。综合评估 DAPT 带来的风险与获益，包括缺血、出血风险、临床状态、支架系统的选择等。精准医疗时代已经到来，指南提供的框架和治疗原则内，还需依据每位患者自身情况进行量体裁衣。

（叶　梓　刘学波）

参考文献

[1] Mehta SR, Yusuf S, Clopidogrel in Unstable angina to prevent Recurrent Events (CURE) Study Investigators. The Clopidogrel in Unstable angina to prevent Recurrent Events (CURE) trial programme: rationale, design and baseline characteristics including a meta-analysis of the effects of thienopyridines in vascular disease. Eur Heart J. 2000 Dec;21(24):2033-2041.

[2] Deepak L. Bhatt, Eric J. Topol, the CHARISMA Executive Committee. Clopidogrel added to aspirin versus aspirin alone in secondary prevention and high-risk primary prevention: rationale and design of the Clopidogrel for High Atherothrombotic Risk and Ischemic Stabilization, Management, and Avoidance (CHARISMA) trial. Am Heart J. 2004 Aug;148(2):263-268.

[3] Levine GN, Bates ER, Bittl JA, et al. 2016 ACC/ AHA guideline focused update on duration of dual antiplatelet therapy in patients with coronary artery disease: a report of the American College of Cardiology/American Heart Association Task Force on Clinical Practice Guidelines. J Am Coll Cardiol 2016;68:1082-1115.

[4] Valgimigli M, Bueno H, Byrne RA, et al. 2017 ESC focused update on dual antiplatelet therapy in coronary artery disease developed in collaboration with EACTS: The Task Force for dual antiplatelet therapy in coronary artery disease of the European Society of Cardiology (ESC) and of the European Association for Cardio-Thoracic Surgery (EACTS). Eur Heart J 2018;39:213-260.

[5] Stefan James, Axel A˚ kerblom, Christopher P. Cannon,et al. Comparison of ticagrelor, the first reversible oral P2Y12 receptor antagonist, with clopidogrel in patients with acute coronary syndromes: rationale, design, and baseline characteristics of the PLATelet inhibition and patient Outcomes (PLATO) trial. Am Heart J. 2009 Apr;157(4):599-605.

[6] Fabrizio D’ Ascenzo, Maurizio Bertaina, Francesco Fioravanti, et al. Long versus short dual antiplatelet therapy in acute coronary syndrome patients treated with prasugrel or ticagrelor and coronary revascularization: insights from the RENAMI registry. Eur J Prev Cardiol. 2019 Mar [Epub ahead of print].

[7] Palmerini T, Bruno AG, Gilard M, et al. Risk-Benefit Profile of Longer-Than-1-Year Dual-Antiplatelet Therapy Duration After Drug-Eluting Stent Implantation in Relation to Clinical Presentation. Circ Cardiovasc Interv. 2019 Mar;12(3): e007541.

[8] Kedhi E, Fabris E, van der Ent M, et al. Six months versus 12 months dual antiplatelet therapy after drug-eluting stent implantation in ST-elevation myocardial infarction (DAPT-STEMI): randomised, multicentre, non-inferiority trial. BMJ. 2018 Oct 2;363: k3793.

[9] Joo-Yong Hahn, Young Bin Song, Ju-Hyeon Oh, et al. 6-month versus 12-month or longer dual antiplatelet therapy after percutaneous coronary intervention in patients with acute coronary syndrome (SMART-DATE): a randomised, open-label, non-inferiority trial. Lancet 2018; 391: 1274-1284.

[10] Costa F, van Klaveren D, James S, et al. Derivation and validation of the predicting bleeding complications in patients undergoing stent implantation and subsequent dual antiplatelet therapy (PRECISE-DAPT) score: a pooled analysis of individual-patient datasets from clinical trials. Lancet. 2017 Mar 11 389(10073): 1025-1034.

[11] White HD, Westerhout CM, Alexander KP, et al. Frailty is associated with worse outcomes in non- ST-segment elevation acute coronary syndromes: insights from the TaRgeted platelet Inhibition to cLarify the optimal strategy to medical lY manage acute coronary syndromes (TRILOGY ACS) trial. Eur Heart J Acute Cardiovasc Care 2016; 5: 231-242.

[12] Alonso Salinas GL, Sanmartín Fernández M, Pascual Izco M, et al. Frailty predicts major bleeding within 30 days in elderly patients with acute coronary syndrome. Int J Cardiol 2016; 222: 590-599.

[13] Esmonde S, Sharma D, Peace A. Antiplatelet agents in uncertain clinical scenarios-a bleeding nightmare. Cardiovasc Diagn Ther 2018; 8: 647-662.

61. 如何看待 2017 美国高血压指南新定义的 1 级高血压 -（收缩压/舒张压130～139/80～89mmHg）

2017 年，新版美国高血压指南将高血压的诊断标准从收缩压 / 舒张压 140/90mmHg 降至 130/80mmHg，将 130 ～ 139/80 ～ 89mmHg 定义为新的 1 级高血压，将≥ 140/90mmHg 定义为新的 2 级高血压。2018 年 6 月公布的新版欧洲高血压指南，尽管仍以正常高值（130 ～ 139/85 ～ 89mmHg）或正常血压（120 ～ 129/80 ～ 84mmHg）定义这一血压范围，与理想血压（＜ 120/80mmHg）区分，但对正常高值的药物治疗与生活方式推荐，与美国高血压指南并无二致。

实际上，对 130 ～ 139/80 ～ 89mmHg 血压范围的关注由来已久。大量前瞻性观察研究显示，这一血压范围，与理想血压相比，发展成为高血压的风险以及心血管事件的风险均显著升高。早在 1999 年，WHO/ISH 高血压指南即已将 130 ～ 139/85 ～ 89mmHg 定义为“正常高值”血压。2003 年，美国 JNC 7 高血压指南更将 120 ～ 139/80 ～ 89mmHg 定义为“高血压前期”。这些指南均推荐，这一人群需要定期监测血压，改善生活方式，以预防高血压及心血管事件发生。

此次新版美国高血压指南将 130 ～ 139/80 ～ 89mmHg 定义为新的 1 级高血压，虽然仍主要基于前瞻性观察研究证据，但其对高血压防治的影响巨大。在美国≥ 20 岁人群中，高血压患病率将由 32% 上升至 46%；在我国≥ 18 岁人群中，也将从 25% 增加到接近 50%。因此，需要进行更多、更深入研究。近来，我国学者发表了针对 130 ～ 139/80 ～ 89mmHg 血压长期变化趋势及心血管风险的研究结果。1992 ～ 1993 年在全国 11 省市入选 35 ～ 64 岁无心血管疾病史人群，2007 ～ 2008 年进行复查，并观察随访至 2013 年 12 月 31 日，共 5752 人基线及随访数据完整，纳入分析。基线血压＜ 130/80mmHg、130 ～ 139/80 ～ 89mmHg 及高血压，分别占整个人群的 50.3%、23.1% 和 26.6%。在平均 15 年的随访期间，基线血压＜ 130/80mmHg 组 40.2% 进展为高血压，而 130 ～ 139/80 ～ 89mmHg 组 65.5% 进展为高血压。进一步探讨基线血压水平及其在随访期间的变化与心血管事件的关系发现，与血压维持在＜ 130/80mmHg 相比，血压维持在 130 ～ 139/80 ～ 89mmHg，新发心血管事件（急性冠心病事件、脑卒中及其他急性心血管事件）的风险比分别为 2.04、3.29 和 1.63；血压由 130 ～ 139/80 ～ 89mmHg 进展为高血压，新发心血管事件的风险比为 2.81、3.17 和 2.71；而持续高血压，新发心血管事件的风险比高达 3.70、3.92 和 3.74。

这一研究工作提供了我国人群的新证据，诊室血压 130 ～ 139/80 ～ 89mmHg 人群，在 15 年的随访期间，约 2/3 进展为高血压；而且不论是否进展为高血压，该血压水平总是显著升高心血管风险。该研究基线排除了有心血管病史者，也没有进行定量的风险评估，因此，无法进行与此相关的分析。另外，研究并未进行诊室外血压测量，因此也无法评估诊室血压正常而诊室外血压升高的隐匿性高血压的患病情况及其所增加的心血管风险。不论用动态血压，还是家庭血压，诊断隐匿性高血压，诊室血压 130 ～ 139/80 ～ 89mmHg 人群中都有 30% 患有隐匿性高血压，其心血管风险也显著高于那些没有隐匿性高血压者。可能正是因此，尽管欧洲高血压指南并未修改高血压的定义，继续采用“正常高值”乃至“正常血压”定义这一血压范围，但除了和美国高血压指南一样，建议已有临床心血管疾病或高心血管风险的患者启动降压药物治疗外，还明确建议，在正常高值人群中筛查隐匿性高血压，并根据靶器官损害情况，决定是否立即启动降压药物治疗。

如果像美国高血压指南一样，根据我国上述新的研究结果，修改指南，更加重视和关注 130 ～ 139/80 ～ 89mmHg 人群，实际上体现了重大疾病防治领域的理念先行原则。尽管如此，仍需进行降压药物治疗临床试验，证实降压药物治疗的临床获益，才能更好地控制这一组人群的心血管风险。在这方面，TROPHY（The Trial of Preventing Hypertension）和 PHARAO（The Prevention of Hypertension with the ACE inhibitor Ramipril in patients with high normal blood pressure）

试验进行了有益的探索。TROPHY 试验共入选 773 例血压在 130 ～ 139/85 ～ 89mmHg 范围内的受试者，随机接受血管紧张素受体拮抗剂坎地沙坦（每日 16mg）或安慰剂治疗 2 年，两组受试者再进一步接受安慰剂治疗 2 年，试验过程中所有到达研究终点即诊断高血压的患者将接受美托洛尔或氢氯噻嗪降压药物治疗。结果显示，两组基线诊室收缩 / 舒张压分别为 133.9/84.8mmHg 与 134.1/84.8mmHg；在随访 2 年后，坎地沙坦组血压约降低了 10/7mmHg，安慰剂组血压无明显变化，坎地沙坦组高血压发病率显著低于安慰剂组（13.6% vs 40.4%）；4 年后，即两组都在服用安慰剂 2 年后，两组高血压发病率仍有显著差别（53.2% vs 63.0%）。

PHARAO 的研究对象与 TROPHY 研究的血压范围完全一样，共 1005 名受试者，采用开放试验设计，治疗组接受血管紧张素转化酶抑制剂雷米普利治疗（1.25mg，治疗 3 天；2.5mg，治疗 7 天；然后，每日 5mg），对照组不进行降压治疗，随访 3 年。结果显示，两组基线诊室平均血压均为 134.4/83.6mmHg；3 年随访结束时，两组诊室平均血压分别为 130.2/79.0mmHg 与 133.0/79.9mmHg，24 小时平均动态血压分别为 125.8/74.7mmHg 与 127.2/76.1mmHg；雷米普利片组高血压发病率显著低于对照组（30.7% vs 42.9%）。上述两个试验的样本量小，随访时间短，事件数少，无法就降压治疗对心血管事件的影响得出任何结论。但两项试验的意义不容否认，即证明了在这一血压范围内进行降压药物治疗是可行的，有效的降压治疗不仅可以耐受，也未显著增加不良事件的风险。

HOPE3（Heart Outcomes Prevention Evaluation-3）研究没有明确的入选血压标准，入选 12 705 例研究对象，基线平均血压为 138/82mmHg，仅平均收缩压略高于上述两个试验，根据其所进行的收缩压 3 分位亚组分析粗略估计，接近 2/3 的研究对象收缩压＜ 140mmHg，因此很可能是截至目前入选 130 ～ 139/80 ～ 89mmHg 血压范围研究对象最多的试验。收缩压亚组分析显示，收缩压较低时，降压治疗不仅无益，而且还增加甚至显著增加心血管事件风险。在 HOPE3 研究的积极治疗组，采用较高强度的坎地沙坦 16mg 和（或）氢氯噻嗪 12.5mg 联合降压治疗可能是在较低血压患者中无临床获益的原因之一。积极降压治疗组收缩 / 舒张压平均降低了 10.0/5.7mmHg。这一血压下降幅度，对于 140/90mmHg 以上的高血压患者可能是有益的，但对于＜ 140/90mmHg 者也许可能有耐受性问题。

ACCORD [（Action to Control Cardiovascular Risk in Diabetes）与 SPRINT（Systolic Blood Pressure Intervention Trial］试验的强化降压治疗组都把收缩压降低到 120mmHg 左右，但其治疗对象是按照 140/90mmHg 的标准新诊断或已治疗的高血压患者，其研究结果也不能直接推广到 130 ～ 139/80 ～ 89mmHg 血压范围人群。为了回答 130 ～ 139/80 ～ 89mmHg 人群的降压药物治疗问题，还需要等待 2008 年启动的中国正常高值血压干预研究。在这一大样本安慰剂对照临床试验中，以合并心血管危险因素的正常高值血压人群为研究对象，3 个随机的积极降压治疗组分别以替米沙坦、吲哒帕胺或复方利血平氨苯蝶啶片为降压药物，观察其对新发高血压及心血管事件的影响。目前研究还在进行中，期待该研究能够提供重要的临床试验证据。因为试验心血管事件的发生率低于预期，因此需要延长观察时间。目前距试验启动已有 10 年时间，许多研究对象已经进展为高血压并接受降压治疗，两组之间的血压差别因此缩小，可能会降低研究的检验效能。

不论如何命名，像 2018 中国与 2018 欧洲高血压指南那样称为正常高值，或像 2003 年 JNC7 那样称为高血压前期，还是像 2017 美国高血压指南一样称为 1 级高血压；不论是持续存在，还是进展为更严重的高血压，130 ～ 139/80 ～ 89mmHg，对于心血管疾病的早期预防与控制意义重大，尤其对于中青年人群。因此，需要积极应对。对患者而言，需要尽快改善生活方式，部分患者也许需要启动降压药物治疗；对专业领域而言，需要开展更多临床研究工作，探讨其诊断与治疗。不可等闲视之！

（程文邦　王继光）

参考文献

[1] Whelton PK, Carey RM, Aronow WS, et al. 2017 ACC/AHA/AAPA/ABC/ACPM/AGS/APhA/ASH/ASPC/NMA/PCNA Guideline for the Prevention, Detection, Evaluation, and Management of High Blood Pressure in Adults: A Report of the American College of Cardiology/American Heart Association Task Force on Clinical Practice Guidelines[J]. Hypertension, 2018, 71(6):e13-e115.

[2] Robinson SC and Brucer M. Range of normal blood

pressure: A statistical and clinical study of 11,383 persons. Arch Intern Med, 1939, 64(3):409-444.

[3] Leitschuh M, Cupples LA, Kannel W, et al. High-normal blood pressure progression to hypertension in the Framingham Heart Study. Hypertension, 1991, 17(1):22-27.

[4] Vasan RS, Larson MG, Leip EP, et al. Assessment of frequency of progression to hypertension in non-hypertensive participants in the Framingham Heart Study: a cohort study. Lancet, 2001, 358(9294):1682-1686.

[5] Zhang H, Thijs L, Kuznetsova T, et al. Progression to hypertension in the non-hypertensive participants in the Flemish Study on Environment, Genes and Health Outcomes. J Hypertens, 2006, 24(9):1719-1727.

[6] Gu D, Wildman RP, Wu X, et al. Incidence and predictors of hypertension over 8 years among Chinese men and women. J Hypertens, 2007, 25(3):517-523.

[7] Vasan RS, Larson MG, Leip EP, et al. Impact of high-normal blood pressure on the risk of cardiovascular disease. N Engl J Med, 2001, 345(18):1291-1297.

[8] Guidelines Sub-Committee. 1999 World Health Organization-International Society of Hypertension Guidelines for the Management of Hypertension. Guidelines Subcommittee. J Hypertens, 1999, 17(2):151-183.

[9] Chobanian AV, Bakris GL, Black HR, et al. Seventh report of the Joint National Committee on Prevention, Detection, Evaluation, and Treatment of High Blood Pressure. Hypertension, 2003, 42(6):1206-1252.

[10] Wang Z, Chen Z, Zhang L, et al. Status of Hypertension in China: Results From the China Hypertension Survey, 2012-2015. Circulation, 2018, 137(22):2344-2356.

[11] 韩雪玉，齐玥，赵冬，et al. 中国人群长期血压变化与心血管病发病风险关系的前瞻性队列研究 . 中华心血管病杂志，2018,46(9):695-700.

[12] Brguljan-Hitij J, Thijs L, Li Y, et al. Risk stratification by ambulatory blood pressure monitoring across JNC classes of conventional blood pressure[J]. Am J Hypertens, 2014, 27(7):956-965.

[13] Asayama K, Thijs L, Brguljan-Hitij J, et al. Risk stratification by self-measured home blood pressure across categories of conventional blood pressure: a participant-level meta-analysis. PLoS Med, 2014, 11(1):e1001591.

[14] Julius S, Nesbitt SD, Egan BM, et al. Feasibility of treating prehypertension with an angiotensin-receptor blocker. N Engl J Med, 2006, 354(16):1685-1697.

[15] Lüders S, Schrader J, Berger J, et al. The PHARAO study: prevention of hypertension with the angiotensin-converting enzyme inhibitor ramipril in patients with high-normal blood pressure: a prospective, randomized, controlled prevention trial of the German Hypertension League. J Hypertens, 2008, 26(7):1487-1496.

[16] Lonn EM, Bosch J, López-Jaramillo P, et al. Blood-Pressure Lowering in Intermediate-Risk Persons without Cardiovascular Disease. N Engl J Med, 2016, 374(21):2009-2020.

[17] Cushman WC, Evans GW, Byington RP, et al. Effects of intensive blood-pressure control in type 2 diabetes mellitus. N Engl J Med, 2010, 362(17):1575-1585.

[18] Wright JT Jr, Williamson JD, Whelton PK, et al. A Randomized Trial of Intensive versus Standard Blood-Pressure Control[J]. N Engl J Med, 2015, 373(22):2103-2116.

[19] 中国高血压防治指南修订委员会，高血压联盟（中国），中华医学会心血管病学分会，中国医师协会高血压专业委员会，中国医疗保健国际交流促进会，高血压分会，中国老年医学学会高血压分会 . 中国高血压防治指南 (2018 年修订版). 中国心血管杂志，2019, 24(1):24-56.

[20] Williams B, Mancia G, Spiering W, Agabiti Rosei E, Azizi M, Burnier M, et al. 2018 ESC/ESH Guidelines for the management of arterial hypertension. J Hypertens, 2018, 36:1953-2041.

62. 心室多点起搏及其现状

CRT 应用于临床至今已有二十多年的历史，已被公认为是治疗伴有束支传导阻滞的心力衰竭患者最有效的方法。传统的 CRT 治疗是在右心房、右心室双心腔起搏基础上增加一个左心室位点的起搏，即“三腔起搏”，以达到治疗心力衰竭的目的。对于中-重度心力衰竭、QRS 波增宽、射血分数降低的患者，CRT 在不增加心肌耗氧前提下增加每搏量，提高心脏做功效率，使心室收缩非同步的心力衰竭患者心脏再同步，明显改善患者的长期生存质量，逆转心脏重构，降低心力衰竭患者的入院率及死亡率。然而，传统的 CRT 治疗中仍有 30% 左右的患者无反应，后者主要认为与存在心肌瘢痕、非均质的电激动、非最佳起搏位置以及应用单左心室电极不足以实现左心室同步协调运动等相关。为了提高 CRT 的反应率，近年心脏再同步治疗领域提出了多点起搏（multisite pacing，MSP）的概念。本文就多点起搏的研究进展做一综述。

一、有关多点起搏的动物学实验

多点起搏的概念是建立在心室内多点起搏可以提高心脏再同步疗效这个假说的基础之上。由于心脏静脉的解剖结构特点（能置入电极且能成功起搏的静脉数量有限且个体变异很大）以及伦理学的限制，目前关于人体多点起搏的研究数据不多，但动物实验不受此限制。Ploux 等人将 9 只完全性左束支传导阻滞的犬经麻醉后，通过不同位点（最多置入 7 个心外膜电极）进行起搏，评价其在血流动力学及电活动方面的效果。研究发现，单位点的左心室起搏可以明显改善左束支传导阻滞犬的血流动力学指标（LV dP/dt_{max}），而随着左室起搏位点的增加，相关指标可以得到进一步改善。同时，研究人员也发现，在某些情况下，如起搏位点电极位置不佳，单点起搏 LV$dP/dt_{max}$ 的改善情况将会受到明显的限制，此时多点起搏的益处会更加凸显。

二、多根导线介导的多点起搏

由多根导线介导的多点起搏，也被称为多部位起搏，这是较早提出并开始应用于临床的多点起搏方法。主要包括以下两种方式：一种是双右室起搏，第二种是双左室起搏。

（一）双右室起搏方式

双右室起搏方式由分别置于右室心尖部及右室流出道的 2 根右室导线和 1 根左室导线起搏组成。Yoshida 等人的研究认为，与传统的双室起搏相比，双右室导线 + 左室导线的多点起搏可以明显改善短期内的血流动力学指标，包括 LV dP/dt_{max}、心排血量、LVESV，并改善机械不同步。这种方式在置入难度上较双左室导线低，但尚需要大型的前瞻性的随机试验进一步验证其疗效及并发症，包括针对的适应证人群是 CRT 术后无反应的患者还是常规置入的患者，以及两根右室导线今后导致的三尖瓣反流等问题。

（二）双左室起搏方式

双左室起搏方式是由 1 根右室导线和 2 根置于不同分支静脉的左室导线介导的多点起搏。相对于双右室起搏方式，该术式的研究较多。Pappone 等人的早期试验结果表明双左室起搏可以改善血流动力学。Lenarczyk 等的非随机试验结果表明双左室导线的多部位起搏在改善临床症状和 LVEF 方面要明显优于传统的双室起搏方式。Trust CRT 试验也证实该方法可以提高 CRT 的反应率。Ogano 等人对 58 例 CRT 患者进行随访，平均随访时间为 481 天，发现双左室多部位起搏的心律失常发生率（2/22）明显低于传统双室起搏组（14/36）。早期的小型研究已经证实该方法可以获益，但也有研究发现该疗法只对后侧壁存在瘢痕的患者有益而非所有患者可以获益。我们中心也做过数例左室双部位起搏的病例（包括直接左室双部位起搏和 CRT 无反应者升级左室双部位），均为持续房颤患者，手术成功率 100%，多数患者症状改善。

临床应用中发现，该术式仍然存在不少的问题，包括：①与传统 CRT 手术相比，双左室导线起搏所花费的手术时间明显延长，且手术较复杂，术者接受的辐射更多；②该方法增加患者发生感染、膈神经（PNS）的风险；③目前各置入性器械生产厂家并无多接口脉冲发生器，故需使用Y型适配器(Y-adaptor)，而后者国内已无供货。因此，国内只适用于持续心房颤动患者（其中一根左室导线连接脉冲发生器的心房孔）；④置入 Y-adaptor 后存在不少问题：如导致囊袋内异物增多；连接 Y-adaptor 后阻抗下降 20% 并由此导致耗电增加；连接 Y-adaptor 后难以判断某一个左室导线的夺获与否（只能靠起搏心电图形态）等。正在进行的多中心的随机前瞻性的 V3 临床试验纳入了 100 例 CRT 无反应者，随机分为增加第 2 根左室导线的三部位起搏组或对照组，观察 12 个月时的临床获益以及不良事件的发生率，预计 2015 年 4 月前结束入选患者，目前结果尚未公布。

比较双左室导线和双右室导线介导的多部位起搏方式的研究很少。Rogers 等将 43 例患者分为 RV+2LV（A 组，23 例）和 2RV+LV（B 组，20 例），随访 3 个月，结果显示，与传统的双室起搏相比，三部位起搏可以显著改善临床症状与左室结构和功能。亚组分析显示，在临床症状与左室结构和功能改善方面，A 组的心室三部位起搏均显著优于传统的双室起搏，而 B 组的心室三部位起搏与传统的双室起搏无显著差异，提示心室三部位起搏的主要获益可能还是来源于左室双部位起搏。

三、四极导线介导的多点起搏

如上述，双导线置入两个分支静脉的多位点起搏方法存在许多弊端。随着左室四极导线的应用，只置入一个分支静脉就能进行左室多位点起搏的起搏方式开始应用于临床，它不仅可以明显降低置入并发症，同时也可使患者临床预后改善。四极导线技术的发展已日渐成熟，临床研究显示较传统双极或单极左室导线具有明显优势，而在此基础上发明的 MPP 也已开始应用于临床并取得疗效。

（一）四极导线

自 2010 年临床第 1 例四极导线应用以来，先后有多个单中心及多中心的研究均证实其有效性及安全性。多家公司均在国外上市四极电极导线，而目前 St.Jude 和 Boston Scientific 公司研发的左室四极导线已在国内开始使用（图 2）。由于四极电极的固有特点，可分别与右室导线阳极环（或除颤线圈）、脉冲发生器机壳和四极电极之间形成电路回路，故可形成 10 ～ 17 个不同的向量（依生产厂家、CRTP 及 CRTD 类型的不同而异）。近年来针对左室四极导线本身做了大量的临床研究，证实其具有如下优势：①术中优势：减少 X 线曝光、避免 PNS、便于寻找低刺激阈值位点和固定可靠；②术后优势：无创解决 PNS 及高起搏阈值、低导线脱位率、提高血流动力学疗效及降低死亡率。

已有大量的研究证实，起搏左室心尖部是 CRT 无反应的重要预测因子，2013 年 ESC 相关指南中也建议应努力避免起搏左室心尖部（Ⅱa，与保证双室起搏比例的证据级别一样）。由于四极导线可提供多个可供选择的起搏位点，且具有“插入心尖，起搏心底”的优势，因此被认为是其临床获益的主要来源。

（二）多点起搏（multipoint pacing,MPP）

四极导线技术允许更加个体化的左室起搏位点的选择，但脉冲发生器还是传统的单点起搏，只是能提供多个可选择的起搏向量而已。能否利用左室的四极导线，通过脉冲发生器向四极电极的两个点同时或先后发放脉冲？近两年，St.Jude 公司工程技术人员通过利用左室四极导线，在左室单点起搏的基础上研发了相应的新脉冲发生器（Quadra Assura MP™ CRT-D）。后者是在标准四极左室单点起搏的基础上额外增加一个左室起搏向量，使得每个心动周期都有两个左室起搏点同时或先后起搏，真正做到了心室的多点起搏（MPP）。2 年前获得 CE 认证，2015 年 10 月获得 CFDA 认证，2016 年 2 月通过了 FDA。

（三）MPP 的可行性、疗效及局限性

1. MPP 起搏的可行性研究 由于电极、血管及心外膜下心肌相互关系的复杂性，置入同一静脉内的四个电极是否能够真正做到同时两个点起搏？为此，Banga S 等研究入选了 218 例患者，对至少两种可行的起搏向量（起搏阈值≤ 3V 并且发生膈神经刺激的起搏电压安全范围≥ 3V）的有效性进行了评价，发现其中 64% ～ 89% 的病例至少有另一个可行的起搏向量存在，后续进行的临床研究也证实了在同一静脉内同时起搏两个点是可行的。

2. MPP 的临床疗效

（1）MPP 可以改善急性血流动力学：Thibault B. 等人评价了多种设置下多位点起搏对急性血流动力学的影响。结果发现：同传统的双室起搏相比，84%（16/19）的患者在多位点起搏的四种设置中至少有两种设置增加了左室的 LV dP/dt_{max}。在所有经测试的多位点起搏设置中，有 72% 的设置所产生

的 LV dP/dt_{max} 大于由传统起搏所产生的 LV dP/dt_{max}。通常起搏远心端和近心端在大多数情况下可以产生最大的 LV dP/dt。Pappone C 等人的研究发现，MPP 在改善血流动力学方面不受 QRS 波宽度和 LV 导线位置的影响，且采用 MPP 的 CRT 治疗可以改善心脏再同步治疗患者急性血流动力学参数（压力 - 容积曲线），优化的 MPP 治疗可以明显提高压力变化速率（dP/dt_{max}），降低 $-dP/dt_{min}$、松弛时间常数和舒张末期压力。Rinaldi CA 等人的研究也发现，采用左室四极起搏导线进行多位点起搏可以改善短期的心肌收缩力和血流动力学。

（2）MPP 可以改善超声指标：Pappone C 等人纳入了 43 例扩张型心脏病患者，其中 21 例采用 MPP，22 例采用传统单点起搏的 CRT 治疗，观察术后 3 个月的心超相关指标。结果发现，和单点起搏的患者相比，MPP 术后 3 个月时，左室收缩末内径（LVESD）明显下降，左室射血分数（LVEF）明显提高。Rinaldi CA 等人研究发现，优化的 MPP 可以显著提高心超下平均峰值径向应变，并且在 63% 的患者中至少有一种设置使其得到显著改善（＞20%），平均主动脉瓣 VTI 显著提高，Ts-12-SD 显著降低，短期内可安全地改善心室的机械不同步。除此之外，MPP 可以明显提高缺血性心脏病患者的 EF 值。既往的研究发现，缺血性心脏病患者同非缺血性心肌病患者相比，在接受传统的 CRT 治疗后，EF 值上升的幅度和改善左室重构效果均较小。而在 Pappone 等人的最新研究发现，CRT 术后 12 个月，接受 MPP 治疗的缺血性心肌病患者较传统起搏组的 EF 值明显上升 15%（P=0.03）。虽然两组在 LVESV 指标改善方面无显著的统计学差异（P=0.67），但是结果显示 MPP 组的平均 LVESV 缩小幅度更明显（－22% vs －17%）。这可能与 MPP 改善了瘢痕组织及传导阻滞区域的电传导相关。

（3）MPP 可以缩短起搏 QRS 波宽度：从病理生理学的角度来看，CRT 术后 QRS 波的缩短意味着心肌电同步化的提高。现有的研究认为，CRT 术后的 QRS 波宽度越窄，CRT 的临床获益越高，QRS 波的缩窄程度可以作为 CRT 有反应的独立的预测因素。Francesco 等人的研究发现 CRT 术后 QRS 波宽度可以明显缩窄，而 MPP 后 QRS 波缩窄的程度可以进一步增加，从而可以进一步增加心肌的收缩效率。

（4）MPP 可以提高 CRT 反应率：Pappone 等人对 44 名 CRT 患者进行随访，术后 3 个月时采用传统左室单点起搏 CRT 治疗的患者中，有 50% 的患者有反应（定义为 CRT 术后 LVESV 较基线水平下降 15% 以上），而采用 MPP 的患者中有 76% 的患者有反应。术后 12 个月时，通过比较 MPP 和传统起搏方式发现，两组虽无明显的统计学差异，但 MPP 组的 CRT 反应率仍较传统起搏组的高（76% vs 57%，P=0.33）。研究人员认为，即使部分患者对 CRT 无明显反应，MPP 也可以阻止心肌疾病的进一步恶化，预防左心室进一步重构。

目前中华医学会心脏起搏与电生理分会和中国医师协会心律学专业委员会联合在全国组织了一个有关 MPP 的多中心临床研究，观察 MPP 在国人中临床使用的疗效等。

（四）MPP 目前面临的问题

目前全球已有超过 200 例患者置入 MPP，超过 30 篇学术论文或摘要。虽然自理论及现有的临床研究结果都显示了其优越性，但 MPP 目前仍有不少问题尚有待进一步研究。

（1）缺乏大规模临床研究结果。现有的研究多为＜ 50 例的单中心小样本。两个大型的多中心随机对照临床试验 IDE 研究和 MORE-CRT MPP 研究正在进行中。美国的 IDE 研究入组了 506 例符合 CRT 适应证的患者，将其随机分配到普通 CRTD 组或 MPP 组，一级终点为随访 9 个月时的并发症和无反应率。刚刚结束的 2016 年 HRS 公布了其初步结果：当 MPP 被程控为阴极间距＞ 30mm 和 5ms 延迟（两个左室起搏间距）时，CRT 有反应率高达 87%，所有无反应者均转为有反应，显示了 MPP 的良好疗效。美国、加拿大及欧洲合作的 MORE-CRT 研究计划入选 1250 例 CRT 适应证患者，所有患者均将接受 MPP 的置入，最初 6 个月程控为普通的双极双室起搏，6 个月后无反应者（LVESV 下降＜ 15%）再分为普通双极双室起搏及开启 MPP 组，一级终点为无反应者在 6 个月后转为有反应（LVESV 下降＞ 15%）的比例，该研究始于 2013 年 12 月，初步的研究结果（PHASE I）显示两组之间在反应者转换方面不存在显著差异，MPP™ 为 31.8%，BiV 为 33.8%（P=0.65，ns）。亚组分析显示，被程控最佳 MPP™（n=68）的患者，反应者转换率为 45.6%，而 MPP™/ 其他程控的患者的反应者转换率为 26.2%（n=168）；程控最佳 MPP ™患者没有特异性特征（包括缺血和非缺血）[Leclercq，C. CRT Non-responder to Responder Conversion Rate in the More Response on

Cardiac Resynchronization Therapy with MultiPoint^{TM} Pacing（MORE-CRT MPP^{TM}）Trial: Results from Phase Ⅰ. Late-Breaking Trials，EHRA 2018]。PHASE Ⅰ 的结果提示优化程控对 MPP^{TM} 的效果具有重要影响。PHASE Ⅱ目前正在进行中，以提供当正确和有效程控时与 MPP^{TM} 效果相关的更多结论性结果，预计将于 2019 年 9 月完成。

（2）如何具体程控 MPP 左室的两个起搏点？MPP 可以提供多种起搏向量，但两点是同时起搏还是顺序起搏？ 2007 年 Rao RK 等人在 Circulation 杂志上发表的关于比较传统的 CRT 同时起搏、顺序起搏和单纯左室起搏的研究发现，传统的 CRT 的顺序起搏与同时起搏相比并未显示出明显的优越性。理论上，MPP 的左室起搏点应该包括最晚的激动部位，但是第 2 个左室起搏点该如何选择？是根据电极间的解剖空间距离还是根据电极间的传导时间？以往的研究都是根据后者，而目前越来越多的证据表明，最佳程控（解剖学分离）是 MPP^{TM} 获益的关键。两个左室起搏位点如起搏间期太长是否第 2 个起搏点在被起搏时其局部心肌已经被除极（此时实际上相当于一个点起搏）？如何权衡这些起搏点的起搏阈值与上述因素的关系？针对上述问题目前仍缺少相关的试验来回答。

（3）由于 70% 的患者接受常规 CRT 治疗是有反应的，那么对于接受 MPP 的患者是术后都开启 MPP 功能还是无反应后再开启，尚需要进一步的临床实践研究来指导。

（4）由于左室两点同时起搏一定会导致耗电的增加，因此必须增加脉冲发生器的电池电量以保证其使用寿命。

目前尚无左室双静脉内双左室起搏与 MPP 的对比研究。由于试验设计等问题，估计类似的研究将来也不会出现。理论上讲，两者在同一患者的疗效肯定存在差别，毕竟前者两个左室起搏位点的距离会明显大于 MPP。随着四极导线的广泛应用，相信左室双静脉内起搏的应用会下降，而 MPP 的应用会增加。这是由于：①双静脉左室双部位手术的复杂性；②四极电极本身术中及术后的方便性（减少 PNS、固定方便、起搏心底、易获得低阈值起搏位点、术后微脱位时能程控解决等）；③医生兴趣的转移（置入医生对新技术的热情）；④今后有关 MPP 临床研究正向结果的积累；⑤厂家的积极推进。

目前 MPP 存在的问题：并非所有分支静脉都适合置入四级导线；并非导线的四个极起搏参数都满意（MPP 开启问题，近距离两点起搏等）；如发生脱位，且无其他可选静脉时更换导线不方便（除非更换新脉冲发生器）；问世时间短，尚缺乏大规模临床研究结果；最适宜人群尚不清楚（缺血性？瘢痕负荷高？大心脏？）。

四、起搏系统算法介导的多点起搏

新近雅培公司上市 SyncAV ™技术，采用右室起搏多点融合（部分自身下传＋部分被激动）＋左室起搏，相当于右室 2 点＋左室 1 点或 2 点（MPP）同时激动双室。其 $AV_{延迟}$ =（自身传导时间）－（SyncAV CRT Delta）。其中，SyncAV ™ CRT delta =－50ms，而自身传导时间通常是根据每隔 256 个心动周期测得的感知 AV 延迟进行计算，故能动态调整 AVD。已有多个研究显示，相较于双室起搏，采用 SyncAV 动态 AV 间期优化后，双室起搏 QRS 时限可大幅度缩短。目前国内外正在进行相关的能否改善 CRT 疗效的临床研究。

五、总结

心室多点起搏主要是指在每个心动周期同时发放两个左室起搏脉冲起搏左室，其目的是提高 CRT 术后疗效。目前，多点起搏主要分为不同静脉分支内的左室多部位起搏和单分支静脉内的左室多点起搏。前者手术较复杂不利于推广；而后者利用四极电极及特殊脉冲发生器，手术相对简单，可能成为今后 CRT 疗法的标配，包括利用脉冲发生器功能进行双室多位点起搏。

（宿燕岗　梁义秀）

参考文献

[1] Daubert J C, Saxon L, Adamson P B, et al. 2012 EHRA/HRS expert consensus statement on cardiac resynchronization therapy in heart failure: implant and follow-up recommendations and management. Europace, 2012,14(9):1236-1286.

[2] Bristow M R, Saxon L A, Boehmer J, et al. Cardiac-resynchronization therapy with or without an implantable defibrillator in advanced chronic heart failure. N Engl J Med, 2004,350(21):2140-2150.

[3] Bleeker G B, Kaandorp T A, Lamb H J, et al. Effect of posterolateral scar tissue on clinical and echocardiographic improvement after cardiac resynchronization

therapy[J]. Circulation, 2006,113(7):969-976.

[4] Fornwalt B K, Sprague W W, BeDell P, et al. Agreement is poor among current criteria used to define response to cardiac resynchronization therapy. Circulation, 2010,121(18):1985-1991.

[5] Goldenberg I, Kutyifa V, Klein H U, et al. Survival with cardiac-resynchronization therapy in mild heart failure. N Engl J Med, 2014,370(18):1694-1701.

[6] Ploux S, Strik M, van Hunnik A, et al. Acute electrical and hemodynamic effects of multisite left ventricular pacing for cardiac resynchronization therapy in the dyssynchronous canine heart. Heart Rhythm, 2014,11(1):119-125.

[7] Yoshida K, Seo Y, Yamasaki H, et al. Effect of triangle ventricular pacing on haemodynamics and dyssynchrony in patients with advanced heart failure: a comparison study with conventional bi-ventricular pacing therapy. Eur Heart J, 2007,28(21):2610-2619.

[8] Pappone C, Rosanio S, Oreto G, et al. Cardiac pacing in heart failure patients with left bundle branch block: impact of pacing site for optimizing left ventricular resynchronization[J]. Ital Heart J, 2000,1(7):464-469.

[9] Lenarczyk R, Kowalski O, Kukulski T, et al. Triple-site biventricular pacing in patients undergoing cardiac resynchronization therapy: a feasibility study. Europace, 2007,9(9):762-767.

[10] Lenarczyk R, Kowalski O, Kukulski T, et al. Mid-term outcomes of triple-site vs. conventional cardiac resynchronization therapy: a preliminary study. Int J Cardiol, 2009,133(1):87-94.

[11] Ogano M, Iwasaki Y K, Tanabe J, et al. Antiarrhythmic effect of cardiac resynchronization therapy with triple-site biventricular stimulation. Europace, 2013,15(10):1491-1498.

[12] Ginks M R, Duckett S G, Kapetanakis S, et al. Multisite left ventricular pacing as a potential treatment for patients with postero-lateral scar: insights from cardiac magnetic resonance imaging and invasive haemodynamic assessment. Europace, 2012,14(3):373-379.

[13] 秦胜梅，宿燕岗，陈海燕，等．心脏再同步化治疗无反应者的治疗——升级为左室双部位起搏（附二例报道）. 中国心脏起搏与心电生理杂志，2015,0(01):18-23.

[14] 宿燕岗，柏瑾，秦胜梅，等．左心室双部位双心室同步起搏两例．中华心律失常学杂志，2010, 14(4): 314-317.

[15] Rogers D P, Lambiase P D, Lowe M D, et al. A randomized double-blind crossover trial of triventricular versus biventricular pacing in heart failure[J]. Eur J Heart Fail, 2012,14(5):495-505.

[16] Forleo G B, Mantica M, Di Biase L, et al. Clinical and procedural outcome of patients implanted with a quadripolar left ventricular lead: early results of a prospective multicenter study. Heart Rhythm, 2012,9(11):1822-1828.

[17] Forleo G B, Di Biase L, Bharmi R, et al. Hospitalization rates and associated cost analysis of cardiac resynchronization therapy with an implantable defibrillator and quadripolar vs. bipolar left ventricular leads: a comparative effectiveness study. Europace, 2015,17(1):101-107.

[18] Behar J M, Bostock J, Zhu L A, et al. Cardiac Resynchronization Therapy Delivered Via a Multipolar Left Ventricular Lead is Associated with Reduced Mortality and Elimination of Phrenic Nerve Stimulation: Long-Term Follow-Up from a Multicenter Registry. J Cardiovasc Electrophysiol, 2015,26(5):540-546.

[19] Arias M A, Pachon M, Puchol A, et al. Acute and mid-term outcomes of transvenous implant of a new left ventricular quadripolar lead versus bipolar leads for cardiac resynchronization therapy: results from a single-center prospective database. Cardiol J, 2012,19(5):470-478.

[20] Singh J P, Klein H U, Huang D T, et al. Left ventricular lead position and clinical outcome in the multicenter automatic defibrillator implantation trial-cardiac resynchronization therapy (MADIT-CRT) trial. Circulation, 2011,123(11):1159-1166.

[21] Brignole M, Auricchio A, Baron-Esquivias G, et al. 2013 ESC Guidelines on cardiac pacing and cardiac resynchronization therapy: the Task Force on cardiac pacing and resynchronization therapy of the European Society of Cardiology (ESC). Developed in collaboration with the European Heart Rhythm Association (EHRA). Eur Heart J, 2013,34(29):2281-2329.

[22] Thibault B, Dubuc M, Khairy P, et al. Acute haemodynamic comparison of multisite and biventricular pacing with a quadripolar left ventricular lead. Europace, 2013,15(7):984-991.

[23] Pappone C, Calovic Z, Vicedomini G, et al. Multipoint left ventricular pacing improves acute hemodynamic response assessed with pressure-volume loops in cardiac resynchronization therapy patients[J]. Heart Rhythm, 2014,11(3):394-401.

[24] Rinaldi C A, Leclercq C, Kranig W, et al. Improvement in acute contractility and hemodynamics with multipoint pacing via a left ventricular quadripolar pacing lead[J]. J Interv Card Electrophysiol, 2014,40(1):75-80.

[25] Goldenberg I, Moss A J, Hall W J, et al. Predictors of response to cardiac resynchronization therapy in the Multicenter Automatic Defibrillator Implantation Trial with Cardiac Resynchronization Therapy (MADIT-CRT) [J]. Circulation, 2011,124(14):1527-1536.

[26] Pappone C, Calovic Z, Vicedomini G, et al. Improving cardiac resynchronization therapy response with multipoint left ventricular pacing: Twelve-month follow-up study[J]. Heart Rhythm, 2015,12(6):1250-1258.

[27] Lecoq G, Leclercq C, Leray E, et al. Clinical and electrocardiographic predictors of a positive response to cardiac resynchronization therapy in advanced heart failure. Eur Heart J, 2005,26(11):1094-1100.

[28] Zanon F, Baracca E, Pastore G, et al. Multipoint pacing by a left ventricular quadripolar lead improves the acute hemodynamic response to CRT compared with conventional biventricular pacing at any site. Heart Rhythm, 2015,12(5):975-981.

[29] Rao R K, Kumar U N, Schafer J, et al. Reduced ventricular volumes and improved systolic function with cardiac resynchronization therapy: a randomized trial comparing simultaneous biventricular pacing, sequential biventricular pacing, and left ventricular pacing. Circulation, 2007,115(16):2136-2144.

63. 房室结消融结合心脏再同步化治疗对老年心力衰竭合并房颤患者的价值

心力衰竭（以下简称心衰）和心房颤动（房颤）是临床上两种常见的心血管疾病，两者间关系紧密，心衰和房颤相互促进，互为因果，常可同时存在。心衰和房颤的高发病率和高致死率给社会带来了沉重的经济负担，已经成为当前社会主要的公共健康问题。

一、心衰合并房颤的流行病学特征

房颤是心衰患者中最常见的心律失常之一，25%～39%的心衰患者常伴有房颤发作，并且随着心功能恶化，房颤发病率可不断增加。在纽约心功能Ⅰ级到心功能Ⅳ级的患者中，其房颤发病率由4.2%暴涨到49.8%。基于人群的研究报道，在黑种人和白种人心衰患者中发生房颤的风险是无心衰患者的2倍至4倍。我国2001年心血管健康多中心调研发现中国心衰合并房颤情况也不容乐观，成年人心衰患病率为0.9%，男性为0.7%，女性为1.0%，心衰中房颤发生率高达15%～27%。

二、心衰合并房颤的死亡风险

先前存在心衰并且合并有房颤的患者其死亡风险增高，然而，先前存在房颤的心衰患者其死亡风险似乎不受影响。最近的人群研究表明心衰和房颤都被认为是死亡的高危因素，观察性荟萃分析研究表明房颤的发生加剧心衰患者的死亡风险。国外流行病学调查研究新发房颤合并房颤患者其死亡风险增加29%，心衰确诊后房颤的持续时间超过一年，那么其死亡风险将增至3倍。是否合并房颤影响了心衰患者的生存情况，然而，房颤类型对比上（阵发性房颤 vs 持续性房颤）对心衰患者的死亡风险却没有显著差异。

三、心衰促使房颤发生的病理基础

房颤发作和维持的病理基础最主要是心房重构，包括电结构，心脏结构和自主神经重构。心房重构是一个的复杂过程，被定义为心房大小或功能的持续改变。心衰可导致心房重构，心房扩大、心房不应期的缩短，心房传导的减慢，心房复极各向异性等改变促使并维持房颤的发生。心房纤维化是心房重构的核心、是促进房颤发生发展最为重要的重构方式。心衰时，机体的神经内分泌系统激活，能够影响细胞外基质合成和降解，如肾素-血管紧张素系统激活，血管紧张素Ⅱ合成增加，能促进细胞外基质纤维化。在犬的心衰模型上发现心房纤维化明显增加、心房扩大等变化，该研究表明心衰可以导致血管紧张素Ⅱ合成增加并激活丝裂原活化蛋白激酶（MAPK）从而引发房颤。房颤发生涉及的离子通道主要包括钙离子、钠离子及钾离子通道，主要由离子通道改变介导的心房电重构在房颤的发生和维持中起重要作用。研究表明心衰患者同时常伴有多种离子通道电生理特性发生改变，如L型 Ca^{2+} 电流，短暂性钾电流（I to）及缓慢延迟整流性钾电流密度降低，而内向 Na^{+}/Ca^{2+} 交换电流增加，这些电结构重构导致房颤的发生率和持续时间均明显增加。神经重构包括心房的支配神经增加，动物研究证明房颤其交感神经和副交感神经的支配密度增加，这些自主神经变化可以促进和维持房颤发作，其复杂机制涉及增强的自律性，早期/延迟的去极化以及空间传导的异质性。心衰患者的神经内分泌系统的改变也是促进房颤发生和维持的一个重要因素。

四、心衰合并房颤的CRT治疗

药物节律或节率控制治疗房颤在心衰患者的临床预后方面是具有等效的不同策略。在AF-CHF中试验中，1376例心衰合并房颤患者其射血分数≤35%被随机分配至药物控制节律或药物控制节率两组不同治疗方法。平均随访37个月后，两组间的心血管死亡率无明显差异。在该研究亚组分析，节律和节率控制组显示射血分数均较前显著改善。虽然在节律组中射血分数改善更为明显，但其差异没有达到统计意义。较小的CAFE-Ⅱ试验具有类似的研究设计，并且结果表明左室功能在节律组明显改善。目前在心衰患者中，选择药物节律或节率控制治疗房颤确实存在争议。

心衰合并房颤患者的最佳静息心室率没有明确界限，推荐心室率控制在 60 ～ 100 次 / 分，即使静息心室率可能达到 110 次 / 分也是可以接受。当考虑用于药物难治性房颤节率控制的侵入性治疗，房室结消融和心室起搏的组合策略是一种潜在的治疗方法。虽然这种方法造成患者对心脏起搏器依赖性，但临床结果和射血分数明显能够改善。由于心室起搏慢性的有害作用，心脏再同步治疗（CRT）对于心衰及左室功能不全必须置入永久起搏器的患者更加适用。

多个大规模临床试验已证实 CRT 不仅可以显著改善心功能，缓解临床症状，提高患者生活质量，还能逆转心脏重构，可从根本上阻止心衰发生、发展的病理生理进程。2016 年 ESC 指南将 CRT 治疗慢性心衰列为 I 类适应证，证据水平定为 A 级。即推荐用于窦性心律，QRS 时间≥ 150ms 且呈左束支阻滞形态和左室射血分数≤ 35%的心衰患者。CRT 并不适用于所有心衰患者，它不仅需要以最佳的心室间期同时起搏左、右心室，还要以最优的 AV 间期顺序起搏心房、心室。因此，CRT 治疗效果的好坏取决于能否获得最大程度上的双心室起搏及尽可能模拟心脏生理起搏。然而，但房颤患者已经失去了房室同步性，不可能建立房室协同起搏。房颤患者本身存在间断或持续不稳定的心室率，尤其在快速心室率患者中，即使设定了起搏心率，其固有心室率及起搏心率的互相影响融合也使得 CRT 失去作用。

在心衰患者中，对于药物治疗无效的房颤，通常采用房室结消融造成人为房室传导阻滞来控制房颤的快心室率，然后再行 CRT 治疗以求达到心室的同步收缩。PAVE 研究是一项前瞻性随机对照性研究，需要行房室结消融的 184 名患者（83%患者为 NYHA Ⅱ级或Ⅲ级）被随机分配接受双心室起搏系统（n=103）或右心室起搏系统（n=81）。研究终点是 6min 步行试验，生活质量和左心室射血分数的变化。随访 6 个月后发现，接受双心室再同步化治疗的患者 6 分钟步行距离明显增加，射血分数也较单纯的右室起搏明显改善。实验结果表明对于接受房室结消融治疗心房颤动的患者，与右心室起搏相比，双心室起搏在 6min 步行试验和射血分数方面有着显著改善，心脏再同步化的这些益处在收缩功能受损或有症状的心力衰竭患者中似乎更大。Gasparini 等有关 CRT 在心衰患者合并永久性房颤进行房室结消融的影响，一共入选了 673 例患者，162 例房颤患者中 114 例因为双室起搏率小于 85% 进行了房室结消融术，另外 48 例房颤患者则用药物控制心室率。在长达 4 年的随访发现房颤组中只有那些对于房室结进行消融的患者可以获益，射血分数、逆向重塑及运动耐量较前均有显著改善。狭窄的 QRS 波（即＜ 120ms）是窦性心律患者 CRT 置入的禁忌证，在房颤患者中房室结消融后，CRT 临床预后优于右室起搏，入选人群大部分是宽 QRS 波和射血分数受损的心衰患者。APAF-CRT 研究将 102 例患有严重症状永久性房颤的患者（平均年龄 72±10 岁），发作持续时间（＞ 6 个月），QRS（≤ 110ms）狭窄随机分为房室结消融 +CRT 组和药物控制节率组，研究结果表明对于窄 QRS 波的老年永久性房颤患者，房室结消融 +CRT 治疗在减轻心衰、减少住院次数及改善生活质量方面明显优于药物治疗。虽然一项大型对照研究和六项试验的荟萃分析显示，房室结消融结合心室起搏并没有明显降低患者死亡率，风险比分别为 1.14（95 % CI：0.81 ～ 1.6）和 1.18（0.26 ～ 5.22）。一项较大的倾向评分匹配对照研究，其中有 37%的患者有接受双心室起搏和 63%患者仅为右室起搏，双室起搏死亡率明显降低 [优势比 =0.47（95 % CI：0.29 ～ 0.77）]。APAF-CRT 研究接受 RCT 起搏治疗其死亡率有大幅度降低的趋势。当然，关于 RCT 结合房室结消融在心衰合并房颤患者中能否降低死亡风险需要进一步研究。

五、小结

心衰合并房颤是临床常见且处理较为棘手的疾病，目前基于常规抗心律失常和抗心衰药物基础上的治疗策略，其远期效果远不能令人满意。越来越多证据显示：对于心衰合并房颤的老年患者，房室结消融结合 RCT 置入治疗能够改善心功能，减少住院次数及提高左室射血分数。然而，该治疗策略是否能降低心衰合并房颤患者的远期死亡率，目前仍缺乏强有力的循证医学依据，需要更多更大样本量、设计更精密的前瞻性试验。

（赵 亮 陈金东）

参考文献

[1] Linssen GC, Rienstra M, Jaarsma T, et al. Clinical and prognostic effects of atrial fibrillation in heart failure patients with reduced and preserved left ventricular

ejection fraction. European journal of heart failure, 2011, 13(10):1111-1120.

[2] McManus DD, Hsu G, Sung SH, et al. Atrial fibrillation and outcomes in heart failure with preserved versus reduced left ventricular ejection fraction. Journal of the American Heart Association, 2013, 2(1):e005694.

[3] Maisel WH, Stevenson LW. Atrial fibrillation in heart failure: epidemiology, pathophysiology, and rationale for therapy. The American journal of cardiology, 2003, 91(6a):2d-8d.

[4] Alonso A, Krijthe BP, Aspelund T, et al. Simple risk model predicts incidence of atrial fibrillation in a racially and geographically diverse population: the CHARGE-AF consortium. Journal of the American Heart Association, 2013, 2(2):e000102.

[5] Krahn AD, Manfreda J, Tate RB, Mathewson FA, Cuddy TE. The natural history of atrial fibrillation: incidence, risk factors, and prognosis in the Manitoba Follow-Up Study. The American journal of medicine, 1995, 98(5):476-484.

[6] 周自强，胡大一，陈捷，张仁汉，李奎宝，赵秀丽．中国心房颤动现状的流行病学研究．中华内科杂志，2004, 7:15-18.

[7] A O, CX W, R W, B H, CA E. Prognostic Importance of Atrial Fibrillation Timing and Pattern in Adults With Congestive Heart Failure: A Systematic Review and Meta-Analysis. Journal of cardiac failure. 2017, 23(1):56-62.

[8] Chamberlain AM, Redfield MM, Alonso A, Weston SA, Roger VL. Atrial fibrillation and mortality in heart failure: a community study. Circulation Heart failure, 2011, 4(6):740-746.

[9] Cheniti G, Vlachos K, Pambrun T, et al. Atrial Fibrillation Mechanisms and Implications for Catheter Ablation. Frontiers in physiology, 2018, 9:1458.

[10] Nattel S, Harada M. Atrial remodeling and atrial fibrillation: recent advances and translational perspectives. Journal of the American College of Cardiology, 2014, 63(22):2335-2345.

[11] Nattel S, Burstein B, Dobrev D. Atrial remodeling and atrial fibrillation: mechanisms and implications. Circulation Arrhythmia and electrophysiology, 2008, 1(1):62-73.

[12] Wijffels MC, Kirchhof CJ, Dorland R, Allessie MA. Atrial fibrillation begets atrial fibrillation. A study in awake chronically instrumented goats. Circulation, 1995, 92(7):1954-1968.

[13] Li D, Shinagawa K, Pang L, et al. Effects of angiotensin-converting enzyme inhibition on the development of the atrial fibrillation substrate in dogs with ventricular tachypacing-induced congestive heart failure. Circulation, 2001, 104(21):2608-2614.

[14] Li D, Melnyk P, Feng J, et al. Effects of experimental heart failure on atrial cellular and ionic electrophysiology. Circulation, 2000, 101(22):2631-2638.

[15] Jayachandran JV, Sih HJ, Winkle W, Zipes DP, Hutchins GD, Olgin JE. Atrial fibrillation produced by prolonged rapid atrial pacing is associated with heterogeneous changes in atrial sympathetic innervation. Circulation, 2000, 101(10):1185-1191.

[16] Arora R, Ulphani JS, Villuendas R, et al. Neural substrate for atrial fibrillation: implications for targeted parasympathetic blockade in the posterior left atrium. American journal of physiology Heart and circulatory physiology, 2008, 294(1):H134-144.

[17] Chen PS, Chen LS, Fishbein MC, Lin SF, Nattel S. Role of the autonomic nervous system in atrial fibrillation: pathophysiology and therapy. Circulation research, 2014, 114(9):1500-1515.

[18] Van den Berg MP, Tuinenburg AE, Crijns HJ, Van Gelder IC, Gosselink AT, Lie KI. Heart failure and atrial fibrillation: current concepts and controversies. Heart (British Cardiac Society), 1997, 77(4):309-313.

[19] Tadros R, Khairy P, Rouleau JL, Talajic M, Guerra PG, Roy D. Atrial fibrillation in heart failure: drug therapies for rate and rhythm control. Heart failure reviews, 2014, 19(3):315-324.

[20] V H, A D, P K, et al. Cardiac remodeling with rhythm versus rate control strategies for atrial fibrillation in patients with heart failure: insights from the AF-CHF echocardiographic sub-study. International journal of cardiology, 2013, 165(3):430-436.

[21] RJ S, AL C, K G, et al. A randomised, controlled study of rate versus rhythm control in patients with chronic atrial fibrillation and heart failure: (CAFE-II Study). Heart (British Cardiac Society), 2009, 95(11):924-930.

[22] Ponikowski P, Voors AA, Anker SD, et al. 2016 ESC Guidelines for the diagnosis and treatment of acute and chronic heart failure: The Task Force for the diagnosis and treatment of acute and chronic heart failure of the European Society of Cardiology (ESC)Developed with the special contribution of the Heart Failure Association (HFA) of the ESC. European heart journal. 2016,

37(27):2129-2200.

[23] MA W, C B-M, GN K, KA E. Clinical outcomes after ablation and pacing therapy for atrial fibrillation : a meta-analysis. Circulation, 2000, 101(10):1138-1144.

[24] Doshi RN, Daoud EG, Fellows C, et al. Left ventricular-based cardiac stimulation post AV nodal ablation evaluation (the PAVE study). Journal of cardiovascular electrophysiology, 2005, 16(11):1160-1165.

[25] Gasparini M, Auricchio A, Regoli F, et al. Four-year efficacy of cardiac resynchronization therapy on exercise tolerance and disease progression: the importance of performing atrioventricular junction ablation in patients with atrial fibrillation. Journal of the American College of Cardiology, 2006, 48(4):734-743.

[26] Thibault B, Harel F, Ducharme A, et al. Cardiac resynchronization therapy in patients with heart failure and a QRS complex < 120 milliseconds: the Evaluation of Resynchronization Therapy for Heart Failure (LESSER-EARTH) trial. Circulation, 2013, 127(8):873-881.

[27] Brignole M, Pokushalov E, Pentimalli F, et al. A randomized controlled trial of atrioventricular junction ablation and cardiac resynchronization therapy in patients with permanent atrial fibrillation and narrow QRS. European heart journal, 2018, 39(45):3999-4008.

[28] Ozcan C, Jahangir A, Friedman PA, et al. Long-term survival after ablation of the atrioventricular node and implantation of a permanent pacemaker in patients with atrial fibrillation. The New England journal of medicine, 2001, 344(14):1043-1051.

[29] Bradley DJ, Shen WK. Atrioventricular junction ablation combined with either right ventricular pacing or cardiac resynchronization therapy for atrial fibrillation: the need for large-scale randomized trials. Heart rhythm, 2007, 4(2):224-232.

[30] Garcia B, Clementy N, Benhenda N, et al. Mortality After Atrioventricular Nodal Radiofrequency Catheter Ablation With Permanent Ventricular Pacing in Atrial Fibrillation: Outcomes From a Controlled Nonrandomized Study. Circulation Arrhythmia and electrophysiology, 2016, 9(7).

64. 2018 中国肺高血压诊断和治疗指南解读

自 2007 年我国发布“肺动脉高压筛查诊断与治疗专家共识”（以下简称“共识”）已经过去 11 年，这期间在肺高血压领域针对临床分类、发病机制、遗传、病理、危险分层、诊断方法和治疗药物与策略都有了不断更新与认识，此次由中华医学会心血管病学会分会肺血管病学组和中华心血管病杂志编辑委员会共同组织全国肺高压领域的专家，全面回顾 11 年来国内外进展，尤其结合我国肺高血压的进展和特点，总结和归纳了 2018 中国肺高血压诊断和治疗指南。下面针对去年年底发布的 2018 中国肺高血压诊断和治疗指南进行解读。

一、进一步规范肺高血压、肺动脉高压的定义和诊断标准

肺高血压，对应英文 Pulmonary Hypertension (PH)，是由已知或未知原因引起的肺循环压力异常升高的病理状态，它即可来源于肺血管自身病变，也可继发于其他心肺疾患，包括毛细血管前性肺动脉高压、毛细血管后性肺高血压和混合性肺高血压(肺动脉和肺静脉压力均升高)。肺高血压的血流动力学诊断标准为：海平面状态下、静息时、右心导管测量肺动脉平均压（mean pulmonary artery pressure，mPAP）≥ 25mmHg(1mmHg=0.133kPa)。这点较 2007 版“共识”去除了肺动脉收缩压＞ 30mmHg 的标准，而仅沿用平均压标准，使诊断更精确而简单。同时，废除了原来运动时肺动脉平均压＞ 30mmHg 的标准，排除了运动时心排量增加导致的误差。

正常人 mPAP 为 14±3.3mmHg。2008 年第 4 届世界肺高压大会（4th WSPH）曾将 mPAP 在 21 ～ 24mmHg 定义为临界 PH，2013 年 5th WSPH 则取消该模糊提法，鉴于 mPAP 轻度增高与死亡率增高相关，因此 2018 年尼斯的 6th WSPH 重新界定 PH 的定义为静息时右心导管测得 mPAP ≥ 20mmHg，本指南虽然没有采用此新标准而仍沿用 25mmHg 的老标准，但明确正常人 mPAP 上限为 20mmHg，可以说 20mmHg 上限的界定更有利于早期发现和追踪临界肺高血压患者。

肺动脉高压，对应英文 Pulmonary Arterial Hypertension (PAH)，指肺小动脉本身病变导致的肺动脉压力和肺血管阻力升高，而左心房与肺静脉压力正常，不同于肺高血压包含所有的毛细血管前后压力升高的病变，PAH 为单纯的毛细血管前肺动脉高压。PAH 的血流动力学诊断标准除了 mPAP ≥ 25mmHg，同时满足肺小动脉嵌压（pulmonary artery wedge pressure，PAWP）≤ 15mmHg 及肺血管阻力＞ 3Wood 单位。既往 2007 版“共识”仅讨论毛细血管前性肺动脉高压，而此次更新指南中囊括所有肺高血压疾病，更在之后进行了肺高血压重要亚类的分篇论述。由此，肺高血压疾病由一个罕见病过渡到常见的肺血管疾病，提高了广大医务工作者的认识。

二、临床分类延续 WHO 分类，流行病学体现我国自己的发病人群和特点

本指南推荐的肺高血压临床分类仍旧延续既往五大类分类原则，参照 2018 年第 6 届世界肺高血压大会最新内容修订，增加了第一大类中的急性肺血管扩张试验阳性 PAH，这类患者对大剂量钙离子拮抗剂敏感，并且长期有效，预后良好，故此次单独罗列亚类（1.2）；药物和毒物相关性 PAH 中将甲基苯丙胺（冰毒）和达沙替尼由可能升级为肯定，甲基苯丙胺对肺血管重构产生不可逆的影响，并且预后较 IPAH 更差，达沙替尼则可通过停药部分甚至可以完全逆转，但仍有 1/3 患者持续伴发 PAH；同时将 5th WHO 大会指南中分属于Ⅰ′类的肺静脉闭塞症 / 肺毛细血管瘤和Ⅰ″类的新生儿持续性肺动脉高压，归属为第一大类的二个亚类（1.6 和 1.7）；第四大类除了慢性血栓栓塞性肺高血压（Chronic Thromboembolic Pulmonary Hypertension，CTEPH）外，其余鉴别阻塞性疾病还有肉瘤、血管炎、肿瘤等；在第五大类中移除了脾切除术后和甲状腺疾病。

相比 2007 年“共识”，本指南增加了流行病学数据，包括西方国家和我国的发病率和预后的特点。第二大类、第三大类肺高血压在西方国家中较为常

见，而我国排除了左心疾病和肺部疾病后，肺动脉高压以先天性心脏病、特发性肺动脉高压 (IPAH) 和结缔组织病相关 PAH(CTD-PAH) 较常见；我国 IPAH 仍以中青年女性为主，西方国家近年 IPAH 患者发病年龄升高；CTD-PAH 我国以系统性红斑狼疮和干燥综合征为常见，而国外则以系统性硬化症为常见病因；靶向药物的应用使肺动脉高压的预后明显改善，我国 IPAH 的 1 ～ 3 年生存率基本达到西方发达国家水平。

三、发病机制中发现中国人群中的致病基因

相较 2007 年“共识”，本指南提出肺动脉高压的发病机制，是在遗传基因突变、表观遗传因素 (DNA 甲基化、组蛋白乙酰化、微小 RNA 等）以及环境因素（低氧、机械剪切力、炎症、药物或毒物等）共同作用的结果。近年来，国内多家中心的研究佐证，多种血管活性分子（内皮素、血管紧张素Ⅱ、前列环素、一氧化氮、雌激素等）、多种离子通道（钾、钙离子通道）、多条信号通路（MAPK、Rho/ROCK、PI3K/AKT、BMP/TGF-β、NFκB 和 Notch 等通路）在肺血管重构中发挥重要调节作用。

BMPR2 是最主要的遗传性 PAH 和 IPAH 致病基因。中国人群中 BMPR2 突变比例在遗传性 PAH 和 IPAH 分别为 53% 和 15%。 BMP9 是最新发现的 IPAH 致病基因。由于基因突变在 PAH 发生发展中发挥着重要作用，基因诊断对于患者临床诊断、治疗及患者家属的早期预警非常重要。遗传性出血性毛细血管扩张症相关 PAH 为常染色体显性遗传，ACVRL1 和 ENG 是最主要的致病基因；PVOD 和 PCH 为常染色体隐性遗传病，主要由 EIF2AK4 基因突变引起。在肺高血压诊断流程中最终考虑 IPAH 或者 PVOD/PCH 等都建议患者进行相关的遗传基因筛查。

四、诊断分类复杂，建议转诊到肺血管疾病区域医疗中心或请肺血管疾病专家指导诊治

肺高血压临床表现差异大，往往以活动后胸闷、气短及右心功能不全为主要特征，由于发病机制复杂，临床分类繁多，患者分布在心内、呼吸、风湿、急诊、妇产科和儿科等科室，非肺血管专科医生一时很难鉴别，好在近 10 多年来全国各肺血管疾病诊治中心陆续建设和发展，本次指南正是全国 40 多位肺血管领域专家共同撰写，并且在 186 篇引用文献中 61 篇来自中国自己的研究，可以说我国肺血管专家在肺高血压领域取得的成绩达到和西方发达国家相近的水平。本指南建议临床医师接诊可疑肺高血压患者后及时转诊到肺血管疾病区域医疗中心进行诊断评价。危重患者不宜转诊时，应邀请肺血管疾病专家指导诊治。推荐意见中超声心动图仍是疑诊肺高血压时一线无创诊断方法，三尖瓣反流速度法估测的肺动脉收缩压与其他肺高压超声征象结合，提高了超声对肺高压诊断的准确性；肺功能检查、肺通气灌注显像、CT、MRI、睡眠监测、血液学检查、腹部超声等在鉴别病因方面各具诊断价值；右心导管检查是确诊肺高血压、诊断并分类及指导治疗的“金标准”，指南详细介绍了右心导管、急性血管扩张试验、肺动脉造影的方法和适应证。在有经验的中心行右心导管可以获得较全面的血流动力学参数测定，导管操作的安全性得到保障，并发症也能降到最低。

五、重视 PAH 患者运动功能评价，PAH 患者风险评估和随访与治疗密切相关

肺动脉高压的主要特征是肺动脉阻力进行性升高，最终导致右心衰竭。在这个长期慢性的过程中，右心衰竭是所有肺动脉高压患者致残、致死的共同途径。指南沿袭 2007“共识”，肯定 WHO 心功能分级的意义，强调了 6min 步行试验（6-minute walking test，6MWT）的价值，虽然测量受较多因素影响，6MWT 和 Borg 呼吸困难分级仍是目前评估肺高血压的重要指标之一。此外，本指南提出了心肺运动试验在评估 PAH 患者的运动功能、药物疗效及预后方面的价值。 2018 年尼斯的 6th WSPH 会上建议更新简化对 PAH 患者的严重程度的危险分层，包括 WHO 功能分级，6WMD，NT-proBNP/BNP，右心房压力（RAP），心指数（CI）和 SvO_2，本指南也采用这种简化的 4 项 6 参数危险分层法给出了低、中、高危的定义，根据此危险分层将患者病情和预后评估与靶向药物治疗紧密结合。

六、PAH 靶向药物治疗为主，一般支持治疗为辅

指南提出了避孕、康复和运动训练、择期手术选择、预防感染、心理支持、避免出行高海拔或低

氧环境等的一般治疗措施和包括口服抗凝药、吸氧、利尿、地高辛、补充铁剂等的支持治疗措施。钙通道阻滞剂针对急性血管扩张试验阳性的 PAH 患者，持续敏感可长期治疗。PAH 靶向药物治疗 2007 年以前仅有静脉滴注依前列醇、皮下和静脉注射曲前列尼尔、吸入伊洛前列素、口服波生坦和西地那非，近 10 年来陆续有吸入和口服曲前列尼尔、口服贝前列素钠、安立生坦、他达拉非、利奥西呱、马昔腾坦、司来帕格上市，使得 PAH 靶向药物治疗进入多元化阶段。多项循证医学表明早期治疗获益更高；针对不同患者进行危险分层，根据危险分层制定治疗和随访策略，中、高危患者推荐初始和序贯联合治疗；使用靶向药物过程中，三大通路（内皮素途径、一氧化氮途径、前列环素途径）药物，不同作用机制联合应用；视病情危重程度，先静脉和（或）皮下，后吸入和（或）口服等不同给药方式，对每个患者制定个体化治疗方案，体现精准医学的现代治疗理念。

七、肺动脉高压右心功能维护，终末期和并发症的处理

肺动脉高压危险分层的各指标，治疗前、后不断进行的评估，均是围绕着右心功能的评估，肺动脉高压的治疗目标就是维护患者的右心功能。对于进展为右心衰竭的患者，指南给出了具体的标准和治疗管理的原则，包括治疗诱发因素、优化容量管理、降低右室后负荷、应用正性肌力药等。肺动脉高压晚期常见并发心律失常、咯血、和各种机械并发症，指南均一一简介处理方法。手术及介入治疗通常用于终末期患者的支持治疗或过度治疗，如 ECMO 等右心辅助装置和经皮球囊扩张房间隔造口术，或过渡到恢复，或过渡到移植，肺或心肺联合移植是终末期肺动脉高压患者的最后希望。本指南附各种终末期治疗的推荐级别。

八、重要肺高压亚类的深入探讨

（一）左心疾病所致肺高血压和呼吸疾病所致肺高血压

这是临床最多见的二类肺高血压，亦是鉴别诊断肺动脉高压时首先需要排除的疾病。一切左心疾病，包括收缩性心衰、舒张性心衰、瓣膜病，都有可能导致肺高血压。右心导管测得 mPAP > 25mmHg，且 PAWP > 15mmHg（或左心导管测左室舒张末压 LVEDP > 15mmHg），则提示左心疾病相关性肺高血压。左心疾病最优化的治疗，包括抗心衰药物治疗，各种介入治疗，瓣膜手术治疗等，是治疗左心疾病相关肺高血压的根本策略，也是最佳治疗；仅当最大程度治疗原发病后，肺动脉压力仍然增高，或肺血管阻力> 3Wood 单位者，考虑有混合性毛细血管前后肺动脉高压者，建议转诊至区域性的肺血管中心进行进一步诊治。

同样，所有阻塞性肺疾病、限制性肺疾病，都可引起不同程度肺高压。长期氧疗和原发病治疗是最有效的治疗措施，但对存在与原发病不匹配的严重肺高压（指原发病治疗后 mPAP > 35mmHg 者），建议转诊至专业中心，进行个体化治疗。

（二）先天性心脏病相关性 PAH

可分为 4 类：①艾森曼格综合征；②体肺分流性先天性心脏病；③ PAH 并发先天性心脏病；④先天性心脏病术后 PAH。手术可行性判断主要根据手术年龄和肺血管阻力。肺血管阻力和肺血管阻力和（或）体循环阻力比值，两者越高，术后残余 PAH 风险越高。不能修补的先天性心脏病相关 PAH、艾森曼格综合征，或术后 PAH 推荐使用 PAH 靶向药物治疗，部分处于临界手术指征的先天性心脏病相关 PAH 经 PAH 靶向药物治疗后甚至可获得手术治疗机会。先天性心脏病相关性 PAH 可分各个不同病理生理改变期，经右心导管 Fick ‘s 法计算 Qp:Qs 是判断能否修补的唯一途径，本指南提醒手术医生术前一定要评估患者的肺血管阻力。

（三）结缔组织相关性 PAH（CTD-PAH）

系统性红斑狼疮和原发性干燥综合征是我国 CTD-PAH 患病率最高的二大风湿免疫疾病。风湿科医师定期对结缔组织病患者进行 PAH 相关筛查，心内科或呼吸科医师在诊断 PAH 时常规进行结缔组织病相关指标的筛查，是早期诊断 CTD-PAH 的关键。对 CTD-PAH 的诊断，需注意鉴别因结缔组织病引起左心疾病或间质性肺病继而导致的左心疾病性肺高压和呼吸疾病相关的肺高血压。对于确诊的 CTD-PAH 患者，在评估 PAH 严重程度的同时需对结缔组织病活动性进行评估，所以早期针对 CTD-PAH 基础疾病的治疗十分重要，联合风湿科医师确定诱导缓解、巩固缓解和维持缓解的序贯治疗；晚期 CTD-PAH 患者，靶向药物策略同其他类型 PAH。

（四）肺静脉闭塞症和（或）肺毛细血管瘤样病变（PVOD/PCH）

PVOD/PCH 是一类罕见的 PAH 亚类，除肺小动脉重构外，肺小静脉、肺毛细血管亦发生重构，临床以肺动脉高压表现合并“类左心衰”表现为特点。诊断以右心导管测得毛细血管前肺动脉高压的血流动力学改变，加上 HRCT 显示小叶中心型磨玻璃影和（或）叶间裂增宽和（或）纵隔淋巴结肿大和（或）胸腔积液；基因检测 EIF2AK4 突变提示该病可能大。该种疾病对靶向药物治疗效果差，甚至加重肺水肿，肺移植是唯一治疗途径。

（五）门脉高压相关性肺高血压（PoPH）

根据美国梅奥诊所将门脉高压相关性肺高血压（PoPH）依据血流动力学特点分为两类：仅有 mPAP 和心输出量升高但肺血管阻力＜ 3Wood 单位，即肺循环高动力低阻力状态；mPAP 和肺血管阻力均升高即肺血管高阻力状态，此类患者肝移植术后死亡率较高。使用 PAH 靶向药物治疗注意 Child-Pugh 分级，严密监测肝功能。

（六）慢性血栓栓塞性肺高血压（CTEPH）

CTEPH 是指充分抗凝治疗 3 个月以上，影像学检查仍有肺栓塞征象，而右心导管测定肺循环血流动力学参数符合 PAH 诊断标准者。CTEPH 的治疗是肺动脉内膜剥脱术（PEA）、靶向药物治疗和经皮肺动脉球囊成形术（PTPA）三者联合、互补的治疗模式；虽然多个靶向药物都有应用，但目前唯一具有 CTEPH 适应证的药物是鸟苷酸环化酶激动剂利奥西呱，新近进入中国市场。联合治疗的模式大大提高了 CTEPH 患者的生存率，相信随着 PEA 手术和 PTPA 介入技术的发展，CTEPH 是唯一可以达到根治的肺高血压疾病。

（沈节艳　庄　琦）